*L'ACTUALITÉ RHUMATOLOGIQUE*
*1998*

Trente-cinquième cahier d'Information et de Renseignement

# L'ACTUALITÉ RHUMATOLOGIQUE 1998

**S. de SÈZE, A. RYCKEWAERT**
*Fondateurs*

*par*

J.-Y. ALNOT, P. ANGOTTI, Th. BARDIN, J. BEAUDREUIL, N. BELMATOUG, R. BENACERRAF, A. BOUCHAUD-CHABOT, P. BOURGEOIS, Th. BOYER, Ph. BRISSAUD, I. CERF-PAYRASTRE, P. CHAZERAIN, M.-E. COHEN-SOLAL, C. COLLANGE, F. CORNÉLIS, A. COUTAUX, M. DE BANDT, P. DÉGIEUX, H. DORFMANN, R.-L. DREISER, A. DRYLL, G. DUBOURG, J.-M. FUSTER, D. GOUTALLIER, A. GRASLAND, Cl. GUÉRIN, A. HADDAD, F. HAYEM, G. HAYEM, Cl. HUBER-LEVERNIEUX, D. HUTEN, M.-F. KAHN, G. KAPLAN, A.-Cl. KOEGER, D. KUNTZ, J. LAMOTTE, J.-D. LAREDO, S. LASBLEIZ, P. LAUGIER, J.-L. LE BAIL-DARNÉ, L. LE GARS, V. LEMAIRE, M. LEQUESNE, F. LIOTÉ, P. M'BAPPÉ, Ch. MASSON, V. MEININGER, O. MEYER, Ph. MOYSAN, B. NAVEAU, R. NIZARD, Ph. ORCEL, E. PALAZZO, C. PARLIER-CUAU, E. PERTUISET, Ch. PIAT, Ph. PIZZUTI, J.-M. POSTEL, J. POUCHOT, M. REVEL, J. ROUCOULÈS, S. ROUX, S. ROZENBERG, C. de SAUVERZAC, I. SERMET-GAUDELUS, O. SILBERMANN, M.-A. TIMSIT, M. TUBIANA-HULIN, M.-Ch. de VERNEJOUL, A.-M. VIGNERON, Ph. VINCENEUX, C. VITALE, J. WITVOËT, Ph. WODECKI, M. WYBIER.

*Sous la direction de*

**M.-F. KAHN, D. KUNTZ,**
**O. MEYER, Th. BARDIN, Ph. ORCEL, Cl. GUÉRIN**

**L'EXPANSION SCIENTIFIQUE**
**15, rue Saint-Benoît, PARIS-VI^e^**

*Catalogage Electre-Bibliographie*

**L'actualité rhumatologique 1998** / S. de Sèze, A. Ryckewaert, fondateurs ; éd. sous la dir. de M.-F. Kahn, D. Kuntz, O. Meyer et al. – Paris : Expansion scientifique publications, 1998. – (Cahier annuel d'information et de renseignement ; 35).
ISBN 2-7447-0023-1
RAMEAU : rhumatisme
DEWEY : 616.57 : Maladies. Maladies de l'appareil locomoteur
Public concerné : 3e cycle-Recherche, Professionnel, spécialiste



**ISSN : 0065-1818**
**ISBN : 2-7447-0023-1**


Adresse postale : 31, boulevard de Latour-Maubourg, 75007 Paris.

## PLAN DE L'OUVRAGE

**Rhumatismes inflammatoires et connectivites**

Les spondylarthropathies à début tardif,
par G. Kaplan, L. Le Gars ... 11

Syndrome hyper IgD,
par G. Hayem, N. Belmatoug ... 19

Manifestations articulaires des hyperlipémies,
par S. Lasbleiz, Th. Bardin ... 28

**Pathologie ostéo-articulaire, neurologique et vertébrale**

Pathologies auto-induites et factices en rhumatologie,
par M.-F. Kahn ... 39

Canaux lombaires rétrécis. Indications thérapeutiques. Résultats,
par Ph. Wodecki, D. Huten, P. Angotti ... 48

Le point sur les chondrodysplasies,
par S. Roux, F. Cornélis ... 59

Kystes synoviaux et pseudosynoviaux du genou,
par M. Wybier, C. Parlier-Cuau, J.-D. Laredo ... 78

Syndromes camptodactylie-arthropathies,
par F. Hayem, I. Sermet-Gaudelus ... 94

Nécrose fémorocapitale et coxarthrose post-traumatiques,
par M. Lequesne, P. Dégieux, J. Lamotte ... 104

La pathologie rhumatismale chez le cycliste,
par A. Haddad, Th. Boyer, J.-M. Fuster ... 118

Manifestations rhumatologiques de l'hypothyroïdie,
par Ph. Vinceneux, A. Grasland, J. Pouchot ... 138

Les ostéosarcomes radio-induits,
par I. Cerf-Payrastre, Cl. Guérin ... 155

La sclérose latérale amyotrophique vue par le rhumatologue,
par P. M'Bappé, P. Chazerain, V. Meininger ... 167

Les crampes et leurs traitements,
par Ph. Brissaud ... 179

Myosite ossifiante progressive,
par C. Collange, J.-L. Le Bail-Darné ... 203

## Métabolisme phosphocalcique

Ostéoporose de la grossesse et du post-partum,
par M.-A. Timsit, A.-Cl. Koeger ........ 215

Comment s'établit le pic de masse osseuse ?,
par B. Naveau, A.-M. Vigneron ........ 229

Physiopathologie de l'ostéomalacie dite d'apport,
par M.-E. Cohen-Solal, M.-Ch. de Vernejoul, D. Kuntz ........ 237

## Moyens d'exploration

Nouvelles technologies : scanographie hélicoïdale, représentations 2D et 3D,
par R. Benacerraf, Ph. Moysan, O. Silbermann ........ 249

Vitesse de sédimentation globulaire et/ou C-réactive protéine en pratique rhumatologique,
par Ph. Pizzuti, D. Kuntz ........ 267

Progrès des techniques non invasives d'étude de l'os,
par P. Laugier, M.-Ch. de Vernejoul ........ 280

## Biologie, physiopathologie

Récepteur sensible au calcium extracellulaire et sa pathologie,
par S. Roux, Ph. Orcel ........ 297

Des souris et des hommes, ou les « nouvelles » souris transgéniques,
par M. De Bandt, O. Meyer ........ 310

## Thérapeutiques médicales et leurs complications

Traitements locaux des métastases vertébrales,
par V. Lemaire, M. Tubiana-Hulin, J.-D. Laredo ........ 327

Le traitement du myélome multiple a-t-il progressé ?,
par E. Pertuiset, A. Dryll ........ 339

Traitement des arthrites septiques à germes banals en l'absence de prothèse en 1998,
par C. de Sauverzac, S. Rozenberg, P. Bourgeois ........ 353

Maniement des médicaments antalgiques en rhumatologie (AINS exclus),
par A. Bouchaud-Chabot, A. Coutaux, J. Roucoulès ........ 364

Traitements rhumatologiques autorisés chez la femme enceinte « Primum non nocere »,
par R.-L. Dreiser, M. De Bandt ........ 381

Place de la corticothérapie orale dans la polyarthrite rhumatoïde,
par E. Palazzo ........ 395

Traitement d'une fracture vertébrale ostéoporotique récente,
par G. Dubourg, Ph. Orcel ........ 406

Physiopathologie et rééducation des lésions de la coiffe des rotateurs,
par J. Beaudreuil, M. Revel, H. Dorfmann ........................... 422

Méningites médicamenteuses,
par C. Vitale ........................................................... 436

Cyclines et polyarthrite rhumatoïde,
par F. Lioté, Ch. Masson ................................................. 445

## Chirurgie du rhumatisme

L'articulation radio-ulnaire distale chez l'adulte. Pathologies et orientations thérapeutiques,
par J.-Y. Alnot ........................................................ 461

Le traitement chirurgical de l'avant-pied rhumatoïde,
par Ch. Piat, Cl. Huber-Levernieux, D. Goutallier ...................... 478

Les prothèses d'épaule quand la coiffe des rotateurs est détruite,
par D. Goutallier, J.-M. Postel, Th. Bardin ............................ 488

Traitement des descellements aseptiques des prothèses totales du genou,
par R. Nizard, J. Witvoët ............................................... 498

# RHUMATISMES INFLAMMATOIRES ET CONNECTIVITES

# Spondylarthropathies à début tardif

G. KAPLAN, L. LE GARS

C'est entre 20 et 35 ans que débute le plus souvent la spondylarthrite ankylosante (SpA). Mais une meilleure connaissance de la maladie et l'acquisition de moyens de diagnostic plus performants ont permis de constater que cette maladie pouvait survenir un peu plus tôt ou beaucoup plus tard. Pour ce qui est des formes à début tardif, leur existence avait été signalée il y a longtemps, par Weil et Sichère, et par Forestier en 1949 dans la *Revue du Rhumatisme* (in [15]). L'intérêt qui s'attache aujourd'hui à l'individualisation de ces formes est double. D'une part, le diagnostic d'un rhumatisme inflammatoire chez un sujet âgé nécessite une discussion spécifique, du fait de l'isolement de pathologies nouvelles ; d'autre part, l'utilisation des traitements anti-rhumatismaux, notamment des anti-inflammatoires non stéroïdiens comporte à cet âge des difficultés et des contingences particulières. L'âge à partir duquel on parle de début tardif (« late onset ») varie suivant les auteurs : Calin et coll. le situent entre 35 et 45 ans [2], Caplanne et coll. à 55 ans [3], etc. Avec Dubost et Sauvezie [7], nous retiendrons 50 ans. Un dernier point doit être précisé : on parle de début tardif lorsque aucun symptôme même atypique imputable à une SpA ne peut être retenu avant la cinquantaine [15]. C'est la différence avec les formes de découverte tardive, éventualité non rare lorsque le premier symptôme anodin a été négligé par le malade.

## FRÉQUENCE ET ÉTIOLOGIE

La fréquence des formes tardives a été appréciée par plusieurs études. Celle de Ravault et coll. en 1957, fait état de 12 malades âgés de plus de 50 ans lors du premier symptôme sur un total de 150 spondylarthritiques, soit 8 p. cent [15]. Ce chiffre est remarquablement proche de celui trouvé par Amor et coll. [1] à la suite d'une enquête nationale de la Société Française de Rhumatologie en 1982 : 48 patients de plus de 50 ans sur un total de 590 spondylarthritiques tous âges confondus, soit 8,1 p. cent. Une étude épidémiologique menée dans le Minnesota par Carbone et coll. [4] trouve une incidence de 2,2 cas pour 100 000 habitants et par an au-delà de 55 ans, comparée à 7,3/100 000 sans tenir compte de l'âge. Selon ces auteurs, ni l'âge de début ni la nature des symptômes n'ont varié entre 1935 et 1989. Si l'on s'intéresse aux rhumatismes inflammatoires ayant débuté après 50 ans et séronégatifs pour le facteur rhumatoïde, 28 p. cent sont des spondylarthrites ankylosantes [7]. Le sex-ratio est, selon l'étude d'Amor, de 0,44 Femme/Homme. Il est de 5/3 dans l'étude de Caplanne et coll. mais de 1/12 pour Ravault et coll. Une spondylarthrite ankylosante peut donc fort bien débuter chez une femme de plus de 50 ans. Les formes familiales ne sont pas rares, et comme chez le sujet jeune, leur mise en évidence facilite le diagnostic ; dans la fratrie la SpA n'a pas un début tardif. On retrouve également des spondylarthropathies accompagnant une entéropathie inflammatoire ou un psoriasis [3, 10]. Dans ce dernier cas, 5 patients sur 45 ont vu leur atteinte articulaire débuter après 55 ans [10]. Quant à la fréquence de l'antigène HLA B27, elle est difficile à fixer, car la présence de cet haplotype est souvent prise comme critère diagnostique. Dans l'étude de Caplanne et coll. [3], 5 malades sur 8 sont B27 positif.

## ASPECT CLINIQUE

Le mode de début par des signes axiaux ne diffère guère de celui de la forme habituelle : douleurs rachidiennes inflammatoires pouvant intéresser les divers étages du rachis. Il semble cependant que ces douleurs intéressent plus souvent le rachis cervical et le rachis dorsal, que l'étage lombaire. De même, les douleurs thoraciques antérieures et sternoclaviculaires sont fréquentes [3, 15]. La raideur rachidienne objective est habituelle. Fait important, la sensibilité de ces douleurs aux anti-inflammatoires non stéroïdiens est moins constante que dans les formes habituelles [3, 5]. Dubost et coll. retrouvent cette atteinte axiale pure inaugurale dans la moitié de leurs cas [7]. Mais, dans l'autre moitié, c'est une arthrite périphérique qui ouvre la scène, réalisant un tableau clinique assez particulier d'oligoarthrite B27 avec œdèmes et signes généraux [5] ou « late onset peripheral spondyloarthropathy : LOPS » [6] : il s'agit de monoarthrite ou plus souvent d'oligoarthrites pouvant intéresser toutes les articulations, mais, comme cela est la règle en matière de spondylarthropathies, ce sont surtout celles des membres inférieurs qui sont touchées de façon très asymétrique : genoux surtout puis tibiotarsiennes et hanches. Des talalgies bilatérales sont signalées. Aux membres supérieurs, épaules et poignets peuvent être atteints, mais la localisation aux mains paraît très rare. Ces arthrites périphériques coexistent parfois avec des signes rachidiens, mais elles peuvent survenir en l'absence de tout symptôme axial clinique, ou radiologique. L'atteinte sacro-iliaque peut apparaître plusieurs années après les arthrites périphériques. Les auteurs soulignent la gravité des signes généraux : fièvre, altération de l'état général, fatigue. Mais surtout, ils insistent sur un symptôme clinique particulier : leurs malades atteints de LOSP ont pour la plupart un œdème mou prenant le godet. Cet œdème s'étend sur les membres inférieurs, est parfois bilatéral et, dans un tiers des cas, atteint également les membres supérieurs. Il évolue parallèlement aux signes articulaires. Ce symptôme évoque bien entendu le syndrome RS3PE et nous reviendrons sur ces similitudes lors de la discussion diagnostique. Au plan biologique, la vitesse de sédimentation globulaire est souvent très élevée, supérieure à 50 mm à la première heure ; le liquide synovial est inflammatoire, mais le nombre d'éléments n'est pas très élevé, entre 3 000 et 7 000 par $mm^3$. La synoviale est fibreuse à la biopsie [6]. Par définition, tous ces malades sont B27 positif. Cette variété de spondylarthropathie à début tardif, également rapportée par Olivieri et coll. [12], semble devoir être isolée des authentiques SpA à début tardif car aucun des malades observés par Caplanne et coll. ni par Ravault et coll. n'a d'œdème ni d'atteinte grave de l'état général. En revanche, ces derniers auteurs observent des iritis à répétition [15]. L'atteinte périphérique est prédominante lorsque l'on est en présence d'un rhumatisme psoriasique [10]. Dans tous les cas, il existe bien entendu une fréquente comorbidité en rapport avec l'âge avancé des malades : hypertension, diabète, maladie coronarienne, etc.

## ASPECT RADIOLOGIQUE

Ravault et coll. donnent une excellente description des lésions radiologiques de leurs malades : dans les années 1960, l'existence d'anomalies radiologiques était indispensable au diagnostic de SpA ; actuellement, bien des auteurs n'ont plus cette exigence. Selon les auteurs lyonnais, l'atteinte des sacro-iliaques est assez comparable à celle de la forme habituelle. Tout au plus signalent-ils des lésions parcellaires de l'interligne, l'absence fréquente de condensation ou de fusion complète au dernier stade. L'absence possible d'atteinte sacro-iliaque a été signalée [17]. Les lésions rachidiennes prêtent plus à discussion, et Ravault et coll. distinguent trois aspects : un aspect typique (3 cas sur 12), dans lequel les syndesmophytes gardent leur minceur et leur direction verticale ; un aspect mixte (4 cas sur 12) au cours duquel le syndesmophyte emprunte à l'ostéophyte une direction oblique et une épaisseur souvent plus accusée, tout en formant un pont continu entre deux vertèbres : il reste cependant facile à reconnaître. Il n'en est pas de même dans la forme pseudo-ostéophytique, qui est la seule à être l'apanage du sujet âgé (5 cas sur 12) : le syndesmophyte est beaucoup plus volumineux, largement implanté sur le bord vertébral dont il absorbe l'angle, et se dirige franchement en dehors. Parfois, il se redresse et forme une solide agrafe réunissant deux vertèbres adjacentes. Ailleurs, il reste interrompu à sa partie moyenne, et simule alors parfaitement l'ostéophyte dégénératif. Sur les clichés de profil, les syndesmophytes peuvent prendre des aspects très atypiques et même revêtir l'aspect grossier rappelant la coulée prévertébrale de l'hyperostose vertébrale ankylosante.

A ces anomalies, il faut ajouter l'existence de modifications vertébrales, dont la transparence radiologique peut être augmentée et qui prennent parfois un aspect en « diabolo ». Des discopathies ou des calcifications discales sont signalées. D'autres signes radiologiques sont observés, notamment des calcifications des enthèses au talon.

La fréquence de ces anomalies est impossible à établir dans la littérature récente, car les séries publiées n'accordent qu'une importance secondaire à la description des lésions radiologiques ou restent imprécises. On note cependant au hasard des observations rapportées et classées SpA, que certains patients ont d'emblée des colonnes bambous, ce qui laisse supposer que la maladie a évolué à bas bruit de nombreuses années avant que n'apparaisse le premier signe clinique. D'autres ont une sacro-iliite caractéristique. Chez certains, les sacro-iliaques initialement normales deviennent pathologiques après quelques années de surveillance. D'autres enfin n'ont aucune anomalie radiologique tout au long de l'évolution.

## ÉVOLUTION ET TRAITEMENT

L'évolution des formes tardives serait plus sévère que celle des formes habituelles, car moins sensibles aux anti-inflammatoires non stéroïdiens, notamment en cas d'arthrite périphérique. Ainsi, parmi les malades de Caplanne et coll. [3], 62 p. cent seulement répondent nettement aux anti-inflammatoires non stéroïdiens, contre 90,6 p. cent dans une série témoin d'âge habituel. A côté de l'indométacine ou du diclofénac, la phénylbutazone a été prescrite dans plusieurs cas. Certains de ces malades atteint de LOPS ont nécessité des doses anormalement élevées d'anti-inflammatoires non stéroïdiens parfois associés à des corticoïdes ; la corticothérapie seule s'est même avérée nécessaire, à des doses de 15 à 30 mg par jour, avec des résultats peu convaincants [3, 6]. Des traitements de fond ont été mis en œuvre tel le méthotrexate, avec un bon résultat sur trois [3] ou d'autres avec des résultats divers [6]. Ravault et coll. considèrent que, comme chez le sujet plus jeune, l'évolution est imprévisible. Ils ont eu l'occasion d'observer deux formes initialement graves qui finalement se sont stabilisées pour évoluer selon le schéma classique en laissant une gêne fonctionnelle parfaitement acceptable.

Le traitement des formes tardives pose le problème de l'utilisation des anti-inflammatoires non stéroïdiens chez des patients âgés. On sait que ces substances sont susceptibles d'avoir des effets indésirables graves, surtout des accidents digestifs majeurs ou des accidents rénaux, avec une fréquence accrue. De même, est augmenté le risque d'interférence médicamenteuse car ces malades sont souvent polymédicamentés. Comme le recours aux anti-inflammatoires est inévitable, il convient de prendre toutes les précautions nécessaires, surtout s'il y a une comorbidité : protection gastrique par misoprostol ou oprémazole, surveillance de la fonction rénale en cas d'hypertension, de traitement diurétique ou d'insuffisance cardiaque congestive. Le recours à des traitements de fond dont on sait le peu d'efficacité dans les SpA, demande également une prudence redoublée, notamment en ce qui concerne la tolérance hématologique si l'on utilise la salazopyrine.

En cas de localisations périphériques, les traitements locaux ne comportent pas de contre-indication particulière : corticoïdes ou synoviorthèses peuvent être utilisés. Nous n'avons pas trouvé mention d'évolution destructrice d'une atteinte périphérique au point de nécessiter la mise en place d'une prothèse totale, mais une telle éventualité ne devrait pas comporter de difficulté particulière.

## DIAGNOSTIC

En fait le problème le plus intéressant posé par les SpA à début tardif est d'ordre diagnostique : il est certain qu'en présence d'un rhumatisme inflammatoire chez un sujet âgé, ce n'est pas à la SpA que l'on pense de prime abord. La discussion diagnostique s'engage de façon différente suivant qu'il s'agit d'une forme axiale ou périphérique.

Les SpA tardives à début axial sont responsables de rachialgies inflammatoires. En faveur de la SpA, les éléments cliniques et biologiques ne sont pas formels : la raideur rachidienne n'a guère de valeur à partir d'un certain âge ; une vitesse de sédimentation augmentée, sans cause précise, est fréquente chez le sujet âgé ; seule l'appartenance au groupe B27 retient l'attention en sachant que sa présence n'est pas obligatoirement synonyme de spondylarthrite. Des difficultés surviennent également dans l'interprétation des radiographies rachidiennes : les lésions vertébrales et sacro-iliaques sont loin d'être toujours caractéristiques. L'atteinte des sacro-iliaques n'est pas constante au début ; lorsqu'elle existe, la sacro-iliite peut être d'interprétation difficile du fait d'une arthrose sacro-iliaque pré-existante : celle-ci est souvent à prédominance unilatérale, et comporte une condensation osseuse limitant un interligne normal. Dans les cas difficiles, la tomodensitométrie pourrait être utile, pour préciser l'existence d'érosions des berges. Comme le soulignent Ravault et coll., les anomalies vertébrales sont modifiées par l'arthrose et la dégénérescence discale, et il est souvent impossible de faire la distinction entre un syndesmophyte et un ostéophyte. On peut cependant penser que si la SpA est réellement débutante, les lésions radiologiques doivent être limitées : l'existence d'emblée de ponts osseux intervertébraux très développés a plus de chance d'être d'origine dégénérative. Retenons également en faveur de la SpA l'atteinte d'allure inflammatoire, non constructive des articulations interapophysaires. Le diagnostic radiologique essentiel est bien entendu l'hyperostose vertébrale ankylosante que l'on évoque en présence d'une coulée osseuse continue sur plusieurs étages ; en faveur de l'hyperostose, on retient sa prépondérance sur le bord droit de la colonne, et l'aspect grossier, irrégulier de la coulée qui apparaît de profil surimposée sur le bord antérieur des vertèbres, et non pas confondue avec lui comme c'est le cas lorsque la calcification intéresse le ligament vertébral antérieur. En conclusion, les éléments les plus caractéristiques de l'atteinte axiale seraient le caractère inflammatoire des rachialgies, la présence de l'antigène B27 et des anomalies des sacro-iliaques.

Une SpA tardive débute souvent par une atteinte périphérique, qui soulève des discussions plus difficiles. Il est important alors de connaître la fréquence relative des diverses étiologies. Selon Dubost et Sauvezie [8], les rhumatismes du sujet de plus de 60 ans, qui représentent 23 p. cent de l'ensemble des rhumatismes inflammatoires se décomposent de la façon suivante : polyarthrite rhumatoïde : 34 p. cent dont 68 p. cent séropositives ; pseudopolyarthrite rhizomélique (PPR)-Horton : 28 p. cent ; connectivites variées avec ou sans vascularite : 12 p. cent ; spondyloarthropathie ou rhumatisme psoriasique : 8 p. cent ; inclassés : 19 p. cent.

La polyarthrite rhumatoïde du sujet âgé ne diffère guère de celle du sujet jeune ; l'atteinte est habituellement polyarticulaire et symétrique, et s'accompagne rapidement d'érosions osseuses. L'état général est plus sévèrement touché, et le syndrome inflammatoire biologique est plus important. Les rares formes à début mono- ou oligoarticulaires, ne le restent pas longtemps, et de toute façon ne comportent aucun élément de la série spondyloarthropathie : pas de sacro-iliite, pas de HLA B27. La PPR, bien qu'elle comporte des cervicalgies inflammatoires et un enraidissement proximal, ne risque guère d'être confondue avec une SpA, même en cas de synovite périphérique. Néanmoins, il a été rapporté l'association PPR-SpA, les deux maladies ayant été découvertes en même temps : le tableau de la PPR était caractéristique, mais l'examen clinique et radiologique des malades a permis de découvrir l'existence concomitante d'une SpA qui aurait débuté de nombreuses années auparavant sans être diagnostiquée [9]. Quant aux connectivites diverses, elles ont des signes cliniques et biologiques propres qui ne laissent aucune équivoque. En fait deux syndromes peuvent prêter à discussion. En premier lieu, le syndrome RS3PE, qui associe une synovite symétrique séronégative transitoire avec un œdème des extrémités prenant le godet. Or un œdème de ce type a été observé dans plusieurs cas de spondylarthropathies à début tardif (voir plus haut). D'autre part, 2 malades atteints d'une affection correspondant au syndrome RS3PE développent ultérieurement une SpA [16] ; chez un patient, la survenue d'un syndrome RS3PE amène à la découverte d'une SpA asymptomatique [11]. Cependant, il existe des différences entre la SpA à début tardif et le syndrome RS3PE. En effet, si tous deux surviennent chez des sujets âgés et prédominent chez l'homme, le RS3PE comporte une atteinte symétrique des mains, ne s'accompagne pas d'un syndrome inflammatoire important ni d'une altération grave de l'état général, les malades n'appartiennent pas au groupe B27 mais plutôt au groupe B7 [6]. Néanmoins ce syndrome paraît très hétérogène, et l'œdème mou s'observe dans trop de circonstances pour qu'on puisse le considérer comme caractéristique d'une affection donnée. Le syndrome RS3PE a été observé chez des malades atteints finalement de pseudopolyarthrite rhizomélique, de polyarthrite rhumatoïde, en plus des spondyloarthropathies [14]. Le deuxième groupe d'affections qui prête à discussion est celui, confus, des rhumatismes inflammatoires inclassés qui associent une monoarthrite ou oligoarthrite asymétrique des membres inférieurs, parfois des rachialgies transitoires, une altération de l'état général, un syndrome inflammatoire marqué. L'antigène HLA B27 y est plus fréquent qu'au cours de la polyarthrite rhumatoïde séronégative, mais moins fréquent qu'au cours de la SpA tardive. Aucun de ces malades ne répond aux critères de New York, mais certains peuvent être considérés comme porteurs d'une spondyloarthropathie suivant les critères d'Amor [7, 13]. Comme chez le sujet jeune, s'il n'y a pas suffisamment d'arguments pour faire pencher la balance d'un côté ou d'un autre, l'évolution, sous traitement symptomatique, permet parfois mais non toujours de trancher.

## CONCLUSION

Chez le patient de plus de 50 ans, la survenue d'une SpA est une éventualité peu fréquente, mais qu'il ne faut pas sous-estimer, et encore moins ignorer. Dans l'ensemble, le tableau clinique ne diffère guère de celui du sujet plus jeune, mais peut être difficile à interpréter du fait de la coexistence d'une pathologie ostéo-articulaire dégénérative, ou d'une affection viscérale concomitante. C'est le cas surtout dans les formes axiales, car les lésions anatomiques rachidiennes liées à l'arthrose ou à l'hyperostose vertébrale ankylosante modifient ou masquent celles que pourraient entraîner la maladie inflammatoire ; il en est de même aux sacro-iliaques. En ce qui concernent les formes à début périphérique, on retrouve chez le sujet âgé les caractères des arthrites de spondyloarthropathies : oligoarthrite asymétrique prédominant aux membres inférieurs, auquel il faut ajouter un symptôme particulier : l'œdème mou des extrémités ; l'application à ces cas des critères d'Amor laisse quand même persister un « culot » que l'on ne parvient pas à classer. La tomodensitométrie des sacro-iliaques et le typage HLA B27 peuvent aider à résoudre les cas les plus difficiles, mais plus que jamais le sens clinique et l'interprétation critique des anomalies radiologiques sont les bases d'un diagnostic correct. L'écueil le plus menaçant des SpA à début tardif est le traitement : l'âge multiplie les risques des anti-inflammatoires non stéroïdiens, autant du fait de la fragilité constitutionnelle des malades que de l'existence de comorbidités et d'interactions médicamenteuses. Il faut faire preuve d'une vigilance accrue, adapter constamment les prescriptions au besoin clinique réel, et ne pas hésiter à recourir aux traitements susceptibles de prévenir les effets indésirables. Même lorsqu'elle commence tardivement, la SpA ne compromet pas le pronostic vital : il ne faut pas le mettre en jeu par une pathologie iatrogénique.

## RÉFÉRENCES

1. Amor B., Bouchet H., Delrieu F. – Enquête nationale sur les arthrites réactionnelles de la Société Française de Rhumatologie. *Rev. Rhum.* 1983 ; *50* : 733-743.
2. Calin A., Elswood J., Edmunds L. – Late onset ankylosing spondylitis : a distinct disorder ? *Br. J. Rheumatol.* 1991 ; *30* : 69-70.
3. Caplanne D., Tubach F., Le Parc J.M. – Late onset spondyloarthropathy : clinical and biological comparison with early onset patients. *Ann. Rheum. Dis.* 1997 ; *56* : 176-179.
4. Carbone L.D., Cooper C., Michet C.J., Atkinson E.J., O'Fallon W.M., Melton L.J. 3rd. – Ankylosing spondylitis in Rochester Minnesota, 1935-1989. Is the epidemiology changing ? *Arthritis Rheum.* 1992 ; *35* : 1476-1482.
5. Dubost J.J., Sauvezie B. – Oligoarthrite B27 avec œdèmes et signes généraux : une forme atypique de spondyloarthropathie à début tardif. *Ann. Méd. Interne* 1989 ; *140* : 566-570.
6. Dubost J.J., Sauvezie B. – Late onset peripheral spondyloarthropathy. *J. Rheumatol. 1989 ; 16* : 1214-1217.
7. Dubost J.J., Ristori J.M., Zmantar Ch., Sauvezie B. – Rhumatismes séronégatifs à début tardif. Fréquence et atypie des spondyloarthropathies. *Rev. Rhum.* 1991 ; *58* : 577-584.
8. Dubost J.J., Sauvezie B. – Actualités des rhumatismes inflammatoires du sujet âgé. *Rev. Rhum.* 1992 ; *59 (Suppl. 6 bis)* : 37-42S.
9. Elkayam, Aran D., Yaron M., Caspi D. – Polymyalgia rheumatica in patients with ankylosing spondylitis : a report of 5 cases. *Clin. Exp. Rheumatol.* 1997 ; *15* : 411-414.
10. Kay L.J., Walker D.J. – Late onset spondyloarthropathy : comparison with early onset patients. *Ann. Rheum. Dis.* 1997 ; *56* : 572.
11. Koeger A.C., Karmochkine M., Chaïbi P. – RS3PE syndrome associated with advanced ankylosing spondylitis. *J. Rheumatol.* 1995 ; *22* : 375.
12. Olivieri I., Oranges G.S., Sconosciuto F., Padula A., Ruju G.P., Pasera G. – Late onset peripheral seronegative spondyloarthropathy : report of two additionnal cases. *J. Rheumatol.* 1993 ; *20* : 390-393.
13. Olivieri I., Padula A., Pierro A., Favaro L., Oranges G.S., Ferri S. – Late onset undifferentiated seronegative spondyloarthropathy. *J. Rheumatol.* 1995 ; *22* : 899-903.
14. Olivieri I., Salvarani C., Cantini F. – Remitting distal extremity swelling with pitting edema : a distinct syndrome or a clinical feature of different inflammatory rheumatic diseases ? *J. Rheumatol.* 1997 ; *24* : 249-252.
15. Ravault P.P., Vignon G., Lejeune E., Pellet M.V. – La spondylarthrite ankylosante à début clinique tardif. *Rev. Lyonnaise Méd.* 1957 ; *6* : 1191-1201.
16. Schaerverbeke T., Fatout E., Marcé S., Vernhes J.P., Hallé O., Antoine J.A. et coll. – Remitting seronegative symmetrical synovitis with pitting edema : disease or syndrome ? *Ann. Rheum. Dis.* 1995 ; *54* : 681-684.
17. Sèze S. de, Lequesne M. – Rheumatoid spondylitis without sacro-iliac changes. *Arch. Interamer. Rheum.* 1961 ; *4* : 328-362.

# Syndrome hyper IgD

G. HAYEM, N. BELMATOUG

Le syndrome hyper IgD (SHIgD) a été individualisé voici une quinzaine d'années, grâce à des travaux français et néerlandais [25, 31]. Cette « jeune » maladie est fréquemment appelée pseudo-maladie périodique, puisqu'elle partage avec cette affection l'essentiel des symptômes cliniques. Naturellement, la présence d'une hyper-immunoglobulinémie D (hyper IgD) représente la clé de voûte du diagnostic, sachant qu'il existe un nombre croissant d'étiologies possibles aux fièvres périodiques avec manifestations cutanéo-articulaires.

## HISTORIQUE

La première description clinique du SHIgD en 1983 est à mettre au crédit d'Anne-Marie Prieur et de Claude Griscelli : elle portait sur 8 enfants individualisés au sein d'un groupe de 17 patients atteints de formes très précoces d'arthrite chronique juvénile [25]. L'attention avait déjà été attirée sur une augmentation nette de la concentration sérique en IgD. La dénomination « syndrome hyper IgD » revient à van der Meer et coll., qui l'emploient pour la première fois l'année suivante [31]. La plus grande série publiée, comportant 50 patients, est celle de Drenth et coll. en 1994 [8]. Il s'agit donc d'une affection rare, dont moins de 70 cas ont été rapportés à ce jour. En 1992, s'est créé un groupe européen d'étude du SHIgD, afin de mieux en préciser les principales caractéristiques cliniques et biologiques, et d'harmoniser les efforts de recherche destinés à mieux comprendre cette maladie.

## ÉPIDÉMIOLOGIE

La majorité des cas rapportés provient des pays d'Europe du Nord, comportant près de la moitié de Néerlandais, et un quart de Français [4, 8, 13, 22, 27]. Quelques cas sporadiques ont été décrits en Italie et en Turquie [23, 24, 28, 30]. Jusqu'à présent, les seuls cas non européens proviennent des États-Unis et du Japon [5 bis, 13 bis, 21]. L'observation de plusieurs cas familiaux (30 % environ) a rapidement fait envisager une transmission génétique, sur un mode autosomique récessif. Les deux sexes semblent touchés de façon équivalente. Dans deux tiers des cas, les premiers symptômes apparaissent durant la première année de vie et, en tout cas, presque toujours avant l'âge de 10 ans. Cependant, des formes à début tardif ont été rapportées, avec des extrêmes d'âge lors du diagnostic allant de 3 à 63 ans.

## MANIFESTATIONS CLINIQUES
[6, 8, 14, 25]

### Fièvre

Retrouvée dans 100 p. cent des cas de SHIgD, c'est le maître symptôme. Certains prodromes sont fréquemment notés : congestion nasale, pharyngite, céphalées, asthénie, irritabilité, frissons. La fièvre survient brutalement, dépassant souvent 40°C en quelques heures. La défervescence est progressive en 3 à 7 jours, sans grandes oscillations. Habituellement, la fréquence des crises fébriles diminue avec l'âge. Un facteur déclenchant potentiel est souvent enregistré : infection virale, vaccination, désensibilisation, injection de gammaglobulines, petite intervention chirurgicale, stress, voire menstruations.

### Manifestations abdominales

Notées plus de trois fois sur quatre, elles sont polymorphes : diarrhée liquidienne transitoire, vomissements, douleurs abdominales pseudo-chirurgicales. Ces dernières conduisent parfois, comme dans la maladie périodique (MP), à une laparotomie exploratrice, qui révèle en général un péritoine congestif, parfois des adénopathies mésentériques, ou encore des adhérences correspondant à de probables séquelles d'épanchement péritonéal.

### Manifestations articulaires

Extrêmement fréquentes (plus de 80 % des cas), il s'agit soit de polyarthralgies simples, soit d'arthrites authentiques, le plus souvent transitoires, au moment des poussées fébriles. Ces arthrites prédominent sur les grosses articulations, sont symétriques et non destructrices. Rarement, elles persistent de manière prolongée. Le premier signe articulaire peut être décalé par rapport aux premiers symptômes du SHIgD (entre 6 mois et 13 ans). Lorsqu'il existe, l'épanchement articulaire est riche en cellules inflammatoires, principalement en polynucléaires neutrophiles. Dans les rares cas où elle a été effectuée, la biopsie synoviale a objectivé une réaction inflammatoire non spécifique, avec infiltrat lymphocytaire et macrophagique. L'immunofluorescence synoviale a montré des dépôts de C3 et d'IgM, sans IgD. La réponse au traitement par AINS ou corticoïdes est bonne, en général en quelques jours.

### Manifestations cutanéo-muqueuses

Au moins aussi fréquentes que les atteintes articulaires, les signes cutanés sont extrêmement polymorphes : érythème maculopapuleux surtout, mais aussi urticaire, nodules érythémateux, érythème annulaire ou polymorphe, purpura infiltré, rash érythémateux ou pustules. Les lésions prédominent aux membres inférieurs. Plusieurs lésions différentes peuvent d'ailleurs s'observer simultanément ou successivement chez un même patient. Un cas d'erythema elevatum diutinum a été rapporté, avec une bonne réponse aux sulfones [21]. Une atteinte muqueuse est également souvent signalée : il s'agit principalement d'une aphtose buccale, retrouvée en association avec la crise fébrile inaugurale dans environ 60 p. cent des cas. Plus rarement, il s'agit de lésions érosives des conjonctives palpébrales ou de la langue.

Les lésions nodulaires mises à part, les autres manifestations éruptives sont peu douloureuses. Les sensations de cuisson sont néanmoins souvent rapportées en cas d'urticaire. L'évolution des signes cutanés est très variable pour un même patient : la récidive n'est pas obligatoire à chaque épisode fébrile et la présentation sémiologique peut totalement se modifier. Cependant, l'évolution parallèle à l'accès fébrile reste la règle, ce qui justifie d'ailleurs l'intégration au SHIgD.

Le résultat des biopsies cutanées est assez monomorphe, avec une présence habituelle d'un infiltrat inflammatoire dermique où prédominent les polynucléaires neutrophiles, un oedème périvasculaire avec turgescence des cellules endothéliales et enfin une fréquente leucocytoclasie. Rarement effectuée, l'étude en immunofluorescence a permis de détecter chez 4 patients un dépôt granuleux d'IgD en zone périvasculaire ou à la jonction dermo-épidermique [2, 6].

### Localisations ganglionnaires et spléniques

Des adénopathies douloureuses sont constatées chez la quasi-totalité des patients, lors des poussées, surtout dans les régions cervicales. Les biopsies ganglionnaires sont rarement contributives, mais permettent parfois d'objectiver une prolifération de plasmocytes à IgD. Une splénomégalie est possible, surtout durant la première enfance. Comme les adénopathies, elle régresse rapidement après la crise hyperthermique.

TABLEAU I – **Diagnostic différentiel du SHIgD.**

| | *SHIgD* | *Maladie périodique* | *FIF* | *Forme systémique d'ACJ* | *FAPA* | *CINCA* |
|---|---|---|---|---|---|---|
| *Âge de début le plus fréquent* | avant 10 ans | après 1 an | avant 10 ans | après 6 mois | après 2 ans | néonatal |
| *Durée des poussées* | 5-7 jours | variable | 3-14 jours | plus de 15 jours | 3-4 jours | variable |
| *Fièvre* | 39-40° décroissante | variable | variable | oscillante entre < 37° et 39° | 39° décroissante | variable |
| *Adénopathies* | cervicales | rares | diffuses | diffuses | cervicales | diffuses |
| *Signes cutanés* | érythèmes noueux purpura | rash non spécifique | érysipélatoïdes | érythème fugace | non signalés | urticaire variable |
| *Érosions articulaires radiologiques* | absentes | rares | absentes | fréquentes | absentes | majeures dans la moitié des cas |
| *Amylose* | non signalée | fréquente | un cas | rare | non signalée | possible |
| *Formes familiales* | oui | oui | oui, exclusivement | non | non | oui |
| *Particularités* | – Augmentation des IgD<br>– Les symptômes ↓ avec l'âge | – Ethnie prédisposée<br>– Gène sur le chromosome 16 | – Uniquement décrite au sein d'une famille irlandaise | | Les symptômes régressent avec l'âge | Atteinte du système nerveux central |

SHIgD : syndrome hyperIgD ; FIF : fièvre irlandaise familiale ; ACJ : arthrite chronique juvénile ; FAPA : fièvre, adénopathies, pharyngite, aphtes ; CINCA : syndrome chronique, infantile, neurologique, cutané et articulaire.

cutanées et ganglionnaires paraissent beaucoup plus fréquentes dans le SHIgD que dans la MP. Inversement, la MP comporte volontiers une polysérite, qui ne survient qu'occasionnellement dans le SHIgD et uniquement sous la forme d'une péritonite. La MP peut se compliquer d'amylose, qui reste exceptionnelle au cours du SHIgD [23].

Une hyper IgD a été rapportée au cours de MP bien documentées, avec une prévalence de 13 % dans la série de Livneh et coll. [21]. Cette constatation est venue relativiser les frontières arbitrairement placées entre MP et SHIgD, mais les progrès simultanés de la génétique ont dès maintenant confirmé les différences entre ces deux affections. En effet, le gène de la MP, localisé sur le bras court du chromosome 16, apparaît d'ores et déjà comme distinct du gène supposé du SHIgD [10, 18 bis, 32].

### Fièvre irlandaise familiale (FIF)

Rapportée par Williamson et coll. en 1982, cette maladie à fièvre périodique, qui n'a été décrite qu'au sein d'une seule famille d'origine irlandaise, se rapproche étrangement du SHIgD [32]. Elle paraît transmise sur un mode autosomique dominant, sans relation apparente avec le système HLA [19]. Certaines atteintes cliniques permettent de faire la distinction avec le SHIgD, comme les signes oculaires (injection conjonctivale, brûlures, œdème péri-orbitaire unilatéral) ou encore les douleurs inguinales ou testiculaires. Des manifestations cutanées émaillent son évolution et correspondent généralement à des gonflements récidivants des membres, inhabituels au cours du SHIgD. Un cas d'amylose AA a été enregistré [19].

### La forme systémique d'arthrite chronique juvénile (ou maladie de Still de l'enfant) et la maladie de Still de l'adulte

Elles comportent une fièvre dont la courbe est très différente, oscillante et surtout durable [17, 18]. Les manifestations cutanées sont moins polymorphes, correspondant le plus souvent à un rash morbilliforme, classiquement retrouvé aux racines des membres, sur le tronc et sur les zones de frottement.

### Le syndrome FAPA (fièvre, adénopathies, pharyngite et aphtes)

Décrit par Marshall et coll., il se rapproche du SHIgD, mais les poussées sont moins intenses et l'évolution se fait vers la régression progressive [20]. La seule atteinte dermatologique remarquable est une aphtose buccale, qui pourrait éventuellement, dans un contexte fébrile, évoquer un SHIgD.

**Le syndrome CINCA (chronique, infantile, neurologique, cutané et articulaire)**

Il est le plus souvent à début néo-natal [26]. Il comporte une éruption urticarienne, des manifestations articulaires de gravité variable, et surtout une atteinte quasi constante du système nerveux central avec méningite chronique.

D'autres maladies fébriles récurrentes à tropisme cutanéo-articulaire, comme le syndrome de Behçet, ne poseront habituellement pas de réel problème diagnostique, grâce à l'analyse de l'anamnèse et des manifestations associées.

## CONCLUSION

Le SHIgD est à l'évidence une affection rare, qui se résume schématiquement à une reproduction des principaux signes de la MP, mais au sein d'ethnies différentes et sans se compliquer d'amylose. La prise en charge thérapeutique de cette nouvelle maladie systémique n'est pas codifiée et repose pour le moment sur les AINS ou les corticoïdes en phase aiguë. Il reste encore difficile de déterminer si l'hyper IgD qui caractérise cette affection représente un facteur causal ou au contraire une résultante sans rôle pathogène direct.

## RÉFÉRENCES

1. Bentolila S., Chapelon-Abric C., Piette J.C., Godeau P. – Grossesse avec hyperimmunoglobulinémie D. *Presse Méd.* 1997 ; *26 :* 23.
2. Boom B.W., Daha M.R., Vermeer B.J., van der Meer J.W.M. – IgD immune complex vasculitis in a patient with hyperimmunoglobulinemia D and periodic fever. *Arch. Dermatol.* 1990 ; *26 :* 1621-1624.
3. De Hullu J.A., Drenth J.P.H., Struyk A.P., van der Meer J.W.M. – Hyper-IgD syndrome and pregnancy. *Eur. J. Obstet. Gynecol. Reprod. Biol.* 1996 ; *68 :* 223-225.
4. Demonty J., Salmon J. – Hyperimmunoglobulinemia D syndrome with periodic fever. *Acta Clin. Belg.* 1993 ; *48 :* 135.
5. Disdier P., Swiader L., Boucraut J., Olivier G., Harlé J.R., Weiller P.J. – Avortement chez une femme ayant un syndrome hyperimmunoglobuline D. *Presse Méd.* 1996 ; *25 :* 1124.

5 bis. Drenth J.P., Weemaes C.M. – First patients with hyperimmunoglobulinemia D syndrome from the United States. *Pediatr. Infect. Dis. J.*, 1996 ; *15 :* 924-925.

6. Drenth J.P.H., Boom B.W., Toonstra J., van de Meer J.W.M. – Cutaneous manifestations and histologic findings in the hyperimmunoglobulinemia D syndrome. *Arch. Dermatol.* 1994 ; *130 :* 59-65.
7. Drenth J.P.H., Göertz J., Daha M.R., van der Meer J.W.M. – Immunoglobulin D enhances the release of tumor necrosis factor-alpha and interleukin-1 beta as well interleukin-1 receptor antagonist from human mononuclear cells. *Immunology* 1996 ; *88 :* 355-362.
8. Drenth J.P.H., Haagsma C.J., van der Meer J.W.M., The International Hyper IgD Study Group – Hyper immunoglobulinemia D and periodic fever syndrome. The clinical spectrum in a series of 50 patients. *Medicine* 1994 ; *73 :* 133-144.
9. Drenth J.P.H., Mariman E.C.M., van der Velde-Visser S.D., Ropers H.H., van der Meer J.W.M. – Location of the gene causing hyperimmunoglobulinemia D and periodic fever differs from that for familial Mediteranean fever. *Hum. Genet.* 1994 ; *94 :* 616-620.

10. Drenth J.P.H., Powell R.J., Brown N.S., van der Meer J.W.M. – Interferon-gamma and urine neopterin in attacks of the hyperimmunoglobulinaemia D and periodic fever syndrome. *Eur. J. Clin. Invest.* 1995 ; *25 :* 683-686.
11. Drenth J.P.H., van der Meer J.W.M., Kushner I. – Unstimulated peripheral blood mononuclear cell from patients with the hyper-IgD syndrome produce cytokines capable of potent induction of C-reactive protein and serum amyloid A in Hep3B cells. *J. Immunol.* 1996 ; *157 :* 400-404.
12. Drenth J.P.H., van Deuren M., van der Ven-Jongekrijg J., Schalkwijk C.G., van der Meer J.W.M. – Cytokine activation during attacks of the hyperimmunoglobulinemia D and periodic fever syndrome. *Blood* 1995 ; *85 :* 3586-3596.
13. Fadlallah J.-P., Belmatoug N., Chollet-Martin M., Meyer O., Kahn M.-F. – Pseudo-maladie périodique avec hyper-IgD. Un nouveau cas. *Ann. Méd. Interne* 1990 ; *141 :* 294-295.
13 bis. Grose C., Schnetzer J.R., Ferrante A., Vladutiu A.O. – Children with hyperimmunoglobulinemia D and periodic fever syndrome. *Pediatr. Infect. Dis. J.*, 1996 ; *15 :* 72-77.
14. Guillet G., Le Ru Y., Cartier H. – Syndrome hyper-IgD : manifestations cutanées. *Presse Méd* 1997 ; *26 :* 1503-1508.
15. Haraldsson A., Weemaes C.M., De Boer A.W., Bakkeren J.A., Stoelinga G.B. – Immunological studies in the hyper-immunoglobulin D syndrome. *J. Clin. Immunol.* 1993 ; *12 :* 424-428.
16. Havenaar E.C., Drenth J.P.H., van Ommen E.C.R., van de Meer J.W.M., van Dijk W. – Elevated serum level and altered glycosylation of alpha-1 acid glycoprotein in hyperimmunoglobulinemia D and periodic fever syndrome : evidence for persistent inflammation. *Clin. Immunol. Immunopathol.* 1995 ; *67 :* 279-284.
17. Hayem F. – Arthrites chroniques juvéniles (p. 195-230). *In :* M.-F. Kahn, A.-P. Peltier, O. Meyer, J.-C. Piette, *Les Maladies Systémiques.* Paris, Médecine-Sciences Flammarion, 1991.
18. Kahn M.-F., Delaire M. – Maladie de Still de l'adulte (p. 231-238). *In :* M.-F. Kahn, A.-P. Peltier, O. Meyer, J.-C. Piette, *Les Maladies Systémiques.* Paris, Médecine-Sciences Flammarion, 1991.
18 bis. Livneh A., Drenth J.P.H., Klasen I.S., Langereitz P., George J., Shelken D.A. et coll. – Familial Mediterranean fever and hyperimmunoglobulinemia D syndrome : two diseases whith distinct clinical, serologic, and genetic features. *J. Rheumatol.*, 1997 ; *24 :* 1558-1563.
19. Mac Dermott E.M., Smillie D.M., Powell R.J. – Clinical spectrum of familial Hibernian fever : a 14-year follow-up study of the index case and extended family. *Mayo Clin. Proc.* 1997 ; *72 :* 806-817.
20. Marshall G.S., Edwards K.M., Butler J., Lawton A.R. – Syndrome of periodic fever, pharyngitis and aphtous stomatitis. *J. Pediatr.* 1987 ; *110 :* 43-46.
21. Miyagawa S., Kitamura W., Morita K., Saishin M., Shirai T. – Association of hyperimmunoglobulinemia D with erythema elevatum diutinum. *Br. J. Dermatol.* 1993 ; *128 :* 572-574.
22. Morand C., Bressollette L., Mottier D., Granier H., Roegel J.C., Dien G. – Pseudo-maladie périodique avec hyper IgD. *Presse Méd.* 1993 ; *144 :* 293-294.
23. Ostuni P., Vertolli U., Marson P. – Atypical hypergammaglobulinaemia D syndrome : an overlap with familial Mediterranean fever ? *Clin. Rheumatol.* 1996 ; *15 :* 610-612.
24. Ostuni P.A., Lazzarin P., Ongaro G., Gusi R., Todesco S., Gambari P.F. – Hyper IgD syndrome : a new case treated with colchicine. *Clin. Rheumatol.* 1988 ; *7 :* 398-401.
25. Prieur A.M., Griscelli C. – Aspect nosologique des formes systémiques d'arthrite juvénile à début très précoce. A propos de dix-sept observations. *Ann. Pediat.* 1983 ; *30 :* 565-569.
26. Prieur A.M., Griscelli C., Lampert F., Truckenbrodt H., Guggenheim M.A., Lovell D.J., et coll. – A chronic, infantile, neurological, cutaneous and articular (CINCA) syndrome. A specific entity analysed in 30 patients. *Scand. J. Rheumatol.* 1987 ; *Suppl. 66* : 57-68.
27. Reeves W.G., Mitchell J.R.A. – Hyperimmunoglobulinemia D and periodic fever. *Lancet* 1984 ; *1 :* 1463-1464.
28. Scolozzi R., Boccafogli A., Vicentini L. et coll. – Recurrent fever associated with serum hyper-IgD and inverted kappa/lambda ratio in the lymphocyte surface IgD. *Immunol. Clin. Sper.* 1985 ; *4 :* 269-276.
29. The French FMF consortium – A candidate gene for familial Mediterranean fever. *Nature Genet.* 1997 ; *17 :* 25-31.
30. Topaloglu R., Saatçi U. – Hyperimmunoglobulinaemia D and periodic fever mimicking familial Mediterranean fever in the Mediterranean. *Postgrad. Med. J.* 1991 ; *67 :* 490-491.
31. Van der Meer J.W.M., Vossen J.M., Radl J., van Nieuwkoop J.A., Meyer C.J.LM., Lobatto S., et coll. – Hyperimmunoglobulinaemia D and periodic fever : a new syndrome. *Lancet* 1984 ; *1 :* 1087-1090.
32. Williamson L.M., Hull D., Mehta R., Reeves W.G., Robinson B.H., Toghill P.J. – Familial Hibernian fever. *Q. J. Med.* 1982 ; *51 :* 469-480.

# Manifestations articulaires des hyperlipémies

S. LASBLEIZ, Th. BARDIN

L'existence d'une arthropathie spécifiquement liée aux hyperlipémies est classique même si elle n'est pas confirmée par toutes les études épidémiologiques. Les manifestations articulaires des hyperlipémies sont rares et concernent les hypercholestérolémies de type IIa de la classification de Fredrickson, homozygotes surtout, et à moindre degré les hypertriglycéridémies familiales (types IV). Des manifestations tendineuses sont plus fréquemment observées dans les types II a et III.

## GÉNÉRALITÉS SUR LES HYPERLIPOPROTÉINÉMIES

Les hyperlipoprotéinémies sont un groupe hétérogène d'affections définies par une concentration plasmatique élevée d'une ou plusieurs lipoprotéines, protéines assurant le transport des lipides dans le sang [2]. La classification de Fredrickson en distingue six types selon la lipoprotéine prédominante : chylomicrons, VLDL (Very Low Density Lipoprotein), IDL (Intermediate density Lipoprotein ou remnants) ou LDL (Low Density Lipoprotein) (tableau I).

Le diagnostic d'hyperlipémie primaire repose sur l'exclusion des causes secondaires d'hypercholestérolémie (grossesse, syndrome néphrotique, hypothyroïdie, maladie hépatique obstructive, diabète, dysglobulinémie) ou d'hypertriglycéridémie (diabète, insuffisance rénale, lupus érythémateux disséminé, glycogénose, étiologie iatrogène). Une enquête génétique minutieuse, un examen clinique à la recherche de dépôts vasculaires et extravasculaires de lipides (tableau II), des explorations biologiques réalisées après 12 heures de jeûne, à distance d'une affection aiguë doivent être effectués [2]. En raison des fluctuations individuelles du cholestérol et des triglycérides plasmatiques, il est nécessaire de réaliser 3 dosages à 4 semaines d'intervalle en période métabolique stable pour

TABLEAU I. – **Caractéristiques biologiques et génétiques des hyperlipoprotéinémies.**

| *Type* | *Lipoprotéine augmentée* | *Électro phorèse des LP* | *Aspect du sérum* | *Taux de cholestérol* | *Taux de triglycérides* | *Transmission génétique* | *Anomalie génétique* |
|---|---|---|---|---|---|---|---|
| I | chylomicrons | / | lactescent, surnageant crémeux après décantation | normal (ou ↓) | ↑↑↑ | autosomique récessif | défaut d'activité de la lp lipase (anomalie ou inhibiteur de la lp lipase, déficit en apoCII) |
| II a | LDL | $\beta$ | clair | ↑↑↑ | normal | autosomique dominant, formes polygéniques | anomalie du récepteur des LDL, mutation de l'apoB100 |
| II b | LDL VLDL | $\beta$, pré $\beta$ | clair ou opalescent à jeun | ↑↑↑ | ↑ | autosomique dominant | hyperlipémie familiale combinée |
| III | IDL | broad-$\beta$lp | opalescent | ↑↑ | ↑↑ | autosomique récessif | anomalie de l'apo E (phénotype E2/E2) |
| IV | VLDL | pré $\beta$ | trouble | N à ↑↑ | ↑↑↑ | ? | ↑ production des VLDL par le foie |
| V | VLDL chylomicrons | pré $\beta$ | trouble | ↑↑ | ↑↑↑ | autosomique dominant, oligogénique | |

lp = lipoprotéine ; LDL = low density lipoprotein ; VLDL = very low density lipoprotein ; IDL = intermediate density lipoprotein.

TABLEAU II. – **Manifestations cliniques et rhumatologiques décrites au cours des hyperlipoprotéinémies.**

| *Type* | *Manifestations cliniques* | *Manifestations rhumatologiques* |
|---|---|---|
| I, V | douleurs abdominales, hépatosplénomégalie, pancréatite, dyspnée, xanthomes éruptifs, pas de potentiel athérogène | hyperuricémie, goutte<br>type V : syndrome sec sans parotidomégalie |
| III | arc cornéen, xanthomes tubéreux aux points de pression, xanthomes palmaires pathognomoniques, pathologie cardiovasculaire | xanthome osseux, xanthomes tendineux, tendinite, hyperuricémie, goutte rare |
| II a, II b | arc cornéen, xanthélasma, athérosclérose précoce<br>II a : xanthomes tubéreux, xanthomes tendineux, xanthomes plans cutanés chez les homozygotes | II a : hyperuricémie, goutte, arthralgies, arthrites, xanthomes tendineux, tendinite, syndrome sec avec infiltration graisseuse des glandes salivaires et parotidomégalie |
| IV | comme I mais plus rares, potentiel athérogène modéré | arthralgies, arthrites, hyperuricémie, goutte, syndrome sec avec infiltration graisseuse des glandes salivaires et parotidomégalie |

affirmer le diagnostic. Des explorations supplémentaires sont réalisées pour préciser le type d'hyperlipoprotéinémie : dosage du HDL cholestérol par précipitation, aspect du sérum à jeun avec test de décantation en cas d'hypertriglycéridémie importante, électrophorèse des lipoprotéines [2, 18 bis].

## ÉPIDÉMIOLOGIE

La fréquence des manifestations articulaires au cours des hyperlipoprotéinémies est variable selon les études : absentes pour certains auteurs, elles sont notées jusqu'à 50-60 p. cent par d'autres [6, 9]. Cette variabilité est probablement liée à l'hétérogénéité des sous-groupes d'hyperlipémies étudiés, à l'absence de groupe contrôle dans la plupart des études et à l'utilisation fréquente de questionnaires, permettant l'inclusion de manifestations non spécifiques.

Certains auteurs ont contesté l'existence d'une arthropathie spécifique au cours des hyperlipémies.

Welin et coll. [20] ont étudié en 1978 par questionnaire 1 013 hommes hyperlipémiques âgés de 50 à 60 ans choisis au hasard dans la population. Ils n'ont pas noté de manifestations rhumatologiques significatives ; cependant, les résultats de cette étude sont discutables [6, 9]. En effet, les hyperlipémies de type IIa sont probablement peu représentées au vu de l'âge des patients sélectionnés, cette affection étant associée à une mortalité à un âge précoce surtout dans sa forme homozygote [6, 9]. Struthers et coll. en 1983 [19] ont observé 3 cas d'arthrite des interphalangiennes proximales parmi 166 patients hyperlipémiques (2 avaient un type II a et le troisième un type IV) mais ils restaient sceptiques quant à l'existence de manifestations rhumatologiques propres aux hyperlipoprotéinémies. Wysenbeck et coll. en 1989 [21] ont comparé les symptômes rhumatologiques de 69 patients atteints d'hypercholestérolémie (type II a ; familiale pour 33 et non familiale pour 36) à ceux de 33 témoins. Les arthralgies étaient significativement plus fréquentes pour l'ensemble des patients (48 %) comparés aux témoins (26 %), surtout au pied et à la cheville mais il n'y avait pas de différence entre ces 3 groupes pour la présence de signes inflammatoires locaux.

D'autres études plaident en faveur d'une atteinte articulaire spécifique, notamment dans les hyperlipémies de type II a.

Mathon et coll. en 1985 [14] ont étudié 73 patients hétérozygotes pour le type II a : 40 p. cent avaient des manifestations rhumatologiques, 7 p. cent avait une mono- ou une oligoarthrite et 4 p. cent une polyarthrite. Menkès et coll. en 1986 [15] ont étudié, sur questionnaire rétrospectif, 201 patients souffrant d'hypercholestérolémie de type IIa, homozygotes ou hétérozygotes. Une atteinte articulaire était notée dans 46 p. cent des cas, à type d'arthralgies dans 19 p. cent des cas et d'arthrite dans 27 p. cent des cas. Khachadurian en 1968 [12] a observé

10 cas de polyarthrite parmi 18 patients homozygotes atteints d'hyperlipémie de type IIa (56 %) et Rooney et coll. en 1978 [18] ont noté 13 cas de polyarthrite (59 %) chez 22 patients hétérozygotes suivis 4 ans.

## HYPERLIPÉMIE DE TYPE II a

Dans l'hyperlipémie de type II a sont rapportées des tendinopathies (douleurs, tendinite, xanthomes) et, moins fréquemment, une atteinte articulaire prédominant aux membres inférieurs (arthralgies, arthrites) [1, 6, 9, 18 bis]. Ces manifestations sont parfois révélatrices de la maladie [15] et peuvent être associées entre elles [14].

### Manifestations articulaires

Des manifestations articulaires chez des patients souffrant d'hypercholestérolémie familiale (type II a) sont rapportées dès 1899 [9]. Jusqu'à la fin des années 60, plusieurs observations de polyarthrite sont rapportées dans la littérature, attribuées à un rhumatisme articulaire aigu (RAA) [9]. Ce n'est qu'en 1968 que Khachadurian [12] décrit 10 cas de polyarthrite migratrice récidivante simulant un RAA parmi 18 patients atteints d'hypercholestérolémie familiale homozygote. Celle-ci est distincte du RAA par l'absence d'autre signe clinique, des ASLO (anti-streptolysines) normales et stables (une augmentation peut être expliquée par une inactivation de la streptolysine par les bêtalipoprotéines [9]), des prélèvements bactériologiques négatifs, des lésions valvulaires cardiaques liées à l'athérome et non au streptocoque, une vitesse de sédimentation globulaire (VSG) augmentée mais qui le reste en dehors des poussées articulaires. Plusieurs observations similaires sont rapportées ultérieurement chez les patients homozygotes [15, 17] et moins fréquemment chez les patients hétérozygotes [7, 14, 18].

Le tableau clinique est celui d'une polyarthrite, plus rarement d'une oligo- ou monoarthrite [14] prédominant au genou et à la cheville, touchant les deux sexes et évoluant par poussées de quelques jours à 6 semaines [7, 12] entrecoupées de phases totalement asymptomatiques. Elle débute dans l'enfance chez les patients homozygotes, à l'adolescence chez les patients hétérozygotes [6]. Le début est aigu ou subaigu [14, 18]. L'intensité des symptômes est variable. Il peut s'agir d'arthrites avec signes inflammatoires locaux et douleur d'intensité variable parfois sévère. Ailleurs, il s'agit simplement d'arthralgies sans signes objectifs à l'examen. Il n'y a pas de déformation articulaire. L'atteinte articulaire est souvent migratrice et touche volontiers les grosses articulations, notamment le genou et la cheville mais aussi la hanche, le coude, le poignet, l'épaule, parfois les IPP (atteinte isolée des petites articulations des mains dans 3 % des cas de Struthers et coll. [19]). La récidive est fréquente jusqu'à plusieurs fois par mois. Il n'y a pas de relation entre les arthrites et la présence de xanthomes cutanés. Une fièvre à 38° C-39° C peut être observée.

Les paramètres inflammatoires biologiques sont augmentés : la VSG est élevée sans rapport avec l'atteinte articulaire, le taux sérique de C-réactive protéine est variable, augmenté en cas d'inflammation importante [12], la numération formule sanguine est normale ou montre une hyperleucocytose [17]. La sérologie rhumatoïde et la recherche d'anticorps antinucléaires sont négatives, l'uricémie est parfois augmentée, les anticorps antistreptococciques sont normaux.

La présence de liquide articulaire est rare. S'il est ponctionné, le liquide articulaire est soit mécanique [18], soit modérément inflammatoire [17] et il n'y a pas de cristaux. L'étude ultrastructutrale de la synoviale [15] peut montrer des cellules spumeuses dont le cytoplasme contient des gouttelettes lipidiques et des microcristaux intra-mitochondriaux en fines aiguilles évoquant des cristaux d'apatite (mais non confirmé en cristallographie).

Les radiographies sont normales ou montrent un gonflement des parties molles. Dans de rares cas, une ostéolyse secondaire à la pression exercée par les xanthomes peut être observée [22].

La résolution des troubles articulaires est généralement spontanée sans séquelles. Le traitement fait appel à des mesures symptomatiques avec une efficacité inconstante des AINS. Les glucocorticoïdes par voie locale ou générale sont parfois nécessaires [14, 15]. L'efficacité du traitement hypolipémiant associé à un régime pauvre en cholestérol est difficile à préciser : sans effet pour Rooney et coll. [18], il est efficace parfois de façon spectaculaire pour d'autres [7, 13, 15].

La pathogénie de ces manifestations articulaires reste obscure. L'absence constante de cristaux de cholestérol plaide contre leur responsabilité dans la genèse des arthrites. La présence d'apatite dans les mitochondries des cellules synoviales pourrait être la conséquence de la dégénérescence cellulaire [1].

## Manifestations tendineuses

La fréquence des manifestations tendineuses dans les types II a est élevée, près de 25 p. cent chez les hétérozygotes [1]. Menkès et coll. en 1986 [15] retrouvaient 40 p. cent de tendinites parmi 201 patients interrogés par questionnaire et Mathon et coll. en 1985 [14] notaient, parmi 73 patients, des douleurs des tendons d'Achille dans 18 p. cent des cas et une tendinite dans 11 p. cent des cas.

Les tendinites et ténosynovites peuvent être révélatrices de l'affection [11] et précéder de plusieurs années les xanthomes tendineux. Le début est aigu [15] ou rapidement progressif [14]. Les signes inflammatoires locaux sont marqués et associés à une impotence fonctionnelle souvent importante [14], il n'y a pas de signes généraux. La guérison est spontanée en 3 à 4 jours [14], parfois en 1 à 2 semaines, sans séquelles. Les patients sont asymptomatiques entre les crises [14]. Des récidives sont possibles selon un rythme variable, souvent plusieurs fois par an durant une période plus ou moins longue [14]. Elles atteignent surtout les tendons d'Achille, mais aussi les extenseurs ou fléchisseurs des doigts et des orteils, le coude, le genou ou l'épaule, rarement l'aponévrose plantaire. La rupture tendineuse est rare [1]. Parfois il s'agit de simples douleurs tendineuses durant quelques heures, récidivant fréquemment et entraînant une boiterie si le tendon d'Achille est atteint [14].

Les xanthomes tendineux sont observés dans les types II a et III. Dans les hypercholestérolémies familiales (II a), ils apparaissent dans l'enfance chez les individus homozygotes et à la fin de la deuxième décennie chez les hétérozygotes [11]. Dans la troisième décennie, ils sont présents chez presque 50 p. cent des hétérozygotes, et chez 80 p. cent au moment de leur mort [1]. Ils sont généralement bilatéraux et symétriques. Ils siègent sur les tendons extenseurs des doigts, moins fréquemment sur le tendon d'Achille près de leur insertion sur le calcanéum mais également à l'insertion du triceps sur l'olécrâne, du tendon quadricipital sur la tubérosité tibiale, moins souvent sur les tendons extenseurs des orteils, rarement sur l'aponévrose plantaire [1]. Ils sont généralement asymptomatiques mais peuvent être irrités au talon par les chaussures. L'examen met en évidence un élargissement fusiforme et nodulaire du tendon, parfois absent dans les formes précoces [11]. Les radiographies peuvent montrer un épaississement des tissus mous [11], parfois des calcifications des xanthomes tendineux et rarement des érosions corticales péri-articulaires, rondes ou ovales, bien limitées par un liséré de sclérose, secondaires à la pression exercée par les xanthomes tendineux adjacents. Ces érosions siègent le plus souvent aux petits os des mains et des pieds [22].

L'échographie des tendons d'Achille est actuellement le meilleur examen pour en apprécier la taille, visualiser les lésions xanthomateuses sous forme d'images hypoéchogènes uniques ou multiples et évaluer l'efficacité du traitement hypolipémiant [4, 5, 13]. En effet, il a été démontré que celui-ci fait régresser les xanthomes tendineux et que la diminution de taille des tendons est corrélée à la diminution des lésions athérosclérotiques [4, 5].

L'IRM des tendons d'Achille peut montrer un élargissement fusiforme du tendon et des lésions spécifiques en séquences T1 et T2. Des aires d'hyposignal punctiforme et/ou trabéculé correspondant aux fibres collagènes normales sont associées à des aires de haut signal correspondant à l'infiltration xanthomateuse [4, 11]. Si le traitement médical n'est pas efficace et si les xanthomes sont gênants, leur ablation chirurgicale peut être envisagée mais les récidives sont possibles [1].

## HYPERLIPÉMIE DE TYPE III

Au cours des hyperlipémies de type III, les xanthomes tendineux, en particulier des tendons d'Achille et des extenseurs des doigts, sont observés chez 10 à 25 p. cent des patients [1]. Les xanthomes osseux sont rares. Ils siègent préférentiellement aux petits os des mains mais peuvent atteindre le crâne, les humérus, les fémurs ou les vertèbres. Ils sont visibles sur des radiographies sous la forme de lésions multiples de la médullaire, rondes ou ovalaires et radiotransparentes. Exceptionnellement, peuvent survenir des fractures pathologiques [22].

## HYPERLIPÉMIE DE TYPE IV

La survenue de manifestations articulaires au cours des hypertriglycéridémies est très rare [3, 8, 10, 16]. Il s'agit d'une oligoarthrite bilatérale et asymétrique, débutant généralement après quarante ans, de début aigu ou insidieux et évoluant sur un mode chronique ou par poussées récidivantes de quelques jours à 6 semaines [3]. Les grosses articulations et les petites articulations des mains et des pieds (MCP, IPP, parfois associées aux IPD) sont atteintes. Les signes inflammatoires locaux et la gêne fonctionnelle sont modérés. Cependant, Goldman et coll. [8] décrivent chez certains patients une hyperesthésie périarticulaire intense non observée par les autres auteurs. Il n'y a pas de signes généraux. La VSG est normale ou peu augmentée (21 mm en moyenne pour la série de Goldman et coll. [8]). Il n'y a pas d'anomalie immunologique spécifique mais le test au latex était faiblement positif chez 6 des 12 patients de Buckingham et coll. [3] et 3 des 12 patients de Goldman [8]. L'augmentation de l'agglutination des particules de latex peut être expliquée par une interaction entre les lipoprotéines et les gammaglobulines. Le liquide articulaire est souvent visqueux [3, 16], parfois lactescent [16], avec une formule variable : de 25 à 8 000 éléments /mm$^3$ à prédominance monocytaire. Il n'y a pas de cristaux. La biopsie synoviale peut montrer un infiltrat inflammatoire aspécifique [3, 16], une hyperplasie synoviale [3]. En microscopie électronique, une xanthomatose synoviale avec cellules spumeuses [10, 16] et des inclusions lipidiques dans les cellules des vaisseaux capillaires peuvent être observées. Les radiographies sont normales ou montrent une déminéralisation osseuse juxta-articulaire, parfois des lésions lacunaires sous-chondrales métaphysaires et/ou épiphysaires, pouvant être volumineuses (5 des 10 cas de Buckingham et coll. [3]). L'amélioration ou la disparition des symptômes est inconstante sous traitement hypolipémiant, notée dans 4 des 12 cas de Buckingham et coll. [3].

## CONCLUSION

La rareté des manifestations articulaires liées aux hyperlipoprotéinémies doit faire réfuter leur responsabilité systématique dans la genèse d'une arthrite au cours de ces affections. Elles restent un diagnostic d'élimination et la biopsie synoviale est souvent nécessaire pour éliminer d'autres étiologies. Etant plus fréquentes et parfois révélatrices, les manifestations tendineuses doivent être connues afin de traiter précocement ces affections dont l'atteinte cardiovasculaire fait toute la gravité.

## RÉFÉRENCES

1. Bardin T., Kuntz D. – Primary hyperlipidemias and xanthomatosis (8, 30.1-30.4). *In :* J.H. Klippel, P.A. Dieppe, *Rheumatology*, 2e ed. Londres, Mosby, 1997.
2. Bruckert E. – Dyslipoprotéinémies. (p 1440-1453). *In :* P. Godeau, S. Herson, J.C. Piette, *Traité de Médecine*. Paris, Médecine-Sciences Flammarion, 1996.
3. Buckingham R.B., Boleb G.G., Basset D.R. – Polyarthritis associated with type IV hyperlipoproteinemia. *Arch. Intern. Med.* 1975 ; *135 :* 286-290.
4. Bude R.O., Adler R.S., Basset D.R. – Diagnosis of Achilles tendon xanthoma in patients with heterozygous familial hypercholesterolemia : MR vs sonography. *Am. J. Roentgenol.* 1994 ; *162 :* 913-917.
5. Bude R.O., Adler R.S., Basset D.R., Ikeda D.M., Rubin J.M. – Heterozygous familial hypercholesterolemia : Detection of xanthomas in the Achilles tendon with US. *Radiology* 1993 ; *188 :* 567-571.
6. Careless D.J, Cohen M.G. – Rheumatic manifestations of hyperlipidemia and anti hyperlipidemia drug therapy. *Semin. Arthritis Rheum.* 1993 ; *23 :* 90-98.
7. Carroll G.J, Bayliss C.E. – Treatment of the arthropathy of familial hypercholesterolaemia. *Ann. Rheum. Dis.* 1983 ; *42 :* 206-209.
8. Goldman J.A, Glueck C.J, Abrams N.R, Steiner P., Herman J.H. – Musculoskeletal disorders associated with type-IV hyperlipoproteinemia. *Lancet* 1972 ; *2 :* 449-452.
9. Goupille P., Soutif D., Fouquet B., Valat J.P. – Hyperlipidémies et manifestations ostéoarticulaires. *Rev. Méd. Interne* 1991 ; *12 :* 146-152.
10. Huaux J.P, Malghem J., Noel H., Stasse P., Dufour J.P, Devogelaer J.P, Nagant de Deuxchaisnes C-Hyperbêtalipoprotéinémie et xanthomatose synoviale. *Rev. Rhum.* 1985 ; *52 :* 641-643.
11. Kelman C.G., Disler D.G., Kremer J.M., Jennings T.A. – Xanthomatous infiltration of ankle tendons. *Skel. Radiol.* 1997 ; *26 :* 256-259.
12. Khachadurian A.K. – Migratory polyarthritis in familial hypercholesterolemia (type II hyperlipoproteinemia). *Arthritis Rheum.* 1968 ; *11 :* 385-393.
13. Klemp P., Halland A.M., Majoos F.L., Steyn K. – Musculoskeletal manifestations in hyperlipidaemia : a controlled study. *Ann. Rheum. Dis.* 1993 ; *52 :* 44-48.
14. Mathon G., Gagné C., Brun D., Lupien P.J, Moorjani S. – Articular manifestations of familial hypercholesterolemia. *Ann. Rheum. Dis.* 1985 ; *44 :* 599-602.
15. Menkès C.J., Paris M.N., Laoussadi S., Gennes J.L. de – Le rhumatisme de l'hypercholestérolémie de type II a. *Rev. Rhum.* 1986 ; *53 :* 231-236.
16. Menkès C.J., Laoussadi S., Auvert L., Charrier J. – Oligoarthrite associée à une hyperlipoprotéinémie de type IV. *Presse Méd.* 1987 ; *29* : 1414-1418.
17. Rimon D., Cohen L. – Hypercholesterolemic (type II hyperlipoproteinemia) arthritis. *J. Rheumatol.* 1989 ; *16 :* 703-705.
18. Rooney P.J., Third J., Madkour M.M., Spencer D., Dick W.C. – Transient polyarthritis associated with familial hyperbetalipoproteinaemia. *Q. J. Med.* 1978 ; *187 :* 249-259.
18 bis. Stora Ph., Camus J.-P. – Le minimum lipidologique du rhumatologue (p. 173-188). *In* : S. de Sèze, A. Ryckewaert, M.-F. Kahn, Dryll A., *L'actualité rhumatologique 1969*. Paris, Expansion Scientifique, 1969.
19. Struthers G.R., Scott D.L., Bacon P.A., Walton K.W. – Musculoskeletal disorders in patients with hyperlipidaemia. *Ann. Rheum. Dis.* 1983 ; *42 :* 519-523.
20. Welin L., Larson B., Svarsudd K., Tibbin G. – Serum lipids, lipoproteins and musculoskeletal disorders among 50 and 60 year old men. *Scand. J. Rheumatol.* 1978 ; *7 :* 7-12.
21. Wysenbeek A.J., Shani E., Beigel Y. – Musculoskeletal manifestations in patients with hypercholesterolemia. *J. Rheumatol.* 1989 ; *16 :* 643-645.
22. Yaghmai I. – Intra-and extraosseous xanthomata associated with hyperlipidemia. *Radiology* 1978 ; *128 :* 49-54.

# PATHOLOGIE OSTÉO-ARTICULAIRE, NEUROLOGIQUE ET VERTÉBRALE

# Pathologies auto-induites et factices en rhumatologie

M.-F. KAHN

Les rhumatologues peuvent être confrontés aux symptômes de patients chez lesquels les investigations cliniques et paracliniques les plus poussées ne mettent en évidence aucun signe précis évoquant une affection déterminée. On parle alors de pathologies psychosomatiques (tableau I), ou pour utiliser une dénomination plus récente et plus précise et qui a reçu un label international, de pathologies somatomorphes ou somatoformes [16].

A l'inverse, certains patients se présentent avec des symptômes spectaculaires, tout à fait objectifs mais dont certaines caractéristiques vont faire suspecter que ces patients se les sont infligés à eux-mêmes. Nous ne ferons qu'évoquer les pathologies factices provoquées – par le patient ou par une autre personne – en pleine conscience et dans un but précis pour obtenir un avantage ou éviter un désavantage. Ces cas, connus depuis longtemps, sont souvent observés dans des périodes troublées, guerres en particulier. Citons les blessures par armes à feu des militaires cherchant à échapper au péril du feu [12] ou encore, celles plus honorablement considérées bien sûr, des résistants cherchant à être hospitalisés pour mieux s'évader, ou des requis du STO cherchant à éviter leur départ en Allemagne. Citons aussi les drogués en manque cherchant à obtenir une prescription de morphiniques.

Dans tous ces cas, la distinction avec des pathologies réelles n'est pas toujours évidente. S. de Sèze rappelait volontiers que certains poilus de la guerre de 14-18 avaient échappé de peu au peloton d'exécution, accusés qu'ils étaient de simuler des déformations vertébrales avec phénomènes douloureux lombaires et sciatalgiques, et qu'ils n'ont été sauvés que par un diagnostic d'hystérie alors que l'examen ultérieur des moulages de leur colonne montrait qu'il s'agissait en fait de scolioses antalgiques associées à des lombosciatiques discales majeures. Les mêmes difficultés existent chez les drogués.

Mais la distinction entre la provocation consciente et volontaire de lésions et celles qui résultent d'un fonctionnement mental anormal, n'est pas non plus facile.

TABLEAU I. – **Quelques définitions.**

| | |
|---|---|
| *Pathologie auto-induite* | Manifestations pathologiques provoquées par le patient lui-même. La définition ne préjuge pas du caractère volontaire et conscient de la provocation. |
| *Pathomimie* | Manifestation auto-induite simulant une pathologie authentique (Dieulafoy, 1908). |
| *Pathologie factice* | Synonyme de la précédente. Terme utilisé par les auteurs de langue anglaise. |
| *Syndrome de Münchhausen* | Pathologie factice lésionnelle ou présentée sur dossier entraînant un nomadisme médical extrême. |
| *Conversion hystérique* | Extériorisation somatique d'un conflit inconscient sur un terrain psychologique particulier. Le syndrome peut prendre l'allure d'une pathologie auto-induite mais, ailleurs, peut revêtir une forme originale. |
| *Hystérie* | Névrose caractérisée par l'hyperexpressivité des idées des images, des affects inconscients. Les pathologies auto-induites sont une forme clinique symptomatique mais non la seule d'une hystérie. |
| *Personnalité multiple* | Trouble caractérisé par la présence de deux ou plusieurs personnalités distinctes chez le même individu, une seule apparaissant à un moment donné. Synonyme : dédoublement de la personnalité. |
| *Somatisation* | Expression morbide symptomatique d'un conflit mental, conscient ou non (trouble somatomorphe ou somatoforme). |
| *DSM 4* | Nomenclature descriptive de l'Association Psychiatrique Américaine (4$^{e}$ édition). |

Les manœuvres qui provoquent ces pathologies factices auto-induites sont parfois si complexes et si élaborées que certains médecins – pour ne parler que d'eux – ont du mal à accepter l'idée qu'elles échappent à la volonté consciente des individus qui se les infligent dans un état second inconscient tel que peut en provoquer l'hypnose. Le terme de pathomimies souvent utilisé pour désigner ces faits a été proposé par Dieulafoy en 1908 [27]. Si les théories psychanalytiques élaborées par Sigmund Freud [11] et ses successeurs ont proposé des pistes pour rendre compte de la psychogenèse de ces troubles, nous n'en savons guère plus que Charcot il y a un siècle sur la nature du trouble mental et le mécanisme de l'état second qui les caractérise.

Dans l'exposé qui va suivre, nous adopterons d'abord une démarche descriptive en présentant rapidement les cas les plus caractéristiques qu'il nous a été donné d'observer depuis 30 ans. Pour chacun, nous indiquerons une référence de cas similaires décrits dans la littérature.

## CAS CLINIQUES

**1)** Une femme de 30 ans entretenait depuis 7 ans une fistule cutanée de la cuisse en y plaçant régulièrement une dizaine de petits cailloux. Une surinfection staphylococcique a provoqué une ostéite du fémur nécessitant plusieurs interventions chirurgicales qui toutes avaient méconnu l'origine du trouble. Cette patiente collectionnait tous les livres de chirurgie de guerre existant et son évaluation psychiatrique (M. Gourévitch) avait conclu à une névrose hystérique majeure. Elle est un bon exemple du fait que le contrôle de la pathologie auto-induite peut échapper à son auteur et provoquer des lésions plus sévères que la lésion initiale [1].

**2)** Une étudiante en médecine de 24 ans a consulté pour des troubles très divers ayant nécessité de multiples hospitalisations dans des services de spécialités différentes. On évoqua chez elle un hyperparathyroïdisme, un syndrome néphrotique, une méningite. Son état rhumatologique était fait d'épanchements récidivants du genou. L'examen, à distance des ponctions exploratrices qui ramenaient un liquide inflammatoire stérile, montrait un orifice d'injection très récent dont la patiente niait totalement la réalité malgré son caractère évident. On put aussi montrer que du fait de son travail à l'hôpital, elle avait fabriqué de toute pièce des feuilles d'examens de laboratoire pathologiques la concernant. C'est un bon exemple de syndrome de Münchhausen, entité dont nous reparlerons [27].

**3)** Une jeune fille de 17 ans fut adressée pour algodystrophie du membre supérieur droit. Effectivement, sa main et son avant-bras étaient œdématiés et cyanotiques. L'examen montrait que la patiente maintenait son membre supérieur en position immobile et déclive en permanence. L'évaluation psychologique retrouvait des problèmes relationnels familiaux majeurs. C'est un cas typique de ce que Charcot a décrit sous le nom d'œdème bleu hystérique des jeunes filles [10].

**4)** Un homme de 52 ans fut adressé pour contracture invincible des doigts, enfoncés en hyperflexion dans la paume de la main où les ongles provoquaient des ulcérations torpides. Tout essai de réduction de la contracture entraînaient une réponse musculaire antagoniste des fléchisseurs à l'avant-bras. En revanche, les manœuvres de suggestions comprimant « le sympathique » dans le creux sus-claviculaire permettait un relâchement temporaire. L'examen neurologique du patient ne montrait rien. Mais on apprit que son frère était atteint d'une affection parésiante du motoneurone. On retrouve des cas similaires bien décrits dans la littérature de langue anglaise, sous l'appellation de *« clenched fist »* [28].

**5)** Une femme de 35 ans a vu s'installer progressivement une contracture en flexion, abduction, rotation externe du membre inférieur gauche, invincible. Elle poursuit son activité d'enseignante et se rend à son collège en conduisant elle-même sa voiture, sans que le caractère paradoxal de cette possibilité la retienne. La contracture est momentanément abolie par la suggestion. Trois ans plus tard, alors que la contracture persiste, elle est adressée pour phlébite des deux membres inférieurs. Ses deux jambes sont rouges et gonflées. La trace d'un lien circulaire est encore visible à la limite supérieure de l'œdème [17].

**6)** Une femme de 29 ans a, depuis 4 ans, un œdème unilatéral de la jambe sans cause évidente. Des lésions ulcéreuses des pieds se sont surinfectées et ont abouti à des ostéoarthrites infectieuses à staphylocoque [1]. Chez elle aussi, la trace du lien compressif est visible le matin. Les dernières informations à son sujet font état d'une amputation de la jambe.

**7)** Trois jeunes femmes ont été vues pour une goutte sévère tophacée, avec atteinte rénale grave. Toutes trois consommaient depuis des années des diurétiques pour d'hypothétiques œdèmes et une non moins hypothétique obésité. Le contexte psychiatrique de ces patientes évoquait celui de l'anorexie mentale. Leurs observations ont été rapportées en détail [14].

**8)** Un homme de 39 ans est hospitalisé pour une arthrite inflammatoire de la cheville dont l'histologie montre la nature tuberculeuse. Sur son bras droit existe une lésion granulomateuse ulcérée pour laquelle les prélèvements seront en faveur d'un lupus tuberculeux. Mais l'attention est attirée par la forme strictement rectangulaire de la lésion dont aucun traitement ne vient à bout et cela depuis plusieurs années. Le mode de production de cette lésion et son lien avec l'arthrite de la cheville n'ont jamais été élucidés [6].

**9)** Une femme de 47 ans consulte pour un état d'asthénie et d'obnubilation avec insuffisance rénale. Les examens biologiques montrent une hypercalcémie considérable à 3,7 mmoles. La recherche d'un hyperparathyroïdisme et d'une lésion maligne sont négatives, mais l'entourage apporte le contenu de l'armoire à pharmacie de la patiente où l'on trouve plusieurs boîtes de préparation vitaminique D. La patiente nie formellement contre toute évidence en faire usage. Son passé psychiatrique montrait qu'elle avait déjà été suivie pour des manifestations tenues pour vraisemblablement conversionnelles ce qui est souvent retrouvé dans les cas rapportés [2].

**10)** Les examens biologiques pratiqués chez une femme de 48 ans atteinte d'un tableau de type fibromyalgie montrent une hypokaliémie importante. Sa symptomatologie dure depuis près de 5 ans. Comme elle signale des troubles du transit à type de constipation, on l'interroge sur la prise de laxatifs qu'elle dément énergiquement. Mais l'entourage indique que la patiente redoute l'obésité et, pour la prévenir, utilise intensément divers laxatifs, ce que confirme la pigmentation rectale. En outre, elle fait également un large usage des diurétiques. Des dosages ultérieurs ont montré qu'elle avait persisté à prendre ces produits, ce qui, là encore, est habituel [15].

**11)** Trois patients atteints de symptômes polymorphes (polyalgies, douleurs oculaires, fébricules, toux, troubles digestifs) ont fait l'objet d'évaluations exhaustives dans divers centres hospitaliers. Ayant signalé quelques aphtes buccaux, on a posé chez eux le diagnostic de syndrome de Behçet, diagnostic qui, à l'analyse, ne résiste pas un instant. Mais ces trois patients sont porteurs de volumineux dossiers qui, à leurs yeux, authentifient ce diagnostic et rien ne peut les en faire démordre. Il y a là un exemple de pathomimie sur dossier – proche du syndrome de Münchhausen. De tels faits concernant des syndromes de Behçet factices ont déjà été mentionnés dans la littérature [18].

**12)** Une patiente de 52 ans vient à la consultation en brandissant une recherche d'anticorps antinucléaires au 1/320$^{e}$, trouvés 10 ans auparavant à l'occasion d'un fébricule et de polyalgies transitoires. On a alors porté le diagnostic de lupus malgré l'absence de tout autre signe clinique ou biologique associé à ces anticorps qui – de surcroît – n'ont plus été mis en évidence ultérieurement. Néanmoins, la patiente a pu convaincre différents centres hospitaliers – qui se sont ignorés les uns les autres – de multiplier en vain les examens complémentaires de tous ordres, ce qui aboutit là encore à un volumineux dossier. Aucune réfutation n'est efficace et pendant 10 ans, ses demandes de consultation seront toujours faites pour qu'on évalue où en est son « lupus ». C'est un autre exemple de pathomimie sur dossier [19, 30].

**13)** Une jeune femme de 23 ans consulte pour ce qui a été qualifié d'érythème noueux ou de purpura. Elle a, en effet, des éléments érythémateux apparaissant sans cause déclenchante sur la face antérieure des deux jambes, et qui prennent lors de l'évolution les classiques teintes de la biligénie locale. Néanmoins, des atypies attirent l'attention. La principale est que ces manifestations existent depuis 3 à 4 ans et qu'aucune étiologie d'érythème noueux n'a pu être mis en évidence. La biopsie, sans être formelle, est compatible avec un syndrome de Gardner-Diamond, purpura douloureux ecchymotique rapporté à une autosensibilisation aux propres globules rouges de la patiente. Celle-ci a un important passé psychiatrique, comportant notamment des plaies bizarres et récidivantes. On trouve souvent de telles manifestations dans ce syndrome qui illustre bien [29, 31] la complexité d'une pathologie qui est à la frontière de l'auto-induction et de l'auto-immunité [22].

Ces quelques exemples résument les principales présentations que revêtent les pathologies auto-induites et factices observées en rhumatologie. Mais ces pathologies peuvent, bien sûr, intéresser également toutes les autres spécialités et se présenter sous des aspects symptomatiques très divers, qui viennent éventuellement s'associer aux symptômes rhumatologiques. C'est ainsi qu'une patiente suivie à l'hôpital Bichat pour une contracture en abduction flexion rotation externe des deux hanches réductible par la suggestion revint dans le service quelques années plus tard, alors que ses hanches avaient repris un fonctionnement normal, avec une anémie hypochrome majeure évoquant le célèbre syndrome de Lasthénie de Ferjol décrit par Jean Bernard en référence à une héroïne de Barbey d'Aurevilly et rapportée à des soustractions sanguines auto-infligées [3]. Un autre symptôme fréquemment signalé est réalisé par les fièvres factices qui peuvent accompagner des pathologies bénignes et banales qu'elles contribuent à faire prendre – au moins momentanément – pour des pathologies systémiques majeures [1]. On trouvera de tels exemples dans un certain nombre de publications plus ou moins récentes, consacrées à ce sujet [3, 14, 31].

Très souvent, mais non dans notre série, la majorité des patients qui ont de telles manifestations appartiennent de près ou de loin au corps sanitaire [26] ou lui sont proches par parenté ou relation.

Certaines pathologies factices, mais non toutes, peuvent revêtir l'aspect du syndrome de Münchhausen [7, 17]. On sait que cet éponyme dérive de l'œuvre célèbre de Raspe qui enjoliva en 1785 les récits fabuleux des voyages et campagnes du Baron Karl Friedrich Hieronymus Von Münchhausen. Ce syndrome est défini, en résumé, par l'association aux symptômes factices d'une errance hospitalière dissimulée, d'un discours mythomaniaque à composante médicale très structurée, en passivité, en demandes d'examens complémentaires même les plus pénibles, en agressivité bizarrement associée à un attachement pathologique à certains thérapeutes, et bien sûr, à une dénégation totale de tout antécédent, contexte ou symptôme psychologique ou psychiatrique. Il s'y associe souvent une dissimulation d'identité qui rend difficile – voire impossible – l'obtention des dossiers antérieurs de leur parcours chaotique.

Mais ce syndrome est loin de recouvrir tous les cas de pathologies factices qui peuvent dans certains cas, notamment chez les jeunes et avec l'aide d'une prise en charge psychologique efficace, être un événement isolé dans le vécu de l'individu.

## DIAGNOSTIC

Les problèmes posés au clinicien sont, d'abord bien sûr, de reconnaître la pathologie factice, de tenter de l'intégrer dans un tableau psychologique ou psychiatrique, voire d'en préciser si possible le mécanisme mental – et enfin de savoir comment prendre en charge ces patients.

Reconnaître la pathologie factice soulève des difficultés variables. Dans certains cas, la bizarrerie des symptômes, le caractère atypique de leur survenue, et parfois même un élément clinique objectif comme la trace d'un lien compressif facilitent la tâche.

A l'inverse, certains patients développent une habileté et une technicité diabolique qui, dans les cas de syndrome de Münchhausen, leur permet de déjouer longtemps la sagacité des cliniciens [32]. On ne saurait trop rappeler la règle de bonne pratique clinique de ne pas se contenter des dires du sujet quand on reconstitue l'histoire de ses antécédents.

L'autre règle, non moins utile, est de ne pas accepter sans débat les diagnostics antérieurement posés, mais au contraire, de les passer au crible critique basé sur les éléments objectifs que les dossiers contiennent ou que l'examen permet de recueillir. L'intégration de la pathologie factice dans son contexte psychologique ou psychiatrique n'est pas toujours facile et nécessitera bien sûr l'aide et l'avis motivé des psychiatres. Notons cependant que ces derniers s'avouent souvent mal à l'aise devant ce type de patients, non pas tant pour les identifier et tenter de les classer dans un cadre nosologique précis que pour les prendre en charge. Certains symptômes factices sont observés chez des patients psychotiques – qu'il s'agisse de schizophrénies débutantes ou de psychoses hallucinatoires chroniques. C'est à ce dernier groupe qu'appartenait probablement la célèbre stigmatisée Thérèse Neumann dont le cas fut étudié en détail par Jean Lhermitte.

En revanche, la pathomimie peut traduire un conflit familial, des problèmes relationnels ou scolaires momentanés pour lesquels il importe d'éviter au maximum la dramatisation.

Entre les deux, il y a une zone obscure qui correspond d'ailleurs à celle qui caractérise les syndromes conversionnels et l'hystérie [4, 20, 21, 23].

Il est intéressant de noter que la notion d'hystérie, que nous devons aux neurologues de la fin du siècle dernier et du début de ce siècle, est fortement battue en brèche par la psychiatrie positiviste des anglo-saxons. L'hystérie a disparu de la nomenclature psychiatrique telle qu'elle est définie par le DSM 4 [25]. Certains auteurs américains n'hésitent pas à écrire que l'hystérie est née de l'imagination littéraire fertile des auteurs français du siècle dernier. Elle reste présente dans la nosographie psychiatrique française où elle est définie comme « une névrose caractérisée par l'hyperexpressivité des idées, des images, des affects inconscients [7]... Deux éléments sont nécessaires pour la traduire : la force inconsciente de la réalisation plastique des images sur le plan corporel (conversion somatique), la structure inconsciente et imaginaire du personnage de l'hystérique ». Dans ce cadre, les pathologies auto-induites apparaissent comme une forme clinique symptomatique de l'hystérie.

On trouve, en revanche, dans le DSM 4, la notion de personnalités multiples [5, 13], nouvelle appellation de ce qui était nommé de façon triviale « dédoublement de la personnalité ». Ce trouble est défini comme la « présence de deux ou plusieurs personnalités distinctes chez un même individu, une seule apparaissant (et agissant) » à un moment donné.

Et il est vrai que certains des patients que nous avons observés et qui percevaient notre perplexité devant l'origine de leurs manifestations, ont reconnu que ces manifestations étaient le fait d'un double d'eux-mêmes agissant de façon compulsive sans qu'ils puissent contrôler ou empêcher leur activité délétère.

L'étude de ces personnalités multiples a été menée avec des angles d'attaque divers. Certains ont essayé de démontrer l'existence d'équivalents épileptiques temporaux dont la réalité était prouvée par l'intrication avec des crises caractéristiques ou encore d'anomalies circulatoires ou morphologiques à l'IRM [8, 24].

D'autres, au contraire, ont eu recours à l'abord psychanalytique pour expliquer cette situation. Certains y ont vu le début de la dissociation schizophrénique ce que l'évolution ultérieure a, dans certains cas, montré. On relève là toutes les incertitudes et même les controverses qui caractérisent la psychiatrie de cette fin de siècle, et qu'on retrouve dans les tentatives d'explication de l'hypnose et de la suggestion.

## PRISE EN CHARGE

Ces incertitudes expliquent pourquoi la prise en charge de ces patients est si difficile et si aléatoire.

A côté de cas simples où quelques séances d'abord psychologique parviennent à mettre à plat des problèmes familiaux ou scolaires sans lendemain, de nombreux cas semblent tellement ancrés dans la personnalité et le comportement des sujets que les psychiatres avouent leur impuissance. Nous les avons souvent interrogés sur la meilleure conduite à tenir devant ce type de cas.

Un élément de consensus est qu'il est en général inutile – voire néfaste – de montrer preuve à l'appui au patient que ses symptômes sont créés de toute pièce par lui-même. Contre toute évidence, le patient niera la réalité avec obstination – et se tournera vers d'autres praticiens plus disposés à le croire. Il importe donc, nous semble-t-il, de leur sauver la face. L'explication du double agissant sans qu'on en ait conscience peut parfois être une échappatoire. Un écueil qu'il faut bien connaître réside dans les manifestations d'hostilité et d'abandon que ces pathologies éveillent chez les médecins et les autres membres de l'équipe soignante. Ce pas peut être vite franchi avec la conviction que le patient est un pur et simple simulateur, qu'il cherche à bénéficier de prise en charge ou d'avantages indus. L'amour propre, le narcissisme des praticiens sont mis en cause par les patients porteurs d'affections factices qui peuvent même retirer un plaisir pervers devant la naïveté ou au contraire les réactions violentes de celui ou ceux qui les ont en charge. Inversement, la révélation sans précaution du diagnostic peut traduire un sadisme inconscient du praticien qui doit savoir maîtriser ses réactions.

Quand la symptomatologie met gravement en jeu la fonction et la vie familiale et sociale du sujet, on peut essayer de la traiter de façon symptomatique (postures, plâtres, rééducation, électrothérapie « antalgique », hypnose) en comptant sur la confiance du sujet pour entreprendre parallèlement un abord psychothérapique, bien difficile, on l'a vu.

# Canaux lombaires rétrécis Indications thérapeutiques Résultats

Ph. WODECKI, D. HUTEN, P. ANGOTTI

Les canaux lombaires rétrécis sont définis par une réduction acquise du calibre du canal rachidien suffisante pour entraîner une compression des structures nerveuses. Ce rétrécissement est dû à l'hypertrophie dégénérative des apophyses articulaires, des ligaments jaunes et des capsules articulaires, parfois associée à une protrusion discale et des ostéophytes rétrocorporéaux. Sa fréquence augmentant avec le viellissement, cette pathologie est devenue courante. L'indication opératoire est surtout posée devant la résistance des symptômes au traitement médical et plus rarement devant l'apparition d'un déficit neurologique. La sténose doit être caractérisée par l'imagerie : radiographies standard, clichés dynamiques, scanner, imagerie par résonance magnétique et saccoradiculographie. Ces examens permettent de déterminer le siège, l'étendue, le type et la sévérité du rétrécissement et d'apprécier la stabilité rachidienne, parfois très altérée (spondylolisthésis dégénératif ou scoliose). Ces éléments guident le choix technique. Plusieurs questions se posent en effet au chirurgien avant l'intervention : quelle sera l'étendue de la décompression ? Faut-il lui adjoindre une arthrodèse, et dans cette éventualité avec ou sans instrumentation ? Rappelons que le problème des sciatiques des canaux lombaires rétrécis avait déjà fait l'objet d'un travail de Hubault et coll. dans *L'actualité rhumatologique 1985* [10].

## INDICATIONS THÉRAPEUTIQUES

### Traitement médical

La prise en charge d'un patient qui souffre d'une sténose canalaire lombaire est avant tout médicale [13, 14]. Les signes cliniques évocateurs de sténose associent à des degrés divers : lombalgies, radiculalgies, et claudication intermittente. Celle-ci peut être indolore ou au contraire due à des radiculalgies et des paresthésies. Le traitement médical comporte les antalgiques, les anti-inflammatoires, la contention et les infiltrations, épidurales et intradurales. D'autres mesures sont utiles : réduction pondérale, physiothérapie, respect des règles d'économie rachidienne, voire réadaptation fonctionnelle renforçant les abdominaux et les muscles paravertébraux [8, 14]. Une sténose qui se manifeste essentiellement par des lombalgies ne relève que du traitement médical. Les radiculalgies peuvent réagir favorablement à ce même traitement et notamment aux infiltrations épidurales de corticoïdes. Celles-ci ont un taux de succès limité, en efficacité et en durée [16], mais elles peuvent être une alternative à la chirurgie chez des sujets âgés aux risques opératoires trop élevés. La claudication intermittente et les déficits moteurs répondent mal au traitement conservateur [15, 17]. Habituellement, l'indication chirurgicale est posée devant des lomboradiculalgies et une claudication qui persistent et éventuellement s'aggravent malgré le traitement médical. Un déficit moteur minime (à 4 ou 4+) ou notable (3 ou moins) mais ancien n'est pas en soi une indication chirurgicale. Un déficit récent à 3 ou moins incite en revanche à l'intervention, surtout s'il s'est installé brutalement et s'aggrave.

## Caractérisation de la sténose

Le bilan pré-opératoire d'une sténose lombaire doit déterminer les zones de compression nerveuse et rechercher une instabilité. Les radiographies standard identifient les altérations discales : pincement surtout, dégénérescence gazeuse parfois, les ostéophytes rétrocorporéaux, l'arthrose interapophysaire et les troubles majeurs de la statique rachidienne : spondylolisthésis dégénératif, scoliose, cyphose isolée ou associée à une scoliose. Mais c'est la tomodensitométrie qui permet par ses coupes horizontales d'affirmer la sténose, centrale, latérale ou globale et d'en reconnaître les éléments : hypertrophie des facettes articulaires, épaississement du ligament jaune et des capsules articulaires, parfois bombement discal ou ostéophytes corporéaux postérieurs. Les hernies discales vraies sont plus rares. Il faut en rechercher une en cas de déficit moteur d'installation brutale. La sténose peut être localisée à un étage ou plus fréquemment s'étendre à plusieurs. Les étages L3-L4 et L4-L5 sont les plus touchés. L5-S1 est le plus souvent respecté. Certaines sténoses touchent également L1-L2 et L2-L3. Le spondylolisthésis dégénératif, plus fréquent en L4-L5, crée un véritable coupe-cigare entre l'arc postérieur de la vertèbre sus-jacente et le mur postérieur de la vertèbre sous-jacente (fig. 1). Dans les scolioses lombaires dégénératives, le scanner est peu contributif car les coupes sont obliques par rapport aux corps vertébraux et aux disques. La saccoradiculographie est d'un grand intérêt chaque fois que l'intervention est envisagée. Elle montre directement le retentissement de la sténose sur le sac dural et les racines, identifiant les étages les plus rétrécis et les racines les plus comprimées. Il est utile de la coupler au scanner pour analyser sur les différentes coupes les anomalies du contenant et leur retentissement sur le contenu. La

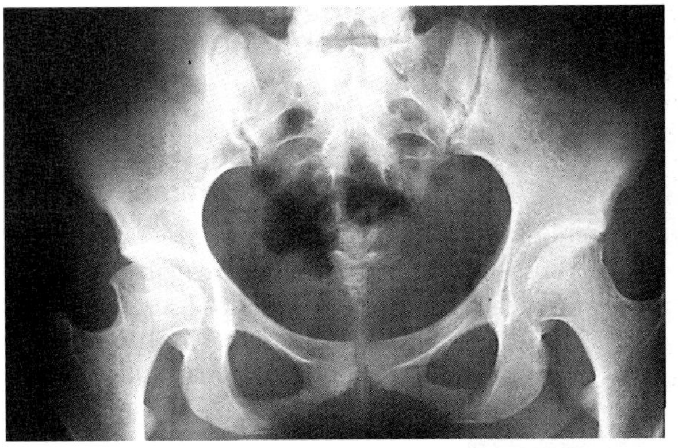

**Fig. 2. – Radiographie du bassin : Dysplasie poly-épiphysaire. La tête fémorale est déformée et s'aplatit, le col est souvent court.**

*Dysplasie poly-épiphysaire de Fairbank*

C'est la plus fréquente des dysplasies poly-épiphysaires, c'est une affection à transmission autosomique dominante qui est reconnue à un âge variable, souvent chez l'enfant avant 10 ans, mais parfois chez l'adulte lorsqu'une arthrose précoce se développe. L'insuffisance staturale est modérée, le tronc est normal, les membres sont un peu courts, surtout du fait d'une brièveté des mains et des pieds d'aspect souvent trapu. Il peut exister une déformation en varus des membres inférieurs ou un genu valgum. Radiologiquement, il existe des déformations des épiphyses qui sont petites, irrégulières et fragmentées, sans platyspondylie. La tête fémorale est déformée et s'aplatit, le col est souvent court (fig. 2) ; la tibiotarsienne est fréquemment oblique en bas et en dedans ; les os de la main sont souvent un peu courts et massifs ; le développement des os du carpe et du tarse est insuffisant et irrégulier [28, 43].

*Syndrome de Stickler*

Cette variété de dysplasie poly-épiphysaire est associée à des anomalies oculaires, à type de myopie associée à une dégénérescence vitréenne voire un décollement rétinien ou une cécité, et parfois orofaciales. Il existe souvent une hyperlaxité ligamentaire et une hypotonie musculaire. Radiologiquement, il existe une dysplasie des épiphyses associée à une gracilité des diaphyses. Les épiphyses sont aplaties, élargies ou irrégulières ; la tête fémorale est souvent grande mais de hauteur réduite, le col est court en valgus ; une atteinte des épiphyses phalangiennes, métacarpiennes ou métatarsiennes peut se voir. Les corps vertébraux peuvent avoir une hauteur réduite dans la région dorsale, avec une discrète déformation cunéiforme associée à une irrégularité des plateaux [6, 28].

*Formes localisées*

Certaines dysplasies épiphysaires affectent électivement certaines épiphyses, il s'agit le plus souvent des têtes fémorales, ou des coudes. Certaines dysplasies épiphysaires intéressent électivement les os de la main, comme l'acrodysplasie de Thiemann ; sa découverte se fait généralement à l'adolescence, lors de la survenue d'une tuméfaction légèrement douloureuse d'une ou plusieurs articulations interphalangiennes proximales ; l'affection concerne le plus souvent le 2e rayon de façon bilatérale. Radiologiquement, les épiphyses des phalanges sont aplaties, cupuliformes, parfois fragmentées et irrégulièrement condensées [16].

## Rhumatisme chondrodysplasique

Ce syndrome regroupe les complications articulaires observées dans les dysplasies poly-épiphysaires et spondylo-épiphysaires tardives. Des poussées articulaires inflammatoires peuvent émailler l'évolution des dysplasies poly-épiphysaires. De distribution poly-articulaire et symétrique, affectant les petites articulations des mains, elles peuvent simuler une polyarthrite rhumatoïde. Il n'existe toutefois pas de synovite, et les déformations articulaires et lésions radiologiques sont bien différentes. Les articulations atteintes sont le siège de tuméfaction, de limitation et l'évolution peut se faire vers l'ankylose fibreuse [21, 36]. Une chondrocalcinose peut parfois s'associer à ces manifestations. Des dépôts d'apatite multiples articulaires et péri-articulaires peuvent également se développer [21, 36]. Des ostéochondromes intra-articulaires multiples et poly-articulaires sont également l'apanage des dysplasies poly-épiphysaires, affectant en particulier les petites articulations des mains [4, 21]. Une fragmentation des épiphyses secondaire à une condensation et une dislocation primitive de l'os sous-chondral peut simuler à la hanche une ostéochondrite disséquante [21]. La platyspondylie, caractérisée par une diminution de hauteur des vertèbres, une irrégularité des plateaux et des pincements discaux, peut se compliquer d'ankylose osseuse sous-ligamentaire, avec formation d'un bloc vertébral [21, 36].

La complication majeure de ces chondrodysplasies est le développement d'une arthrose précoce, sévère et généralisée, qui s'associe ou non aux autres manifestations articulaires décrites précédemment. Ces lésions dégénératives sont liées aux conséquences mécaniques des dysmorphies épiphysaires responsables d'une incongruence et d'un surmenage de certaines portions des surfaces articulaires. Elles sont également en partie liées à une fragilité constitutionnelle de la matrice cartilagineuse comme en témoigne leur survenue sur des articulations non portantes ou non dysplasiques [3, 21, 24].

## Chondrodysplasies à révélation précoce associées à un nanisme

Dans ce groupe, les chondrodysplasies sont le plus souvent reconnues à la naissance, elles comportent un trouble de la croissance avec nanisme et des troubles phénotypiques tels que le problème diagnostique ne se pose pas lorsque les patients

TABLEAU II. – **Chondrodysplasies à révélation précoce associées à un nanisme et chondrodysplasies métaphysaires à révélation plus tardive.**

| **Chondrodysplasies à révélation précoce associées à un nanisme** | |
|---|---|
| *Achondroplasie*<br>nanisme micromélique<br>macrocéphalie relative<br>mains petites et carrées<br>hyperlordose, canal rachidien rétréci | *Dysplasie diastrophique*<br>nanisme micromélique<br>membres courts et incurvés<br>mains trapues, pieds bots<br>cyphoscoliose |
| *Dysplasie spondylo-épiphysaire congénitale*<br>nanisme proportionnel<br>myopie<br>flessum de hanche,<br>cyphose dorsale, hyperlordose lombaire | *Maladie de Kniest*<br>nanisme proportionnel<br>dysmorphie faciale, myopie, hypoacousie<br>articulations volumineuses (genoux)<br>cyphose dorsale |
| **Chondrodysplasies métaphysaires à révélation plus tardive** | |
| *Dysplasie épiphyso-métaphysaire : pseudo-achondroplasie*<br>nanisme micromélique, os longs raccourcis<br>respect du massif craniofacial<br>brièveté des pieds et des mains, hypoplasie et déformation épiphysaires<br>hyperlordose lombaire, platyspondylie | |
| *Dysplasie métaphysaire dominante de Schmid*<br>insuffisance staturale modérée, micromélie<br>coxa vara, scoliose | |
| *Dysplasie métaphysaire de Jansen*<br>micromélie sévère, métaphyses élargies et irrégulières, diaphyses courtes<br>atteintes des mains et des pieds<br>densification base du crâne voire voûte, parfois hypercalcémie | |

sont vus à l'âge adulte (tableau II). Dans les formes comportant une atteinte poly-épiphysaire, les complications articulaires décrites dans le précédent chapitre peuvent s'observer.

## Chondrodysplasies comportant une micromélie

### *Achondroplasie, hypochondroplasie*

L'achondroplasie est le plus fréquent des nanismes chondrodysplasiques, lié à un défaut de prolifération des cartilages de conjugaison. De transmission autosomique dominante, elle se caractérise par l'association d'un nanisme micromélique essentiellement rhizomélique, d'une hyperlordose et de modifications craniofaciales avec une macrocéphalie relative, une saillie des bosses frontales et un nez court dont la racine est aplatie. Les mains sont petites et carrées, avec souvent un écartement entre les 3$^{e}$ et 4$^{e}$ doigts. Les radiographies montrent chez l'adulte un aspect court et massif des os longs, les épiphyses sont bien développées mais parfois déformées avec des condyles fémoraux asymétriques et une déformation en valgus du col fémoral ; le bassin est rétréci avec un aspect carré des ailes iliaques, les toits cotyloïdiens sont horizontaux et les crêtes d'insertion musculaire prononcées. Le canal rachidien est rétréci par une diminution des distances interpédiculaires et des pédicules courts aux dernières vertèbres lombaires dont le bord postérieur est concave. Le rétrécissement du canal rachidien peut être à l'origine de compression neurologique, médullaire ou radiculaire, lorsque des lésions dégénératives se surajoutent. L'hypochondroplasie, de transmission autosomique dominante, est une affection proche de l'achondroplasie, avec un déficit statural moins sévère et des anomalies radiologiques plus discrètes [28].

### *Dysplasie diastrophique*

La dysplasie diastrophique est une chondrodysplasie à transmission autosomique récessive, caractérisée par une micromélie à prédominance rhizomélique avec des membres courts et incurvés, des mains et des pieds trapus, une implantation haute du pouce et des pieds bots. Le nanisme est sévère lié à la brièveté et la déformation des membres et à l'existence d'une cyphoscoliose [27].

## Chondrodysplasie avec insuffisance staturale globale

### *Dysplasie spondylo-épiphysaire congénitale*

La dysplasie spondylo-épiphysaire congénitale, de transmission dominante, comporte un nanisme proportionnel avec brièveté du tronc et des membres, sans dysmorphie faciale, et parfois associé à une myopie. Une cyphose dorsale voire une cyphoscoliose se développent, de même qu'une hyperlordose lombaire secondaire à un flessum de hanche. Radiologiquement, les lésions osseuses prédominent au rachis avec platyspondylie, et aux hanches avec une hypoplasie de l'extrémité supérieure du fémur qui tend à se luxer [28].

### *Maladie de Kniest*

La dysplasie spondylo-épiphysaire de Kniest, à transmission autosomique dominante, se caractérise par un nanisme affectant à la fois le tronc et les membres. Elle est proche de la dysplasie spondylo-épiphysaire congénitale mais s'en distingue par l'existence d'une dysmorphie faciale. Une myopie ou une hypoacousie peuvent être présentes. Une cyphose dorsale et une déviation des membres vont progressivement se développer. Les articulations ont un volume excessif, en particulier les genoux, et sont fréquemment limitées, les doigts ont un aspect fusiforme. Radiologiquement, les anomalies prédominent aux vertèbres allongées dans le sens antéro-postérieur avec des plateaux irréguliers. La tête fémorale est petite et fragmentée contrastant avec l'élargissement de la métaphyse fémorale supérieure et le développement excessif des épiphyses fémorale inférieure et tibiale supérieure [28].

### Dysplasies épiphyso-métaphysaires : la pseudo-achondroplasie

La pseudo-achondroplasie, à transmission autosomique dominante, tient son nom de l'aspect clinique initial évocateur d'achondroplasie, avec un nanisme microméli-que et une hyperlordose lombaire ; toutefois la découverte est plus tardive, la brièveté des mains et des pieds est plus marquée, et il y a un respect du massif craniofacial. Chez l'adulte, les os longs sont raccourcis, avec un aspect particulièrement trapu des os de la main dont les phalanges sont presque carrées ; il s'y associe une hypoplasie et des déformations des épiphyses, qui après la soudure du cartilage de croissance, lorsque l'irrégularité métaphysaire s'estompe, permettent de reconnaître la maladie. L'aspect caractéristique des vertèbres observé chez l'enfant, comportant une déformation ovoïde et une languette antérieure, s'atténue et il ne persiste seulement qu'une légère déformation en coin des corps vertébraux. Les déformations des épiphyses sont responsables du développement précoce de lésions arthrosiques [28].

### **Dysplasies métaphysaires** (tableau II)

#### *Chondrodysplasie métaphysaire dominante de Schmid*

Elle est caractérisée par une insuffisance staturale modérée, une micromélie et une coxa vara, avec un aspect faussement élargi du bassin. Les mains et les pieds sont en général épargnés, de même que le rachis et le crâne. A la hanche, les lésions métaphysaires sont responsables d'un raccourcissement du col fémoral et d'une coxa vara ; une scoliose se développe parfois vers l'adolescence. Les irrégularités des métaphyses disparaissent après la soudure du cartilage de conjugaison, qui est parfois assez précoce ; à ce stade, le diagnostic de la maladie est très difficile, et seule l'existence d'une coxa vara associée à un aspect court et trapu des os longs pourra l'évoquer [28].

#### *Chondrodysplasie métaphysaire de Jansen*

Cette chondrodysplasie exceptionnelle, dont la transmission est autosomique dominante, se caractérise par une micromélie sévère avec une atteinte diffuse des métaphyses qui sont très élargies, irrégulières et inégalement calcifiées ; les os de la main et du pied sont également affectés ; les diaphyses sont courtes et massives. Il s'y associe une densification de la base du crâne et parfois de la voûte ; une hyper-calcémie peut s'observer. Après la fermeture du cartilage de conjugaison, les méta-physes conservent un aspect en massue, avec une transparence excessive [28].

## PHYSIOPATHOLOGIE DES CHONDRODYSPLASIES

La formation du squelette osseux comporte au cours de la morphogenèse la mise en place de différents éléments « support » durant la vie embryonnaire, puis la croissance en taille et le modelage dans la vie foetale, après la naissance et jusqu'à la fin de la puberté. Les événements les plus précoces de la morphogenèse du squelette comportent l'induction de tissu mésenchymateux indifférencié et sa différenciation en mésenchyme condensé. Par la suite, les cellules centrales du mésenchyme condensé poursuivent leur différenciation, selon deux voies différentes : l'ossification endochondrale et l'ossification intramembraneuse [14, 31].

La grande majorité du tissu osseux formé provient d'un processus d'ossification endochondrale, nécessitant un intermédiaire cartilagineux. Les cellules mésenchymateuses se différencient en chondrocytes, sécrétant une matrice cartilagineuse composée pour l'essentiel de collagène de type II, mais aussi de collagène de type IX et XI. La croissance en longueur des os est régie par la prolifération chondrocytaire et la synthèse de matrice cartilagineuse qui progresse vers les deux extrémités et est progressivement convertie en tissu osseux, jusqu'à ce que le front d'ossification atteigne la jonction métaphyse-épiphyse. Des centres secondaires d'ossification se forment dans les extrémités, séparés des centres primaires par la plaque de croissance, dont la structure caractéristique est schématisée dans la figure 3. Le deuxième mécanisme de formation osseuse est l'ossification

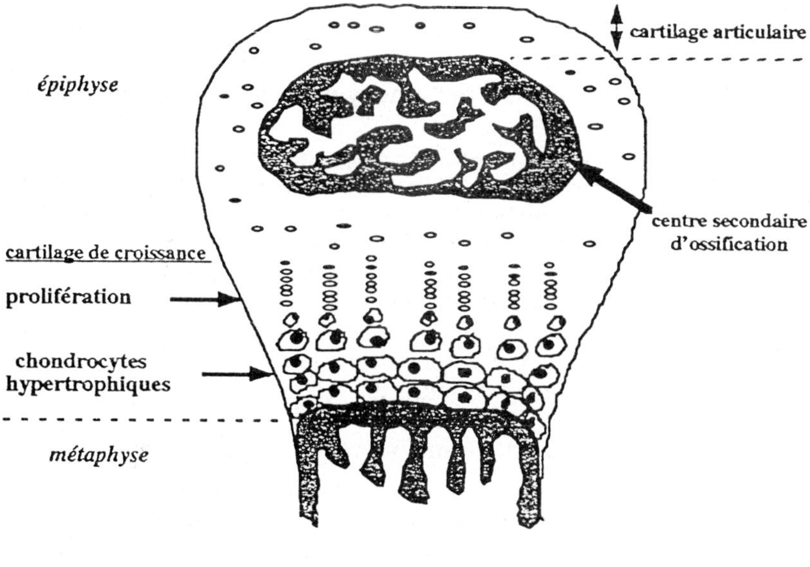


**Fig. 3. – Plaque de croissance et ossification endochondrale. Plusieurs zones de chondrocytes sont individualisées avec, de l'extrémité vers le centre, une zone de réserve de chondrocytes quiescents, une zone de prolifération où les cellules s'arrangent progressivement en colonnes, et s'hypertrophient. Dans la zone hypertrophique, les cellules s'entourent progressivement d'une matrice cartilagineuse qui sera secondairement calcifiée et cette transformation progressive se terminera par la mort des cellules. Le cartilage calcifié est résorbé et remplacé par de l'os, processus fondamental de l'ossification endochondrale.**

intramembraneuse, qui intervient dans la formation des os de la voûte du crâne et de la mandibule, ainsi que dans la croissance sous-périostée diaphysaire des os longs, nécessaire à la croissance en diamètre de ces os. Ce processus ne fait pas intervenir de formation cartilagineuse préalable et consiste en une différenciation directe des cellules mésenchymateuses en ostéoblastes.

Des anomalies à chacune des étapes du développement du squelette ou de sa croissance peuvent aboutir à une altération de la morphogenèse du squelette. Il en est ainsi des chondrodysplasies où l'anomalie initiale peut affecter la condensation ou la différenciation des cellules mésenchymateuses embryonnaires, la prolifération ou la maturation des chondrocytes de l'ossification endochondrale, ou la composition de la matrice cartilagineuse.

## BASES GÉNÉTIQUES DES CHONDRODYSPLASIES

La classification des chondrodysplasies et les gènes (loci) impliqués sont décrits dans le tableau III.

### Anomalies du tissu mésenchymateux embryonnaire

Des anomalies des étapes primitives de la morphogenèse du squelette, liées à un défaut de la condensation ou de la différenciation des cellules mésenchymateuses en chondrocytes, peuvent entraîner une formation anormale du tissu cartilagineux précédant la mise en place du squelette osseux. Parmi les molécules qui interviennent dans la signalisation des événements précoces, l'importance des produits des gènes de la superfamille du TGF$\beta$ (transforming growth factor $\beta$) a été soulignée. Il en est ainsi du CDMP-1 (cartilage-derived morphogenetic protein) dont l'expression est prépondérante aux sites de morphogenèse squelettique. Une mutation du gène du CDMP-1 a été trouvée dans la chondrodysplasie acromésomélique de type Hunter-Thompson, de transmission autosomique récessive, comportant une brièveté des diaphyses des os et un aspect trapu des mains et des pieds [46].

Les facteurs qui contrôlent l'engagement des cellules mésenchymateuses indifférenciées vers les voies de différenciation impliquées dans la morphogenèse squelettique restent peu connus. Le gène autosomique SOX9 (SRY-homologous high-mobility group box 9) est lié au gène SRY (sex-determining region Y) du chromosome Y et est impliqué avec celui-ci dans la détermination du développement des gonades mâles. Des mutations du gène SOX9 ont été identifiées dans la dysplasie campomélique [29]. Cette chondrodysplasie à transmission autosomique dominante est caractérisée par une insuffisance staturale, une incurvation des membres, une brièveté des os de la main et une hypoplasie du massif facial. Plus de 50 p. cent des sujets affectés XY ont un phénotype

TABLEAU III. – **Bases génétiques des chondrodysplasies.**

| Chondrodysplasie | Locus |
|---|---|
| *Anomalies du tissu mésenchymateux embryonnaire* | |
| chondrodysplasie acromésomélique de type Hunter-Thompson | CDMP1 |
| dysplasie campomélique | SOX9 |
| *Prolifération ou maturation anormale du cartilage* | |
| chondrodysplasie métaphysaire de Jansen | récepteur PTH/PTHrP |
| achondroplasie | FGFR3 |
| hypochondroplasie | FGFR3 |
| nanisme thanatophore | FGFR3 |
| *Anomalies de la matrice cartilagineuse : collagènes* | |
| achondrogenèse de type II | COL2A1 |
| hypochondrogenèse | COL2A1 |
| dysplasie spondylo-épiphysaire de Kniest | COL2A1 |
| dysplasie spondylo-épiphysaire congénitale | COL2A1 |
| dysplasies spondylo-épiphysaires à révélation tardive | COL2A1 |
| syndrome de Stickler | COL2A1 |
| syndrome de Stickler-like | COL11A2 |
| dysplasie oto-spondylo-méga-épiphysaire | COL11A2 |
| dysplasie poly-épiphysaire modérée | COL9A2 |
| chondrodysplasie métaphysaire de Schmid | COL10A1 |
| *Anomalies de la matrice cartilagineuse : composants non-collagèniques* | |
| pseudo-achondroplasie | COMP |
| dysplasie poly-épiphysaire de Fairbank | COMP |
| *Anomalies de la matrice cartilagineuse : transport du sulfate* | |
| dysplasie diastrophique | DTDST |
| achondrogenèse de type IB | DTDST |
| atélostéogenèse | DTDST |

*CDMP-1 : cartilage-derived morphogenetic protein,*
*SOX 9 : SRY-homologous high-mobility group box 9*
*FGFR3 : FGF receptor type 3*
*COMP : cartilage oligomeric matrix protein*
*DTDST : transporteur de sulfate*

féminin [28]. L'expression de SOX9 débute lors de la condensation mésenchymateuse jusqu'à la mise en place du modèle squelettique cartilagineux et il est probable qu'il joue un rôle dans la différenciation chondrocytaire des étapes initiales de l'ossification endochondrale [31].

## Prolifération ou maturation anormale du cartilage

Lors de l'ossification endochondrale, la croissance du squelette provient de la plaque de croissance. La prolifération et la maturation des chondrocytes de cette zone sont contrôlées par des facteurs locaux et systémiques. Nous rapporterons dans ce chapitre les données concernant les systèmes de la PTHrP (parathyroid hormone-related peptide) et des FGFs (fibroblast growth factors), et de leur récepteur, dont le rôle crucial pour la morphogenèse du squelette a été démontré.

## PTHrP et récepteur PTH/PTHrP

La PTHrP joue un rôle important dans la morphogenèse squelettique. Dans le squelette en croissance, elle est essentiellement exprimée par les chondrocytes des zones de prolifération et par les chondrocytes hypertrophiques [23]. Elle agit par l'intermédiaire d'un récepteur commun à celui de la PTH, dont la distribution est similaire à celle de la PTHrP dans la plaque de croissance. La PTHrP joue un rôle crucial dans l'ossification endochondrale et intramembraneuse, comme le suggèrent les modèles expérimentaux [22, 26, 48]. Elle intervient dans la prolifération et la différenciation des chondrocytes de la plaque de croissance précédant l'ossification endochondrale, et semble agir comme un inhibiteur du programme de différenciation chondrocytaire, modulant la différenciation des chondrocytes qui initie l'ossification endochondrale de la plaque de croissance et permettant ainsi de réguler la croissance en longueur des os. Des mutations du récepteur de la PTH/PTHrP ont été mises en évidence dans la chondrodysplasie métaphysaire de Jansen [40, 41]. Ces mutations affectent les résidus 223 et 410 du domaine transmembranaire qui jouent un rôle fondamental dans la transduction du signal ; elles induisent une activation constitutive de ce récepteur qui pourrait rendre compte des anomalies de l'ossification endochondrale et de l'hypercalcémie observée dans cette pathologie [39].

## FGF et FGFR

Les FGFs et les FGFR (FGF receptor) ont récemment été impliqués dans la morphogenèse du squelette et la croissance osseuse. Les FGFs représentent une famille de facteurs de croissance et de différenciation qui agissent par l'intermédiaire de récepteurs dont 4 types codés par des gènes différents ont été identifiés (FGFR1 à FGFR4). Des mutations ponctuelles du gène du FGFR3 ont été identifiées dans l'achondroplasie, il s'agit le plus souvent d'événements récents, les formes sporadiques représentant 85 à 90 p. cent des cas [5]. Ces mutations se situent dans le domaine transmembranaire et consistent en une substitution $Gly^{380}$-Arg dans la quasi-totalité des cas [37, 42] ; une seule autre mutation a été décrite comportant une substitution $Gly^{375}$. Les mutations du gène du FGFR3 sont responsables d'une activation constitutive du FGFR3 [34], l'activation de ce récepteur ayant un effet négatif sur la croissance osseuse [13]. Les anomalies retrouvées dans l'hypochondroplasie sont plus hétérogènes. Une mutation du gène du FGFR3 dans le domaine intracellulaire tyrosine-kinase a été identifiée [2]. Cette mutation serait présente dans 60 à 70 p. cent des cas, mais dans certains cas, une liaison avec le gène FGFR3 n'a pas été retrouvée [5]. Quant au nanisme thanatophore, qui ressemble au phénotype sévère et létal de l'achondroplasie homozygote, plusieurs types de mutations à différents sites du gène FGFR3 ont été mises en évidence, affectant le domaine extracellulaire ou le domaine tyrosine-kinase du récepteur [5].

Ces observations soulignent le rôle autocrine/paracrine du système FGF/FGFR dans la régulation et la coordination des événements précoces de la croissance osseuse. Des mutations du gène du FGFR3 conduisent à des chondrodysplasies dont la sévérité, variable, semble dépendre du site de la mutation. Nous soulignerons toutefois la difficulté actuelle d'établir une corrélation entre type de mutation et phénotype, en citant l'exemple du syndrome de Crouzon, caractérisé par l'association d'une craniosténose à des anomalies cutanées. Dans ce syndrome, dans lequel des mutations du FGFR2 ont été décrites, une mutation du FGFR3 a également été identifiée, en position 391 dans le domaine transmembranaire [30]. Le site de cette mutation est donc proche des sites des mutations observées dans l'achondroplasie, avec un phénotype pourtant très différent.

## Anomalies de la matrice cartilagineuse : composants collagéniques

### Collagène de type II

Le collagène de type II est le principal constituant de la matrice cartilagineuse du cartilage articulaire, des disques intervertébraux et du cartilage de la plaque de croissance. Il intervient également dans la composition de l'humeur vitrée et de l'oreille interne. Le collagène de type II a une structure homotrimérique, comportant l'association de 3 chaînes identiques $\alpha 1(II)$, codée par le gène du procollagène COL2A1. Comme tous les collagènes, la structure primaire de la molécule comporte la répétition du tripeptide Gly-X-Y (où X et Y sont des acides aminés quelconques), la présence de résidu glycine étant nécessaire à la formation de la triple hélice.

Des altérations du gène du collagène de type II ont été mises en évidence dans un grand nombre de chondrodysplasies, très hétérogènes quant à leur sévérité (tableau III). Les anomalies géniques sont le plus souvent le fait de mutations ponctuelles du gène COL2A1 affectant les résidus glycine de la région hélicoïdale, avec pour conséquence une déstabilisation de cette structure conformationnelle. Les mutations affectant la partie C-terminale de la triple hélice produisent des manifestations plus sévères que celles qui affectent la partie N-terminale, l'assemblage de la triple hélice se faisant de la région C-terminale vers la région N-terminale des molécules [19]. D'autres types de mutations avec substitutions ou altération de l'épissage, des duplications ou des délétions partielles du gène ont également été décrites.

L'achondrogenèse est une chondrodysplasie létale caractérisée par une brièveté du tronc, une micromélie sévère, un développement excessif du crâne et un défaut d'ossification des corps vertébraux. La plupart de ces cas sont sporadiques, et une mutation dominante semble le plus souvent en cause [27]. L'achondrogenèse de type II et l'hypochondrogenèse, qui en est une forme atténuée mais néanmoins létale, ont été rapportées à une mutation du gène COL2A1 [49]. Les mutations

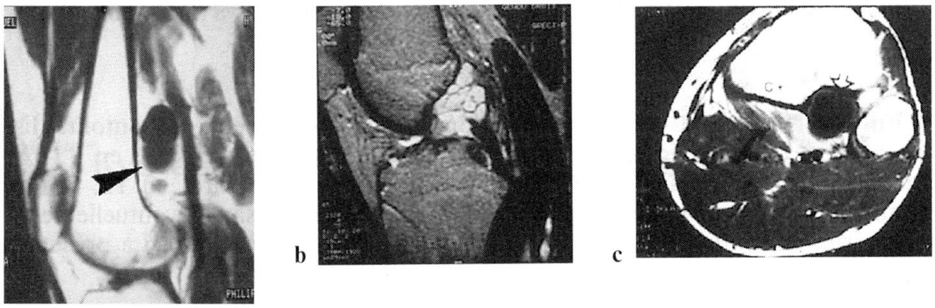

Fig. 1. – Kystes mucoïdes en IRM.

a) Kyste de la graisse rétrofémorale en écho de spin T1 (tête de flèche).
b) Kyste des ligaments croisés en écho de gradient T2. Présence de fines septations intra-kystiques.
c) Kyste juxta-osseux en écho de spin T1 après injection intraveineuse de produit de contraste. Prise de contraste périphérique du kyste (flèche ouverte).

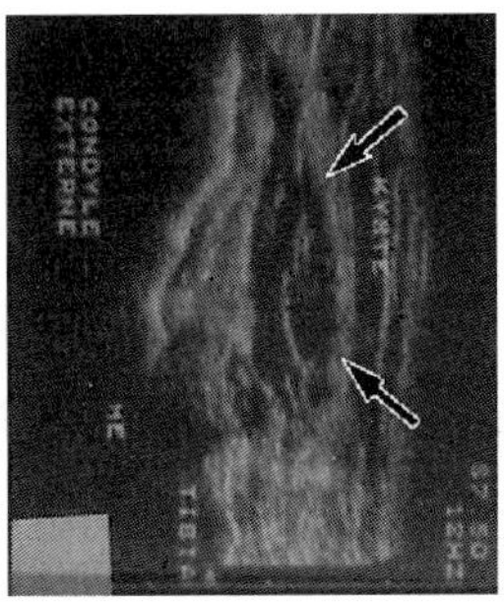

Fig. 2. – Kyste méniscal (flèches) en échographie.

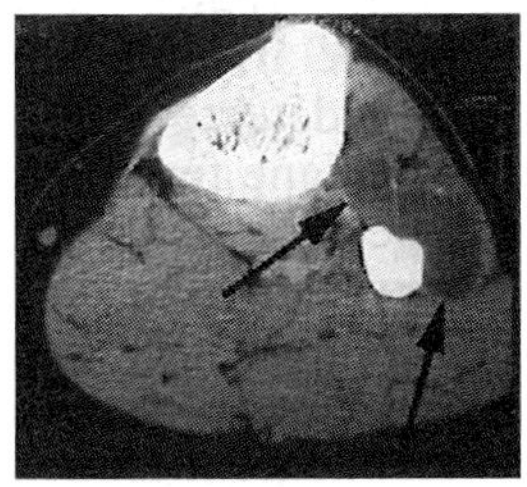

Fig. 3. – Kyste du nerf sciatique poplité externe (flèches) en tomodensitométrie.

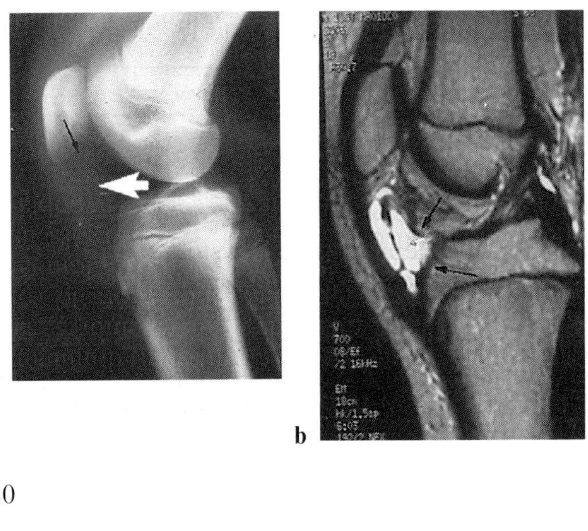

Fig. 4. – Bursite de la graisse de Hoffa.

a) En radiographie (flèches).
b) En IRM (écho de gradient T2) (flèches).

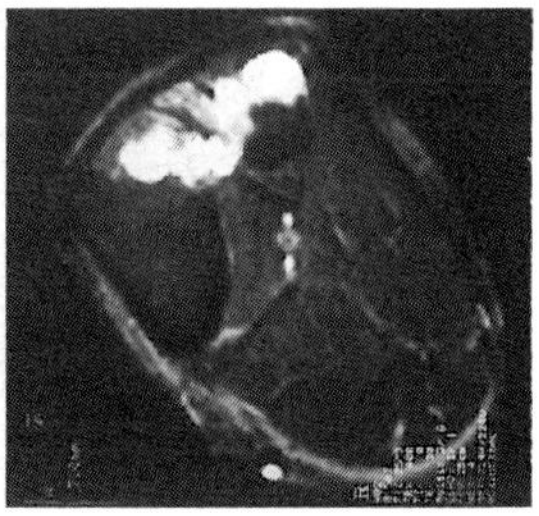
a

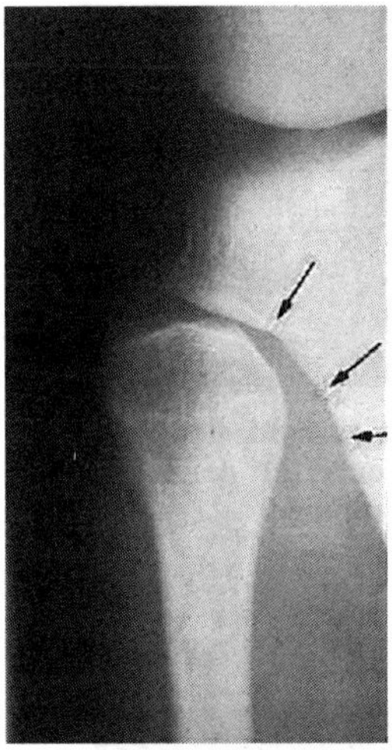
b

Fig. 5. – Encoche extrinsèque sur l'os d'un kyste intertibiopéronier.

a) Aspect du kyste en IRM (écho de gradient T2). Erosion de la corticale antérieure du péroné et interne du tibia.
b) Déformation de la corticale tibiale en radiographie (flèches).

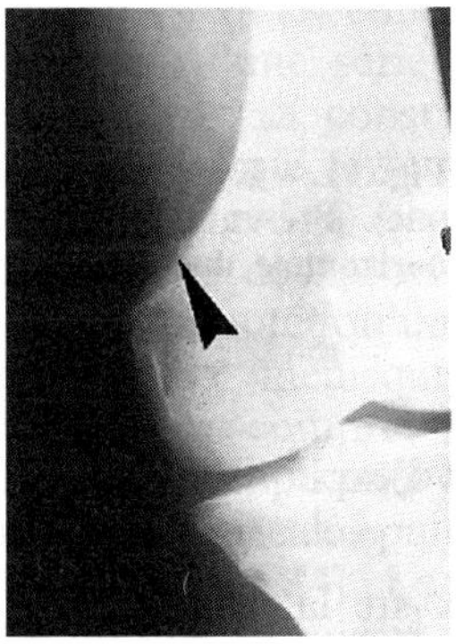
a

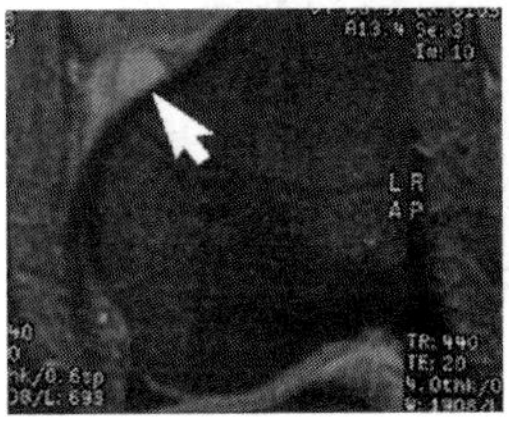
b

Fig. 6. – Réaction périostée (a) (tête de flèche) d'un kyste juxta-condylien (b) (flèche).

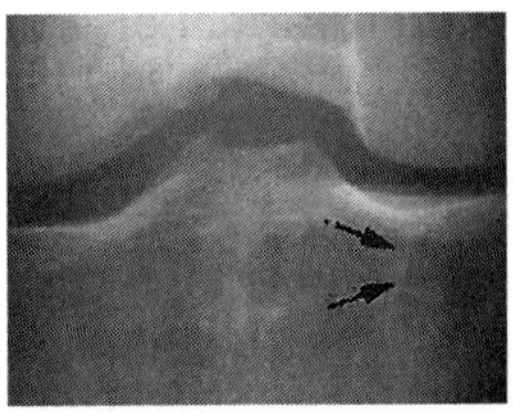

Fig. 7. – Kyste mucoïde intra-osseux du plateau tibial interne (flèches).

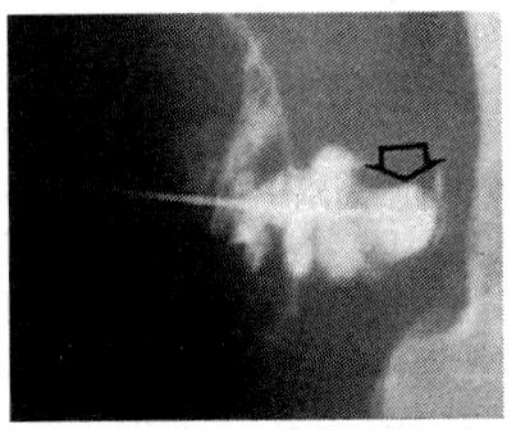

Fig. 8. – Contenu gélatineux d'un kyste mucoïde de la graisse rétro-fémorale (flèche ouverte). Aspect tigré de la répartition du produit opaque mêlé au contenu du kyste aspiré dans la seringue.

# Syndromes camptodactylie-arthropathies

F. HAYEM, I. SERMET-GAUDELUS

## HISTORIQUE

Landouzy [17] emploie pour la première fois le terme « camptodactylie » au cours d'une leçon à la Clinique de la Charité en 1885 pour désigner une « ... affection (qui) consiste essentiellement et uniquement en une flexion irréductible des phalangines et des phalangettes de certains doigts ». Depuis cette date, la définition a été amendée et on entend aujourd'hui sous ce terme une affection touchant les seules articulations interphalangiennes proximales, de manière volontiers asymétrique, aussi bien d'un seul doigt des deux mains que de la totalité des doigts. De même, on n'exige plus pour cette flexion son caractère irréductible : elle peut se présenter comme un doigt à ressort. Par une sorte de convention tacite unanimement acceptée, sont exclues du champ des camptodactylies les flexions irréductibles des doigts, effets secondaires, souvent tardifs, de maladies autonomes, systémiques et inflammatoires comme l'arthrite chronique juvénile ou la sclérodermie ou métaboliques comme le diabète où la cheiroarthropathie intéresse les articulations interphalangiennes distales puis proximales et où les contractures en flexion peuvent s'étendre aux grosses articulations des membres.

## LES CAMPTODACTYLIES

La camptodactylie représente pour trois groupes d'affections un dénominateur commun et, au moins cliniquement, un phénomène premier, constaté dans l'enfance, souvent dès la naissance ou au cours des premiers mois de la vie.

**Le premier groupe est fait de camptodactylies isolées, congénitales, conséquences d'une anomalie anatomique :** par exemple, insertion d'un muscle lumbrical sur la gaine du tendon d'un muscle fléchisseur superficiel ou défaut d'origine de ce même tendon. De telles anomalies sont du ressort de l'orthopédiste : gênantes fonctionnellement, elles deviennent passibles d'une sanction chirurgicale.

**Le deuxième groupe est constitué d'affections d'origine génétique,** où la camptodactylie n'est qu'un élément parmi d'autres d'un grand ensemble malformatif. Ces affections multiples, sévères, ont chacune une incidence faible ; elles concernent le pédiatre et le généticien. Certaines d'entre elles méritent cependant d'être connues du rhumatologue dans la mesure où elles comprennent, en dehors de la camptodactylie, d'autres manifestations musculo-squelettiques. Ce sont, notamment : le syndrome de Beals [2], le syndrome de Weaver [26], le syndrome d'Escobar [4] dont les tableaux I à III rappellent les traits principaux.

TABLEAU I. – **Syndrome de Beals : maladie autosomique dominante.**

| | |
|---|---|
| | **Une « maladie de Marfan »** |
| *avec* | Camptodactylie<br>Contractures articulaires<br>Anomalies craniofaciales (aspect fripé des oreilles)<br>Défauts septaux |
| *mais sans* | Atteinte oculaire |
| ni | Atteinte aortique |

TABLEAU II. – **Syndrome de Weaver : maladie sporadique ou autosomique dominante ?**

| | |
|---|---|
| • Camptodactylie | • Anomalies craniofaciales (macrocéphalie) |
| • Grande taille | • Contractures articulaires |
| • Avance de l'âge osseux | • Retard mental |

TABLEAU III. – **Syndrome d'Escobar : maladie autosomique récessive.**

| | |
|---|---|
| • Pterygium multiples | • Dysmorphie faciale |
| • Camptodactylie | • Contractures articulaires |
| • Petite taille | • Anomalies génitales |

**Le troisième groupe correspond au versant proprement rhumatologique,** où la camptodactylie accompagne et plus souvent précède des manifestations articulaires et, dans quelques cas, leur succède. Landouzy [17] avait-il pressenti ce devenir rhumatologique en adoptant pour sa publication de 1906 ce titre, en apparence obsolète : « La camptodactylie, stigmate organique précoce du neuro-arthritisme » ?

## LES CAMPTODACTYLIES RHUMATOLOGIQUES

### Généralités

On doit à Jacobs la véritable « entrée » de la camptodactylie dans l'univers rhumatologique : il présente en effet, en 1965, au 11e Congrès International sur les Maladies Rhumatismales, sous l'appellation d'Arthrite familiale « E », une fratrie de neuf membres dont 5 sont porteurs d'une camptodactylie associée à des arthropathies, sans aucun signe inflammatoire ou systémique. Une histopathologie synoviale bien particulière le conduira à dénommer ensuite le nouveau syndrome : « Synovite hypertrophique familiale » [14].

Les publications ultérieures permettent de réunir 42 observations [1, 1 bis, 3, 9, 10, 11, 13, 14, 18, 20, 21, 22, 25] auxquelles s'ajoutent 2 observations personnelles. Elles confirment le caractère familial de l'affection, décrivent ses manifestations osseuses, révèlent la possibilité d'une atteinte des séreuses péricardique et pleurale. Ces avancées cliniques sont à l'origine de dénominations nouvelles :

- camptodactylie-arthropathies-dysplasies osseuses,
- camptodactylie-péricardite-coxa vara,
- camptodactylie-arthropathies-péricardite, cette dernière paraissant, sans doute, la plus simplement descriptive.

Quoiqu'il en soit, il faut en séparer un contingent beaucoup plus restreint, composé seulement de deux familles, où les manifestations articulaires prennent une allure inflammatoire, voire destructrice, proche de celle observée dans les arthrites chroniques juvéniles [6, 19].

### Syndrome camptodactylie-arthropathies-péricardite

Les 44 observations proviennent de 19 familles, dont l'origine ethnique et géographique est très diverse. On compte, pour les 36 cas où le sexe est indiqué, 21 filles et 15 garçons. On retrouve le caractère familial, noté d'emblée par Jacobs [14], sauf dans 6 cas où il ne peut être affirmé dans la mesure où il n'existe qu'un seul cas dans des fratries de 7, 6, 3, 3, 2 et 2 membres, respectivement. On remarque, même pour des fratries comportant une incidence de cas élevée, que les parents ne sont jamais atteints, sauf dans nos deux cas personnels, une fille et un garçon dans une fratrie de trois, où le père est porteur d'une camptodactylie isolée.

#### La camptodactylie

Elle intéresse un ou plusieurs doigts et peut être grossièrement symétrique comme elle peut affecter une main seulement. Dans tous les cas où la date est connue, elle est constatée dès la naissance, au plus tard, dans les six premiers mois.

Un signe attire souvent l'attention : la flexion-adduction du pouce dans la paume. Une flexion analogue des orteils peut l'accompagner et entraîner une déformation des pieds (pied rond, hallux valgus). La position fléchie des doigts n'est pas expliquée par une atteinte des articulations, elle est la conséquence d'une atteinte rétractile des tendons. Les interventions à visée corrective ont permis de préciser la nature des lésions anatomopathologiques [22] : il existe à l'intérieur de la gaine un épanchement gélatineux et le tendon est lésé seulement dans la partie intrasynoviale de son trajet. A ce niveau, le tissu tendineux normal est remplacé par un tissu fibreux, œdémateux puis scléreux, avec adhérences, lâches ou serrées, entre le tendon et sa gaine, adhérences aussi avec le périoste de la phalange. Selon certains auteurs, cet aspect fibreux représenterait le stade ultime, cicatriciel d'une ténosynovite survenue *in utero*. L'examen histologique montre une hyperplasie des synoviocytes, un œdème focal, des dépôts fibrineux, superficiels. A l'examen ultramicroscopique, les fibrocytes, peu nombreux, contiennent des fibres collagènes, disposées en désordre, serrées ou lâches, de périodicité régulière mais de diamètre variable.

## Les arthropathies

Elles apparaissent après un certain délai, compris entre 1 et 3 ans. Il s'agit de gonflements symétriques des grosses articulations des membres, sans caractère inflammatoire, sans épaississement de la synoviale, peu ou pas douloureux. Les arthropathies s'accompagnent, en revanche, d'une amyotrophie rapide et marquée. Selon un processus qui rappelle celui observé aux doigts, elles entraînent raideurs et contractures en flexion, aux genoux, aux poignets et particulièrement aux coudes. Aux hanches, la limitation de la mobilité porte surtout sur les rotations. Le liquide articulaire, retiré par ponction, est de type « mécanique ». A l'examen radiologique, il n'y a pas de destruction ostéocartilagineuse, malgré une évolution prolongée, mais seulement la trace de l'épanchement articulaire et une ostéoporose de voisinage. Dans deux observations, une chondrocalcinose apparaît tardivement [10, 14]. L'histopathologie synoviale est caractéristique de l'affection : hypertrophie villositaire diffuse, multiplication des cellules synoviales bordantes, dépôts fibrineux superficiels et profonds, foyers de nécrose.

Il n'y a ni signe de vascularite ni signe inflammatoire, leucocytes polynucléaires et lymphocytes sont très rares. On note, en revanche, la présence de cellules géantes multinucléées, à cytoplasme éosinophile, mais l'absence de cellule épithélioïde. Les cellules géantes contiennent plusieurs noyaux centraux et de nombreuses mitochondries.

En microscopie électronique, les cellules fibroblastiques ont un reticulum endoplasmique de conformation grossière, avec des jonctions intercellulaires serrées. Il y a d'ailleurs une augmentation notable des fibrilles de collagène intercellulaires à striation périodique de 24 nm, au sein d'une matrice intercellulaire dense.

## Les anomalies osseuses

A l'instar de la camptodactylie et des contractures articulaires, les anomalies osseuses se présentent comme les effets probables des atteintes tendineuses, altérant les formes selon un processus en quelque sorte mécanique [13]. Les modifications les plus notables sont observées au niveau de l'extrémité supérieure du fémur et, au premier chef, une coxa vara, signalée 21 fois sur un total de 44 cas, avec élargissement et raccourcissement du col fémoral. A ces anomalies, peuvent s'ajouter un aspect aplati, un peu étalé et irrégulier de la tête fémorale, une dysplasie de la hanche ou un glissement de la tête fémorale. On a signalé également un modelé anormal, épaissi de l'acetabulum, siège parfois d'images d'allure kystique, et des ailes iliaques peu développées. Aux genoux, on peut voir une déformation des condyles fémoraux ou une véritable dysplasie fémororotulienne ; aux mains et aux poignets, un aspect un peu carré de la tête de certains métacarpiens (noté aussi parfois au niveau des métatarsiens), un aspect arrondi de l'épiphyse radiale inférieure ; aux coudes, un développement excessif de la tête radiale et de l'extrémité inférieure de l'humérus, une fosse olécrânienne aplatie.

## Les atteintes séreuses

La description d'atteintes séreuses [3, 18, 25], surtout péricardique, accessoirement pleurale, est plus récente – 1983 – [21] et plus inattendue.

### *La péricardite*

En dehors d'une observation où il s'agit d'une péricardite aiguë à rechute, le tableau est identique dans les sept autres cas où l'épanchement, confirmé par l'échocardiographie, est de type mécanique et où l'évolution se fait vers un tableau de péricardite constrictive, suffisamment sévère pour justifier une péricardectomie salvatrice. A l'examen anatomopathologique, on trouve un épaississement fibreux, un infiltrat cellulaire minime au sein d'un tissu hyalin dense. Dans une des observations de péricardite constrictive, on découvre un prolapsus valvulaire mitral avec insuffisance mitrale [25].

### *Autres atteintes séreuses*

Dans deux observations, la péricardite s'accompagne d'un épanchement pleural, uni ou bilatéral, également de formule mécanique. Dans un cas, est signalé un épisode de distension abdominale qui pourrait témoigner d'une atteinte péritonéale. La présence constante d'une fibrose, qu'il s'agisse des tendons, des articulations ou des séreuses, a conduit Verma et coll. [25] à proposer pour le syndrome camptodactylie-arthropathies-péricardite la dénomination « sérite fibrosante familiale » qu'il tend à séparer des formes limitées à une atteinte ostéo-articulaire. Il faut remarquer cependant que, dans une même fratrie, peuvent coexister des formes avec et sans péricardite, témoignant soit d'une expressivité variable, soit de l'intervention de 2 gènes différents, soit, plus simplement, d'un recul insuffisant [3, 21].

## Signes biologiques

C'est paradoxalement l'absence de tout signe d'inflammation qui constitue la marque biologique du syndrome. Il en va de même des examens immunologiques,

TABLEAU IV. – **Syndrome camptodactylie-arthropathies-péricardite.**

- Familial (autosomique dominant ?)
- Camptodactylie = congénitale
- Tendinopathies
- Arthropathies
- Dysplasies osseuses (coxa vara)
- Atteintes séreuses : – péricardite constrictive
  – pleurésie
- Biologie négative
- Histopathologie : – ni inflammation
  – ni vascularite
  – hypertrophie/hyperplasie synoviales
  – fibrose
  – cellules géantes

avec deux réserves : découverte dans trois observations d'une sérologie rhumatoïde positive [3] et dans l'un de nos cas présence, à deux reprises, de facteurs antinucléaires mouchetés, à la dilution de 1/640$^{e}$ sans anticorps anti-DNA. Aucun lien n'a pu être établi avec un locus particulier du groupe HLA. Le tableau IV résume les caractéristiques principales du syndrome camptodactylie-arthropathies-péricardite.

## Syndrome camptodactylie-arthrites-iridocyclite

Elles forment un contingent beaucoup plus restreint : 5 enfants, dont 2 filles et 3 garçons, répartis en 2 familles, 3 enfants dans une fratrie de 4, 2 enfants dans une fratrie de 6 [6, 19]. Ces observations se séparent des précédentes par la date d'apparition des symptômes : la camptodactylie est constatée beaucoup plus tard vers 3-4 ans, à l'âge de 10 ans dans une observation [6], souvent 1 ou 2 ans après les premiers signes articulaires. Le tableau est celui d'une polyarthrite symétrique, les atteintes articulaires sont de type inflammatoire, mais un seul patient présente des signes radiologiques de destruction ostéocartilagineuse. L'examen histologique de la synoviale, pratiqué 3 fois, montre un aspect de synovite chronique qui aurait été compatible avec le diagnostic d'arthrite chronique juvénile. Trois observations comportent d'ailleurs une atteinte oculaire inflammatoire, sous forme d'une uvéite antérieure, analogue à celle observée dans les formes pauciarticulaires, uvéite compliquée dans un cas de synéchies postérieures, dans un autre cas de synéchies postérieures, cataracte et glaucome. La troisième observation d'iridocyclite concerne un patient, décédé brutalement à 4 ans et demi, et chez qui on découvre une artérite granulomateuse intéressant l'aorte, les artères coronaires, le myocarde et le péricarde. Dans chacune des deux familles, un des enfants présente une épilepsie généralisée.

Un seul enfant, porteur d'une polyarthrite destructrice et d'une iridocyclite compliquée, a une vitesse de sédimentation globulaire augmentée. Les explorations immunologiques sont aussi négatives et même dans les observations avec uvéite, on ne trouve pas de facteurs antinucléaires.

Contrairement au syndrome camptodactylie-arthropathies, où on constatait une camptodactylie, d'ailleurs isolée, une seule fois, chez le père de 2 enfants atteints

TABLEAU V. – **Syndrome camptodactylie-arthrites-iridocyclite.**

- Familial, autosomique dominant
- Camptodactylie = d'installation tardive, entre 3 et 10 ans
- Arthrites = érosions ostéocartilagineuses
- Iridocyclite = compliquée (synéchies, cataracte, glaucome)
  Biologie = VSG ↗
  Sérologie rhumatoïde négative
  FAN absents
- Autonomie ?

dans une fratrie de 3, ici les 2 mères sont porteuses d'un syndrome identique à celui de leurs enfants, authentifiant un mode de transmission autosomique dominant. Le tableau V résume les caractères principaux du syndrome camptodactylie-arthrites-iridocyclite dont l'individualisation reste sujette à caution, car elle repose sur des constatations faites dans seulement deux familles. L'existence dans la première famille de gonflements synoviaux des poignets et des chevilles et de lésions artérielles granulomateuses, la survenue dans les deux familles de crises convulsives de type Grand Mal font évoquer la possibilité qu'il s'agisse en fait de formes familiales de sarcoïdose à début précoce.

## Pathogénie

Pour rendre compte d'une affection à forte agrégation familiale dont le substratum histopathologique est constitué, hormis les rares formes où la camptodactylie s'accompagne d'arthrites véritables, par une fibrose non inflammatoire, l'hypothèse le plus souvent retenue pour l'instant est celle d'une anomalie du collagène. Plaide en faveur de cette hypothèse, l'ultrastructure synoviale, montrant des microfibrilles de collagène de 9 nm de diamètre, inter et intra-cellulaires, qui correspondraient à un collagène de type VI [25]. Ce collagène est analogue à celui retrouvé en excès dans les polyarthrites rhumatoïdes, à la suite de la prolifération synoviale secondaire à l'inflammation, mais il s'agirait ici d'un trouble de la synthèse ou du dépôt de ce collagène.

Restent à découvrir la nature et l'origine de ce trouble : la survenue dans des familles dispersées, soumises à des conditions de vie différentes, l'intégrité de certains enfants dans les fratries atteintes alors que l'environnement fut le même pour tous, rendent assez peu vraisemblable l'intervention d'un facteur extérieur, infectieux ou toxi-alimentaire. Mais il faut reconnaître que l'hypothèse, volontiers adoptée, d'une maladie héréditaire à transmission autosomique dominante, est difficilement compatible avec l'absence habituelle de cas analogue chez les parents, avec une consanguinité relativement fréquente (retrouvée dans 8 familles) [1 bis, 3, 10, 11, 18, 25, observations personnelles] et avec l'apparition du syndrome dans de petites communautés, à tendance endogamique. Une région située sur le chromosome 1 q contiendrait le gène responsable, au moins partiellement, du syndrome [1 bis].

## Diagnostic

**Le diagnostic de syndrome camptodactylie-arthropathies** devrait être un diagnostic facile devant un « rhumatisme » curieusement non inflammatoire, survenant chez plusieurs membres d'une même fratrie, porteurs, d'autre part, d'une camptodactylie congénitale. La situation est plus délicate devant un premier cas, car il peut s'agir de l'association fortuite de deux manifestations indépendantes, chacune fréquente. Rien ne distingue, cliniquement, telle camptodactylie qui va rester isolée de telle autre, premier composant visible d'un syndrome qui va se compléter par la suite. On voit mal, dans ce cas, comment échapper à la ponction-biopsie synoviale qui apportera la signature histopathologique de l'affection [15].

**Parmi les affections à écarter, on citera** (tableau VI) :

TABLEAU VI. – **Affections à exclure.**

| | |
|---|---|
| • Arthrogrypose distale de type I | • Syndrome de Tel-Hashomer |
| • Arthrite progressive pseudorhumatoïde de l'enfant | • Syndrome de Blau |
| | • Rhumatisme chondrodysplasique |
| • Fibromatose hyaline juvénile | • Arthrite chronique juvénile |

• *L'arthrogrypose distale de type I* [8] : maladie autosomique dominante où la camptodactylie s'associe à d'autres malpositions des mains (clinodactylie, chevauchement) et des pieds (varus équin), à des anomalies des dermatoglyphes, à des contractures articulaires congénitales en flexion, sans épanchement.

• *L'arthrite progressive pseudorhumatoïde de l'enfant* [24], maladie autosomique récessive, où le gonflement articulaire est en rapport avec une dysplasie osseuse et s'associe à une petite taille et à une platyspondylie.

• *La fibromatose hyaline juvénile* [5], maladie autosomique récessive, où les raideurs articulaires s'accompagnent de tumeurs multiples cutanéomuqueuses, avec hypertrophie gingivale et lésions ostéolytiques, crâniennes et métaphysaires.

• *Le syndrome de Tel-Hashomer* [7], maladie autosomique récessive : à la camptodactylie s'ajoutent des anomalies des dermatoglyphes, avec petite taille, anomalies crâniofaciales et dentaires, hypoplasie musculaire et hyperlaxité ligamentaire.

• *Le syndrome de Blau* [23] ou forme familiale de sarcoïdose à début précoce, maladie autosomique dominante (avec « anticipation »), comprend : des arthrites non destructrices, des kystes synoviaux, une éruption maculo-papuleuse, une uvéite totale et des granulomes non caséeux, à cellules géantes et épithélioïdes. La camptodactylie du syndrome de Blau n'est pas congénitale, elle respecte le pouce et succède à une phase inflammatoire.

• *Le rhumatisme chondrodysplasique* [16] associe, chez l'adulte, des atteintes articulaires, franchement inflammatoires, au moins sur le plan clinique, à d'authentiques dysplasies polyépiphysaires ou spondylo-épiphysaires.

• *La confusion,* sans doute la plus fréquente, s'opère *avec la forme pauciarticulaire d'arthrite chronique juvénile* [12], parce qu'elle est peu inflammatoire, peu destructrice, peu invalidante et qu'on retrouve une prédisposition génétique. Par méconnaissance du signal-symptôme que représente la camptodactylie, un certain nombre de syndromes camptodactylie-arthropathies peuvent longtemps être pris à tort pour des oligoarthrites et traitées comme telles. La survenue possible d'une péricardite dans les arthrites chroniques juvéniles comme dans les syndromes camptodactylie-arthropathies, loin de les rapprocher, les oppose : aiguë, apanage des formes systémiques les plus inflammatoires d'arthrite chronique juvénile, la péricardite du syndrome camptodactylie-arthropathies évolue progressivement vers la constriction.

### Traitement

La lutte contre les déformations, les contractures et l'amyotrophie fait appel à une physiothérapie active et aux attelles dynamiques. Contre les douleurs, on utilise le paracétamol, voire, de manière un peu paradoxale, les anti-inflammatoires non stéroïdiens. Si la gêne fonctionnelle et le retentissement esthétique s'accroissent, malgré le traitement conservateur, il est licite de discuter l'indication d'une correction chirurgicale, en sachant ses résultats incertains et parfois temporaires. On ignore encore si la pénicillamine serait susceptible de représenter un espoir de prévention ou d'atténuation de la fibrose.

## CONCLUSION

Les syndromes « camptodactylie-arthropathies » sont des affections familiales rares, dont le mode de transmission, sans doute autosomique dominant, fait encore l'objet de controverses.

Les 49 observations, recensées depuis 1965, doivent cependant être scindées en deux contingents d'importance inégale. Dans le premier groupe, la camptodactylie est associée à des arthropathies, avec amyotrophie, contractures, modification des extrémités osseuses, parfois atteinte péricardique et pleurale, en l'absence de tout signe inflammatoire ou systémique. La mise en évidence d'un support lésionnel unique, la fibrose, et d'une histopathologie caractéristique, contribue à lui conférer unité et autonomie. Dans le deuxième groupe, d'autonomie incertaine, limité à deux familles, il s'agit d'arthrites vraies, compliquées parfois d'une iridocyclite.

Dans la mesure où aucune des dénominations proposées ne paraît entièrement satisfaisante, il serait peut-être souhaitable, et juste, de donner à ce syndrome, encore mystérieux à bien des égards, le nom de Jacobs, à qui revient le mérite de sa première description, il y a maintenant plus de 30 ans.

## RÉFÉRENCES


1. Athreya B.H., Schumacher H.R. – Pathologic features of familial arthropathy associated with congenital flexion contractures of fingers. *Arthritis Rheum.* 1978 ; *21* : 429-433.

1 bis. Bahabri S.A., Suwairi W.M., Laxer R.M., Polinkovsky A., Dalaan A.A., Warman M.L. – The camptodactyly-arthropathy-coxa vara-pericarditis syndrome – clinical features and genetic mapping to human chromosome 1. *Arthritis Rheum.* 1998 ; *41* : 730-735.

2. Beals R.K., Hecht F. – Congenital contractual arachnodactyly. A heritable disorder of connective tissue. *J. Bone Joint Surg.* 1971 ; *53A* : 987-993.
3. Bulutlar G., Yazici H., Ozdogan H., Schreuder I. – A familial syndrome of pericarditis, camptodactyly and coxa vara. *Arthritis Rheum.* 1986 ; *29* : 436-438.
4. Escobar V., Bixler D., Gleiser S. – Multiple pterygium syndrome. *Am. J. Dis. Child.* 1978 ; *132* : 609-611.
5. Fayad M.N., Yacoub A., Salman S. – Juvenile hyaline fibromatosis : two new patients and review of the literature. *Am. J. Med. Genet.* 1987 ; *26* : 123-131.
6. Gigante M.C., Santoni F.S., Zoppini A., Giacomello A. – Familial erosive arthritis associated with camptodactyly. *Scand. J. Rheumatol.* 1990 ; *19* : 239-244.
7. Goodman R.M., Katznelson M.B., Hertz M., Katznelson A. – Camptodactyly with muscular hypoplasia, skeletal dysplasia and abnormal palmar creases : Tel-Hashomer camptodactyly syndrome. *J. Med. Genet.* 1976 ; *13* : 136-141.
8. Hall J.G., Reed S.D., Greene G. – The distal arthrogryposes : delineation of new entities – review and nosologic discussion. *Am. J. Med. Genet.* 1982 ; *11* : 185-239.
9. Hammoudeh M., Siam A.R. – Familial hypertrophic synovitis. *Clin. Rheumatol.* 1993 ; *12* : 401-404.
10. Hamza M., Bardin T. – Camptodactyly, polyephyseal dysplasia and mixed crystal deposition disease. *J. Rheumatol.* 1989 ; *16* : 1153-1158.
11. Hamza M., Elleuch M., Ferchiou A., Amara A. – Report of a patient with camptodactyly, arthropathy and epiphyseal dysplasia. *Arthritis Rheum.* 1988 ; *31* : 935-936.
12. Hayem F. – Les arthrites chroniques juvéniles. Essai de classification. *Sem. Hôp. Paris* 1989 ; *65* : 987-992.
13. Hugosson C., Bahabri S., McDonald P., Al Dalaan A., Al Mazyed A. – Radiological features in congenital camptodactyly, familial arthropathy and coxa vara syndrome. *Pediatr. Radiol.* 1994 ; *24* : 523-526.
14. Jacobs J.C. – Familial hypertrophic synovitis (p. 183-185). *In* : J.C. Jacobs, *Pediatric rheumatology for the practitioner.* New York, Springer-Verlag, 1993.
15. Jacobs J.C., Phillips P.E., Johnston A.D. – Needle-biopsy of the synovium of children. *Pediatrics* 1976 ; *57* : 696-701.
16. Kahn M.F., Corvol M.T., Jurmand S.H., Couture B., Amouroux J., Sèze de S. – Le rhumatisme chondrodysplasique. *Sem. Hôp. Paris* 1970 ; *46* : 1938-1953.
17. Landouzy L. – Camptodactylie-stigmate organique précoce du neuro-arthritisme. *Presse Méd* 1906 ; *14* : 251-253.
18. Laxer R.M., Cameron B.J., Chaisson D. – The camptodactyly arthropathy pericarditis syndrome-case report and literature review. *Arthritis Rheum.* 1986 ; *29* : 439-444.
19. Malleson P., Schaller J.G., Dega F., Bletterman S., Pagon R.A. – Familial arthritis and camptodactyly. *Arthritis Rheum.* 1981 ; *24* : 1199-1204.
20. Martin J.R., Huang S.N., Lacson A., Payne R.H., Bridger S., Fraser F.C., et coll. – Congenital contractural deformities of the fingers and arthropathy. *Ann. Rheum. Dis.* 1985 ; *44* : 826-830.
21. Martinez-Lavin M., Buendia A., Delgado E., Reyes P., Amigo M.C., Sabanes J., et coll. – A familial syndrome of pericarditis, arthritis and camptodactyly. *N. Engl. J. Med.* 1983 ; *309* : 224-225.
22. Ochi T., Iwase R., Okabe N., Fink C.W., Ono K. – The pathology of the involved tendons in patients with familial arthropathy and congenital camptodactyly. *Arthritis Rheum.* 1983 ; *26* : 896-900.
23. Raphael S.A., Blau E.B., Zhang W.H., Hsu S.H. – Analysis of a large kindred with Blau syndrome for HLA, autoimmunity and sarcoidosis. *Am. J. Dis. Child.* 1993 ; *147* : 842-848.
24. Spranger J., Albert C., Schilling F., Bartsocas C., Stoss H. – Progressive pseudorheumatoid arthritis of childhood (PPAC) – a hereditary disorder simulating rheumatoid arthritis. *Eur. J. Pediatr.* 1983 ; *140* : 34-40.
25. Verma V.N., Misra R., Radhakrisnan S., Maitra S., Agarwal S., Singh R.R. – A syndrome of fibrosing pleuritis, pericarditis and synovitis with infantile contractures of fingers and toes in 2 sisters : « familial fibrosing serositis ». *J. Rheumatol.* 1995 ; *22* : 2349-2355.
26. Weaver D.D., Graham C.B., Thomas I.T., Smith D.W. – A new overgrowth syndrome with accelerated skeletal maturation, unusual facies and camptodactyly. *J. Pediatr.* 1974 ; *84* : 547-552.

# Nécrose fémorocapitale et coxarthrose post-traumatiques

M. LEQUESNE, P. DÉGIEUX, J. LAMOTTE

## NÉCROSE POST-TRAUMATIQUE DE LA TÊTE FÉMORALE

La nécrose de la tête fémorale (NTF) post-traumatique s'est enrichie récemment des acquisitions de l'imagerie par résonance magnétique (IRM). Suivant la nature de la lésion traumatique, on distingue la NTF après fracture du col, après luxation ou luxation-fracture, ou par contusion simple. Celle-ci, décrite la dernière (1973) [3, 15] pose des problèmes médico-légaux plus complexes que les deux premières.

### La NTF après fracture du col

Sa fréquence sur radiographies a fait l'objet d'évaluations fort variables, allant de 10 p. cent à plus de 50 p. cent [4, 13]. Massié en 1973 [20], sur 201 fractures intracapsulaires avec déplacement, constate 35 p. cent de NTF.

#### Facteurs favorisants

Les facteurs favorisants sont, en matière de fracture consolidée (tableau I) :

TABLEAU I. – **Facteurs favorisant la nécrose post-fracturaire du col fémoral.**

| *Facteurs certains* | *Facteurs discutés ou non chiffrés* |
|---|---|
| Fracture avec déplacement | Délai de la réduction |
| Réduction imparfaite, notamment en valgus | Matériel utilisé |
| Pseudarthrose ou retard de consolidation | Artériopathie |
| Age avancé : ⩾ 7e décennie | Éthylisme |

*Son caractère déplacé,* qui mènerait à 60 à 85 p. cent de NTF contre 15 à 25 p. cent dans les formes sans déplacement [4]. Le British Medical Council en a constaté respectivement 27,6 p. cent versus 16 p. cent dans une vaste enquête sur 1 503 fractures [6 in 13].

*La réduction imparfaite,* notamment l'excès de valgus, augmente beaucoup le risque de nécrose post-fracturaire, qui passe à 53,8 p. cent pour Gardev [23 in 13], 41,6 p. cent pour Bunato [11 in 13], soit, pour ce dernier, 4 fois plus que dans les réductions bien axées.

*Le retard de la réduction-fixation* est classiquement nocif. Cependant, le délai acceptable va de 12 heures pour certains [43 in 13] à 7 jours pour d'autres [6 in 13]. Le rôle du matériel de fixation est lui aussi très discuté.

Certains auteurs [4] considèrent que la durée de la décharge sur deux cannes béquilles est favorable si elle est légèrement supérieure à ce qu'implique *la consolidation.*

*La pseudarthrose ou le retard de consolidation* du foyer de fracture multiplie par deux, voire par quatre, le risque de NTF, qui peut atteindre 60 p. cent [13]. La greffe pédiculée diviserait le risque par trois [16 in 13].

*L'âge* supérieur à 60 ans [4] et certaines tares (vasculopathie, éthylisme) augmentent le risque.

*Le délai de survenue de la NTF* radiographique va de 3 à 6 mois au minimum à 2 ou 3 ans, très rarement davantage : un délai de plus de 3 ans est douteux sur le plan médico-légal. Massié [20] constate que 50 p. cent des NTF surviennent durant la première année, 30 p. cent la deuxième année, 10 p. cent la troisième année. Le délai moyen est de 1 an pour Poggi et coll. [21], de 14 mois pour Railhac et coll. [22]. L'image magnétique est, nous le verrons, beaucoup plus précoce, et l'image scintigraphique plus encore.

*Le mécanisme de la NTF* par fracture cervicale est discuté. La rupture des vaisseaux nourriciers de l'épiphyse est très souvent avancée comme cause principale dans les fractures avec déplacement important. En l'absence de ce dernier, les accusations prouvées portent sur l'hémarthrose et l'hémorragie intramédullaire. L'hémarthrose peut être révélée par la tomodensitométrie (TDM) et la ponction. Elle crée une ischémie par hyperpression (tamponade). La pression mesurée peut atteindre 200 mm de mercure. La ponction annule cette hyperpression [7]. L'hémorragie intramédullaire mise en évidence par Arlet et coll. [1] dès 1973 sur les carottes osseuses de forage biopsique a été confirmée par un travail japonais [24]. Le sang épanché créerait une compression intra-osseuse responsable de l'ischémie, qui peut aboutir à la nécrose même sans déplacement des fragments. Quant aux microfractures trabéculaires, retrouvées dans un tiers des cas, elles seraient plutôt secondaires à l'ischémie [7].

*La séquence histopathogénique de la NTF,* bien résumée par Poggi et coll. [21] à propos de la luxation traumatique, mérite d'être rappelée car elle aide à interpréter les images magnétiques précoces de NTF. Les micromarquages de la vie cellulaire ont permis d'établir que l'ischémie entraîne la mort cellulaire en

TABLEAU III. – **Critères d'imputabilité de la NTF à la contusion de la hanche sans fracture ni luxation.**

- **Critères de Lequesne et Cassan de 1973 [15] révisés en 1983 [3] avec une proposition complémentaire (1998)** (cf. 5 c)

  1) Contusion violente soit directe (aine) soit indirecte : choc latéral sur le grand trochanter ou frontal sur le genou ou sur le membre inférieur tendu ou mouvement forcé, type grand écart.
  2) Douleur de hanche immédiate ou différée à la reprise de l'activité.
  3) Absence de NTF antérieure.
  4) Pas d'autre facteur étiologique avéré.
  5 a) Image radiographique de nécrose débutante au 3e-8e mois ou, plus évoluée du 9e au 24e mois, d'ancienneté apparente cohérente par rapport à la date de la contusion.
  5 b) ou bien, à défaut, scintigraphie positive et histologie de NTF (forage biopsique).
  5 c) ou, aujourd'hui, IRM probante persistante au-delà de 3 mois.

  *Seules les conditions 1, 3 et 5 sont exigibles sans réserve.*

- **Critères d'Arlet et Ficat de 1973 [1]**

  1) Traumatisme de hanche direct ou indirect.
  2) Intégrité antérieure de la hanche clinique et radiologique.
  3) Stigmates superficiels ou fonctionnels du siège et de l'intensité du traumatisme.
  4) Absence de tout autre facteur étiologique avéré de NTF.
  5) Installation immédiate ou rapide des symptômes articulaires (douleur, raideur).
  6) Éventuellement, histologie de nécrose du fragment de forage biopsique si radiographie négative.

  *Les conditions 1, 2 et 3 sont indispensables.*

## COXARTHROSE POST-TRAUMATIQUE

Les traumatismes de la hanche sont une cause classique mais assez rare d'arthrose secondaire chez l'homme. La fréquence de la coxarthrose post-traumatique vue par le rhumatologue est rarement mentionnée. Cependant, Lequesne en dénombre 5 p. cent [16] et l'école lyonnaise 4 p. cent [9], chaque étude sur 200 cas consécutifs de coxarthrose. Les accidents de la voie publique et les accidents sportifs sont les grands pourvoyeurs de ce type de traumatisme. Les causes sont les luxations et/ou les fractures du cotyle et les fractures de l'extrémité supérieure du fémur, et la rare contusion de la hanche. La coxarthrose peut, bien sûr, compliquer une ostéonécrose de la tête fémorale déjà post-traumatique, qui est traitée à part. Quant aux microtraumatismes sportifs, ils ont déjà été abordés dans *L'actualité rhumatologique 1996* par l'un de nous avec N. Dang [18 bis].

### Coxarthrose après luxation et luxation-fracture du cotyle

#### Facteurs de gravité

La coxarthrose est d'autant plus fréquente que les lésions étaient plus sévères selon la classification de Stewart et Milford (tableau IV) : avec un recul moyen

TABLEAU IV. – **Fractures et luxations de la hanche : classification de Stewart et Milford [in 12].**

- Degré I : luxation sans fracture ou avec une fracture minime, « lamellaire », du rebord cotyloïdien.
- Degré II : luxation avec au moins un gros fragment fracturaire, sans insuffisance cotyloïdienne majeure conséquente.
- Degré III : luxation avec fracture comminutive et rendant le cotyle non contentif.
- Degré IV : luxation avec fracture du col ou de la tête du fémur.

de 14 ans (minimum 5 ans), sur 98 cas, Hougaard et Thomsen constatent la coxarthrose dans : 25 p. cent des cas du degré I, 39 p. cent du degré II, 66-69 p. cent des degrés III et IV, soit au total, tous stades confondus, 38 p. cent [12].

La série de Rong-Sen Yang et coll. ne révèle que 24 p. cent de coxarthroses après luxation-fracture, mais son recul moyen n'est que de 7 ans et demi [23]. Cette sous-estimation s'explique par le caractère souvent très tardif de la coxarthrose post-traumatique, dont la fréquence réelle ne peut être estimée qu'avec un long recul, comme nous allons le voir.

Tous les auteurs reconnaissent que le retard de la réduction de la luxation traumatique est un élément très péjoratif du pronostic, notamment au-delà de 24 heures de retard.

L'âge de la victime est aussi un facteur important. Certains auteurs le nient, d'autres trouvent la coxarthrose post-traumatique plus fréquente chez le sujet de plus de 50 ans au moment de l'accident ; cela semble dû aux dégâts anatomiques plus facilement sévères sur les structures osseuses et/ou cartilagineuses de l'adulte d'âge mûr ou avancé. Cependant, Upadhyay et coll. trouvent plus de coxarthroses après un traumatisme survenu entre 31 et 40 ans qu'entre 41 et 60 ans : 38 p. cent contre 25 p. cent. Il est vrai qu'il s'agit là de luxation sans fracture [29].

Dreinhofer et coll. [8] rapportent l'évolution de 50 cas de luxation pure de la hanche sur 421 traumatismes de la hanche. Ces luxations ont été suivies en moyenne 8 ans (extrêmes : de 2 à 17 ans). Le suivi sur 42 cas évaluables révèle la présence de 9 coxarthroses secondaires, soit 21 p. cent des cas. Parmi les facteurs incriminés, on retrouve la topographie de la luxation : les luxations postérieures et les antérieures déterminent une coxarthrose dans 25 p. cent et 8 p. cent des cas respectivement.

L'importance du traumatisme compte aussi : une coxarthrose s'est développée dans 39 p. cent des cas lors de traumatismes importants associant de multiples blessures, versus 8 p. cent à la suite d'un traumatisme modeste [8].

La nature du travail repris par la victime importe aussi dans le pronostic : les mineurs, les travailleurs de force ont 45 p. cent de coxarthrose après luxation alors qu'on en rencontre 17 à 24 p. cent chez les accidentés de la route, de professions variées.

## Délai entre le traumatisme et l'apparition de la coxarthrose

La série sus-mentionnée d'Upadhyay et coll. est très instructive. Elle porte sur 74 cas suivis pendant 4 à 30 ans (moyenne 14,6 ans). La coxarthrose suit la luxation sans fracture dans 24 p. cent des cas. Mais sa date de survenue est très variable et peut être fort tardive. Ces auteurs trouvent, suivant le recul : à 4 ans, 20 p. cent, à 10 ans, 25 p. cent, à 15 ans, 27 p. cent, à 20 ans et plus, 33 p. cent de coxarthroses.

Wright [30] dans un travail de consensus fondé sur la seule opinion de 108 rhumatologues britanniques suggère que l'installation de l'arthrose prend au moins deux ans ; le délai est de deux à cinq ans dans les cas les plus sévères incluant une fracture articulaire associée à une luxation avec une incongruence séquellaire. Dans les autres cas, il estime la durée nécessaire à la survenue d'une arthrose à environ 10 ans.

Tous les auteurs retrouvent ce lent développement de la coxarthrose. Dans la série de Rong-Sen Yang et coll., sur 96 cas de luxations avec ou sans fracture, suivis 7,5 ans en moyenne, la coxarthrose, survenue dans 24 p. cent des cas, fut constatée entre 1 an et 13 ans après le traumatisme. Là aussi, elle est plus fréquente chez les travailleurs de force [23].

A ce retard anatomo-radiographique s'ajoute souvent un retard clinique. La coxarthrose peut rester indolore pendant les premières années de constitution. C'est ainsi que Leenen et coll., sur une série de 46 luxations-fractures suivies 6,5 ans en moyenne, constatent que les doléances liées à la coxarthrose secondaire commencent 4 à 17 ans après le traumatisme [14].

Ainsi, un intervalle libre, indolore durant un grand nombre d'années, est-il possible et ne saurait constituer un obstacle à l'imputation médicolégale.

## Coxarthrose après fracture de l'extrémité supérieure du fémur

La contusion du cartilage y joue probablement le rôle principal. N'oublions pas que la contusion est à la base d'un modèle d'arthrose expérimentale du genou. La coxarthrose est cependant moins marquée et/ou moins fréquente après fracture qu'après luxation parce que la rupture osseuse et le déplacement du fragment distal absorbent l'impact. Cela est évident dans les fractures sous-capitales où la coxarthrose ultérieure semble rare (contrairement à la nécrose) ; mais dans les fractures engrenées avec déplacement nul ou minime (fracture cervico-trochantérienne, fracture du grand trochanter), l'impact risque d'être beaucoup mieux transmis à la tête fémorale et au cartilage. Il n'y a pas de chiffres précis disponibles à cet égard. On sait seulement que la consolidation en valgus favorise l'arthrose ultérieure (fig. 1).

## Coxarthrose après fracture ostéochondrale de la tête fémorale

Ces fractures sont plutôt l'apanage des luxations antérieures. Souvent méconnues malgré leur fréquence (80 % des cas de luxations obturatrices), ces fractures se compliquent précocement et fréquemment de coxarthrose, qui devient

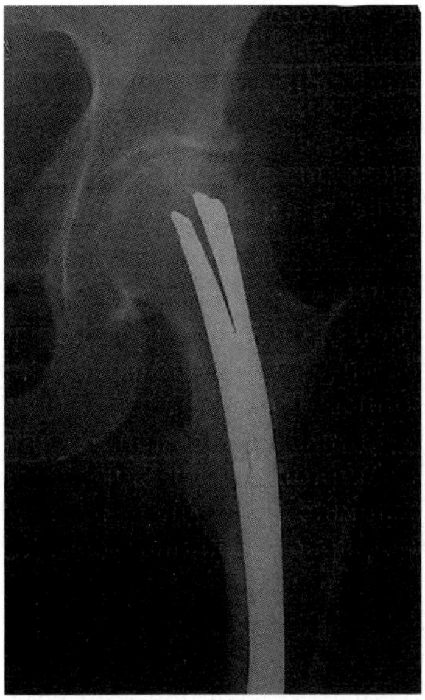

**Fig. 1. – Cette femme de 66 ans ne commence à souffrir que 10 ans après une fracture du col fémoral consolidée en valgus (143° au coxomètre). La coxarthrose secondaire est supéro-externe, moyennement évoluée.**

systématique si l'encoche ostéochondrale est supérieure à 4 mm [6]. Le diagnostic par l'imagerie (scintigraphie et surtout IRM) a été décrit à propos des fractures de contrainte dans *L'actualité rhumatologique 1995* [13 bis]. La mise en décharge pendant 2 à 3 mois est le traitement essentiel.

## Coxarthrose après fracture peu ou non déplacée du cotyle

Une telle fracture du mur postérieur du cotyle peut aisément être méconnue si on ne saisit pas sa traduction fréquente, l'hémarthrose, et si on ne demande pas une TDM, qui en montre généralement bien l'image.

Il importe de penser systématiquement à ces deux fractures – sous-chondrale céphalique et cotyloïdienne postérieure – souvent méconnues, avant de parler de contusion simple.

## Coxarthrose après contusion simple

En 1976, Lequesne et Cassan [17] ont publié six observations de coxarthrose par contusion qui visaient à établir l'existence même de cette forme de coxarthrose post-traumatique, puisque tous ces cas remplissaient les conditions d'imputabilité ci-dessous proposées et que, par précaution supplémentaire, pour cette série de démonstration, n'ont été retenus que les sujets de moins de 35 ans au moment du début de la coxarthrose, pour ne pas inclure indûment des coxarthroses primitives débutantes. Radiographiquement, dans cette première série de cas « exemplaires », les premiers signes de coxarthrose ont été observés 3 mois à 2 ans après la contusion. Mais dans les cas observés depuis, ces signes peuvent n'apparaître qu'après des années : 5, 10, voire 15 ans. Il s'agit le plus souvent d'un pincement supérieur global de l'interligne, ou d'un pincement supéro-interne, avec ou sans ostéophytose au début. Parfois, l'ostéophytose est le seul signe, le pincement de l'interligne ne survenant que lentement, notamment chez les sujets jeunes.

Cliniquement, l'évolution se fait généralement en trois temps :

– douleur immédiate, ou différée de quelques semaines si le sujet a été alité après la contusion ; cette douleur dure quelques jours, quelques semaines, parfois quelques mois ;

– intervalle libre indolore de quelques mois à quelques années, en moyenne cinq ans [17], mais parfois 10 ou 15 ans et plus dans certains cas observés depuis ;

– douleur et boiterie chroniques de la coxarthrose constituée.

## Conditions médicolégales d'imputabilité

Les strictes conditions proposées pour imputer une coxarthrose à une contusion simple sans fracture ni luxation (tableau V) semblent avoir été acceptées, depuis 15 ans par les experts et les tribunaux dans la plupart des cas. Lorsque toutes les conditions proposées sont réunies, on peut imputer la coxarthrose au traumatisme, quel que soit l'âge du patient. Certains experts ont proposé d'atténuer la responsabilité du traumatisme chez l'adulte de plus de 60 ans ou 70 ans, mais cette proposition est discutable car l'arthrose n'est pas une fatalité survenant nécessairement avec l'âge. Chacune des conditions du tableau V peut, en fait, se trouver en défaut, mais à des degrés variés et posant divers problèmes, sans faire conclure nécessairement à un rejet pur et simple [18].

**La contusion coxofémorale indirecte** peut passer inaperçue dans le tableau d'un polytraumatisme complexe comme celui des accidents de la circulation et notamment en cas de traumatisme prédominant d'un genou contre le tableau de bord. La notion d'un hématome ou d'une ecchymose de la région de la hanche ou de la face externe de la cuisse ou du genou est importante et devrait toujours être notée sur le certificat médical initial.

TABLEAU V. – **Conditions d'imputabilité d'une coxarthrose à une contusion [17, 18].**

1) **Contusion directe** (choc contre le grand trochanter) ou indirecte (choc du genou contre le tableau de bord, ou choc équivalent transmis par la diaphyse), ou mouvement forcé brutal (type grand écart) ou choc direct violent contre la région inguinale.
2) **Douleur** immédiate ou peu différée (repos), passagère.
3) **Coxarthrose** évoluant du côté contus.
4) **Cohérence chronologique** entre l'époque du traumatisme et le développement de l'image de coxarthrose.
5) **Sujet indemne** de signe de coxopathie préalable.

**La douleur post-traumatique** peut manquer ou être noyée parmi les douleurs multiples d'un polytraumatisme. Une douleur coxofémorale (aine, fesse, région trochantérienne, cuisse) ou référée au genou, parfois seul douloureux, même différée, a une grande valeur si elle survient dans un délai assez bref, c'est-à-dire dans les deux mois suivant l'accident ou la reprise de la déambulation chez un sujet qui a dû être alité. Mais cette douleur immédiate ou peu différée peut manquer totalement lorsqu'elle est masquée par l'alitement, la traction-suspension ou la privation d'appui par usage de cannes-béquilles, traitement nécessité par les autres lésions. Dans ce cas, la contusion coxofémorale elle-même peut demeurer indolore et passer inaperçue ; le blessé entre, lors de la convalescence, directement dans la période silencieuse qui peut durer des mois ou des années avant l'apparition de la douleur chronique. Dans ce cas, peut-on imputer au traumatisme la douleur ainsi découverte un à quinze ans plus tard ? Oui, si les autres conditions sont remplies.

**L'unilatéralité** est habituelle. Cependant, on peut imaginer exceptionnellement une coxarthrose bilatérale après contusion des deux genoux à la fois contre le tableau de bord ou après une chute verticale sur les deux talons, membres inférieurs tendus (accident d'ascenseur).

**La cohérence du développement de l'image de coxarthrose** par rapport à la date du traumatisme est très importante et indispensable. Elle permet dans bien des cas de se passer du cliché initial, qui manque souvent. Certes, il faut demander à tous les médecins et chirurgiens de faire dorénavant un cliché du bassin de face dans tout traumatisme du genou type tableau de bord et dans toute contusion du bassin ou du grand trochanter mais, dans les traumatismes complexes ou lorsque rien n'attire l'attention sur la hanche au début, ce cliché initial fait souvent défaut. L'expert devra alors se fonder sur son habitude d'estimer l'ancienneté probable de telle coxarthrose d'après son image radiographique pour savoir si son développement est compatible avec un point de départ traumatique plusieurs mois ou années plus tôt, par contusion simple.

Enfin, on ne peut pas exiger non plus du blessé qu'il apporte la preuve de l'**absence de coxopathie** préalable dans tous les cas. On devra seulement l'interroger attentivement à la recherche d'antécédents éventuels de souffrance coxofémorale ainsi que sur ses activités sportives avant l'accident. On fera des clichés du bassin de face et de faux profil pour éliminer les malformations coxarthrogènes : dysplasie, subluxation, coxa plana, caput varum ou coxa vara des adolescents. Cependant, un sujet de moins de 60 ans atteint de l'une de ces dysmorphies, non arthrosée au moment du traumatisme, peut présenter une coxarthrose post-contusive authentique qui devra être reconnue comme telle si elle débute radiographiquement dans les cinq ans qui suivent le traumatisme.

Parmi les 5 conditions proposées, seule la réalité du traumatisme et les conditions 3 et 4 sont exigibles sans réserve. La condition 2 peut manquer et, concernant les conditions 1 et 5, on peut, si les autres conditions sont remplies, se contenter d'une haute probabilité.

Cependant, afin que disparaissent les lacunes trop fréquentes des conditions d'imputabilité, il faut insister pour :

– que tout hématome, toute ecchymose, toute plaie attestant une contusion soient notées et localisées sur le certificat médical initial, même lorsque prédominent des lésions plus graves ailleurs ;

– que tout blessé victime d'une contusion coxofémorale certaine ou probable subisse systématiquement tous les six mois pendant deux ou trois ans une radiographie du bassin, même s'il ne souffre pas, la nécrose ou la coxarthrose post-contusives pouvant rester longtemps indolores.

### Aggravation par le traumatisme d'une coxarthrose préexistante

C'est une réalité mais le problème médicolégal est complexe. On trouvera in [18] la discussion correspondante.

## CONCLUSION

Une bonne connaissance des délais de survenue et des facteurs favorisants des nécroses et coxarthroses post-traumatiques est nécessaire à toute expertise médico-légale en la matière. Celle-ci est souvent plus délicate lorqu'il s'agit d'une contusion simple sans fracture ni luxation, variante étiologique cependant reconnue depuis une vingtaine d'années grâce aux critères d'imputabilité proposés [1, 15, 17]. Insistons sur l'importance de certificats initiaux précis et détaillés après tout traumatisme et, au moindre doute, d'une radiographie du bassin, voire d'une IRM précoce.

## RÉFÉRENCES


1. Arlet J., Ficat P., Pujol M., Lartigue G., Latorzeff S. – Ischémie et nécrose de la tête fémorale après traumatisme sans fracture. *Rhumatologie* 1973 ; *25 :* 159-165.
2. Auvert-Colin L., Kotzki P.O., Vidal J., Rossi M., Simon L. – La scintigraphie : sa place dans le diagnostic de la nécrose post-fracturaire du col du fémur (p. 146-154). *In :* L. Simon, *La fracture de l'extrémité supérieure du fémur.* Paris, Masson, 1991.
3. Cassan P., Lequesne M. – La nécrose de la tête fémorale par contusion et ses problèmes médicaux. *Rev. Franç. Dommage Corporel* 1983 ; *9 :* 87-94.
4. Chammas M., Allieu Y. – Ostéonécrose de la tête fémorale après fracture du col fémoral chez l'adulte (p. 141-145). *In :* L. Simon, *La fracture de l'extrémité supérieure du fémur.* Paris, Masson, 1991.
5. Daragon A, Deshayes P. – Nécrose de la tête fémorale par contusion. Intérêt médico-légal. *Rhumatologie* 1984 ; *8 :* 249-253.
6. Delee J.C., Evans J.A., Thomas J. – Anterior dislocation of the hip and associated femoral-head fractures. *J. Bone Joint Surg.* 1980 ; *62 A :* 960-964.
7. Desportes G., Benoit J., Hardy P. – La nécrose de la tête fémorale après contusion de la hanche. Physiopathologie et déductions médico-légales. *Rev. Franç. Dommage Corporel* 1990 ; *16 :* 529-538.
8. Dreinhofer K.E., Schwarzkopf S.R., Haas N.P., Tscherne H. – Isolated traumatic dislocation of the hip. Long-term results in 50 patients. *J. Bone Joint Surg.* 1994 ; *76 B :* 6-12.

9. Falconnet M., Vignon G. – Étude statistique étiologique et clinique de 200 observations de coxarthrose. *Lyon Méd.* 1968 ; *42 :* 1171-1186.
10. Ficat J.-J. – La nécrose avasculaire. Critères d'imputabilité post-traumatique et traitement (p. 207-219). *In :* P. Lucas, M. Stechman, *La hanche traumatique.* Bruxelles, Juridoc, 1995.
11. Holmberg S., Thorngren K.G. – Pre-operative 99m Tc – MDP scintimetry of femoral neck fractures. *Acta Orthop. Scand.* 1984 ; *55 :* 430-435.
12. Hougaard K., Thomsen P.B. – Coxarthrosis following traumatic posterior dislocation of the hip. *J. Bone Joint Surg.* 1987 ; *69 A :* 679-683.
13. Jacobs B. – Epidemiology of traumatic and non traumatic osteonecrosis. *Clin. Orthop.* 1978 ; *130 :* 51-67.
13 bis. Konzelmann M., Lequesne M., Bernageau J., Lioté F. – Les fractures acétabulaires et fémorocapitales par insuffisance osseuse (p. 99-109). *In :* S. de Sèze, A. Ryckewaert, M.-F. Kahn, et coll., *L'actualité rhumatologique 1995.* Paris, Expansion Scientifique Française, 1995.
14. Leenen L.P., Van Der Werken C. – Traumatic posterior luxation of the hip. *Netherlands J. Surg.* 1990 ; *42 :* 136-139.
15. Lequesne M., Cassan P. – La nécrose de la tête fémorale par contusion. *Presse Méd.* 1973 ; *38 :* 2513-2516.
16. Lequesne M. – Les coxarthroses. Notions statistiques et étiologiques. *Rev. Prat. Paris* 1974 ; *24 :* 4261-4270.
17. Lequesne M., Cassan P. – La coxarthrose par contusion. *Rev. Rhum.* 1976 ; *43 :* 61-68.
18. Lequesne M., Azorin M., Lamotte J. – La coxarthrose post-traumatique. *Rev. Rhum. [Ed. Fr.]* 1993 ; *60 :* 814-821.
18 bis. Lequesne M., Dang N. – Sport et arthrose des membres (p. 175-187). *In* : M.-F. Kahn, D. Kuntz, A. Dryll, O. Meyer, Th. Bardin, Cl. Guérin, *L'actualité rhumatologique 1996.* Paris, Expansion Scientifique Française, 1996.
19. Maillefert J.F., Toubeau M., Piroth C., Piroth L., Brunotte F., Tavernier C. – Bone scintigraphy equipped with a pinhole collimator for diagnosis of avascular necrosis of the femoral head. *Clin. Rheumatol.* 1997 ; *16 :* 372-377.
20. Massié W.K. – Treatment of femoral neck fractures emphasizing long term follow-up observation on aseptic necrosis. *Clin. Orthop.* 1973 ; *92 :* 16-62.
21. Poggi J.J., Callaghan J.J., Spritzer C.E., Roark T., Goldner R.D. – Changes on magnetic resonance images after traumatic hip dislocation. *Clin. Orthop.* 1995 ; *319 :* 249-259.
22. Railhac J.J., Assoun J., Poey C., Maquin P., Fajadet P. – L'imagerie moderne : élément de diagnostic et de pronostic dans la nécrose de la tête fémorale post-traumatique (p. 155-159). *In :* L. Simon, *La fracture de l'extrémité supérieure du fémur.* Paris, Masson, 1991.
23. Rong-Sen Yang, Yang-Hwei Tsuang, Yi-Shiong Hang, Tang-Kue Liu. – Traumatic dislocation of the hip. *Clin. Orthop.* 1991 ; *265 :* 218-227.
24. Saito S., Inoue A., Ono K. – Intramedullary haemorrhage as a posssible cause of avascular necrosis of the femoral head. The histology of 16 femoral heads at the silent stage. *J. Bone Joint Surg.* 1987 ; *69 B :* 346-351.
25. Sakamoto M., Shimizu K., Iida S., Akita T., Moriya H., Nawata Y. – Osteonecrosis of the femoral head. A prospective study with MRI. *J. Bone Joint Surg.* 1997 ; *79 B :* 213-219.
26. Shimizu B.K., Moriya H., Akita T., Sakamoto M., Suguro T. – Prediction of collapse with magnetic resonance imaging of avascular necrosis of the femoral head. *J. Bone Joint Surg.* 1994 ; *76 A :* 215-223.
27. Stromqvist B., Brismar J., Hansson L.I. – Technetium – 99m – methylenediphosphonate scintimetry after femoral neck fracture. *Clin. Orthop.* 1984 ; *182 :* 177-189.
28. Sugano N., Masuhara K., Nakamura N., Ochi T., Hirooka A., Hayami Y. – MRI of early osteonecrosis of the femoral head after transcervical fracture. *J. Bone Joint Surg.* 1996 ; *78 B :* 253-257.
29. Upadhyay S.S., Moulton A., Srikrishnamurthy K. – An analysis of the late effects of traumatic posterior dislocation of the hip without fractures. *J. Bone Joint Surg.* 1983 ; *65 B :* 150-152.
30. Wright V. – Post-traumatic osteoarthritis. A medicolegal minefield. *Br. J. Rheumatol.* 1990 ; *29 :* 474-478.

# La pathologie rhumatismale chez le cycliste

A. HADDAD, Th. BOYER, J.-M. FUSTER [1]

La prise en charge des pratiquants du cyclisme ne peut s'envisager correctement que si la praticien connaît bien le matériel utilisé et la technologie de ce sport. Un grand nombre de lésions, tendineuses en particulier, sont en effet directement liées à un défaut technique ou à un mauvais réglage du vélo. Nous envisagerons d'abord la technologie de la bicyclette et du pédalage, puis la pathologie rhumatismale chez le cycliste par topographie : pathologie thoracique, syndromes canalaires du poignet, rachis et syndrome du pyramidal d'une part, pathologie du genou, endofibrose iliaque externe, et pathologie de la selle d'autre part.

## NOTIONS DE TECHNOLOGIE
(fig. 1)

**La hauteur du cadre** doit mesurer les deux tiers de la hauteur de l'entrejambe.

**L'inclinaison du tube de selle** dépend de l'utilisation envisagée ; en randonnée on conseille généralement 72-73°.

**Le recul du tube de selle :** c'est la distance de l'axe du tube de selle à la verticale passant par l'axe du pédalier mesurée le long de l'axe horizontal.

**La hauteur du pédalier :** c'est la distance de l'axe du pédalier au sol.

**Les pédales :** les axes de pédale doivent être perpendiculaires aux manivelles (et donc parallèles à l'axe du pédalier). Ils peuvent être faussés à la suite d'une chute ou d'une mauvaise manipulation du vélo.

1. Nous remercions le Docteur J.Ph. de Mondenard pour ses conseils éclairés.

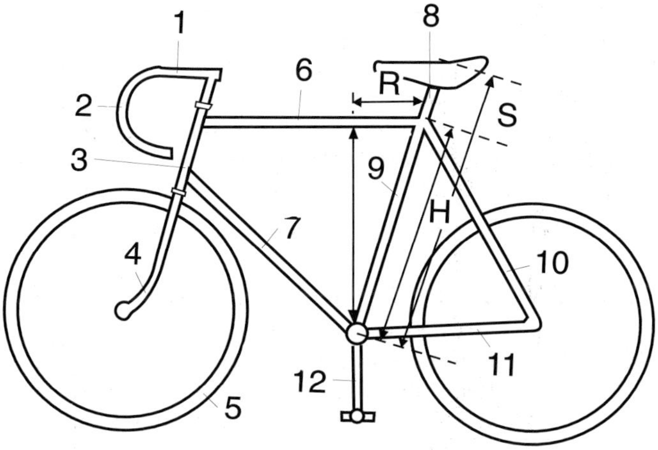


**Fig. 1 – Anatomie de la bicyclette (redessinée d'après J.-Ph. de Mondenard [12]).**

**Train avant**

1. Potence de guidon
2. Cintre
3. Tube de direction
4. Fourche
5. Roue

**Partie intermédiaire**

6. Tube horizontal
7. Tube oblique (pédalier-direction)

**Train arrière**

8. Tige de selle
9. Tube de selle
10. Fourche oblique
11. Fourche horizontale
12. Manivelle

**Côtes de base**

**R** = recul du tube de selle
**H** = hauteur du cadre (H = entrejambe en cm × 0,66)
**S** = hauteur de selle (S = entrejambe en cm × 0,885)

**La longueur des manivelles** est choisie en fonction de la longueur des membres inférieurs et de l'utilisation. La mesure courante est le 1/5 de la hauteur de l'entrejambe. De grandes manivelles augmentent le bras de levier et diminuent la force appliquée sur la pédale permettant l'utilisation de grands développements. Par contre, l'augmentation de l'amplitude des mouvements articulaires accentue la dépense énergétique. Elles sont plutôt proposées aux cyclistes de grande taille. Des manivelles plus petites permettent un rythme de pédalage plus rapide et diminuent le travail articulaire. Elles sont surtout utilisées par les « sprinters » et les cyclistes de petite taille. En règle générale, les compétiteurs utilisent des manivelles un peu plus courtes que les randonneurs et les cyclotouristes.

**Le braquet :** c'est le rapport entre le nombre de dents de la couronne de pédalier et le nombre de dents de la couronne de roue libre.

**La fréquence de pédalage :** elle est généralement de 70 à 80 tours de pédalier/minute. Plus élevée chez les sujets de petite taille et très entraînés, elle peut atteindre 100 tours/minute. Par contre, chez les sujets de grande taille, ou en montée, elle peut descendre à 50 tours/minute.

**La hauteur de selle :** c'est le réglage de la hauteur de selle qui conditionne le secteur angulaire de mobilité du genou. Une manivelle étant orientée dans le prolongement du tube de selle, on règle la hauteur de façon que, étant assis sur la selle, le genou soit en extension complète quand le talon chaussé est posé sur la pédale. Ainsi, quand le pied est engagé dans le cale-pied, le genou conserve un léger degré de flexion de l'ordre de 15-20°. En cas d'inégalité des membres inférieurs, on effectue le réglage sur le membre le plus court.

**Réglage du recul de la selle (fig. 2) :** il influe surtout sur les mouvements de la hanche.

**Les cale-pieds** (de moins en moins utilisés au profit des pédales automatiques). Le cale-pied empêche le pied de glisser trop en avant et la sangle l'empêche de glisser latéralement. La profondeur est déterminée par le point d'appui sur la pédale : l'articulation métatarsophalangienne du premier orteil doit se trouver au milieu de l'axe de la pédale. Le milieu d'une ligne reliant la tête des premier et cinquième métatarsiens doit se situer sur l'axe de la pédale.

**Les cales de chaussure** étaient autrefois très utilisées. Elles ont permis de mieux comprendre les pathologies de contraintes du genou. Elles se composent de deux parties : la partie arrière, ou cale de butée empêche le pied de glisser en avant et de s'encastrer dans le cale-pied. La partie antérieure permet de tirer la pédale pendant la remontée de la manivelle postérieure, ce qui est surtout utile lors des phases de pédalage en puissance, lors de la montée en « danseuse » par exemple. Les cales doivent donc permettre un pédalage plus puissant, mais elles ne doivent pas contraindre le membre inférieur pendant le pédalage et doivent préserver la rotation du tibia sous le fémur.

**Les pédales automatiques** remplacent maintenant les cales et les cale-pieds (du moins pour le cycliste utilisant un matériel d'un certain niveau). L'avant de la chaussure est fixée à la pédale par une fixation comparable à une fixation de ski. Le pied se dégage de la fixation par un mouvement de rotation externe. Les premières fixations ne tenaient pas compte de la rotation automatique du tibia sous le fémur pendant le pédalage et entraînaient des douleurs du genou qui ont fait renoncer les premiers utilisateurs. Depuis, des fixations respectant cette rotation automatique par une liberté partielle du pied en rotation sont apparues. Dans ces conditions, l'immense majorité des cyclistes ont opté pour ces pédales automatiques. Cependant, certains inconditionnels et les cyclistes de loisir restent fidèles aux systèmes traditionnels.

## PHYSIOLOGIE DU PÉDALAGE

Le pédalage comprend pour chacun des membres inférieurs deux temps principaux [16]. Le premier, le plus efficace, est l'allongement du membre inférieur qui provoque l'abaissement de la pédale. Le second est la remontée de la pédale en arrière. Il peut s'agir d'un temps purement passif où l'effort est produit par

Si le fil à plomb tombe :
en avant → avancer la selle
en arrière → reculer la selle

Le genou ne doit pas dépasser cette verticale

**Recul de la selle**

Assis sur la selle, pieds engagés dans les cale-pieds, manivelle à l'horizontale, un fil à plomb passant par la rotule doit tomber à l'axe de la pédale.

Le coude doit venir effleurer le genou

**Réglage du guidon et de la potence**

Placer une manivelle parallèle au tube pédalier direction. Poser les mains en bas du guidon. Le coude doit alors venir effleurer le genou.

Jambe tendue talon prenant appui sur la pédale en position basse

**Réglage de la hauteur de la selle (chaussures plates)**

Ce réglage s'effectue d'une manière simple : en appui contre un mur, pour se maintenir en équilibre sur la bicyclette, placer une des pédales au point le plus bas de sa course. La hauteur de la selle doit être réglée de façon que la jambe soit tendue, le talon prenant appui sur la pédale.

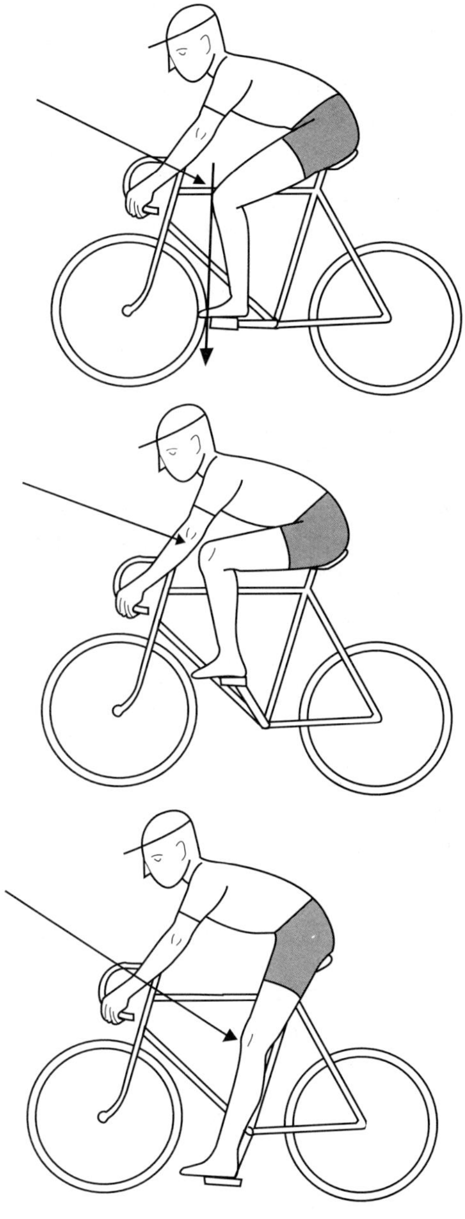

**Fig. 2. – La bonne position : les 3 règles de base (redessinée d'après J.-Ph. de Mondenard [12]).**

le membre controlatéral mais, grâce à la fixation du pied à la pédale, il peut y avoir un mouvement actif de flexion du membre inférieur avec élévation de la pédale et abaissement de la pédale controlatérale de façon synergique avec le mouvement d'extension du membre inférieur opposé. Entre ces deux temps, il existe deux « points morts » haut et bas. Cependant les cales de chaussures permettent de rendre motrices même ces deux phases critiques : au point mort haut, l'extension du genou transmise par la cale postérieure pousse la pédale vers l'avant. Au point mort bas, l'extension de la cheville combinée à la flexion du genou transmise par la cale antérieure, tire la pédale vers l'arrière. Lors du mouvement de pédalage avec une hauteur de selle bien réglée et des manivelles adaptées, le genou passe de 15-20° de flexion pédale en bas à 110° pédale en haut. Nous savons [9] que le genou étant en extension complète, le tibia se place en rotation externe (17° en moyenne). Cette rotation externe s'annule progressivement dans les 15 premiers degrés pour Commandré [4]. C'est la rotation automatique du tibia sous le fémur. Les contraintes de l'articulation fémorotibiale sont faibles et généralement inférieures au poids du corps (elles peuvent s'en rapprocher pendant une courte période lors des montées en « danseuse », voire le dépasser quand le cycliste tire fortement sur son guidon). En revanche, il existe une sollicitation constante de la fémoropatellaire.

L'étude de la contraction des différents groupes musculaires lors du pédalage a été faite il y a près de 40 ans par Griffié et Monod [7]. Bien qu'incomplète (pas d'étude des ischiojambiers ; pas de précision quant à l'existence de cale-pieds ou de cale-chaussures) elle montre bien le chevauchement des phases de contraction des quadriceps droit et gauche. La contraction débute avant le point mort et se poursuit sur plus de la moitié d'un tour de pédalier. Un cas particulier est le pédalage en « danseuse ». Le cycliste n'est plus assis sur la selle. Le quadriceps effectue le travail d'extension du membre inférieur et transmet le poids du corps et l'effort de traction sur les membres supérieurs. Il s'agit en pratique d'efforts très violents mais de courte durée.

## PATHOLOGIE RHUMATISMALE

### Douleurs thoraciques extra-cardiaques

Une douleur thoracique, surtout si elle est de type constrictif, en étau, évoque bien entendu une origine coronarienne. On connaît la possibilité de survenue de complications cardiaques, notamment chez le sujet à risque, lors de la pratique de la bicyclette. En revanche, les manifestations rhumatismales thoraciques d'origine mécanique sont souvent méconnues. On en distingue 3 types différents [12] : le syndrome douloureux thoracique antérieur (grand pectoral), le surmenage du grand dentelé, les xiphodynies.

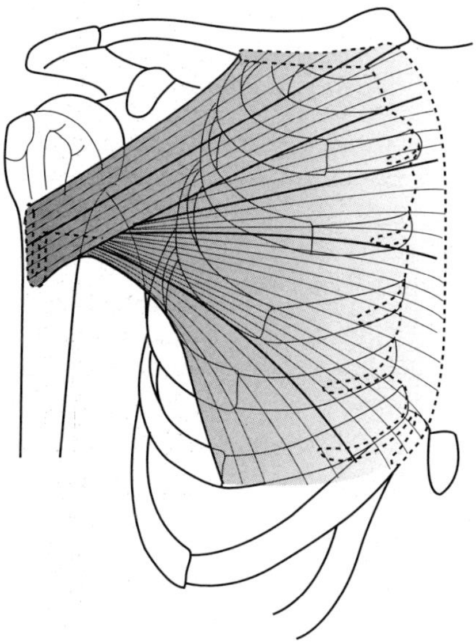

**Fig. 3. – Vue antérieure du grand pectoral.**

## Syndrome du grand pectoral

Le syndrome du grand pectoral (fig. 3) se traduit par une douleur thoracique en masse irradiant volontiers aux membres supérieurs. La douleur est décrite par le coureur comme un « serrement de la poitrine ». Elle ressemble à une douleur d'origine cardiaque mais un caractère sémiologique permet de la reconnaître : typiquement, elle n'apparaît que lorsque le sujet se met « en danseuse » et tend à disparaître lorsque le sujet se relâche et reprend sa position sur la selle. Cette douleur est interprétée comme la conséquence d'une contracture douloureuse des muscles pectoraux mis en traction lorsque le coureur quitte ses appuis fessiers. Néanmoins, Il est parfois difficile de trancher entre douleur coronarienne et douleur extra-cardiaque surtout quand on sait que les cyclistes de compétitions ont souvent des modifications électrocardiographiques liées à l'hypertrophie myocardique. Des explorations cardiaques spécialisées sont alors nécessaires.

## Surmenage du grand dentelé (serratus anterior)

Le grand dentelé ou serratus anterior [5] a pour origine les 8 ou 9 premières côtes et se termine sur l'omoplate, à la face antérieure de l'angle de l'omoplate et de son bord spinal (fig. 4). Il a pour rôle, et particulièrement sa portion supérieure, de s'opposer au recul de l'omoplate lorsque l'on pousse en avant, bras tendus et bloqués horizontalement à la hauteur des épaules. La position

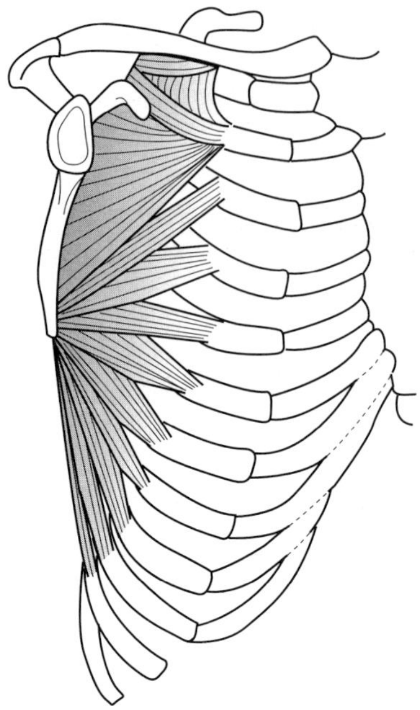

**Fig. 4. – Vue antéro-externe du grand dentelé.**

du cycliste en antépulsion, appuyé bras tendus, provoque une sollicitation permanente du grand dentelé. Les contraintes mécaniques répétées sur les insertions musculotendineuses costales du muscle entraînent des douleurs souvent comparées à un « point de côté » thoracique. Les causes de survenue de ce syndrome sont variables. Il peut s'agir d'une erreur de position, le cycliste cherchant à compenser une douleur de selle ou des membres inférieurs en maintenant les mains en bas du cintre, bras tendus ou d'une erreur technique, guidon trop étroit avec bras collés au corps (la longueur du cintre doit correspondre au diamètre des épaules).

## Xiphodynies

L'appendice xiphoïde reçoit en avant les insertions musculaires des grands droits de l'abdomen et du diaphragme en arrière. Les contractions réitérées de ces deux muscles peuvent entraîner une douleur exquise de l'appendice xiphoïde. Souvent la douleur n'apparaît qu'à partir d'un certain degré d'effort et limite l'exercice physique. Les cyclistes qui tirent violemment sur le guidon lors des démarrages et des ascensions et ceux qui pédalent en « danseuse », les mains en bas du cintre, sont exposés à la xiphodynie.

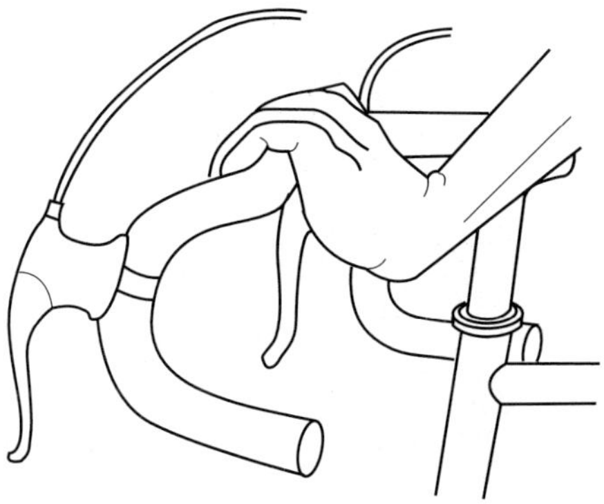

**Fig. 5. – Hyperextension et inclinaison cubitale du poignet.**

## Syndromes canalaires du poignet

Dans l'ensemble, les compressions nerveuses au poignet sont rares chez le cycliste [12, 13]. Néanmoins les adeptes de longs parcours se plaignent parfois de paresthésies des doigts voire de manifestations neurologiques plus importantes des mains. Le plus souvent, ce phénomène est dû à un étirement ou à une compression du nerf cubital. Plus rarement, le nerf médian est impliqué.

### Physiopathologie

La position générale du cycliste et surtout celle des mains et des bras, intervient efficacement pour limiter au maximum les microtraumatismes des épaules, du thorax et du dos provoqués par les inégalités du bitume. Les mains sont donc en première ligne pour recevoir ces microtraumatismes. Leur position sur le guidon les expose aux compressions nerveuses. Le nerf cubital passe au poignet dans la loge de Guyon où il est physiologiquement à l'étroit. Mais, autant ou plus que sa compression directe, c'est son étirement, par l'hyperextension et l'inclinaison cubitale de la main sur l'apophyse unciforme de l'os crochu, qui est responsable de la lésion neurologique chez le rouleur (fig. 5). Plusieurs facteurs aggravants entrent en jeu : le manque d'entraînement du coureur (qui lui fait adopter une mauvaise position sur la route), l'utilisation d'un matériel inadapté qui retentit sur la prise du guidon (mauvais réglage de la selle par exemple), la forme du guidon (poignée défectueuse, guidon plat mal réglé, guidon de course réglé trop bas). La mauvaise qualité de la route est également un facteur aggravant fréquemment souligné. Le nerf médian est plus rarement en cause chez le cycliste. Seule une compression directe prolongée du poignet sur le cintre (fig. 6) peut déclencher des manifestations pathologiques.

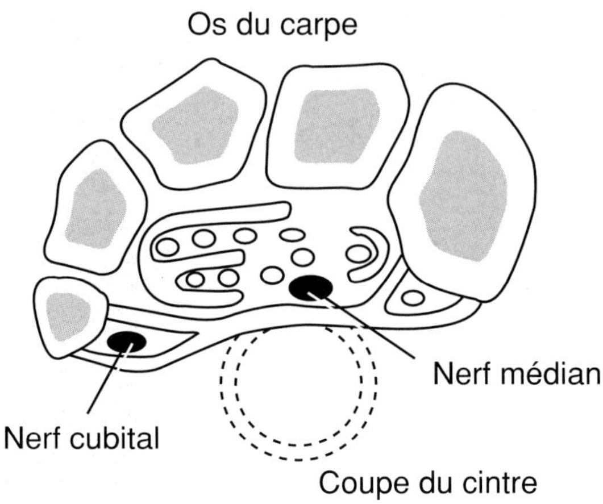


**Fig. 6. – Contact cintre – canal carpien.**

## Symptomatologie

*Atteinte du nerf cubital*

L'atteinte est bilatérale dans plus de la moitié des cas et le plus souvent asymétrique [12]. Elle prédomine alors sur la main dominante qui reste en permanence sur le guidon. L'apparition des signes déficitaires est le plus souvent progressive. Les troubles sensitifs des deux derniers doigts apparaissent d'abord sous forme de paresthésies ou d'élancements douloureux qui forcent le sujet à agiter la main, puis inconstamment, si la randonnée se prolonge, peut apparaître un déficit moteur qui alerte le coureur. Sur 35 cas publiés dans la littérature et regroupés par de Mondenard [12], 67 p. cent avaient une atteinte motrice et sensitive, 12,5 p. cent avaient une atteinte motrice pure touchant tous les intrinsèques, 8 p. cent avaient une atteinte sensitive pure. L'électromyogramme permet de préciser le type de l'atteinte (sensitive, motrice ou mixte) et parfois même de mettre en évidence des atteintes dissociées (selon les branches de division du nerf cubital après la loge de Guyon, affectées par la compression). Le plus souvent l'atteinte neurologique est fugace disparaissant quelques heures après la descente du vélo. Néanmoins, en cas d'atteinte motrice persistante, la récupération peut prendre deux à trois mois après l'arrêt total de la bicyclette.

*Atteinte du nerf médian*

Plus rare que l'atteinte cubitale, elle se manifeste après plusieurs heures de route en général. Les trois premiers doigts de la mains fourmillent et s'engourdissent avec des sensations parfois très désagréables de « coups d'électricité ». Les symptômes s'apaisent lorsque le coureur remue la main ou change de position sur le guidon. Il n'y a jamais de signe déficitaire permanent et les symptômes disparaissent dans les quelques heures qui suivent la course. En l'absence de traitement la récidive est fréquente dès qu'il remonte en selle. La survenue du syndrome en dehors de la course doit faire suspecter une compression latente décompensée par le vélo.

## Traitement

En cas de déficit moteur cubital, l'arrêt total du vélo est impératif jusqu'à guérison, la reprise du sport ne se faisant que sous couvert de mesures préventives strictes. La pratique d'infiltrations locales peut également être utile dans certaines formes récalcitrantes. Enfin, dans certains cas de lésions traînantes du nerf cubital, on peut être amené à faire une neurolyse chirurgicale (avec parfois la surprise de découvrir dans ce cas un muscle surnuméraire comprimant le nerf). Dans l'immense majorité des cas néanmoins, les mesures préventives suffisent à débarrasser les coureurs de leurs symptômes et viennent à bout, sans autre traitement, de la majorité des syndromes canalaires affectant le cubital ou le médian. Le coureur devra adopter une position antichoc coudes fléchis à 30°, éviter la position en inclinaison cubitale ou l'appui prolongé du poignet en regard du canal carpien sur le cintre. On lui conseillera de porter des gants amortisseurs (sorbotane dans la paume) et éventuellement de garnir le cintre de mousse protectrice. Pour les longs parcours, il lui faudra utiliser des guidons trois positions qui permettent d'alterner les positions. Enfin, toujours et encore, il devra améliorer les réglages de sa machine (hauteur de selle, réglage du cadre etc.) (fig. 2).

# Douleurs d'origine rachidienne

## Biomécanique

### *Rachis lombaire*

Le corps du cycliste positionné sur le vélo comporte trois unités fonctionnelles [9] : en avant l'unité directrice correspondant aux membres supérieurs, en arrière l'unité motrice correspondant aux membres inférieurs et en position intermédiaire le rachis. La force motrice des membres inférieurs entraîne des contraintes importantes sur le rachis et les membres supérieurs. Au rachis, c'est surtout le segment lombaire qui souffre en raison des contraintes positionnelles [2, 22]. Un cycliste assis sur un vélo immobilisé par un stabilisateur et gardant son buste vertical, les mains posées sur un guidon droit ou même sans appui, reste en antéversion du bassin, conservant une lordose lombaire. En revanche, dès qu'il se met à pédaler contre résistance son bassin est basculé en arrière par la mise en jeu des extenseurs de hanches (grands fessiers et ischio-jambiers), ce qui efface la lordose lombaire et fait bâiller les disques en arrière [8]. La situation est en fait différente selon le terrain. Lors du pédalage en terrain plat ou en descente, le cycliste a le buste penché en avant. L'existence simultanée d'une cyphose dorsale et lombaire est ici autorisée par l'horizontalité relative du tronc, comme chez un quadrupède. L'appui antérieur évite la contraction des extenseurs du tronc et l'apparition d'une surpression discale [21]. Lors de la montée, les contraintes se modifient : le cycliste tire sur le guidon, comme s'il soulevait une charge éloignée de l'axe de son corps et les extenseurs du rachis sont soumis à un effort considérable, du fait de la longueur du bras de levier rachidien. Cette contraction est à l'origine d'une surpression discale importante. De plus, les extenseurs de hanches entrent en action et entraînent, comme nous l'avons vu, une rétroversion puissante, qui accentue encore la cyphose lombaire. Le bâillement discal postérieur est alors excessif et la douleur peut apparaître. La montée en danseuse est encore un cas particulier. Elle réduit au maximum le bras de levier rachidien lors de la montée. Elle permet donc d'utiliser pleinement la traction sur le guidon sans éprouver les extenseurs du dos et permet également de rajouter le poids du corps à la pression exercée sur la pédale. En revanche, elle a pour effet pervers de reverticaliser le rachis lombaire et d'entraîner à cet étage des inflexions latérales dangereuses pour les disques. En effet, le poids du corps se porte alternativement sur l'une puis sur l'autre pédale, déséquilibrant un système de force, dont la résultante passe par le disque L5-S1 [22]. Une autre source de sollicitations latérales néfastes pour le disque est l'inégalité de longueur non corrigée des membres inférieurs [12]. On voit donc, à la lumière de ces notions de biomécanique, que la pratique de la bicyclette peut avoir des effets variables sur le rachis lombaire selon le type d'effort effectué depuis la position économique du rouleur de plat aux contraintes excessives du champion, en « danseuse » sur son vélo lors de la montée d'un col.

### *Rachis cervical et dorsal*

Une bonne position sur le vélo n'accentue que faiblement la cyphose dorsale [18]. L'amarrage bas des muscles postérieurs du cou favorise néanmoins les contraintes musculaires. En fait, ce sont surtout les microtraumatismes répétés, surtout chez les adeptes du VTT (vélo tout terrain), qui peuvent accentuer des lésions préexistantes, notamment chez le sujet jeune porteur d'une dystrophie de croissance. Au rachis cervical, le contrôle visuel des déplacements sur la route nécessite une contraction permanente des muscles cervicaux postérieurs pour maintenir la tête redressée. Or le rachis cervical est très mobile et supporte le poids de la tête, soit 1/8$^{e}$ du poids du corps.

## Manifestations pathologiques

### *Rachis lombaire*

La pathologie lombosacrée du cycliste, lumbago, lombalgie chronique, sciatique est relativement fréquente et découle de la biomécanique déjà vue. Nous ne reviendrons pas sur la description de ces différents symptômes bien connus de tous et qui ne comporte pas d'originalité particulière. En revanche, certains points méritent d'être soulignés. On peut par exemple s'étonner d'observer à l'examen clinique chez certains coureurs un signe de Lasègue à 60 ou 70$^{o}$ alors que la pratique du vélo est encore possible, parfois même en compétition et que la position pédale basse entraîne une flexion de hanche supérieure à 80°. C'est ignorer la règle de la hauteur de la selle qui veut que la distance axe du pédalier-selle soit égale à la hauteur de l'entrejambe multipliée par 0,85 et donc que la jambe ait toujours une flexion minimale de 20 à 30° sur la cuisse [12]. L'examen clinique du cycliste lombalgique doit donc toujours comporter un temps d'examen sur le vélo et la vérification par un technicien compétent des différents paramètres qui définissent le couple « homme-machine ». En effet, la lombalgie est souvent favorisée par un cadre trop court ou trop long, une hauteur de selle mal réglée, ou encore à des pédales faussées ou des manivelles inadaptées, les réglages devant se faire à quelques millimètres près. En revanche, la forme du guidon (plat ou course) ne semble pas intervenir dans la genèse des lombalgies pourvu que la hauteur du guidon soit correcte. La visite médicale d'aptitude [19], étape incontournable avant la pratique du vélo en compétition, permet en pratique de distinguer deux groupes de postulants à la pratique de la bicyclette : ceux qui n'ont pas d'antécédent lombaire et ceux qui en ont déjà souffert. Aux premiers, il convient de souligner le risque discal qui apparaît lors de la traction excessive sur le guidon en position assise, notamment en cas de cyphose exagérée et qu'il faut réduire par une mise en « danseuse », malgré les inconvénients déjà vus, propres à cette position. Les inégalités éventuelles des membres inférieurs, souvent négligées lorsqu'elles sont modérées et à juste titre dans la lombalgie habituelle, doivent être au cours du sport cycliste soigneusement corrigées. De plus, la musculature abdominale devra être entretenue en parallèle de l'activité cycliste. Pour ceux qui ont des antécédents lombaires, il faudra au contraire souligner les effets néfastes de la mise en danseuse et leur conseiller la pratique du cyclisme en terrain plat ou peu vallonné. Pratiqué dans ces conditions, il n'est pas rare de constater une amélioration de certaines lombalgies chroniques, surtout lorsqu'elles sont en relation avec une arthrose apophysaire postérieure. De même, les canaux rétrécis arthrosiques sont souvent améliorés par une bonne pratique du cyclisme.

### *Rachis cervical et dorsal*

Les douleurs de la nuque, des trapèzes et autres muscles de la base du cou et des épaules, sont banales et peu fréquentes. Les réglages de la machine sont, là encore, d'une grande importance. Les cervicalgies, mais aussi la plupart des dorsalgies, sont dues à une potence trop longue qui va obliger la cycliste à se coucher sur sa machine et à mettre son rachis cervical en hyperextension pour regarder la route devant lui. Chez l'adolescent, le cyclisme, et notamment la pratique du VTT, par la flexion permanente qu'il impose et les micro-traumatismes transmis, semble constituer un facteur aggravant de la maladie de Scheuermann qui, comme la scoliose évolutive, constitue une contre-indication à la pratique de la bicyclette, du moins en tant que sport habituel. Les courbatures des muscles paravertébraux sont assez banales en fin de course ou dans les heures qui suivent une sortie. Elles disparaissent en règle générale en 24 à 48 heures.

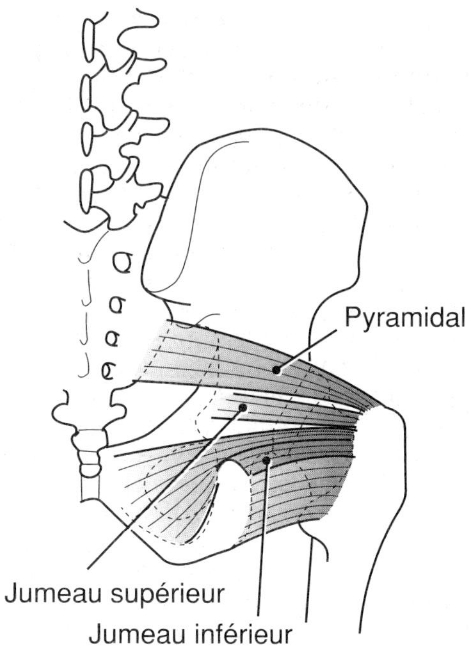


**Fig. 7. – Vue postérieure : du pyramidal ; du jumeau supérieur ; du jumeau inférieur.**

## La sciatique du cycliste, syndrome du pyramidal du bassin

### Rappel anatomique

Le muscle pyramidal du bassin ou piriformis [5] a pour origine la face antérieure du sacrum, le bord de la grande échancrure sciatique et la face externe du grand ligament sacro-sciatique. Il se termine au bord supérieur du grand trochanter (fig. 7). Recouvert par le muscle grand fessier (gluteus maximus), il se trouve à la face profonde de la fesse, au dessus du jumeau supérieur (gemellus major) avec lequel il délimite le canal sous pyramidal qui contient les nerfs et vaisseaux honteux internes, et surtout le nerf sciatique. A côté de cette description classique il existe des variations anatomiques (anomalies de la division du nerf sciatique ou passage d'une branche nerveuse à travers le muscle pyramidal) qui peuvent être une des causes possible de ce syndrome. Le muscle pyramidal est rotateur externe de hanche lorsque celle-ci est en extension et devient abducteur lorsque la hanche est en flexion.

### Symptomatologie

Le syndrome du pyramidal se présente chez le cycliste [15] comme une douleur fessière localisée, profonde, irradiant à la face postérieure de la cuisse et survenant lors d'une sortie prolongée ou à l'occasion d'une compétition. La douleur oblige parfois à l'arrêt du sport en raison de sa ténacité. Elle peut s'accompagner de paresthésies à la face postérieure de la cuisse. Bien entendu, elle pose d'abord le problème de son origine discovertébrale. Cependant, un certain nombre d'éléments anamnestiques vont permettre de penser au syndrome du pyramidal du bassin : absence de lombalgie associée, douleur accentuée ou déclenchée par la position assise prolongée sur le vélo et volontiers aggravée par le décubitus. L'examen clinique constate l'absence de tout signe rachidien et de signe de Lasègue. L'examen neurologique est normal. L'inspection peut retrouver néanmoins dans les formes traînantes une amyotrophie du grand fessier (gluteus maximus). La palpation de la fesse trouve parfois une contracture douloureuse, profonde para-sacrée. Un signe de Tinel à la percussion du nerf est rarement positif mais doit être recherché, à 3 cm sous la ligne tracée entre l'épine iliaque postéro-supérieure et le grand trochanter. Le diagnostic positif est en fait étayé par trois manœuvres réputées spécifiques [10] mettant le membre inférieur en rotation interne, rétrécissant ainsi le canal sous pyramidal. La manoeuvre de Freiberg déclenche la douleur en mettant en tension le pyramidal (adduction et rotation interne du membre inférieur en extension). La manoeuvre de Pace et Nagle reproduit la douleur par la contraction résistée du muscle (abduction contrariée en position assise). La manoeuvre de Beatty provoque la douleur en plaçant le membre inférieur en abduction et rotation externe, le patient étant en décubitus latéral du côté sain, genou fléchi reposant sur la table. Les examens d'imagerie sont fondamentaux car ils permettent d'éliminer une cause vertébrale à la douleur. Certaines observations ont pu mettre en évidence une hypertrophie du muscle à l'IRM et au scanner, par rapport au côté opposé [10]. L'électromyogramme permet parfois d'affirmer la souffrance du nerf sciatique et de différencier atteinte tronculaire et radiculaire. De plus, l'étude électrologique des muscles innervés par les nerfs fessiers supérieur et inférieur permet une approche topographique du niveau de la compression. Cette étude est encore sensibilisée par des enregistrements positionnels (manœuvre de Freiberg). Le diagnostic de syndrome du pyramidal reste néanmoins un diagnostic clinique et d'élimination des pathologies avoisinantes.

## Étiopathogénie

Trois grands types de causes sont habituellement évoquées pour expliquer le syndrome du pyramidal [10].

### *Modifications du muscle piriformis*

L'hypertrophie du piriformis est la cause la plus fréquente en pathologie sportive et plus particulièrement au cours du cyclisme. Le pied fixé sur la pédale, bassin en mouvement, tel que le réalise la position en danseuse, le pyramidal entraîne une rotation de tout le corps autour du fémur. De plus, à chaque appui sur les pédales le muscle intervient dans l'extension de la cuisse. Une surutilisation de ce petit muscle peut entraîner son hypertrophie. Les microtraumatismes répétés par la selle de la bicyclette constitue en fait la cause majeure. L'appui sur la selle, penchée en avant, les mains en bas du cintre, entraîne une compression chronique du muscle et de son paquet vasculonerveux. Il s'en suit une souffrance locale du muscle et souvent une compression vraie – tronculaire – du nerf sciatique.

*Malformations anatomiques*

Les anomalies de division du nerf sciatique ou la traversée anormale du muscle piriformis par les troncs nerveux peuvent constituer des facteurs favorisant de la souffrance locale. Ces anomalies, sans être fréquentes, se retrouvent tout de même chez près de 15 à 20 p. cent des sujets. Les travaux anatomiques de Beaton et Aanson [1] et Pecina [17] montrent que la disposition normale n'existe que dans, respectivement, 84,2 p. cent et 78,46 p. cent.

*Causes morphostatiques et autres causes indirectes*

L'inégalité des membres inférieurs encore accentuée par le pédalage entraîne un étirement du muscle avec une contraction réflexe lorsque le bassin s'incline sur le côté le plus court. L'hyperlordose et le flexum de hanche entraînent également une augmentation de la tension du piriformis. Certaines lésions de la sacro-iliaque et des modifications de l'anatomie locale du bassin peuvent entraîner également des anomalies du piriformis.

### Traitement

La correction de certaines erreurs techniques peut corriger un surmenage du pyramidal : position trop à l'avant ou trop à l'arrière à modifier, grands braquets à éviter et bien sûr adapter parfaitement le sportif à sa machine. Le manque d'entraînement ou le surentraînement provoquent l'un et l'autre de mauvaises positions sur la selle [14] (tendance à se mettre en « bec » de selle pour améliorer l'efficacité des ischio-jambiers). En cas de douleur persistante, la mise au repos pendant quelques semaines, les anti-inflammatoires, la kinésithérapie (massages réflexes et profonds, physiothérapie) suffisent généralement. L'infiltration locale est de pratique délicate. Le traitement chirurgical par neurolyse du sciatique et section du piriformis est exceptionnellement indiqué. Préventivement, on insistera sur la pratique des étirements spécifiques du muscle piriformis dans la préparation physique des coureurs cyclistes.

## Pathologie tendineuse du genou

Les tendinopathies du genou sont fréquentes chez le cycliste.

### Tendinites de la « patte d'oie »

Ce sont les plus fréquemment rencontrées [9]. La « patte d'oie » [6] est la terminaison en éventail sur la face interne du genou des tendons du couturier (sartorius), du droit interne (gracilis) et du demi-tendineux (semi-tendinosus). Ces tendons se disposent en un plan superficiel formé par le tendon du couturier, séparé par une bourse séreuse du plan profond réunissant le demi-tendineux et le droit interne. Le plan profond est séparé du ligament latéral interne par une bourse séreuse communiquant avec la bourse superficielle, et dont la limite supérieure affleure une horizontale passant par la tubérosité antérieure du tibia. Ils sont fléchisseurs et rotateurs internes du tibia sous le fémur ; ils assurent la stabilité en rotation de la jambe fléchie.

La douleur siège sur la face interne du genou à deux travers de doigt au dessous de l'interligne, en arrière de la tubérosité tibiale antérieure. Il existe parfois une irradiation à la jambe. La douleur persiste souvent au repos, mais elle est aggravée par la marche et la descente des escaliers, et bien sûr par le pédalage. A l'examen, on palpe un point douloureux précis situé nettement au dessous de l'interligne articulaire. La flexion contrariée et la rotation externe reproduisent la douleur. Il est parfois possible de palper des nodosités tendineuses. Une tuméfaction avec hyperthermie cutanée, placard érythémateux, traduit une bursite [6] qui peut parfois être ponctionnée.

Les radiographies sont généralement normales.

Le traitement comporte, outre les moyens habituels non spécifiques, la recherche d'un trouble de la rotation tibiale : vérification de la position des cales ou de la pédale automatique et recherche d'un axe de pédale faussé.

### Tendinites de l'appareil extenseur

Elles touchent le tendon rotulien, le tendon quadricipital, les ailerons rotuliens [11]. Une rupture du tendon quadricipital peut s'observer chez le cycliste de haute compétition.

La survenue des ces tendinopathies de l'appareil extenseur doit faire rechercher :

• un effort anormal : braquet trop grand, pédalage en danseuse excessif, sprints trop intenses ou trop fréquents, parcours sur chaussée dégradée ;

• un défaut technique générateur d'une hyperflexion du genou : manivelles trop longues, selle trop basse, cadre trop ramassé, selle pointée vers le bas, position trop avancée sur la selle.

### Tendinopathies de la face externe du genou

Elles ont en commun d'être souvent provoquées chez le cycliste par une rotation interne excessive du tibia. Il convient alors de vérifier, outre le matériel (cales, pédales) la liberté de la mobilité de la cheville. En effet un pédalage souple nécessite une flexion dorsale de la cheville d'au moins 15° ; les enraidissements de la cheville obligent le cycliste à effectuer une hyperpronation pour franchir le point mort supérieur ce qui entraîne une hyper-rotation interne du tibia. Dans la tendinite du biceps, la douleur siège à la tête du péroné [20] avec parfois un épanchement de la bourse séreuse qui lui est annexée. Le traitement comporte les corrections techniques et un traitement non spécifique : repos initial de 15 à 30 jours, physiothérapie, anti-inflammatoires non stéroïdiens, infiltrations locales.

Le syndrome de balayage du fascia lata contre la face externe du condyle s'observe beaucoup moins fréquemment chez le cycliste que chez le coureur à pied.

### Les tendinopathies de la face postérieure du genou

La douleur d'insertion des jumeaux siège à la partie supérieure du creux poplité. La lésion du plantaire grêle qui peut aller jusqu'à la rupture (avec apparition d'un hématome) peut être confondue avec celle des jumeaux.

## Pathologie articulaire du genou

La « patelle cornue » du cycliste [3] est une réaction ostéophytique par hyperutilisation, bien visible sur le cliché de profil. Elle peut rester totalement asymptomatique, et l'on ne doit pas rattacher abusivement une gonalgie à ces images parfois exubérantes. Les syndromes rotuliens sont fréquents chez les cyclistes, surtout en fin de carrière. Ils justifient la recherche d'une dysplasie. Ils sont rebelles et leur traitement difficile. La pathologie de la plica synoviale interne ne semble pas fréquente dans le cyclisme.

## Thérapeutique

Le rôle de l'hypertrophie musculaire dans la survenue des tendinites est discuté quand il s'agit d'une hypertrophie « physiologique » due simplement à l'entraînement. Par contre, de Mondenard signale la grande fréquence des tendinites quand les anabolisants étaient couramment employés par les coureurs. Il n'existe aucun rapport prouvé entre hyperuricémie et tendinite. Le cycliste peut souffrir d'une tendinopathie ou d'une bursite dans le cadre d'une affection indépendante de son sport d'élection, maladie des calcifications tendineuses multiples ou rhumatisme inflammatoire. Enfin, les tendinopathies, affections dont le diagnostic repose le plus souvent sur des éléments d'interrogatoire et des données subjectives quant à l'intensité douloureuse, sont un prétexte pour abandonner une compétition quand les résultats ne répondent pas aux espérances ou à la réputation d'un sportif. Le praticien confronté à un sportif de compétition exposé aux contrôles antidopage devra adapter son traitement au calendrier des épreuves et prévenir son patient de l'utilisation éventuelle de drogues éventuellement interdites.

### Les moyens

*La mise au repos du tendon douloureux* par l'arrêt du mouvement sportif pendant une durée que l'on conseille généralement proche de quatre semaines est logique, efficace, mais souvent difficile à faire accepter.

*Les agents physiques :* très à la mode chez le sportif, peut-être à cause de leur aspect « technologie de pointe » qui leur confère un côté élitiste et magique : ultrasons, courant de basse et moyenne fréquence, ionisation, laser, ondes-radar, magnétothérapie.

*Les agents thermiques :* le froid lors des crises aiguës, la chaleur dans les formes chroniques.

*Les massages :* surtout le massage transversal profond (mais jamais sur une ténosynovite)

*Les anti-inflammatoires non stéroïdiens :* on les essaie toujours, mais ils sont rarement efficaces par voie générale.

*Les infiltrations locales de corticoïdes,* en respectant les contre-indications et la technique générale. Le risque de rupture tendineuse doit rendre leur utilisation très prudente dans les tendinopathies de l'appareil extenseur.

### Traitement préventif

Influence de la température [16] : l'élasticité des tendons augmente avec la température. Il faut insister sur l'échauffement progressif, par exemple en débutant la séance avec un petit braquet, mais aussi sur le port de vêtements adaptés. La déshydratation joue un rôle dans la fragilité tendineuse. Il faut assurer une bonne hydratation pendant l'effort et ne pas laisser croire au coureur que « boire coupe les jambes ».

## L'endofibrose iliaque externe

Il s'agit d'une claudication vasculaire d'effort qui touche électivement le cycliste de haute compétition, qui a commencé tôt ce sport et qui a parcouru plus de 50 000 km dans sa carrière. Il n'est donc pas question d'envisager ce diagnostic chez un cycliste de loisir. Cette pathologie est liée à un allongement, à un coudage et à un rétrécissement du calibre de l'artère iliaque externe dans son trajet dans le bassin. Les tractions sur cette artère mobile, par les coups de pédale seraient à l'origine de sa déformation. Lors d'efforts intenses, il se produit une hypoxie des muscles des membres inférieurs [12].

L'affection touche les coureurs de 20 à 29 ans ; la symptomatologie comporte :

– une douleur du membre inférieur prenant son origine dans la cuisse ; cette douleur s'accompagne d'une sensation de paralysie, de « jambe qui ne répond plus » ;

– une sensation de grosse cuisse ; cette sensation de cuissard trop serré est bien connue des cyclistes, mais dans l'endofibrose elle revêt un caractère très particulier car elle survient toujours dans un effort maximal : sprint, montée violente, attaque, course contre la montre et elle oblige à interrompre cet effort.

L'examen clinique est normal ; la prise des pouls aux membres inférieurs est normale ; il est exceptionnel de percevoir un souffle sur le trajet de l'artère.

La plupart des examens complémentaires n'apportent que des éléments négatifs : radiographie, scanner, phlébographie, électromyogramme. L'artériographie est souvent normale. L'échographie peut montrer un épaississement de la paroi artérielle. Le Doppler artériel n'est perturbé au repos qu'en cas d'oblitération complète de l'artère ce qui n'est pas habituellement le cas. En fait, le diagnostic ne peut être établi que par un test d'effort sur bicyclette avec prise de tension aux bras et aux chevilles avant et après un effort reproduisant la douleur. L'effondrement de la tension à la cheville du côté atteint signe le diagnostic.

Le traitement de l'endofibrose iliaque externe est uniquement chirurgical. Il nécessite donc un diagnostic précis qui, bien entendu, est affaire de spécialistes habitués à cette pathologie rare et apanage des champions.

## Pathologie de la selle

### La compression du nerf honteux interne

La compression du nerf honteux interne entre la selle et la face interne de l'ischion est une complication neurologique classique des longs trajets à vélo. Souvent favorisée par le froid elle survient le plus souvent lors de la position en « bec de selle ». Elle entraîne un certain degré d'insensibilité de la verge, plus rarement des fuites urinaires. Elle cède facilement aux changements de position et à la modification de l'inclinaison de la selle.

### Le « troisième testicule » du cycliste

Les microtraumatismes répétés pendant des jours et des jours de course entre le bec de la selle et le périnée, notamment chez les coureurs des 6 jours, favorisent parfois l'apparition d'un kyste fibreux liquidien du périnée, dont l'aspect rappelle un hygroma et qui, rarement il est vrai, peut prendre une certaine grosseur et évoquer « un troisième testicule ».

### La bursite ischiatique

Le poids du corps du cycliste repose sur ses ischions qui s'appuient sur chaque côté de la selle. Celle-ci doit être adaptée à la largeur du bassin du coureur ; en particulier, les femmes, dont le bassin est plus large utilisent en course des selles plus larges. Le contact prolongé des tubérosités sur la selle, peut provoquer l'inflammation d'une bourse séreuse qui est située entre la tubérosité et les muscles fessiers. La douleur est souvent localisée mais elle peut s'accompagner d'irradiations à la face postérieure de la cuisse et de dysesthésies. Le traitement comporte le repos, les anti-inflammatoires, les infiltrations et une tentative de modification de la selle et de la position.

## CONCLUSION

La pathologie que nous avons abordée concerne essentiellement le pratiquant de bon niveau. En loisir, la pratique occasionnelle du cyclisme est rarement à l'origine de manifestations pathologiques. Elle doit néanmoins être déconseillée aux sujets porteurs de cervicalgies invalidantes, d'arthropathies des mains ou des poignets, ainsi que d'un syndrome fémoropatellaire. En revanche, l'arthrose interapophysaire postérieure, la coxarthrose, peuvent bénéficier de la pratique du cyclisme.

Quoiqu'il en soit, il convient toujours de conseiller l'utilisation d'un matériel bien réglé, et adapté à l'anatomie du sujet.

## RÉFÉRENCES


1. Beaton L.E., Anson B.J. – The relation of the sciatic nerve and its subdivisions to the piriformis muscle. *Anat. Rec.* 1937 ; *70 :* 1-5.
2. Commandré F. A., Dirix A., Gaspérini M. – Aptitude et contre-indication d'origine locomotrice chez le postulant au cyclisme de compétition. *Med. et Hyg.* 1982 ; *40 :* 1199-1206.
3. Commandré F., Viani J.L., Le Lay C. – Cyclisme. La « patelle cornue » du cycliste. *Med. Sport* 1977 ; *51* (n° spécial) : 12-13.
4. Commandré F. – La biomécanique du coureur cycliste. *Symbiose* 1979 ; *11 :* 197-207.
5. Daniels L., Worthingham C. – *Le bilan musculaire, technique de l'examen clinique.* Paris, Ed. Maloine, 1990.
6. Fuster J.-M. – *Les tendinopathies du genou chez le cycliste.* Mémoire pour le D.U. de pathologie de l'appareil locomoteur liée au sport. Université Paris VII. Faculté Xavier Bichat, 1984.
7. Griffié R. A., Monod H. – Etude électromyographique du pédalage sur bicycle ergométrique. *Le travail humain* 1956 ; *19 :* 287-296.
8. Jouppe B. – *Cyclisme et lombalgie.* Mémoire pour le D.U. de pathologie de l'appareil locomoteur liée au sport. Université Paris 7. 1990. (Nombreuse références).
9. Judet H., Porte G. – *Médecine du cyclisme.* Paris, Ed. Masson, 1983.
10. Kouvalchouk J.-F, Bonnet J.-M., Mondenard J.-P. de – Le syndrome du pyramidal. A propos de 4 cas traités chirurgicalement et revue de la littérature. *Rev. Chir. Orthop.* 1996 ; *82 :* 647-657.
11. Lagier C., Bénézis C. – Les tendinites du genou. (98-104). *In* : *Genou et médecine de rééducation.* Paris, Ed. Masson, 1978.
12. Mondenard J.-Ph. de – *Technopathies du cyclisme.* Paris, Ciba-Geigy, 1989.
13. Mondenard J.-Ph. de – Syndromes canalaires du poignet chez le cycliste (pp. 121-127). *In* : C. Leclercq, A. Gilbert, *Lésions de la main chez le sportif.* Paris, Ed. Frison-Roche, 1996.
14. Mondenard J.-Ph. de – Le Cyclisme (dossier). 2. Le mal du sport assis. *La pratique médicale* 1985 ; n°32 : 13-20.
15. Mondenard J.-Ph. de – La sciatique du cycliste. *Velotonic* 1991 ; n°3 : 64-66.
16. Piednoir F., Meunier G., Pauget P. – *La bicyclette. Aspects pratiques et médicaux.* Paris, Edit. Chiron. 1982.
17. Pecina M. – Contribution to the etiological explanation of the piriformis syndrome. A case report. *Acta anat.* 1979 ; *105 :* 181-187.
18. Porte G. – *Médecine et traumatologie du cyclisme.* Paris, Roussel, 1986.
19. Porte G. – Le cyclisme (pp. 38-50). *In* : *Symptômes, collection sport.* Numéro spécial. Supplément au n° 4554 du quotidien du médecin. Paris, 1990.
20. Simon L., Claustre J. – Pathologie périarticulaire du genou. *Cahiers Médic.* 1982 ; *8 :* 34-37.
21. Van Elegem P. – Cyclisme et pathologie chronique. *Acta Orthop. Belg.* 1983 ; *49*, 1-2 : 88-100.
22. Weisse J. – *Pathologie rachidienne liée à la pratique du cyclisme.* Thèse Médecine. Nancy, 1987. (Nombreuses références).

# Manifestations rhumatologiques de l'hypothyroïdie

Ph. VINCENEUX, A. GRASLAND, J. POUCHOT

L'hypothyroïdie est une affection fréquente, qui pourrait toucher environ 1 p. cent des femmes adultes [31], et être présente dans sa forme infra-clinique (définie par une élévation isolée du taux de « *thyroid stimulating hormone* (TSH) ») chez plus de 10 p. cent des femmes âgées de plus de 60 ans [51].

Depuis la première description de cette symptomatologie, attribuée à Sir William Gull en 1874 [25], des manifestations rhumatologiques variées ont été rapportées au cours de l'hypothyroïdie, qu'elles viennent parfois révéler. Il peut s'agir de symptômes articulaires ou abarticulaires, d'une myopathie, d'une souffrance nerveuse périphérique, de manifestations osseuses, de l'association de maladies systémiques et d'une hypothyroïdie de mécanisme auto-immun, ou encore des conséquences thyroïdiennes de thérapeutiques utilisées pour le traitement des maladies rhumatismales.

Certains de ces problèmes ont déjà été traités dans *L'actualité rhumatologique* par J.P. Rouaud en 1971 [43], par M.Ch. de Vernejoul en 1988 [48] et par B. Naveau en 1993 [36]. Nous limiterons donc notre propos au rappel de ces principaux éléments et surtout à la synthèse des notions nouvelles.

## MANIFESTATIONS ARTICULAIRES

Les manifestations articulaires ont été les premières complications rhumatologiques décrites au cours de l'hypothyroïdie. Il peut s'agir de douleurs et d'un enraidissement articulaire modérés mais, dans un petit nombre de cas, il existe des arthropathies objectives qui prennent parfois la forme d'une polyarthrite [25].

## Rhumatisme myxœdémateux

Le « rhumatisme myxœdémateux », décrit par Bland et Frymoyer en 1970, se traduit par l'association d'arthralgies, d'une raideur et d'une synovite avec épanchement, le plus souvent sans signe inflammatoire local [43]. L'atteinte est polyarticulaire, touchant particulièrement les genoux, ainsi que les articulations métacarpophalangiennes et métatarsophalangiennes, et peut ainsi simuler une polyarthrite rhumatoïde [43]. Les radiographies ne montrent pas d'érosion articulaire, mais révèlent dans quelques cas un aspect d'enfoncement d'un plateau tibial. Le liquide articulaire est abondant, visqueux, sans hypercellularité ni élévation du taux des protéines. Cette atteinte articulaire est interprétée comme une conséquence directe de l'insuffisance de sécrétion thyroïdienne, car le seul traitement hormonal substitutif suffit à faire disparaître l'ensemble des symptômes, à l'exception des lésions du plateau tibial [43]. Les lésions pourraient être dues à l'accumulation d'acide hyaluronique dans l'articulation, entraînant une modification de la constitution du collagène [32], fragilisant le cartilage et induisant une instabilité articulaire facteur de micro-traumatismes [25, 43].

Cette description initiale a été ultérieurement complétée par d'autres travaux. En 1975, Dorwart et Schumacher [9] décrivent 12 nouvelles observations dont 7 sont associées à une chondrocalcinose authentifiée par radiographie et/ou par étude du liquide synovial. Les manifestations articulaires sont proches de celles décrites antérieurement, avec notamment dans trois cas un aspect d'enfoncement du plateau tibial. Il s'y ajoute dans 4 cas une ténosynovite des fléchisseurs de la main et dans 4 cas un kyste poplité. La biopsie synoviale, pratiquée dans 5 cas, montrait un simple épaississement, sans infiltration par des cellules inflammatoires.

La survenue d'érosions articulaires a été rapportée dans quelques cas supplémentaires, intéressant l'acétabulum [32], le plateau tibial [37], et surtout les articulations interphalangiennes des mains [15, 37] ou des pieds. Dans tous les cas, le tableau clinique et radiologique était notablement amélioré par le traitement substitutif.

## Arthropathies associées aux thyroïdites auto-immunes

Une atteinte articulaire différente a été rapportée en 1984 par Le Riche et Bell chez des patients atteints de thyroïdite de Hashimoto (TH), affection dont l'évolution naturelle se fait dans la majorité des cas vers l'hypothyroïdie. Il s'agissait d'une série de 15 patients atteints d'une polyarthrite se distribuant de manière symétrique et distale aux articulations périphériques [30]. Douze de ces 15 patients avaient une TSH élevée, mais 2 d'entre eux seulement avaient une hypothyroïdie patente. Les 9 patients ayant une sérologie rhumatoïde positive avaient plus souvent une synovite sévère, des nodules rhumatoïdes, des érosions articulaires, et un groupe HLA DR4 (6/9 vs 1/6) [30]. Cette symptomatologie persistait sous traitement substitutif, et nécessitait le recours aux anti-inflammatoires non stéroïdiens ou aux corticoïdes. Pour les auteurs, il peut ainsi exister deux types de polyarthrites associées à la thyroïdite de Hashimoto : la polyarthrite rhumatoïde (PR) d'une part, dans le cadre des maladies auto-immunes multiples, et d'autre part une polyarthrite apparemment directement liée à la thyroïdite [30].

Cette description a été reprise récemment par Punzi et coll. [40] avec l'étude de 33 patients ayant une atteinte articulaire inflammatoire et une TH, chez lesquels les investigations et l'évolution ultérieure ont permis de porter le diagnostic de PR dans 8 cas, et de polyarthrite (8 cas) ou d'oligoarthrite (17 cas) non classées dans 25 cas. Parmi ces patients, 21 développent une hypothyroïdie : 7/8 PR (87 %), 4/8 polyarthrites non PR (50 %) et 10/17 oligoarthrites (59 %). La survenue d'érosions osseuses n'est observée que parmi les patients atteints de PR (4/8 = 50 %). Les 8 patients atteints de PR gardent une évolutivité importante, nécessitant le recours aux anti-inflammatoires non-stéroïdiens, aux corticoïdes et aux traitements de fond. A l'inverse, la majorité des patients atteints d'oligoarthrite ou de polyarthrite non rhumatoïde sont en rémission spontanée ou ne nécessitent que des traitements anti-inflammatoires mineurs ou intermittents. La pathogénie de cette atteinte oligo- ou polyarticulaire reste inconnue, mais, selon Punzi et coll. [40], pourrait être due à un effet direct des anticorps anti-thyroïdiens sur les structures articulaires. L'absence d'érosions articulaires pourrait être le fait du terrain HLA DR3, fréquent chez les patients ayant une arthropathie liée à la thyroïdite. Il a été en effet démontré que la sécrétion d'IL1, cytokine impliquée dans la destruction articulaire, est diminuée chez les patients porteurs du groupe DR3 ; or, dans l'étude de Punzi, parmi les 11 patients ayant eu une ponction articulaire, l'IL1 ß n'était détectable que chez les 3 patients atteints de PR.

## Association hypothyroïdie - chondrocalcinose articulaire

L'association hypothyroïdie-chondrocalcinose articulaire (CCA) a été signalée initialement par Dorwart et Schumacher en 1975 dans une série de patients ayant un tableau de myxœdème floride et une atteinte articulaire, parmi lesquels 7 sur 11 avaient un aspect radiologique évocateur de CCA, et 6 sur 8 des cristaux de pyrophosphate de calcium dans le liquide articulaire [9]. Le tableau de CCA était particulier par l'absence de crise de pseudo-goutte chez les malades non traités. De plus, dans 4 cas sur 6, les cristaux se trouvaient dans un liquide non inflammatoire, avec un nombre de cellules inférieur à $1000/mm^3$ ; il existait pourtant des cristaux en position intra-cellulaire, mais qui, contrairement à ce qui est observé habituellement dans la CCA, étaient situés dans des cellules mononucléées. Pour expliquer l'absence d'accès articulaire aigu malgré la pénétration intra-articulaire des cristaux, les auteurs évoquent la présence d'acide hyaluronique de haut poids moléculaire, qui serait susceptible d'inhiber la phagocytose des cristaux par les polynucléaires neutrophiles.

A la suite de cette publication, cette association a été d'abord confirmée, puis remise en question par des études de méthodologie plus rigoureuse [7, 20, 32] (tableau I).

TABLEAU I. – **Résultats des études comparant la fréquence de la CCA chez les patients hypothyroïdiens et chez des sujets témoins.**

| *Auteur* | *Références* | *Nombre de CCA* | | *P* |
|---|---|---|---|---|
| | | */malades* | */témoins* | |
| *Komatireddy* | 24 | 2/49 | 1/39 | NS* |
| *Visinoni* | 49 | 2/60 | 1/59 | NS* |
| *Job-Deslandre* | 20 | 17/100 | 10/100 | NS* |

* NS = non significatif.

Une étude transversale de population, portant sur 1375 sujets « survivants » de la cohorte de l'étude de Framingham étudiés par Chaisson et coll. [7] confirme l'absence de liaison entre hypothyroïdie et CCA, et suggère même un effet protecteur de l'hypothyroïdie, avec un odds ratio à 0,41 pour les patients ayant une TSH élevée comparés aux patients euthyroïdiens. Il faut toutefois noter que la plupart des travaux effectués portent sur des hypothyroïdies minimes ou purement biologiques, et que l'association de la CCA avec le myxœdème floride ne peut sans doute pas être formellement écartée.

## Association hypothyroïdie - goutte

Les résultats des premières études concernant l'association entre goutte et hypothyroïdie, analysés par J.P. Rouaud en 1971 [43], étaient discordants, la relation positive initialement observée ayant été ultérieurement remise en cause. Les travaux réalisés depuis cette mise au point sont peu nombreux. Deux études peuvent néanmoins être citées :

– dans un groupe de 837 hommes goutteux hospitalisés étudié par Durward [11], l'analyse rétrospective des dossiers trouve 8 cas d'hypothyroïdie, contre 1 seul cas dans un groupe témoin apparié ;

– l'étude prospective menée par Erickson et coll. [12] chez 54 patients ayant une goutte confirmée par analyse du liquide synovial, montre une augmentation significative de la prévalence de l'hypothyroïdie chez les patients par rapport aux sujets témoins (15 % vs 4 %). De plus, le taux moyen de TSH chez les patients goutteux euthyroïdiens (TSH $< 6.0$ µU/ml) est significativement plus élevé que celui des sujets témoins.

Toutes ces données plaident en faveur d'une association significative entre la goutte et l'hypothyroïdie, même dans les formes minimes. Le mécanisme pourrait être lié à une diminution de la clairance rénale de l'acide urique au cours de l'hypothyroïdie, réversible sous traitement hormonal substitutif [11, 12].

### Autres manifestations articulaires

L'hypothyroïdie congénitale ou apparaissant dans l'enfance [26, 32] s'accompagne d'**anomalies squelettiques**, avec retard d'apparition des points d'ossification et des dents, petite taille et dysgénésie épiphysaire. Ces anomalies peuvent toucher plusieurs épiphyses et être responsables d'un aspect proche de celui de la **dysplasie polyépiphysaire**. A la hanche, il peut en résulter une **épiphysiolyse** responsable d'une déformation en coxa vara [32].

La survenue d'une **ostéonécrose aseptique** au cours de l'hypothyroïdie, a été rapportée par Rubinstein en 1977 [44], chez 5 patients après 1 à 17 ans d'évolution. Il s'agissait d'une atteinte du semi-lunaire chez 2 femmes et de la tête fémorale chez 3 hommes. Plusieurs facteurs étiologiques peuvent être mis en cause : diminution du débit cardiaque et du volume plasmatique, augmentation des résistances vasculaires, diminution du remodelage osseux et augmentation du taux des lipides circulants. En l'absence d'une étude de méthodologie rigoureuse, la réalité de cette association ne peut cependant être affirmée.

La **capsulite rétractile** n'a été rapportée que dans un seul cas au cours de l'hypothyroïdie [5]. Il s'agissait d'un homme de 51 ans chez lequel l'hypothyroïdie a été découverte lors du bilan d'une atteinte rhumatismale complexe, associant une myopathie proximale, une oligo-arthrite et une capsulite rétractile des deux épaules.

Quelques cas d'**érosions articulaires** ont été rapportés au cours des arthropathies de l'hypothyroïdie [15, 37]. Cependant, le dosage systématique de la TSH dans un groupe de 16 femmes post-ménopausiques ayant une **arthrose érosive** des doigts ne révèle pas d'augmentation de la fréquence de l'hypothyroïdie au cours de cette affection [15]. Surtout, l'étude des 1 375 « survivants » de la cohorte de Framingham ne trouve aucune association entre la survenue d'une gonarthrose et la présence d'une hypothyroïdie [7].

## MANIFESTATIONS MUSCULAIRES

L'atteinte musculaire peut être considérée comme faisant partie intégrante du tableau de l'hypothyroïdie, et un nombre relativement important d'observations décrivant cette association a été rapporté. Lorsqu'on les recherche systématiquement, ces manifestations sont présentes chez 30 à 80 p. cent des patients hypothyroïdiens [28] et, pour certains auteurs, l'hypothyroïdie pourrait rendre compte de 5 à 10 p. cent des myopathies acquises [23]. Même si les formes les plus graves sont habituellement rencontrées au cours des hypothyroïdies patentes [23], il ne semble pas y avoir de corrélation systématique entre le degré de déficit hormonal et l'importance de la myopathie [28] ; c'est ainsi que la symptomatologie musculaire peut venir révéler l'hypothyroïdie [28], parfois de manière bruyante lorsqu'il existe une insuffisance rénale [29] ou une toxicité musculaire médicamenteuse [14]. Cette symptomatologie semble pouvoir compliquer toutes les hypothyroïdies, quelle qu'en soit l'étiologie [28].

## Clinique

Les symptômes cliniques sont le plus souvent discrets et doivent être recherchés par un interrogatoire systématique. Il peut s'agir d'un simple ralentissement moteur associé à des myalgies, des crampes, une sensation d'enraidissement musculaire ou une fatigabilité anormale, retrouvés à un interrogatoire orienté dans plus de la moitié des cas [14]. Ces symptômes prédominent aux racines, sont accentués par l'effort et par le froid, peuvent s'accompagner d'un certain degré de faiblesse et d'un retard à la décontraction musculaire après percussion des réflexes [28].

Dans un petit nombre de cas, les symptômes apparaissent au premier plan, en réalisant des tableaux cliniques particuliers, susceptibles d'égarer le diagnostic :

– La **myopathie hypertrophique** est bilatérale et habituellement symétrique, intéressant les muscles proximaux (trapèzes et deltoïdes notamment) et/ou distaux (triceps sural) [10, 22], conférant au malade un aspect pseudo-athlétique généralisé, ou localisé. Cette augmentation de volume s'accompagne d'une induration musculaire avec empâtement douloureux à la palpation [28]. Dans 60 à 90 p. cent des cas, la percussion musculaire provoque une réaction pseudo-myotonique, bien mise en évidence au mollet, au biceps ou à l'éminence thénar. Cette « pseudo-hypertrophie » sans augmentation de la force musculaire est décrite par les auteurs anglo-saxons sous le nom de « syndrome d'Hoffman » [22], alors que ce terme est réservé par les auteurs français à la pseudo-myotonie pure, sans hypertrophie [28]. Chez l'enfant, la forme hypertrophique est désignée sous le nom de syndrome de Kocher-Debré-Semelaigne [22] ou syndrome d'Hercule [23].

– Les **formes pseudo-polymyositiques** [14, 16, 18] correspondent dans la plupart des cas à la simple accentuation de la symptomatologie musculaire liée à l'hypothyroïdie, qui apparaît au premier plan et peut masquer l'endocrinopathie. Il ne s'agit cependant pas d'une véritable myosite, puisque la biopsie musculaire ne montre pas de lésions inflammatoires. Néanmoins, dans un cas d'hypothyroïdie secondaire à une thyroïdite de Hashimoto révélée par une rhabdomyolyse avec insuffisance rénale [16], la biopsie musculaire montrait, en plus d'un dépôt de muco-polysaccharides, une nécrose musculaire accompagnée d'une infiltration cellulaire inflammatoire.

– On peut encore citer des formes exceptionnelles, dont il existe des observations isolées : la **forme atrophique et pseudo-myopathique** qui prédomine aux ceintures, et dans laquelle l'atrophie musculaire évolue parallèlement à la faiblesse et à l'hypotonie [28], la **forme atropho-hypertrophique** qui associe à la forme hypertrophique une atrophie distale d'origine neurogène périphérique [28], et la **myopathie axiale**, avec atrophie des muscles spinaux visible au scanner et responsable d'une cyphose dorso-lombaire [33, 35].

– Au cours de ces dernières années, plusieurs auteurs ont décrit la survenue de **rhabdomyolyse**, déclenchée par une prise médicamenteuse et favorisée par une hypothyroïdie sous-jacente, qu'elle vient souvent révéler [14, 29, 41, 45]. Dans les cas rapportés, il existe une élévation importante des CPK et souvent une myoglobinémie. L'observation rapportée par Schlienger et coll. [45] illustre bien le rôle respectif de l'hypothyroïdie et des fibrates : dans un premier temps, le simple arrêt du fénofibrate permet de normaliser le tableau clinique et biologique en quelques jours, alors même que l'hypothyroïdie persiste ; ultérieurement, après correction du déficit hormonal, la réintroduction du fénofibrate est parfaitement tolérée, sans récidive de la myolyse [45].

Ces données conduisent à proposer d'évoquer, et le cas échéant d'éliminer par des dosages appropriés, une hypothyroïdie à l'origine d'une hypercholestérolémie avant de traiter celle-ci par le fénofibrate ; ces recommandations valent probablement pour l'ensemble des fibrates, ainsi que pour les statines [45]. L'existence d'une insuffisance rénale, aiguë ou chronique, augmente encore le risque de myolyse [29, 45].

## Biologie

Les enzymes musculaires sont élevées dans 70 à 90 p. cent des cas d'hypothyroïdie [10, 33]. Il s'agit surtout des CPK, avec une augmentation le plus souvent modérée, mais qui peut être importante notamment lorsque l'insuffisance thyroïdienne est marquée [10] ou dure depuis longtemps [33]. Cette élévation porte exclusivement sur la fraction MM, traduisant l'atteinte isolée des muscles squelettiques [23] ; elle serait mieux corrélée à la sévérité de l'hypothyroïdie qu'à la gravité de l'atteinte musculaire [14, 28]. Ces anomalies disparaissent quelques semaines après la mise au traitement et l'obtention de l'euthyroïdie [10, 33]. Les autre enzymes musculaires, aldolase, transaminases, lacticodéshydrogénase, évoluent de la même manière [10, 23].

## Électromyogramme

Les anomalies de l'électromyogrammme (EMG) témoignant de l'atteinte musculaire ne sont pas constantes au cours de la myopathie thyroïdienne, mais concernent plus d'un malade sur deux [10, 18]. Ces anomalies sont diffuses, prédominant sur les muscles proximaux [10], et régressent avec le traitement hormonal [10, 23] ; elles sont souvent minimes, et peuvent être associées à des anomalies neurogènes [10, 23]. Il s'agit de potentiels positifs lents et répétitifs, d'un aspect de fibrillation présente au repos ou d'une diminution de durée et d'amplitude des potentiels d'action qui sont souvent polyphasiques [14, 18, 22].

## Histologie

Les études histologiques concernant la myopathie de l'hypothyroïdie sont en nombre limité, et beaucoup d'entre elles montrent un muscle normal ou des anomalies minimes [10, 18] ; elles n'apparaissent que 4 à 8 semaines après thyroïdectomie chez l'animal [10]. En microscopie optique, on observe parfois un début de dégénérescence fibrillaire, avec atrophie des fibres de type 2, prédominance des fibres de type 1 et début de régénération avec internalisation et centralisation des noyaux [10, 18]. En microscopie électronique, il peut s'agir d'altérations mitochondriales aspécifiques ou de dépôts extra-cellulaires de substance mucoïde et mucopolysaccharidique [10, 28].

### Évolution sous traitement

La myopathie hypothyroïdienne est sensible au traitement substitutif, qui guérit les myopathies minimes et la forme hypertrophique, et améliore plus lentement la forme atrophique [10, 28]. Dans certains cas, une accentuation transitoire des symptômes musculaires [5] apparaît au début du traitement, et persiste quelques semaines avant de disparaitre malgré la poursuite du même traitement [23]. Après la disparition de la douleur et de la raideur, la force musculaire augmente progressivement, permettant la reprise des activités répétitives. Les enzymes musculaires se normalisent en quelques semaines à quatre mois [10, 22]. La consistance anormale du muscle et l'hypertrophie musculaire diminuent le plus souvent dans les deux ou trois premiers mois, mais persistent parfois pendant 6 à 10 mois [22, 23].

### Physiopathologie

Le mécanisme de la myopathie hypothyroïdienne n'est pas clairement établi. L'aspect de la biopsie, l'absence d'anticorps anti-muscle et l'effet du traitement hormonal rendent improbable un mécanisme immunologique [18]. Ce tableau est observé dans les insuffisances thyroïdiennes basses comme dans les formes hautes, hypothalamo-hypophysaires, dans lesquelles l'insuffisance corticotrope associée pourrait jouer un rôle [52]. L'élévation des enzymes musculaires pourrait être due à une modification de la perméabilité membranaire [10] ; l'hypertrophie du muscle reflèterait plus l'hypertrophie ou l'augmentation du nombre de fibres que l'augmentation de la quantité de tissu conjonctif [10]. Le dépôt musculaire d'acide hyaluronique sous l'effet de l'excès de TSH ne peut être le mécanisme prédominant, puisque cette atteinte musculaire est également observée dans les formes hautes [33]. Pourraient également intervenir une altération structurelle des mitochondries [10], un ralentissement de la circulation lymphatique [33] et/ou un effet direct des hormones thyroïdiennes sur le fonctionnement des fibres musculaires [10].

## Fibromyalgie (syndrome polyalgique idiopathique diffus)

La présence de myalgies diffuses peut parfois faire évoquer l'existence d'une fibromyalgie [32]. Dans certains cas, le diagnostic est confirmé par la présence des points spécifiques [6, 33], mais la réalité de la relation entre ces deux affections n'est cependant pas démontrée. Dans une étude systématique menée chez 100 patients hypothyroïdiens, Carette et Lefrançois [6] identifient 19 patients ayant des symptômes évocateurs de fibromyalgie, mais dont 5 seulement ont les critères spécifiques de cette affection. Le traitement hormonal substitutif améliore le tableau clinique dans 10 cas sur 19, dont 3 ayant les critères de fibromyalgie. La comparaison de ces chiffres avec les études menées dans la population générale semble montrer que la fréquence de cette maladie n'est pas sensiblement augmentée au cours de l'hypothyroïdie.

## MANIFESTATIONS NEUROLOGIQUES

### Syndromes canalaires

La survenue d'un **syndrome du canal carpien** au cours de l'hypothyroïdie était déja signalée par J.P. Rouaud en 1971. Le tableau clinique ne présente pas de particularité, si ce n'est la fréquente bilatéralité des symptômes, et éventuellement l'association à une arthropathie hypothyroïdienne [28] ou à une CCA [38], ainsi que la possibilité de guérison sous hormonothérapie substitutive seule dans les formes modérées [28]. Cette symptomatologie serait présente dans 7 p. cent des hypothyroïdies [33], tandis que des signes de souffrance du nerf médian seraient décelés à l'électromyogramme dans 70 p. cent des cas [28]. La physiopathologie fait intervenir l'accumulation d'un matériel pseudo-mucineux dans le canal carpien [28], et aussi une infiltration myxœdémateuse du périnèvre et de l'endonèvre, avec dégénérescence myélinique et axonale [25].

De manière plus exceptionnelle ont été signalés d'autres syndromes canalaires : syndrome de la loge de Guyon par compression du nerf cubital au poignet, syndrome du tunnel tarsien par atteinte du nerf tibial postérieur, ou méralgie paresthésique, parfois révélatrice [28].

### Autres neuropathies

L'hypothyroïdie peut être responsable de **neuropathies périphériques** à prédominance distale et sensitive dans 10 à 30 p. cent des cas, notamment dans les insuffisances hormonales les plus anciennes. Les réflexes ostéotendineux sont abolis dans 70 p. cent des cas et des anomalies électromyographiques sont notées dans 80 p. cent des cas. La ponction lombaire peut montrer une dissociation albumino-cytologique, qui serait présente dans 40 à 90 p. cent des hypothyroïdies [28].

Dans certains cas de thyroïdite auto-immune, le tableau neurologique peut prendre la forme d'une **polyradiculonévrite aiguë ou chronique** [28].

Un syndrome des jambes sans repos à été signalé dans quelques cas d'hypothyroïdie. Cette symptomatologie peut être révélatrice, et la relation de cause à effet est fortement suggérée par la régression des symptômes sous traitement substitutif [3, 28].

## ASSOCIATION HYPOTHYROÏDIE-MALADIE SYSTÉMIQUE

L'association d'une hypothyroïdie aux maladies systémiques a été décrite par de nombreux auteurs. Dans la majorité de ces observations, l'hypothyroïdie résulte de l'évolution d'une thyroïdite auto-immune [4].

### Polyarthrite rhumatoïde

La plupart des travaux consacrés aux relations entre PR et maladies thyroïdiennes concluent à une augmentation de la pathologie thyroïdienne, qu'il s'agisse d'une anomalie de la secrétion hormonale ou de la présence d'anticorps anti-thyroïdiens chez les patients, ou dans leur famille [1]. Dans une étude réalisée à la Mayo clinic, l'examen nécropsique systématique de 51 patients atteints de PR trouve 5 cas de TH, correspondant à une fréquence de 9,8 p. cent contre 0,9 p. cent dans une population témoin [33]. Les études contrôlées recherchant la prévalence de l'hypothyroïdie à l'aide de dosages ultrasensibles de la TSH sont rares :

– dans une étude prospective comparant 118 PR et 108 témoins, Shiroky et coll. [47] observent une augmentation significative de la fréquence de la pathologie thyroïdienne chez les femmes atteintes de PR : 27/91 (30 %) vs 10/93 (11 %) ($p < 0.001$ ; odds ratio = 3,5) ; dans cette série, l'excès de pathologie thyroïdienne est entièrement dû aux hypothyroïdies et aux TH ;

– dans une étude controlée plus récente comparant 101 patients atteints de PR et 70 patients témoins [1], l'augmentation de fréquence de la pathologie thyroïdienne au cours de la PR (9,9 % vs 5,7 %) n'est pas significative. On peut toutefois noter que 3 hypothyroïdies sont rencontrées dans le groupe PR contre 0 dans le groupe contrôle.

### Syndrome de Gougerot-Sjögren (SGS)

L'association syndrome de Gougerot-Sjögren-thyroïdite auto-immune est fréquente, et des anticorps anti-thyroïdiens sont présents au cours du SGS dans 10 à 38 p. cent des cas [33]. Il existe d'ailleurs de nombreuses analogies entre les deux maladies : présence d'anticorps anti-organes, association à d'autres maladies auto-immunes, aspect très voisin des anomalies histologiques avec un infiltrat inflammatoire précédant l'apparition des lésions de fibrose [33].

Une revue de la littérature effectuée par Punzi et coll. [39] trouve une fréquence de l'hypothyroïdie au cours du SGS variant entre 7,4 et 33,3 p. cent des cas (tableau II).

La recherche systématique d'une pathologie thyroïdienne d'une part, et des critères du SGS d'autre part, permet à Hansen et coll. [in 39] d'estimer que la fréquence de la thyroïdite auto-immune est multipliée par 9 au cours du SGS et, qu'à l'inverse, la fréquence du SGS est multipliée par 10 en présence d'une thyroïdite auto-immune.

est variable, mais dans l'ensemble il existe une dépression de l'activité osseuse, avec diminution d'environ 30 p. cent de l'activation des nouvelles unités de remodelage, et allongement considérable de l'intervalle entre deux cycles de remodelage sur un même site, qui peut dépasser 2 000 jours. La formation osseuse étant moins diminuée que la résorption, le bilan osseux est positif avec augmentation de l'épaisseur des unités structurales élémentaires [26, 36]. Ces modifications n'ont que peu de traduction symptomatique : les radiographies sont normales, ou montrent une augmentation de la densité osseuse et de l'épaisseur des corticales [26]. La mesure de la densité minérale osseuse ne montre pas de différence significative par rapport aux témoins [26].

### Conséquences osseuses du traitement de l'hypothyroïdie

Lors de la revue de la littérature effectuée en 1993, B. Naveau notait que de nombreuses études montraient la survenue d'une perte osseuse modérée lors du traitement de l'hypothyroïdie patente par les hormones thyroïdiennes [36]. Peu de temps après, Ross et coll. [42] étudiaient les effets de la substitution hormonale au cours de l'hypothyroïdie infra-clinique. Le problème de la perte osseuse iatrogène éventuelle dans cette situation est particulièrement important, car l'indication du traitement hormonal y est discutée. Dans cette étude prospective randomisée portant sur 17 femmes en post-ménopause, les auteurs n'observent pas de différence significative de la densité minérale osseuse, entre les femmes recevant une substitution hormonale (n = 9) et celles qui reçoivent un placebo (n = 8), pendant une durée moyenne de 14 mois.

La discordance de ces résultats avec ceux des études antérieures pourrait trouver son explication dans l'allongement considérable du cycle de remodelage osseux, dont la durée normale se situe entre 180 et 200 jours, et qui peut atteindre près de 700 jours dans l'hypothyroïdie patente. En raison de cet allongement, on peut penser que les études précédentes, réalisées après 1 an de traitement, ne sont pas effectuées dans une phase de stabilité après la phase de résorption initiale. On peut d'ailleurs noter que dans certains travaux, la perte osseuse semble se ralentir au cours de la deuxième année [36]. Il pourrait ainsi exister au cours de l'hypothyroïdie traitée une tendance initiale à l'hyperremodelage, entraînant un remaniement ostéoporotique qui est peut-être réversible [27].

Enfin, dans une observation récente [8], la présence d'une dysmorphie osseuse évocatrice chez un enfant de 10 ans, a permis d'identifier une pseudohypoparathyroïdie associée à une hypothyroïdie ; ces deux affections étaient liées à un défaut d'activité de la protéine Gs, protéine ubiquitaire indispensable à la transmission de l'information entre certains récepteurs membranaires (PTH et TSH notamment) et le second messager, l'AMP cyclique dans le cas présenté.

TABLEAU III. – **Manifestations rhumatologiques de l'hypothyroïdie regroupées selon leur fréquence.**

| *Manifestations fréquentes* | *Manifestations peu fréquentes* | *Manifestations rares ou discutées* |
|---|---|---|
| | *Manifestations articulaires* | |
| | – Rhumatismes myxœdémateux<br>– Arthropathies liées à la thyroïdite de Hashimoto | – Association chondrocalcinose<br>– Association goutte<br>– Ostéonécrose<br>– Capsulite |
| | *Manifestations musculaires* | |
| – Elévation des CPK<br>– Myalgies | – Myopathie hypertrophique<br>– Rhabdomyolyse | – Forme pseudopolymyositique<br>– Myopathie atrophique<br>– Myopathie axiale |
| | *Manifestations neurologiques* | |
| – Syndrome du canal carpien | – Autres syndromes canalaires<br>– Neuropathies périphériques<br>– Polyradiculonévrite aiguë | – Syndrome des jambes sans repos |
| | *Associations aux connectivites* | |
| – Syndrome de Gougerot-Sjögren (hypothyroïdie par thyroïdite) | – Polyarthrite rhumatoïde<br>– Sclérodermie<br>– Lupus érythémateux | – Connectivite mixte<br>– Sarcoïdose<br>– Myasthénie<br>– Syndromes auto-immuns |
| | *Troubles de la minéralisation osseuse* | |
| | | – Déminéralisation lors du traitement substitutif |

## PATHOLOGIE IATROGÈNE THYROÏDIENNE INDUITE PAR LES TRAITEMENTS ANTI-RHUMATISMAUX

L'utilisation prolongée du Colchimax® s'est accompagnée dans quelques cas de la survenue d'une hypothyroïdie, du fait de la présence dans ce médicament d'un dérivé iodé destiné à diminuer le risque de diarrhée [3]. Le remplacement, en 1995, de l'iodure de tiémonium par le méthylsulfate à fait disparaître ce risque iatrogène.

Une observation de thyroïdite auto-immune avec hypothyroïdie possiblement induite par la D-pénicillamine a été rapportée en 1976 par Delrieu et coll. [in 1].

Cependant, dans une étude prospective controlée récente, comparant 101 patients atteints de PR à 70 sujets témoins appariés pour l'âge et pour le sexe [1], il n'existait aucune corrélation entre le traitement par D-pénicillamine et la présence d'un dysfonctionnement thyroïdien et/ou la présence d'anticorps anti-thyroïdiens.

## CONCLUSION

Les manifestations rhumatismales de l'hypothyroïdie sont nombreuses, mais leur fréquence varie en fonction du tableau clinique qu'elles empruntent (tableau III).

Le diagnostic d'hypothyroïdie peut être envisagé en présence d'une myopathie acquise ou d'une rhabdomyolyse iatrogène, d'un syndrome du canal carpien, surtout s'il est bilatéral, ou de certaines arthropathies inflammatoire inexpliquées. Il doit être évoqué tout particulièrement avant la mise en œuvre des traitements hypocholestérolémiants, car ces thérapeutiques font alors courir un risque accentué de myolyse, parfois sévère.

La connaissance des manifestations rhumatologiques de l'hypothyroïdie est importante, car, s'il n'est pas évoqué systématiquement, le déficit hormonal passe facilement inaperçu, au moins au début. Il peut en résulter un retard important à la mise en route du traitement substitutif, qui pourtant agit parfois de manière spectaculaire sur les manifestations rhumatologiques.

La survenue de manifestations rhumatologiques diverses représente ainsi une occasion supplémentaire de dépistage de l'hypothyroïdie, dont l'évolution en l'absence de traitement pourrait exposer aux complications vasculaires associées à l'hypercholestérolémie, et peut-être aussi augmenter le risque de dépression [51].

## RÉFÉRENCES

1. Andonopoulos A.P., Siambi V., Makri M., Christofidou M.M., Markou C., Vagenakis A.G. – Thyroid function and immune profile in rheumatoid arthritis. A controlled study. *Clin. Rheumatol.* 1996 ; *15* : 599-603.
2. Badesch D.B., Wynne K.M., Bonvallet S., Voelkel N.F., Ridgway C., Groves B.M. – Hypothyroidism and primary pulmonary hypertension : an autoimmune pathogenetic link ? *Ann. Intern. Med.* 1993 ; *119* : 44-46.
3. Bon E., Rolland Y., Laroche M., Cantagrel A., Mazières B. – Hypothyroïdie sous Colchimax(r) révélée par un syndrome des jambes sans repos. *Rev. Rhum. [Ed. Fr.]* 1996 ; *63* : 335-336.
4. Bouchou K., André M., Cathébras P., Klisnick A., Schmidt J., Aumaître O., et coll. – Pathologie thyroïdienne et syndromes auto-immuns multiples. Aspects clinique et immunogénétique à propos de 11 observations. *Rev. Méd. Interne* 1995 ; *16* : 283-287.
5. Bowman C.A., Jeffcoate W.J., Pattrick M., Doherty M. – Bilateral adhesive capsulitis, oligoarthritis and proximal myopathy as presentation of hypothyroidism. *Br. J. Rheumatol.* 1988 ; *27* : 62-64.
6. Carette S., Lefrancois L. – Fibrositis and primary hypothyroidism. *J. Rheumatol.* 1988 ; *15* : 1418-1421.

7. Chaisson C.E., Mc Alindon T.E., Felson D.T., Naimark A., Wilson P.W.F., Sawin C.T. – Lack of association between thyroid status and chondrocalcinosis or osteoarthritis : the Framingham osteoarthritis study. *J. Rheumatol.* 1996 ; *23 :* 711-715.
8. Coutant R., Carel J.C., Mathivon L., Boisson Lesage C., Renier D., Garabedian M., et coll. – Hypothyroïdie compensée révélant une pseudohypoparathyroïdie en l'absence d'hypocalcémie et d'hyperphosphorémie. *Arch. Pédiatr.* 1997 ; *4 :* 433-437.
9. Dorwart B.B., Schumacher H.R. – Joint effusions, chondrocalcinosis and other rheumatic manifestations in hypothyroidism. *Am. J. Med.* 1975 ; *59 :* 780-789.
10. Drouet A., Valance J. – Myopathie hypothyroïdienne hypertrophique de l'adulte liée à une thyroïdite lymphocytaire chronique. Une observation. *Rev. Méd. Interne* 1993 ; *14* : 864-868.
11. Durward W.F. – Gout and hypothyroidism in males. *Arthritis Rheum.* 1976 ; *19 :* 123.
12. Erickson A.R., Enzenauer R.J., Nordstrom D.M., Merenich J.A. – The prevalence of hypothyroidism in gout. *Am. J. Med.* 1994 ; *97* : 231-234.
13. Fisher J. – Hypothyroidism and primary pulmonary hypertension. *Ann. Intern. Med.* 1994 ; *120 :* 167-168.
14. Gepner P., Botto H., Piette A.M., Graveleau Ph., Chapman A. – Myopathie hypothyroïdienne : à propos d'un cas avec élévation majeure de la créatine phosphokinase, myoglobinémie et insuffisance rénale transitoire. *Rev. Méd. Interne* 1990 ; *11 :* 165-167.
15. Gerster J.C., Valceschini P. – Destructive arthropathy of fingers in primary hypothyroidism without chondrocalcinosis. Report of 3 cases. *J. Rheumatol.* 1992 ; *19 :* 637-641.
16. Halverson P.B., Kozin F., Ryan L.M., Sulaiman A.R. – Rhabdomyolysis and renal failure in hypothyroidism. *Ann. Intern. Med.* 1979 ; *91 :* 57-58.
17. Heshmati H.M., Cohen R., Modigliani E., Gharib H., Perret G., Battesti J.P. et coll. Hypothyroidism due to thyrotropin-receptor blocking antibodies associated with sarcoidosis. *Ann. Méd. Interne* 1997 ; *148 :* 102-103.
18. Hochberg M.C., Koppes G.M., Edwards C.Q., Barnes H.V., Arnett F.C. – Hypothyroidism presenting as a polymyositis-like syndrome. Report of two cases. *Arthritis Rheum.* 1976 ; *19 :* 1363-1366.
19. How J., Bewsher P.D., Walker W. – Giant-cell arteritis and hypothyroidism. *Br. Med. J.* 1977 ; *2 :* 99.
20. Job-Deslandre C., Menkes C.J., Guinot M., Luton J.P. – Does hypothyroidism increase the prevalence of chondrocalcinosis ? *Br. J. Rheumatol.* 1993 ; *32 :* 197-198.
21. Juchet H., Labarthe M.P., Ollier S., Vilain C., Arlet Ph. – Prévalence de l'hypothyroïdie et de l'hyperthyroïdie dans la maladie de Horton et la pseudopolyarthrite rhumatoïde. Etude contrôlée portant sur 104 cas. *Rev. Rhum. [Ed. Fr.]* 1993 ; *60 :* 493-498.
22. Klein I., Parker M., Shebert R., Ayyar D.R., Levey G.S. – Hypothyroidism presenting as muscle stiffness and pseudohypertrophy : Hoffman's syndrome. *Am. J. Med.* 1981 ; *70 :* 891-894.
23. Klein I., Levey G.S. – Unusual manifestations of hypothyroidism. *Arch. Intern. Med.* 1984, *144 :* 123-128.
24. Komatireddy G.R., Ellman M.H., Brown N.L. – Lack of association between hypothyroidism and chondrocalcinosis. *J. Rheumatol.* 1989 ; *16* : 807-808.
25. Kyle V., Hazleman B. – The thyroid. *Clin. Rheum. Dis.* 1981 ; *7 :* 711-722.
26. Lauwers A., Alexandre C. – Les signes osseux de l'hypothyroïdie non traitée chez l'adulte. *Rev. Rhum. [Ed. Fr.]* 1996 ; *63 :* 721-724.
27. Lauwers A., Alexandre C. – Retentissement osseux du traitement par les hormones thyroïdiennes. *Rev. Rhum. [Ed. Fr.]* 1997 ; *64 :* 123-130.
28. Lebrun C., Jullien D., Thomas P., Sadoul J.L. – Manifestations neuro-musculaires des hypothyroïdies. *Ann. Méd. Interne* 1993 ; *144 :* 472-481.
29. Leonetti F., Dussol B., Berland Y. – Rhabdomyolyse et insuffisance rénale au cours d'une hypothyroïdie. *Presse Méd.* 1992 ; *21 :* 31-32.
30. LeRiche N., Bell D.A. – Hashimoto's thyroiditis and polyarthritis : a possible subset of seronegative polyarthritis. *Ann. Rheum. Dis.* 1984 ; *43* : 594-598.
31. Lindsay R.S., Toft A.D. – Hypothyroidism. *Lancet* 1997 ; *349 :* 413-417.
32. McLean R.M., Podell D.N. – Bone and joint manifestations of hypothyroidism. *Semin. Arthritis Rheum.* 1995 ; *24 :* 282-290.
33. Martin A., Loré P., Legrand E., Chalès G., Pawlotsky Y. – Thyroïde et affections ostéo-articulaires. Associations pathologiques chez l'adulte. *Rev. Méd. Interne* 1989 ; *10 :* 49-55.
34. Miller F.W., Moore G.F., Weintraub B.D., Steinberg A.D. – Prevalence of thyroid disease and abnormal thyroid function test results in patients with systemic lupus erythematosus. *Arthritis Rheum.* 1987 ; *30 :* 1124-1131.

## CRITÈRES DE DIAGNOSTIC

Compte tenu des difficultés diagnostiques et de l'absence de preuve absolue de la filiation irradiation-cancer, des critères ont été établis par Cahan en 1948 et modifiés par Arlen en 1971 [2, 5, 14, 18]. Il existe en effet des sarcomes survenus sur une tumeur osseuse bénigne ou une lésion osseuse non tumorale préexistante ayant été irradiée, pour lesquels se pose le problème de la réelle influence déterminante des irradiations, puisque la tumeur bénigne (ou la lésion osseuse) en question peut spontanément donner naissance à un sarcome (tumeur à cellules géantes, exostoses, chondrome, dysplasie fibreuse) [2].

Les critères sont au nombre de quatre :

– le sarcome se développe sur un os sain ou bien sur une lésion osseuse qui n'est pas susceptible d'avoir une évolution maligne spontanée, ou encore sur le site d'une tumeur bénigne ou maligne préexistante, mais avec des caractères histologiques complètement différents par rapport à celle-ci (par exemple un ostéosarcome sur une métastase d'adénocarcinome) ;

– le sarcome doit se développer aux dépens d'un segment situé dans le champ d'irradiation ;

– si le sarcome se manifeste de nombreuses années après l'irradiation, un intervalle libre de tout symptôme de 5 ans ou en tout cas de plus de 3 ans entre l'irradiation et la survenue du sarcome est indispensable ;

– le sarcome osseux doit être prouvé histologiquement.

Certains de ces critères font l'objet de critiques à l'heure actuelle. Tucker en 1987, lors du suivi d'un groupe important de patients pour le dépistage d'une seconde néoplasie survenant à distance du traitement dans l'enfance d'un premier cancer, trouve que 9,1 p. cent des tumeurs secondaires surviennent à proximité (moins de 5 cm) de la zone irradiée mais pas nécessairement dans le champ d'irradiation. L'hypothèse serait que les cellules se trouvant en périphérie du territoire irradié ne seraient pas nécrosées mais survivraient endommagées avec un risque potentiel de mutation oncogène (in [1]). Par ailleurs, les temps de latence rapportés dans certaines études sont plus courts, de l'ordre de 1 à 1,5 ans pour des cas dont le diagnostic d'OSRI paraît indiscutable [1, 17].

## CAUSES DES IRRADIATIONS

La radiothérapie peut être utilisée soit dans le cadre du traitement d'une pathologie maligne, qu'elle soit osseuse ou non, soit comme traitement principal d'une pathologie osseuse bénigne. Pour Weatherby et coll. en 1981, 76 p. cent des patients étaient irradiés pour une pathologie bénigne, contre 19 p. cent en

TABLEAU I. – **Causes des irradiations et siège des sarcomes.**

| *Études* | *Weatherby (1981)* | *Huvos (1985)* | *Frassica (1991)* | *Brady (1992)* |
|---|---|---|---|---|
| • *Lésions osseuses* | 43/78 | 24/66 | 7/48 | 4/160 |
| préexistantes | 55 % | 36 % | 27 % | |
| bénignes | 76 % | 30 % | 14,6 % | 2,5 % |
| T. cellules géantes | 15 | 10 | ? | – |
| • *Radiothérapie sur os sains* | 45 % | 64 % | 73 % | ? |
| M. de Hodgkin | ? | 9 | 4 | 28 |
| Carcinome mammaire | 8 | 6 | 8 | 40 |
| Carcinome du col | 8 | 3 | ? | 21 |
| • *Localisation des OSRI* | | | | |
| *pelvis + rachis* | 22 | 20 | – | – |
| • *Ceinture scapulaire* | 6 | 14 | – | – |
| • *Craniofacial* | 16 | 9 | – | – |
| • *Fémur ou humérus* | 34 | 16 | – | – |

TABLEAU II. – **Données cliniques, radiothérapiques et histologiques.**

| *Études* | *Weatherby (1981)* | *Huvos (1985)* | *Frassica (1991)* | *Brady (1992)* |
|---|---|---|---|---|
| Nombre de cas | 78 (43/Os sain) | 66 (42/Os sain) | 48 | 160 dont 36 osseux |
| Sexe F./H. | 48/30 | 35/31 | 2,3/1 | 102/58 |
| Âge/irradiation | 31 ans<br>(4 mois/67 ans) | 24 ans<br>(6 mois/59 ans) | 30 ans (2/63 ans) | 41 ans (1/82 ans) |
| Âge/Diagnostic | 45 ans (9/77 ans) | 38 ans (9/75 ans) | 53 ans (14/73 ans) | 55 ans (9/86 ans) |
| Période de latence | 14,3 ans<br>(2,5/55 ans) | 12,8 ans<br>(3,5/33 ans) | 13 ans<br>(1/52 ans) | 10,3 ans<br>(1,4/43 ans) |
| Doses (rads) | 1 400/6 700 | 5 000<br>(1 660/11 500) | 1 000/5 000 | 5 000 (moy.) |
| Histologie : OS/FS | 49 %/41 % | 100 % | 50 %/40 % | 21 % |
| Taux de survie/5 ans | 19 % | 17 % | 10 % | 28 % OS osseux |

1991 dans l'étude de Frassica et coll., deux séries de la Mayo Clinic [3, 20]. En 1985, Huvos et coll. rapportaient 66 cas d'OSRI, dont 64 p. cent d'entre eux survenus sur os initialement sain [6]. Les données des principales études sont détaillées dans les tableaux I et II.

## OSRI sur os sain inclus dans un territoire d'irradiation visant des affections extra-osseuses.

### Carcinomes mammaires et des organes pelviens

Le cancer du sein est une des principales étiologies d'OSRI en raison de sa fréquence. Les OSRI touchent aussi bien les os que les parties molles. Pour Brady et coll., sur 155 cas de sarcomes radio-induits après irradiation pour néoplasie, le cancer initial est dans 26 p. cent des cas un carcinome mammaire, cause la plus fréquente [1]. Pour Kim, il représente 21 p. cent des sarcomes radio-induits (in [12]). Pour Phillips, comme pour Hatfield, ils toucheraient environ 2 pour mille des femmes qui présentent une survie prolongée (in [12]). Les os atteints sont moins souvent le sternum que l'omoplate, les côtes, les clavicules et la tête humérale [4, 8, 12, 17].

Les cancers du col et de l'utérus sont également souvent cités dans les études, compte tenu de leur survie parfois prolongée (14 % dans la série de Brady et coll.) [1]. Les os atteints sont essentiellement ceux de la ceinture pelvienne. Les localisations sont iliaques, touchant parfois le cotyle et la tête du fémur, l'atteinte sacrée et lombaire étant beaucoup plus rare [4].

En raison de la fréquence de ces deux étiologies, il existe une prédominance féminine des OSRI notée dans la plupart des études, avec un sex-ratio évalué à 2 femmes pour 1 homme [1, 3, 20].

## Maladie de Hodgkin

Après maladie de Hodgkin, la fréquence des sarcomes radio-induits est estimée par Halperin à 0,9 p. cent des survivants à 5 ans (in [12]). Celle-ci s'élèverait considérablement à 20 ans [12, 16]. Il semble que l'incidence globale des OSRI dans cette pathologie augmente progressivement au fil des différentes décennies, dépassant celle des cancers mammaires [15]. Les patients atteints de maladie de Hodgkin, qui reçoivent une irradiation totale des territoires ganglionnaires, ont 25 p. cent de l'ensemble de leur tissu osseux compris dans le champs de radiothérapie. Les radiothérapies pour carcinomes mammaires ou du col utérin n'irradient respectivement que 3 et 9 p. cent du squelette total [15]. Le siège préférentiel des OSRI est le squelette axial, que ce soit les vertèbres (fig. 1), les côtes, le sternum. Les ceintures scapulaires et pelviennes sont également souvent touchées [1, 15, 16, 18] (tableau III).

a

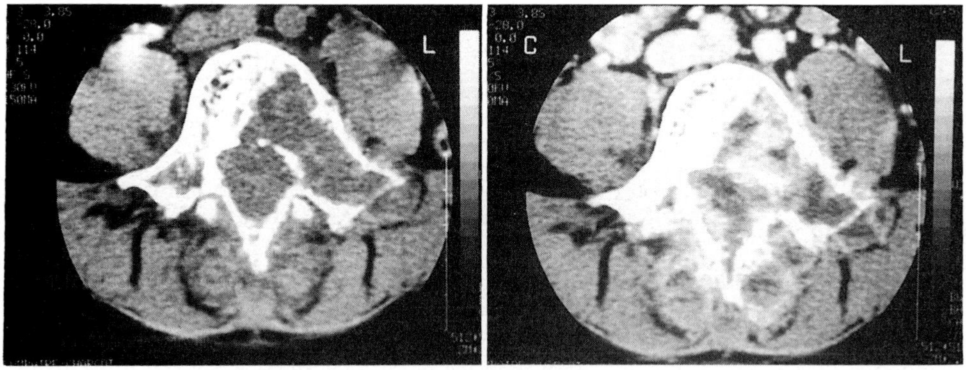


b

**Fig. 1a et 1b. – Ostéosarcome de la quatrième vertèbre lombaire survenue chez une patiente de 34 ans après irradiation pour maladie de Hodgkin. Coupes tomodensitométriques avant (1a) et après injection (1b).**

TABLEAU III. – **Maladie de Hodgkin.**

| *Études* | *Smith (1987)* | *Travers (1989)* |
|---|---|---|
| • *Nombre de cas* | 16 | 14 |
| • *Âge/radiothérapie* | 27 ans (11/48 ans) | 25 ans (9/53 ans) |
| • *Période de latence* | 11,5 ans (4/34 ans) | 10 ans (4-26 ans) |
| • *Dose moyenne (rads)* | 4 000 | 3 970 |
| • *Siège : ceinture scapulaire,* | 12 | 10 |
| *thorax, rachis, pelvis* | 3 + 1/fémur | 4 |
| • *Survie moyenne en mois* | 12 | 4 à 30 |

### Autres lésions malignes

Des OSRI ont été décrits après irradiation pour rétinoblastome [13], médulloblastome, neuroblastome, méningiome, cancers génitaux, rhabdomyosarcome, mélanome, cancers thyroïdien ou bronchique, leucémie pour les plus fréquents [5, 9].

## OSRI sur os pathologique

### Pathologie néoplasique

Des OSRI, bien que très rares, ont été décrits après irradiation pour lésion osseuse métastatique [17]. Il est, par ailleurs, de moins en moins rare d'observer des sarcomes radio-induits sur un sarcome d'Ewing plusieurs années après la radiothérapie [2, 6].

### Pathologie bénigne

*Tumeurs bénignes et dystrophies pseudotumorales*

Les OSRI sont relativement fréquents dans les cas de tumeurs à cellules géantes irradiées avec plus de 3 000 ou 4 000 rads [2, 11, 20]. La dégénérescence est exceptionnelle en dehors des cas irradiés. Les tumeurs à cellules géantes du pelvis et du rachis ne devraient plus être considérées comme inopérables et traitées par radiothérapie. Une telle attitude aboutit à la dégénérescence secondaire dans près de 20 p. cent à 30 p. cent des cas. Dans l'étude de la Mayo Clinic, sur 354 tumeurs à cellules géantes dont 22 malignes, 15 des 17 tumeurs malignes survenues après traitement d'une lésion bénigne sont apparues après radiothérapie versus 2 après chirurgie seule [20].

Des OSRI ont été décrits après irradiation pour chondroblastome, ostéoblastome, ostéome ostéoïde et ostéochondrome. Après radiothérapie, l'apparition d'ostéochondromes surtout chez l'enfant traité avant l'âge de 2 ans est relativement classique [10]. Leur incidence dans une population de patients irradiés varie de 3,5 p. cent à 12 p. cent suivant les séries, ils sont 10 fois plus fréquents dans le champ d'irradiation. Trois cas de transformation sarcomateuse secondaire d'ostéochondromes radio-induits ont été publiés [10].

Après irradiation pour traitement d'un kyste osseux, d'un kyste anévrismal ou d'une dysplasie fibreuse, se sont développés des OSRI [2, 3, 6, 20].

*Autres pathologies bénignes*

On a observé des OSRI sur le site osseux irradié pour traiter une ostéoarthrite tuberculeuse, une ostéomyélite et une spondylarthrite ankylosante [2]. Dans l'étude rétrospective de Weiss et coll. portant sur 15 577 patients atteints de spondylarthrite ankylosante, dont 14 556 traités par radiothérapie entre 1935 et 1954, le risque relatif de survenue de cancer osseux 5 ans après la radiothérapie est de 3,29 [19]. Ce risque est de 2,76 pour la période comprise entre 5 et 25 ans après le traitement et de 4,26 au-delà des 25 ans post-radiothérapie. Neuf cas d'ostéosarcomes sont rapportés, localisés principalement au pelvis et aux vertèbres lombaires.

Il convient de rappeler que l'utilisation de la radiothérapie dite anti-inflammatoire a été pratiquement abandonnée dans ses indications rhumatologiques.

## CARACTÉRISTIQUES CLINIQUES ET RADIOLOGIQUES

### Temps de latence

L'intervalle entre l'irradiation et la survenue du sarcome varie de 1 à 55 ans [1, 17, 20]. Mais la durée moyenne est, dans la plupart des études, comprise entre 10 et 14 ans [1, 3, 5, 6, 15, 18, 20]. Les sarcomes dus à une irradiation interne ont une période de latence plus longue, en moyenne 20 ans [2]. Pour Huvos et coll., cette période serait plus courte chez les patients âgés de moins de 16 ans, 8,3 ans en moyenne contre 13,8 ans au-delà de 16 ans [6, 16]. Brady et coll. et Weatherby et coll. trouvent une corrélation inverse entre l'âge des patients au moment de la radiothérapie et l'intervalle libre : ce délai diminue chez les sujets de plus de 18 ans [1, 20]. Par ailleurs, il semble lié aux doses de radiothérapie, avec des temps plus longs pour les doses plus élevées [3, 8]. L'âge moyen lors de la radiothérapie varie entre 24 et 41 ans, avec des extrêmes de 4 mois à 82 ans. L'âge de découverte du sarcome est compris entre 9 et 86 ans, le plus souvent dans la sixième décennie [6].

## Tableau clinique

Le diagnostic clinique est difficile, l'apparition des douleurs se manifestant plusieurs années après la radiothérapie. Le début des symptômes est le plus souvent brutal, associant une douleur rapidement progressive et une tuméfaction locale initialement présente dans la majorité des cas [4, 6, 20]. La durée moyenne de la symptomatologie clinique est parfois de l'ordre de 10 mois avant le diagnostic, de 6 mois jusqu'à 5 ans dans 30 p. cent des cas pour Huvos [6, 20].

Le sex-ratio est, du fait de la forte prédominance des cancers génitaux, de 5/4 ou de 2/1 en faveur des femmes suivant les séries [1, 3, 5, 6, 20]. Lorsque l'on exclut ce type de néoplasies, les hommes sont aussi touchés que les femmes [5].

La topographie des lésions est différente de celle des sarcomes primitifs, avec une atteinte préférentielle des ceintures scapulaire et pelvienne et du squelette axial [4, 6, 8, 12]. Les os plats seraient atteints dans 50 p. cent des cas [6].

## Données radiologiques

Il n'existe pas de véritable signe spécifique radiologique permettant de distinguer un sarcome osseux primitif d'un sarcome osseux secondaire, tout au plus note-t-on parfois une sclérose des bords osseux plus marquée dans le secondaire. Au niveau du sacrum et du rachis, il s'agit le plus souvent de zones de lyses anarchiques et d'ostéocondensations avoisinantes, pour lesquelles le premier diagnostic est celui d'une métastase [4, 19]. La réaction périostée classique dans les formes primitives est rare, 5 sur 19 OSRI dans l'étude radiologique de Lorigan et coll. [5, 9]. L'atteinte osseuse peut être lytique, condensante ou mixte [6, 8]. Le caractère fortement envahissant avec masse tumorale parfois importante dans les parties molles est retrouvée dans l'immense majorité des cas lors de l'analyse scanographique, de même que la lyse osseuse avec rupture corticale [2, 8, 9]. Le diagnostic radiologique différentiel avec une ostéoradionécrose sans transformation maligne associée est souvent difficile, ce d'autant que les signes radiologiques de radionécrose sont présents dans environ 50 p. cent des cas [8]. L'étude tomodensitométrique permet dans ces cas là d'évoquer le diagnostic de sarcome associé lorsqu'elle met en évidence l'extension tumorale dans les parties molles qui n'était pas suspectée sur les radiographies standard, en particulier au niveau du squelette axial [9, 16]. Il n'existe aucune corrélation entre l'aspect radiologique et le type histologique. Les caractéristiques des OSRI en résonance magnétique nucléaire (RMN) ne sont pas encore connues, en raison du nombre faible de cas analysés [8, 9]. Cependant, le couplage scanner/RMN permettrait, lors de la réalisation du bilan pré-thérapeutique, une meilleure évaluation de l'extension tumorale et surtout la recherche de nodules de perméation à distance (métastases sauteuses) fréquents dans les sarcomes de haut grade de malignité, avant un geste chirurgical curatif [9].

## HISTOPATHOLOGIE

La biopsie est indispensable pour porter le diagnostic, *a fortiori* si l'hypothèse d'une éventuelle métastase du cancer initial a été soulevée. Il s'agit pour la plupart de sarcomes peu différenciés que l'évidence de l'ostéogenèse place parmi les ostéosarcomes. Ils représentent entre 21 et 60 p. cent des cas suivant les études, qu'ils soient ostéoblastiques, fibroblastiques ou chondroblastiques [1, 5, 6, 9, 14, 20]. Moins fréquemment, il s'agit de fibrosarcomes, dans 28 à 41 p. cent des cas [2, 4, 20]. Dans 9 à 12 p. cent des cas, on retrouve un chondrosarcome à l'examen anatomopathologique, même fréquence pour les sarcomes mixtes [4, 14, 19]. Dans de rares cas d'autres formes histologiques ont été notées comme des histiocytofibromes malins [1, 3, 4, 15, 16, 20].

## PRONOSTIC ET TRAITEMENT

Le traitement des OSRI reste décevant et difficile. Les sarcomes osseux de haut grade de malignité dont font partie les OSRI relèvent de la même stratégie thérapeutique que les sarcomes osseux métastatiques. Le traitement consiste, quand l'âge et l'absence de contre-indication le permettent, en une chimiothérapie pré- et postopératoire couplée à une résection tumorale la plus complète possible. Cette exérèse tumorale peut être mutilante ou conservatrice. Pour la plupart des auteurs, les seules chances de guérison reposent sur une résection chirurgicale la plus radicale possible [1, 3, 5, 6, 20].Le pronostic global des sarcomes radio-induits reste mauvais. La survie moyenne varie entre 12 et 14 mois et les taux de survie à 5 ans, toutes localisations confondues, sont compris entre 10 et 21 p. cent [1, 2, 3, 5, 6, 12, 20]. La localisation de la tumeur est sans doute un des facteurs pronostiques majeur, puisqu'elle permet ou non la réalisation d'une chirurgie carcinologiquement satisfaisante [1, 5, 20]. Dans l'étude de Weatherby et coll., les taux de survie à 5 ans sont fonction de la localisation : 30 p. cent pour les patients atteints de sarcomes des os longs (22 amputations sur 27 cas) ou craniofaciaux, contre 4 p. cent pour ceux dont l'atteinte siège au squelette axial avec 17 décès dans la première année [20]. Ce fait rend compte des faibles taux de survie à 5 ans observés chez les patients traités pour une maladie de Hodgkin, dont les OSRI surviennent principalement au squelette axial, à la paroi thoracique et aux ceintures scapulaire et pelvienne [15, 16, 18]. L'association d'une chimiothérapie adjuvante au traitement chirurgical ne semble pas modifier le pronostic et les chances de survie [1, 3]. Cette association thérapeutique n'apporte un bénéfice en terme de survie uniquement chez les sujets âgés de moins de 24 ans dans la série de Brady et coll., comme pour les ostéosarcomes primitifs qui touchent principalement des patients jeunes [1]. L'âge plus avancé des malades atteints d'OSRI intervient probablement dans l'évolution défavorable en raison des pathologies associés, des antécédents néoplasiques fréquents et donc de la moins bonne réponse et/ou tolérance au traitement [5]. Pour Brady et coll., les autres facteurs de mauvais pronostic sont la taille de la tumeur (supérieure à 5 cm) et par conséquent son extension dans les parties molles et l'existence de métastases lors du diagnostic : 50 à 70 p. cent de survie à 5 ans pour des OSRI de moins de 5 cm dont la résection chirurgicale est complète contre 0 p. cent pour les OSRI métastasés d'emblée [1]. Dans l'étude de Frassica et coll., 25 p. cent des patients présentaient des métastases pulmonaires lors du diagnostic d'OSRI et dans 9 p. cent des cas celles-ci apparaissaient dans les quatre mois suivant le diagnostic [3].

## CONCLUSION

Après un traitement par radiothérapie, un suivi clinique et si nécessaire radiologique doit être instauré et proposé au patient bien au-delà des cinq ans admis comme délai de guérison et/ou rémission, jusqu'à trente ans pour le dépistage des transformations osseuses malignes. La radiothérapie a apporté un bénéfice certain dans nombre d'affections malignes et la nécessité de son utilisation n'est pas remise en cause. Néanmoins, une meilleure connaissance des risques courus, en particulier les néoplasies secondaires, permet de nuancer les indications et les contre-indications et de réduire le tribut à payer. La survenue de ces complications, de pronostic particulièrement sombre, relance le débat sur la justification de tel traitement dans la prise en charge thérapeutique des maladies de Hodgkin de stade I mais surtout dans celle des tumeurs et/ou pathologies bénignes.

## RÉFÉRENCES


1. Brady M.S., Gaynor J.J., Brennan M.F. – Radiation-associated sarcoma of bone and soft tissue. *Arch. Surg.* 1992 ; *127 :* 1379-1385.
2. Campanacci M., Ruggieri P. – Tumeurs osseuses survenant sur des maladies de l'os préexistantes ou sur un os irradié. *Encycl. Méd. Chir.* ; *App. Locomoteur, 14030 G10,* 1993, 1-6.
3. Frassica F.J., Sim F.H, Frassica D.A., Wold L.E. – Survival and management considerations in postirradiation osteosarcoma and Paget's diseases. *Clin. Orthop.* 1991 ; *270 :* 120-127.
4. Godard J., Bontemps P., Angonin R., Jacquet G., Czorny A. – Ostéosarcome radio-induit. A propos d'un cas, revue de la littérature. *Rachis* 1992 ; *4 :* 239-248.
5. Healey J. H., Buss D. – Radiation and pagetic osteogenic sarcomas. *Clin. Orthop.* 1991 ; *270* : 128-134.
6. Huvos A.G., Woodard H.Q., Cahan W.G., Higinbotham N.L., Stewart F.W., Butler A., et coll. – Postradiation osteogenic sarcoma of bone and soft tissues : a clinicopathologic study of 66 patients. *Cancer* 1985 ; *55* : 1244-1255.
7. Kriss V.M., Stelling C.R. – Osteosarcoma after chemotherapy for neuroblastoma. *Skel. Radiol.* 1995 ; *24 :* 633-635.
8. Logan P.M., Munk P.L., O'Connell J.X., Connell D.G., Janzen D.L. – Post-radiation osteosarcoma of the scapula. *Skel. Radiol.* 1996 ; *25 :* 596-601.
9. Lorigan J.G., Libshitz H.I., Peuchot M. – Radiation-induced sarcoma of bone. CT findings in 19 cases. *Am. J. Roentgenol.* 1989 ; *153 :* 790-794.

10. Mahboubi S., Dormans J.P., D'Angio G. – Malignant degeneration of radiation-induced osteochondroma. *Skel. Radiol.* 1997 ; *26* : 195-198.
11. Okada K., Sato K., Kataoka Y., Miyakoshi N., Ishikawa N., Sageshima M. – Postradiation osteosarcoma of the patella. *Skel. Radiol.* 1994 ; *23* : 471-474.
12. Riquet M., Bellamy J., Houel R., Gramont A. de, Zittoun R., Debesse B. – Tumeurs sternales radio-induites : intérêt du lambau myocutané du gros dorsal. *Ann. Chir.* 1992 ; *46* : 725-731.
13. Schlienger P., Calle R., Haye C., Vilcoq J.R. – Sarcomes osseux et tumeurs malignes de la rétine. *Bull. Cancer* 1985 ; *72* : 16-24.
14. Sellami M., Auclerc G., Sellami F., Auclerc M.F., Chomette G., Jacquillat Cl. – Sarcomes post-radiques. A propos de quatre observations. *Sem. Hôp. Paris* 1993 ; *69* : 150-152.
15. Smith J. – Post-radiation sarcoma of bone in Hodgkin disease. *Skel. Radiol.* 1987 ; *16* : 524-532.
16. Sundaresan N., Huvos A.G., Rosen G., Lane J.M. – Postradiation osteosarcoma of the spine following treatment of Hodgkin's disease. *Spine* 1986 ; *11* : 90-92.
17. Toorkey B.C., Unni K.K., Dahlin D.C. – Postirradiation osteosarcoma after radiation of metastatic skeletal lesion. *Skel. Radiol.* 1992 ; *21* : 121-123.
18. Travers V., Augereau B. – Ostéosarcome post-radique secondaire à une maladie de Hodgkin. *Rev. Chir. Orthop.*1989 ; *75* : 40-44.
19. Weiss H A., Darby S.C., Doll R. – Cancer mortality following X-ray treatment for ankylosing spondylitis. *Int. J. Cancer* 1994 ; *59* : 327-328.
20. Weatherby R.P., Dahlin D.C., Ivins J.C. – Postradiation sarcoma of bone. Review of 78 Mayo Clinic cases. *Mayo Clin. Proc.* 1981 ; *56* : 294-306.

# La sclérose latérale amyotrophique vue par le rhumatologue

P. M'BAPPÉ, P. CHAZERAIN, V. MEININGER

La sclérose latérale amyotrophique (SLA) se caractérise par une dégénérescence systématisée des cellules nerveuses qui commandent les muscles volontaires encore appelées motoneurones (MN). Bien qu'éminemment neurologique, le rhumatologue peut être confronté à cette affection essentiellement dans les formes à début spinal, localisé à un membre ou de type pseudopolynévritique.

Depuis sa description par Charcot en 1865, les aspects cliniques et anatomiques ont subi peu de modifications. Aux formes sporadiques initialement décrites, ont été adjointes les formes familiales, juvéniles, associées à d'autres troubles neurologiques (« SLA-plus ») et enfin des observations de foyers géographiques de très haute incidence. L'incidence en France est de 0,4 à 2,4 pour 100 000 habitants. La SLA atteint plus souvent l'homme que la femme (1,5/1) vers l'âge de 60 ans. La durée d'évolution moyenne est de 36 mois, la mort survenant le plus souvent par insuffisance respiratoire.

De nombreux travaux de recherche tentent de préciser les mécanismes physiopathologiques de cette maladie, handicapante et d'aggravation inéluctable, et en conséquence d'envisager des voies thérapeutiques innovantes.

## GÉNÉRALITÉS

Nous ferons un bref rappel dans le but de préciser les éléments séméiologiques et cliniques permettant au rhumatologue d'évoquer le diagnostic de SLA [5].

Tout le système moteur est touché selon une double atteinte, caractéristique de l'affection : celle des MN dits périphériques en relation directe avec les muscles, et celle des MN centraux situés dans le cortex moteur. Ces critères sont obligatoires au diagnostic.

Les MN périphériques sont situés dans la moelle épinière et le tronc cérébral (bulbe rachidien, protubérance) ; leur dégénérescence est responsable des troubles de la motricité des membres (forme dite spinale de la maladie) et des troubles de la phonation et de la déglutition. Les signes périphériques les plus nets sont les fasciculations, les paralysies avec atrophie musculaire et une diminution ou abolition des réflexes ostéotendineux (ROT). Les signes centraux sont représentés par le syndrome pyramidal (spasticité liée à une exagération du tonus musculaire, vivacité des ROT, signe de Babinski). Ces signes sont isolés. Il n'y a, en effet, aucune autre anomalie neurologique, en particulier sensitive. Il n'existe pas d'examens complémentaires permettant d'affirmer le diagnostic de SLA qui est donc clinique. Seul l'électromyogramme (EMG) confirme l'atteinte neurogène et précise sa diffusion. Les caractéristiques électriques de l'atteinte motoneuronale dans la SLA sont : une dénervation dans au moins 3 territoires, une dénervation non systématisée à une racine ou à un nerf, des vitesses de conduction sensitive normales.

Les constantes biologiques ne sont généralement pas modifiées. Dans les formes essentiellement périphériques, d'autres examens complémentaires seront pratiqués afin d'éliminer d'autres étiologies d'atteinte pure du MN périphérique.

Le mode de présentation de la maladie est variable. En dehors de la forme à début spinal avec sa variante pseudopolynévritique qui nous intéresse ici, il faut citer la forme à début bulbaire, l'atteinte initiale du tronc et du cou et enfin la forme respiratoire.

## FORME À DÉBUT SPINAL LOCALISÉ À UN MEMBRE

Elle se caractérise par une atteinte initiale au niveau des membres supérieurs ou inférieurs. Le début brachial est le plus fréquent (30 à 40 % des cas) [5].

### Forme à début brachial

Les signes et symptômes sont localisés à un membre supérieur. Le déficit musculaire débute à l'extrémité distale dans la plupart des cas, le début proximal étant plus rare. Les mouvements volontaires des doigts et notamment du pouce sont les premiers touchés, le patient se plaignant souvent d'une maladresse dans les gestes courants. L'amyotrophie siège préférentiellement au court abducteur du pouce et aux inter-osseux. L'atrophie gagne ensuite les muscles de l'avant-bras, touche d'abord les fléchisseurs des doigts puis les extenseurs. Au bras, le biceps et le triceps peuvent être atteints. Dans la majorité des cas l'atteinte au début est unilatérale et la progression franchement asymétrique. Cette présentation initiale peut alors en imposer pour une *pathologie nerveuse locale de type canalaire* et en particulier une atteinte du nerf médian dans le cadre d'un syndrome du canal carpien. De même, une atteinte du nerf cubital (au canal de Guyon ou dans la gouttière épitrochléo-olécrânienne) ou du nerf radial (à l'aisselle, au bras, ou à l'arcade de Frohse) peut être évoquée. Les difficultés diagnostiques seront majorées dans les rares cas où des signes sensitifs subjectifs sont présents. En effet, leur existence avait déjà été signalée dès les premières descriptions à type d'engourdissements ou de fourmillements. La fréquence des troubles sensitifs est estimée à 2,8 à 7,4 p. cent selon les séries [5]. L'existence de douleurs peut encore compliquer la compréhension clinique. En effet, les crampes sont fréquentes, plus ou moins violentes, brèves. Elles peuvent précéder l'atrophie ou le déficit. Leur fréquence est de 4 à 16 p. cent [5]. Elles disparaissent lorsque l'atrophie progresse. A un stade avancé, tous les muscles de la main sont atrophiés réalisant la « main de singe ». Une déformation en griffe peut s'installer avec extension de la première phalange et flexion des autres.

En dehors de la pathologie canalaire, cette présentation localisée pourra également faire évoquer une *atteinte radiculaire* à l'étage cervical de type névralgie cervicobrachiale ou atteinte plexique. Ce sont les données d'un interrogatoire précis et d'un examen clinique rigoureux qui permettront le diagnostic exact et tout particulièrement l'absence de troubles sensitifs dans le territoire atteint et la recherche de signes pyramidaux. En effet, la constatation dans les territoires amyotrophiés (évoquant une atteinte du système nerveux périphérique) d'une hyperréflexivité tendineuse ou la simple conservation des ROT alors qu'ils devraient être abolis doit faire évoquer le diagnostic, ce d'autant que le syndrome pyramidal est peu marqué au début de la maladie. Les examens complémentaires sont utiles à l'enquête étiologique et l'EMG permet, en règle générale, de confirmer l'atteinte du MN et d'éliminer ainsi une pathologie périphérique.

Ce tableau à début brachial, lorsqu'il s'associe à un syndrome pyramidal, constitue également un diagnostic différentiel difficile avec *la myélopathie par cervicarthrose*. En effet, les lésions dégénératives cervicales sont responsables classiquement de signes radiculaires siégeant aux membres supérieurs de façon le plus souvent asymétrique associés à une atteinte médullaire. Certaines formes sont trompeuses, en particulier lorsque l'atrophie musculaire est étendue au-delà d'un territoire radiculaire. Des fasciculations peuvent être observées dans le territoire des muscles atrophiés, le débordant même parfois. Les signes cervicaux et rachidiens peuvent être absents, de même que les troubles sensitifs objectifs. Une analyse séméiologique et un examen clinique rigoureux permettront de lever le doute. Les explorations morphologiques du rachis et de la moelle cervicale trouveront ici tout leur intérêt ainsi que les examens électrophysiologiques (EMG et potentiels évoqués somesthésiques). Le lecteur pourra à ce sujet se rapporter à la mise au point de Hubault [12], dans laquelle ce problème diagnostique précis est abordé. Le cas clinique décrit par Lee et Kelly [15] illustre bien également les difficultés rencontrées par le clinicien dans ce contexte. Il s'agit d'une femme présentant un tableau clinique évocateur de myélopathie cervicarthrosique (MCA), avec anomalies caractéristiques à la myélographie cervicale, mais dont l'examen neurologique permettra le diagnostic de SLA, confirmé par l'EMG. A cette occasion, l'auteur mentionne que dans certaines séries [in 15] 15 p. cent des patients atteints de SLA ont été opérés à tort d'une MCA au début de la maladie. Mulder [in 15] rapporte, parmi 46 cas de SLA, 16 patients présentant des lésions dégénératives du rachis cervical dont 12 ont été améliorés après chirurgie décompressive. Habituellemment, les données cliniques permettent de redresser le diagnostic, la plus pertinente en faveur de la MCA étant la mise en évidence de signes sensitifs objectifs et l'existence de douleurs cervicales et rachidiennes. Mais, comme nous l'avons vu, elles peuvent manquer. C'est surtout le caractère diffus des fasciculations, la mise en évidence de signes bulbaires et les données de l'EMG qui permettront d'évoquer et confirmer le diagnostic de SLA. La présence d'un hypersignal médullaire en regard de la compression arthrosique à l'IRM représente également un argument de poids en faveur de la MCA. La distinction entre ces deux affections est fondamentale, car leur traitement et pronostic diffèrent totalement. De plus, malgré les constatations de Mulder, la plupart des auteurs signalent que la chirurgie est responsable d'une aggravation du tableau neurologique [3, 5].

### Forme spinale débutant par les membres inférieurs

Sa fréquence est estimée à 30 p. cent des cas [5]. Une faiblesse d'un ou des membres inférieurs associée à une atrophie distale pseudo-radiculaire (et parfois à des phénomènes paresthésiques) peuvent en imposer pour un canal lombaire étroit ou rétréci. Cependant, en dehors de cette symptomatologie trompeuse, manquent les autres critères rhumatologiques habituels de cette affection.

## FORME À DÉBUT SPINAL DITE PSEUDO-POLYNÉVRITIQUE

Elle a été décrite par Patrikios, en 1918, dans sa thèse consacrée aux formes cliniques et pathologiques de la SLA. Elle débute par des phénomènes subjectifs trompeurs à type d'engourdissements et de fourmillements de l'extrémité distale d'un membre inférieur. Puis apparaît un déficit des releveurs du pied et des orteils qui va entraîner rapidement un steppage à la marche. Là encore, le début est habituellement unilatéral et intéresse la loge antéro-externe de la jambe puis, secondairement, la loge postérieure, ce qui entraîne une diminution puis une abolition du réflexe achilléen. Dans cette forme, le syndrome pyramidal est absent, seule une exagération des réflexes rotuliens pourrait déceler l'atteinte pyramidale, mais il existe des cas où ces réflexes sont faibles. Devant un tel tableau, on conçoit que le diagnostic de polynévrite soit posé. La constatation de fasciculations au niveau des muscles atteints, ou *a fortiori* à distance, est un élément clinique décisif. L'examen électrique permettra également de déceler le caractère diffus de l'atteinte et de mettre en évidence les critères spécifiques. L'évolution de cette forme est lente. Ce n'est habituellement qu'au bout de plusieurs mois que l'amyotrophie gagne les membres supérieurs et que le syndrome pyramidal devient franc. La fréquence de cette forme est difficile à estimer : 5,2 p. cent pour O'Reilly et coll. [17], 16 p. cent pour Bonduelle [in 5] et 17 p. cent pour Angelini et coll. [1].

Avant que le tableau pseudo-polynévritique complet ne soit constitué, une atteinte franchement unilatérale de la loge antéro-externe avec steppage ou pied tombant pourra faire évoquer une *souffrance tronculaire* du nerf sciatique poplité externe d'origine compressive ou posturale, ou encore une *atteinte radiculaire* parésiante. Là encore, un examen et un interrogatoire correctement menés permettront de reconnaître l'étiologie.

## FORME COMPLÈTE OU ÉVOLUÉE

Dans tous les cas, quelle que soit la forme de début, la maladie se complète dans un délai variable. Le diagnostic est alors évident. Pour Newrick et Langton-Hewer [16], 40 p. cent des patients se plaindraient à ce stade de douleurs variées et invalidantes. Il s'agit le plus souvent de crampes liées à la spasticité. Cet auteur décrit également des douleurs mécaniques probablement liées aux difficultés motrices, responsables de contraintes inhabituelles sur l'appareil locomoteur encore aggravées par la faiblesse musculaire. Il peut s'agir de cervicalgies avec névralgie cervicobrachiale, d'atteinte du cubital au coude ou du médian au poignet. Les douleurs des épaules sont déclenchées et augmentées par les manipulations, particulièrement au lever ou en rapport avec une capsulite rétractile. Des douleurs nocturnes sont fréquentes en rapport probablement avec l'impossibilité de changer de position durant le sommeil. Drake [8] rapporte un syndrome douloureux chronique invalidant au cours d'une SLA à type de lombalgie et de douleurs diffuses des membres inférieurs. Aucune cause n'a été retrouvée et l'auteur conclut à un syndrome douloureux d'origine neurologique centrale.

En dehors de la forme évoluée où le diagnostic ne fait plus de doute, nous avons vu les difficultés rencontrées face aux différentes formes cliniques que nous avons évoquées. Le travail de Belsh et Schiffman [3] à cet égard est particulièrement démonstratif. Il s'agit d'une étude rétrospective portant sur 33 cas de SLA certaine suivis de 1979 à 1989. Deux groupes ont été comparés dans le but de préciser les facteurs responsables des erreurs de diagnostic. Le groupe A comporte 14 cas, dont le diagnostic initial était erroné, et le groupe B (19 cas) dont le diagnostic exact a été fait d'emblée. La présentation clinique de tous les patients est superposable aux données de la littérature. Aucune différence significative n'est retrouvée concernant l'âge, le sexe et le tableau clinique présenté (tableau I). Seul le délai moyen de diagnostic est significativement plus long dans le groupe A (16 $\pm$ 9,3 mois) comparé au groupe B (7,6 $\pm$ 4,1 mois). Au moment où le diagnostic exact est posé, le stade de la maladie est plus avancé dans le groupe A. Cela laisse supposer que les patients du groupe A n'ont pas été vus à un stade particulièrement précoce de la maladie où la symptomatologie fruste aurait pu expliquer les difficultés diagnostiques. Les différents diagnostics erronés portés sont

### Forme avec augmentation de la créatine phosphokinase (CPK)

Harrington et coll. [11] ont étudié le taux de CPK chez 100 patients atteints de SLA ; 43 patients (43 %) présentent une valeur moyenne de 240 unités/L (N < 95 chez l'homme et < à 59 chez la femme). La durée moyenne de la maladie au moment du dosage est de 19 mois. Tous les patients ayant une valeur élevée présentent une faiblesse musculaire. Dans 7 cas, le diagnostic initial a été celui de polymyosite traité par une corticothérapie à forte dose sans aucune amélioration clinique. Chez deux patients le traitement a normalisé le taux de CPK. L'augmentation de CPK est corrélée avec l'atteinte musculaire à type de faiblesse, mais pas avec la durée de la maladie. Les patients présentant une élévation enzymatique ont une atteinte spinale dominante, et 91 p. cent une atteinte des 4 membres. Cette anomalie pourrait refléter le degré du processus atrophiant et l'étendue de l'atteinte musculaire au moment du dosage.

La confusion avec la polymyosite est donc possible en cas d'amyotrophie et perte de poids. Les données cliniques suffisent à redresser le diagnostic et si besoin la biopsie musculaire.

L'élévation de l'isoenzyme MB a été rapportée par Koller et Engel [13] chez 56 p. cent de patients atteints de SLA exempts de pathologie cardiaque. Ceci serait la conséquence de la régénérescence des fibres musculaires avec expression d'isoenzymes MB immatures.

## SLA ET AFFECTIONS RHUMATOLOGIQUES

Des observations isolées ont été rapportées d'association d'une SLA avec une sclérodermie systémique [20], un lupus érythémateux disséminé [10], une maladie de Lyme (dans sa forme neurologique) [6] et enfin avec la polyarthrite rhumatoïde (3 cas) [23]. Un mécanisme immunitaire commun aux deux affections est suggéré, cependant la rareté de ces associations plaident plus en faveur d'une simple coïncidence.

## HYPOTHÈSES PHYSIOPATHOGÉNIQUES

### Théorie auto-immune

Plusieurs équipes ont soulevé et tenté de démontrer l'hypothèse d'un mécanisme auto-immun. Cette hypothèse a été relancée à la suite de travaux [2, 7, 19] retrouvant chez les patients atteints de SLA, la présence d'auto-anticorps dirigés contre des constituants membranaires (phospholipides, glycolipides). En fait, ces auto-anticorps sont retrouvés dans d'autres maladies neurologiques dégénératives et il est hautement probable que leur présence soit plus la conséquence que la cause de la SLA. La mise en évidence d'auto-anticorps anti-canaux calciques [25] au cours de SLA avait également conforté cette piste. Cependant, plusieurs équipes n'ont pas confirmé ces résultats. Par ailleurs, toutes les tentatives thérapeutiques immunosuppressives ont été des échecs. L'association d'une SLA à différentes maladies auto-immunes, comme nous l'avons vu, ne constitue certainement pas un argument en faveur d'un mécanisme physiopathogénique commun puisqu'il s'agit de cas exceptionnels et donc d'une association fortuite.

### Découverte génétique

Une mutation du gène codant pour la superoxyde dismutase (chromosome 21) a été mise en évidence dans 10 p. cent des formes familiales qui représentent elles-mêmes 8 à 10 p. cent des cas de SLA [21, 24]. Cependant le lien entre cette anomalie enzymatique impliquée sans les systèmes régulateurs du métabolisme de l'oxygène et l'atteinte du MN n'est pas établi.

### L'excito-toxicité

Depuis de nombreuses années, on sait que les acides aminés excitateurs, en particulier le glutamate, sont impliqués dans la mort neuronale. Les premières constatations en faveur du rôle de cette excito-toxicité dans la SLA ont été faites dans l'île de Guam. On a montré que l'extrême fréquence des tableaux de type SLA chez les habitants de cette île était liée à la présence d'un acide aminé excitateur particulier dans la farine utilisée dans l'alimentation traditionnelle de ces habitants. Ultérieurement, des anomalies du métabolisme du glutamate ont été mises en évidence chez des patients atteints de SLA : augmentation du taux plasmatique de cet acide aminé, diminution de son taux dans le système nerveux central et de sa vitesse de transport. L'hypothèse d'une anomalie de certains transporteurs du glutamate responsable d'une altération de sa clairance a été proposée [23]. Ces anomalies seraient spécifiques de la SLA et n'ont pas été observées dans d'autres maladies neuro-dégénératives.

### Divers

Des facteurs de croissance neuronale ont montré leur capacité *in vitro* et *in vivo* à prolonger la survie du MN. Bien que l'on n'ait jamais démontré clairement leurs implications, certains d'entre eux seraient déficitaires au cours de la SLA.

L'apoptose est un mécanisme probable de la mort neuronale.

## ORIENTATIONS THÉRAPEUTIQUES

En 1998, la SLA reste une maladie constamment mortelle. Cependant, de nouvelles molécules, directement issues des progrès récemment acquis dans le cadre de la physiopathogénie, représentent un espoir thérapeutique réel, même si la plupart sont encore en cours d'évaluation.

### Le riluzole

Bien que son mécanisme d'action précis soit incertain, le riluzole (Rilutek®) inhiberait le relargage présynaptique du glutamate. Deux essais cliniques randomisés, double aveugle contre placebo, ont montré que le riluzole augmente la survie des patients atteints de SLA définie par : patient vivant, non intubé pour ventilation assistée et non trachéotomisé.

Dans un premier essai, 55 patients ont reçu soit du riluzole (100 mg/j) soit du placebo et ont été suivis pendant une durée de 12 à 21 mois [4]. La survie telle qu'elle a été définie a été significativement augmentée chez les patients recevant le riluzole. L'effet était plus net dans les formes à début bulbaire. Dans un second essai dose-réponse, 959 patients ont été randomisés en 4 groupes (riluzole 50, 100, 200 mg/j et placebo) et ont été suivis pendant 18 mois [14]. Chez les patients traités par 100 mg/j, la survie a été significativement augmentée par rapport à celle des patients recevant le placebo. L'effet du riluzole à la dose de 50 mg/j n'a pas été statistiquement différent du placebo. A la dose de 200 mg/j, l'effet du riluzole a été comparable à l'effet observé avec 100 mg/j. L'efficacité a été observée quelle que soit la forme de début.

### Études en cours

Des essais thérapeutiques concernant les facteurs de croissance neuronale sont en cours d'évaluation. Les premiers résultats sont décevants.

## CONCLUSION

La SLA est donc une affection purement neurologique mais dont la présentation clinique dans certaines circonstances peut faire évoquer une pathologie rhumatologique. Il s'agit essentiellement de la forme à début spinal, localisé à un membre ou de type pseudo-polynévritique. Les difficultés diagnostiques que nous avons abordées ont pour but essentiel d'éviter la méconnaissance de cette étiologie grâce à un interrogatoire et un examen clinique adaptés. Les perspectives thérapeutiques actuellement dominées par le riluzole pourraient encore progresser grâce aux travaux de recherche en cours.

## RÉFÉRENCES


1. Angelini C., Armani M., Bresolin N. – Incidence and risk factors of motor neuron disease in the Venice and Padna districts of Italy, 1972-1979. *Neuroepidemiology* 1983 ; *2 :* 236-242.
2. Appel S.H., Smith R.G., Engelhardt J.I., Stefani E. – Evidence for autoimmunity in amyotrophic lateral sclerosis. *J. Neurol. Sci.* 1994 ; *124* (suppl) : 14-19.
3. Belsh J.M., Schiffman P.L. – Misdiagnosis in patients with amyotrophic lateral sclerosis. *Arch. Intern. Med.* 1990 ; *150 :* 2301-2305.
4. Bensimon G., Lacomblez L., Meininger V. and the ALS/Riluzole study group – A controlled trial of riluzole in amyotrophic lateral sclerosis. *N. Engl. J. Med.* 1994 ; *330 :* 581-591.
5. Bouche P. – La sclérose latérale amyotrophique (maladie du motoneurone). *Encycl. Méd. Chir.* (Paris, France). *Neurologie* 17078 A10, 5, 1986, 20 p.
6. Deibener J., Kaminsky P., Debouverie M., Aubrun P., Maurer P., Gerard A. et coll. – Syndrome de motoneurone et maladie de Lyme. Lien de causalité ou association fortuite ? *Presse Méd.* 1997 ; *26 :* 1144.
7. Drachman D.B., Kuncl R.W. – Amyotrophic lateral sclerosis : an unconventional autoimmune disease ? *Ann. Neurol.* 1989 ; *26 :* 269-274.
8. Drake M.E. Jr. – Chronic pain syndrome in amyotrophic lateral sclerosis. *Arch. Neurol.* 1983 ; *40 :* 453-454.
9. Engelhardt J.I., Tajti J., Appel S.H. – Lymphocytic infiltrates in the spinal cord in amyotrophic lateral sclerosis. *Arch. Neurol.* 1993 ; *30 :* 30-36.
10. Forns X., Bosch X., Graus F., Navarro M., Font J. – Amyotrophic lateral sclerosis in a patient with systemic lupus erythematosus. Case report. *Lupus* 1993 ; *2 :* 133-134.
11. Harrington T.M., Cohen M.D., Bartleson J.D., Ginsburg W.W. – Elevation of creatine kinase in amyotrophic lateral sclerosis. Potential confusion with polymyositis. *Arthritis Rheum.* 1983 ; *26 :* 201-205.
12. Hubault A. – Les myélopathies de la cervicarthrose 40 ans après leurs descriptions (p. 161-180). *In :* S. de Sèze, A. Ryckewaert, M.-F. Kahn, D. Kuntz, A. Dryll, O. Meyer ; Th Bardin, Cl. Guérin, *L'actualité rhumatologique 1994.* Paris, Expansion Scientifique Française, 1994.
13. Koller M., Engel W.K. – Increased serum creatine kinase MB isosyme (CK-MB) and alkaline phosphatase positive (AP+) regenerative muscle fibers in amyotrophic lateral sclerosis (ALS). *Neurology* 1984 ; *34* (suppl. 1) : 8, PP 22, 81.
14. Lacomblez L., Bensimon G., Leigh P.N., Guillet P., Meininger V. – Dose-ranging study of riluzole in amyotrophic lateral sclerosis. *Lancet* 1996 ; *347 :* 1425-1431.
15. Lee K.S., Kelly D.L. Jr. – Amyotrophic lateral sclerosis and severe cervical spondylotic myelopathy in a patient with a posterior fossa arachnoid cyst. *South Med. J.* 1987 ; *80 :* 1580-1583.
16. Newrick P.G., Langton-Hewer R. – Pain in motor neuron disease. *J. Neurol. Neurosurg. Psychiatry* 1985 ; *48 :* 838-840.
17. O'Reilly D.F., Brazis P.W., Rubino F.A. – The misdiagnosis of unilateral presentations of amyotrophic lateral sclerosis. *Muscle Nerve* 1982 ; *6 :* 724-726.
18. Patten B.M. – Neuropathy and moto neuron syndromes associated with plasma cell disease. *Acta Neurol. Scand.* 1984 ; *69 :* 47-61.
19. Pestronk A., Adams R.N., Cornblath D., Kuncl R.W., Drachman D.B., Clawson L. – Patterns of serum IgM antibodies to GM1 and GD1 a gangliosides in amyotrophic lateral sclerosis. *Ann. Neurol.* 1989 ; *25 :* 98-102.
20. Priori R., Buonopane A., Francia A., Valesini G. – Scleroderma and motor neuron disease : on unusual association. *Clin. Rheumatol.* 1993 ; *12 :* 428-429.
21. Rosen DR., Siddique T., Patterson D., Figlewicz D.A., Sapp P., Hentati A. et coll. – Mutations in Cu/Zn superoxyde dismutase gene are associated with familial amyotrophic lateral sclerosis. *Nature* 1993 ; *362 :* 59-62.
22. Rothstein J.D., Martin L.J., Kuncl R.W. – Decreased glutamate transport by the brain and spinal cord in amyotrophic lateral sclerosis. *N. Engl. J. Med.* 1992 ; *326 :* 1464-1468.

23. Schady W., Metcalfe R.A., Holt P.J.L. – Rheumatoid arthritis and motor neurone disease. An association ? *Br. J. Rheumatol.* 1989 ; *28* : 70-73.
24. Siddique T., Figlewicz D.A., Pericak-Vance M.A., Haines J.L., Rouleau G., Jeffers A.J. et coll. – Linkage of a gene causing familial amyotrophic lateral sclerosis to chromosome 21 and evidence of genetic-locus heterogeneity. *N. Engl. J. Med.* 1991 ; *324* : 1381-1384.
25. Smith R., Hamilton S., Hofmann F., Schneider T., Nastainczyk W., Birnbaumer L. et coll. – Serum antibodies to L-type calcium chanels in patients with amyotrophic lateral sclerosis. *N. Engl. J. Med.* 1992 ; *327* : 1721-1728.

# Les crampes et leurs traitements

Ph. BRISSAUD

## LES CRAMPES

### Définition

La crampe est une contraction involontaire, intense, brutale, transitoire et douloureuse de tout ou partie d'un muscle, s'accompagnant d'un déplacement segmentaire incontrôlable. Elle survient essentiellement sur un muscle en raccourcissement. Sa durée est variable mais elle est toujours spontanément résolutive, en quelques minutes en général. Elle se déclenche à l'occasion d'une faible contraction musculaire volontaire, que les malades peuvent parfois connaître et qui leur permet d'éviter l'apparition de la crampe. Elle est souvent précédée de fasciculations.

### Physiologie

L'unité motrice comprend un motoneurone et les fibres musculaires qu'il innerve. Les petites unités motrices possèdent peu de branches innervant des fibres de type I (fibres lentes, métabolisme aérobique, endurance, muscles posturaux), tandis que les grosses unités motrices sont composées de nombreuses branches innervant les fibres rapides de type 2a (fibres rapides, métabolisme mixte, fonction phasique) et 2b (fibres rapides, anaérobie, résistance de courte durée).

Au fur et à mesure que l'activité d'un muscle augmente, les fibres sont progressivement recrutées, d'abord les fibres de type I, puis 2a et enfin de type 2b. De nombreux récepteurs périphériques régulent l'activité musculaire, chémorécepteurs, thermorécepteurs, nocicepteurs, mécanorécepteurs. Mais les plus importants sont les récepteurs proprioceptifs : fuseau neuromusculaire et organe de Golgi. Le fuseau neuromusculaire est un récepteur fusiforme allongé, parallèle aux faisceaux musculaires. Il comporte des fibres sensitives primaires de type 1a qui répondent rapidement à une vibration ou un étirement, et des fibres de type 2

## L'interrogatoire

Des crampes persistantes, survenant dès l'enfance ou l'adolescence peuvent être en rapport avec une maladie génétique. Il est essentiel d'interroger les patients à la recherche d'une cause favorisante et la notion de prise médicamenteuse est essentielle. Devant une crampe survenant à l'effort, il faudra penser, en dehors du cas du sportif, à une claudication artérielle ou à une maladie de Mac Ardle.

Dans tous les cas, la survenue de crampes peut être favorisée par la prise excessive de tabac, de café et d'alcool.

## L'examen clinique

### Examen neurologique

Il est essentiel à la recherche d'une maladie neurologique sous-jacente : fasciculations, syndrome pyramidal, polyradiculonévrite, amyotrophie.

### Examen clinique général

Le reste de l'examen clinique recherche une cause vasculaire, endocrinienne ou métabolique.

### Examens complémentaires

Ce n'est qu'en cas de crampes secondaires à une cause musculaire ou neurologique que l'on demandera des dosages d'enzymes musculaires, un EMG, voire une biopsie musculaire ou des examens plus approfondis, tests d'ischémie, recherche d'un déficit enzymatique, caryotype (tableau II).

TABLEAU II. – **Principales causes des crampes.**

| | | |
|---|---|---|
| • **terrain**<br>– sportif<br>– femme enceinte<br>– sujet âgé<br>– troubles statiques<br><br>• **vasculaires**<br>– artérite<br>– varices<br>– thrombose<br>– Raynaud | • **endocriniennes**<br>– Addison<br>– Conn<br>– myxoedème<br>– hyperparathyroïdie<br><br>• **métaboliques**<br>– déplétion hydrosodée<br>– hypokaliémie<br>– insuffisance rénale | • **neurologiques**<br>– SLA<br>– syndrome pyramidal<br>– compression radiculaire<br>– polyradiculonévrite<br><br>• **musculaires**<br>– maladie de Duchenne<br>– myotonie de Steinert<br><br>• **toxiques et médicamenteuses** |

## LES CRAMPES D'EFFORT

### Les crampes du sportif

Les crampes peuvent survenir lors d'un effort intense chez un sportif mal entraîné. Le sujet ressent une contraction musculaire dans une position segmentaire particulière entraînant une ischémie transitoire. Il peut faire céder la crampe en étirant le muscle concerné. Chez les nageurs, les crampes sont majorées par une température basse de l'eau. Les douleurs peuvent être intenses et entraîner un choc vagal avec un risque de noyade. Lorsqu'une crampe survient lors de l'activité sportive, le meilleur traitement consiste à étirer passivement le muscle concerné suffisamment longtemps pour faire cesser l'hyperexcitabilité neuromusculaire locale.

Des crampes peuvent survenir chez les sportifs au repos, le plus souvent la nuit, réveillant le sujet qui est alors souvent obligé de se lever pour étirer le muscle et marcher. Ces crampes siègent le plus souvent sur le mollet avec mise en varus équin du pied ou sur le pied avec orteils en griffe et douleur de la partie interne de la voûte plantaire. Elles sont dues à un entraînement excessif ou mal préparé, à un échauffement insuffisant, à un geste technique défectueux, à un défaut d'hydratation. Un bon échauffement et un entraînement progressif permettent d'éviter la survenue de ce type de crampes.

Chez le sportif, il faut aussi rechercher une autre étiologie en cas de crampes persistantes et rebelles.

### Physiopathologie

De nombreuses anomalies ont été incriminées à l'origine des crampes, hyponatrémie, hypokaliémie, hypocalcémie, accumulation de lactate et pyruvate, mais aucune de ces causes n'a prouvé une relation claire avec la survenue de crampes. Le plus souvent, la déshydratation semble prépondérante [6].

Différents dosages biologiques ont été effectués chez des marathoniens avant et après la course. On observe une élévation de la concentration de sodium, une baisse des bicarbonates, une hémoconcentration, mais il n'existe aucune différence entre les marathoniens qui ont souffert de crampes (15 patients soit 18 %) et les autres (67 sujets). Ces anomalies ne sont donc pas en cause dans la survenue des crampes [24].

### Etudes électromyographiques

Lors d'une fatigue musculaire, pendant ou après un exercice, des perturbations électromyographiques sont observées avec détections de bouffées motrices importantes [28]. Ces anomalies semblent en rapport avec un dysfonctionnement de l'organe tendineux de Golgi et des fuseaux neuromusculaires.

Une mauvaise position du muscle avec raccourcissement maximum, conjuguée à une activité intense et à la fatigue, entraîne une hyperactivité des unités motrices avec allongement de la phase de relaxation du muscle ce qui provoque une sommation des potentiels d'action en raison d'une décharge à haute fréquence des motoneurones. L'activité électrique des organes de Golgi décroît [3].

L'étirement passif maximum stimule les organes de Golgi tendineux qui inhibent le motoneurone au niveau médullaire entraînant un effondrement de l'activité électrique du muscle [26, 31], permettant ainsi la disparition de la crampe.

Il semble que la crampe soit due à une activité réflexe médullaire anormale secondaire à une fatigue du muscle, en position de raccourcissement. Mais si l'on fait un bloc neurologique, la stimulation électrique au-delà du bloc provoque une crampe et l'étirement du muscle provoque une levée brutale de la crampe même après bloc. Ces faits évoquent une origine périphérique de la crampe [4].

## Traitement

Lorsqu'une crampe survient, il est possible de la faire disparaître grâce à un étirement passif du muscle, qui provoque une stimulation de l'organe de Golgi. Si la crampe survient lors d'un sport d'endurance, l'étirement n'est pas toujours efficace, surtout si le réflexe de l'organe de Golgi est aboli par la fatigue. Après l'endurance, il faut rester debout et marcher pour éviter l'apparition d'une crampe. Les massages sont aussi très utiles. L'application de froid diminue l'activité des motoneurones alpha [3].

La prévention des crampes repose sur plusieurs recommandations, parfois empiriques : étirements préventifs, notamment des ischio-jambiers, entraînement progressif avec endurance, exercices excentriques, apports caloriques et hydroélectrolytiques corrects avant l'effort.

## Diagnostic différentiel

### Les courbatures

Les courbatures sont des douleurs musculaires diffuses concernant plusieurs groupes musculaires (tableau III). Appelées « delayed-onset muscle soreness » ou DOMS en anglais, elles sont souvent secondaires à des exercices en course excentrique. Elles débutent quelques heures après l'exercice et atteignent un maximum en 1 à 3 jours. Elles font suites à des efforts inhabituels chez des sujets mal entraînés. La palpation des muscles concernés est douloureuse, ainsi que les mobilités, surtout à froid. La contraction isométrique réveille une douleur de l'ensemble des groupes musculaires. On peut constater une baisse de la force musculaire qui peut être de plus de 50 p. cent [6]. De nombreuses hypothèses physiopathogéniques ont été avancées. On trouve des lésions des bandes Z, des ruptures des bandes A, des défauts d'alignement des myofibrilles. Ces lésions atteignent surtout les fibres de type IIB [6].

TABLEAU III. – **Accidents musculaires du sportif sans lésions anatomiques.**

| | *Crampe* | *Courbature* | *Contracture* |
|---|---|---|---|
| *Mécanisme* | contraction brutale, douloureuse spontanément résolutive | douleurs musculaires 12 à 24 heures après l'effort | contraction involontaire non résolutive |
| *Clinique* | déplacement segmentaire incontrôlable | palpation et mobilisations douloureuses sur l'ensemble des groupes musculaires | muscle ou faisceau musculaire induré ou douloureux |
| *Durée* | quelques minutes | 5 à 7 jours | 5 à 10 jours |
| *Traitement* | étirement thermothérapie massage | balnéo, thermothérapie, massages, pommades | cryothérapie, contracté-relaché myorelaxants, massages |

Le traitement est essentiellement préventif chez les sportifs : entraînement régulier et progressif, étirements passifs, récupération correcte [2]. Le traitement des courbatures installées repose sur les massages, bains chauds, drainage lymphatique, pommades décontracturantes, activité physique à minima (balnéothérapie, petit footing).

Une étude récente chez des animaux de laboratoire semblerait montrer que les AINS ont plutôt une action défavorable sur ces lésions induites par des exercices excentriques en ce sens qu'ils récupèrent plus vite mais que le déficit de la force musculaire persiste plus longtemps que chez les animaux non traités.

Une autre étude, chez des athlètes sains en mesurant le temps de relaxation en T2 en IRM montre que le naproxène, donné pendant 10 jours, accélère la récupération du muscle après un exercice excentrique maximum, probablement en diminuant la réponse inflammatoire induite par ce type de traumatisme musculaire [14].

## Les contractures

La contracture est une contraction involontaire permanente, douloureuse d'un muscle ou d'un de ses faisceaux, ne cédant pas au repos. Les contractures peuvent être dues à une surutilisation du muscle lors d'activités intenses localisées. Elles peuvent être provoquées par un traumatisme externe comme un choc direct sur la cuisse, entraînant une contracture du tenseur du fascia lata, appelée « béquille » [2]. La douleur est très localisée, avec un spasme important et palpation de véritables cordes ou nodules indurés dans le muscle concerné.

Le traitement repose sur l'application de chaleur, des étirements et l'utilisation de techniques de contracté-relâché. La prévention est assurée par une hydratation correcte, et le respect des temps d'échauffement et d'étirements.

Bien différentes sont les contractures réflexes dues à une pathologie ostéo-articulaire, comme une entorse, un lumbago ou un torticolis.

### Les myopathies révélées par l'exercice

Devant des crampes musculaires survenant à l'effort chez des sujets jeunes, il faut penser à une myopathie métabolique, essentiellement la maladie de Mac Ardle, les déficits en phosphofructokinase et le déficit en carnitine-palmytil-transférase.

### Les crampes de chaleur

Les travaux de force effectués en atmosphère humide et chaude (mineurs) peuvent entraîner une hypersudation avec pertes importantes d'eau et de sel. Si la compensation n'est faite que par de l'eau, les crampes peuvent apparaître et cela peut même aboutir au coup de chaleur avec déshydratation aiguë. Les crampes peuvent être retardées et survenir jusqu'à 18 heures après l'effort. Les crampes sont dues à une hyperactivité des unités motrices sans doute en rapport avec une contraction du volume plasmatique et une hyponatrémie [26]. Le traitement repose sur un apport suffisant en sel.

## LES CRAMPES PROFESSIONNELLES

Les crampes de l'écrivain ou du musicien surviennent chez les amateurs dont les mains ne sont pas assez entraînées pour écrire ou jouer longtemps. Lorsqu'elles se manifestent chez des sujets entraînés ou professionnels, il faut les considérer, non pas comme un problème psychiatrique, mais comme une dystonie focale [26]. Les crampes qui surviennent avant d'accomplir le geste sont plutôt d'ordre névrotique.

### Les crampes de l'écrivain

Dans la crampe de l'écrivain, les doigts se crispent sur le stylo et se tordent, tandis que la main bouge de façon désordonnée sur la page. Le pouce en adduction a tendance à se fléchir dans la paume alors que le médius et l'index se contractent en extension. L'écriture hachée devient vite illisible. Par contre, l'écriture redevient normale si le sujet écrit sur un tableau debout [34]. Il peut aussi s'associer des tremblements et des mouvements myocloniques. Ces symptômes peuvent être suffisamment gênant pour obliger l'écrivain à interrompre sa carrière. Ils peuvent s'associer à d'autres manifestations dystoniques, focalisées ou généralisées. L'EMG montre des signes de dystonie [26].

En utilisant une stimulation magnétique transcrânienne pour inhiber les potentiels évoqués moteurs, des auteurs [9] ont montré que ce système inhibiteur est diminué uniquement dans l'hémisphère symptomatique et seulement lors d'une activité motrice du poignet. La période réfractaire est diminuée lorsque les sujets ont des mouvements dystoniques et lors d'une contraction isométrique des muscles en cause. Il semble donc que les mécanismes inhibiteurs cérébraux soient perturbés dans les crampes de l'écrivain [16].

Mais les afférences musculaires jouent un rôle dans la production des mouvements dystoniques puisque l'application de vibrations sur les muscles concernés provoque l'apparition de crampes tandis que l'injection de lidocaïne les atténue.

Dans les dystonies idiopathiques, on trouve une hyperactivité du striatum et des aires accessoires du cortex frontal, tandis qu'il existe une réduction de l'activité du cortex moteur primaire et de l'aire motrice caudale supplémentaire pendant l'exécution d'un mouvement volontaire [8].

## Crampes des musiciens

Chez les musiciens, les troubles se manifestent par un doigt qui reste « à la traîne », souvent l'annulaire qui reste fléchi et ne peut s'étendre en même temps que les autres doigts. Il peut s'agir aussi d'un doigt qui se crispe en extension. Le sujet fait des fausses notes, s'épuise et se bloque. Plus il s'énerve, plus les troubles s'accentuent [21 bis].

Les pianistes souffrent souvent des 4e et 5e doigts de la main droite, avec flexion de l'annulaire. Chez les guitaristes, l'atteinte prédomine sur le majeur droit alors que les violonistes ont des crampes en flexion des index et majeur gauches, ainsi que des dystonies du cou et de l'épaule. Chez les flûtistes, ce sont les majeur et annulaire gauches qui sont crispés en flexion.

Il semble exister un trouble global de la statique avec attitude scoliotique, projection du rachis cervical en avant et du côté inverse à l'action, ainsi qu'une disproportion entre une musculature de la main et de l'avant-bras très développée et une gracilité de la portion proximale du bras [21 bis]. Pour Tubiana et coll. [34], les troubles psychologiques jouent un rôle important chez ces sujets émotifs, sensibles, obnubilés par leur travail. Mais les troubles moteurs peuvent aussi expliquer la survenue d'une anxiété croissante.

## La crampe du golfeur

La crampe du golfeur est appelée « yips » sans doute comme le cri que pousse un golfeur qui a raté un put facile sur le green. Il ne s'agit en fait pas d'une crampe mais d'une dystonie semblable à la crampe de l'écrivain ou du musicien. Elle touche essentiellement des golfeurs chevronnés, participant à des compétitions, et ne se manifeste que sur le petit jeu, approche et surtout putting. Le put est brusquement perturbé par un mouvement incontrôlable de l'avant-bras et de la main, bilatéral dans la moitié des cas, envoyant la balle n'importe où. Dans la majorité des cas, le premier épisode survient lors d'une compétition alors que le joueur est sous pression. La crampe du golfeur fait donc partie des dystonies de fonction et doit être traitée comme telle [30].

## Traitement

### La rééducation

Pour les dystonies des musiciens, Tubiana et coll. [34] proposent un traitement basé essentiellement sur la rééducation globale du membre concerné et du corps en général, privilégiant le travail des antagonistes qui sont souvent hypertoniques. Puis vient la rééducation du geste perturbé.

### La toxine botulique.

Cf chapitre traitement.

# LES CRAMPES IATROGÈNES

## Hémodialyse

L'hémodialyse peut occasionner des crampes des membres inférieurs parfois insupportables. Elles surviennent en général en fin de dialyse, surtout lors de séances intensives. On observe, après un certain temps de latence, une hyperactivité électrique des muscles concernés, puis l'apparition de crampes, tandis que cette hyperactivité s'accroît jusqu'à la fin de la dialyse.

De nombreuses hypothèses physiopathogéniques ont été avancées sans être pleinement satisfaisantes : réduction de la vascularisation musculaire, hyponatrémie et alcalose avec réduction du 2-3 DPG intra-érythrocytaire et augmentation de l'affinité de l'hémoglobine pour l'oxygène entraînant une hypoxie musculaire, déficit en carnitine, altération du rapport K/P, augmentation de la concentration du phosphore dans le LCR, baisse brutale de la magnésémie avec modification du rapport Ca/Mg.

Différents traitements ont été proposés : NaCl IV, quinine, magnésium IV. La perfusion de dextrose ou de sodium hypertonique amène une cessation immédiate des crampes laissant supposer que la contraction trop rapide du volume plasmatique joue un rôle important dans la survenue de ces crampes [26].

Récemment, des études contrôlées ont montré l'efficacité des alpha mimétiques à petites doses, prazosine (Alpress®, Minipress®) ou midodrine (Gutron®) [11], sur l'hypotension induite par l'hémodialyse et les symptômes qui en découlent comme les crampes.

## Médicaments

### Diurétiques

Les crampes sont fréquentes chez les malades prenant des diurétiques, l'hypokaliémie en étant la cause la plus fréquente. Mais en cas de kaliémie normale, le mécanisme de survenue de ces crampes n'est pas bien élucidé car une hyponatrémie isolée n'entraîne pas de crampes. Par contre, elles sont associées à une hypotension orthostatique et la restauration de l'hypovolémie corrige les troubles.

### Phénothiazines

Les neuroleptiques pipérazinés (Moditen®, Terfluzine®) peuvent provoquer des crampes ou des contractures généralisées, parfois dramatiques avec crises oculogyres, spasme médiofacial (crise de protraction de la langue), opisthotonos. Le mécanisme est inconnu mais il pourrait s'agir d'une suppression d'un système inhibiteur normal.

### Morphine

La morphine peut exceptionnellement donner des crampes abdominales et une augmentation du tonus des muscles volontaires.

### Les bêta-bloquants

Certains bêta-bloquants (pindolol : Visken® ou carteolol : Mikelan®) possèdent une activité sympathique intrinsèque. D'autres (propranolol : Avlocardyl®, metoprolol : Lopressor® et Seloken®) ne l'ont pas. Des crampes sont notées essentiellement chez les patients traités par bêta-bloquants non sélectifs et parfois avec le metoprolol mais pas avec le propranolol ni l'arotinolol. Elles siègent surtout dans les jambes et surviennent la nuit au lit. Les taux sériques de CPK et CPK-MB s'élèvent significativement sous pindolol et carteolol, alors qu'ils ne changent pas en cas de traitement par bêta-bloquants cardiosélectifs [18].

### Hypocholestérolémiants

Le clofibrate (Lipanthyl®) peut être la cause de douleurs musculaires avec spasmes ou crampes généralisées. Il en est de même des autres fibrates et des statines. En cas de rhabdomyolyse, il faut rechercher une myopathie sous-jacente.

## La maladie de Duchenne de Boulogne

La maladie de Duchenne de Boulogne constitue le prototype des dystrophinopathies. Elle est transmise selon un mode récessif lié à l'X et est due à l'absence d'une protéine musculaire, la dystrophine. Les troubles moteurs s'installent dès l'enfance et s'aggravent tout au long de l'évolution. Les crampes sont associées à une abolition du réflexe idiomusculaire et des réflexes ostéotendineux s'il existe une amyotrophie. La force musculaire est diminuée. Le diagnostic repose sur les techniques immunohistochimiques mettant en évidence l'absence de dystrophine, et sur la détection des anomalies génétiques [17].

## Les autres dystrophinopathies

La dystrophie musculaire de Becker est identique à la myopathie de Duchenne mais elle est d'évolution plus bénigne. Les crampes d'effort sont fréquentes [32]. Il existe aussi des formes ne se traduisant que par des crampes, des myalgies et une myoglobinurie à l'effort voire une élévation isolée des CPK. L'analyse de l'ADN montre une délétion partielle du gène de la dystrophine [32]. Les taux de CPK sont très élevés. L'EMG est de type myopathique.

Le diagnostic repose sur la mise en évidence des anomalies de la dystrophine en immunocytochimie et sur les immunoblots en utilisant plusieurs anticorps marqués [17]. Sur une série de 15 patients souffrant d'une intolérance à l'effort, sans anomalies biochimiques, mais avec des anomalies immunohistochimiques détectées par des anticorps anti-dystrophine de différents types, Figarella-Branger et coll. [15] ont retrouvé 5 patients atteints d'une dystrophinopathie héréditaire a minima. Il faut donc rechercher une dystrophinopathie dans ces cas d'intolérance à l'effort avec myoglobinurie.

# Les myopathies métaboliques

## Glycogénoses musculaires

Les glycogénoses se manifestent le plus souvent par des crampes à l'effort et une myoglobinurie.

### *La maladie de Mac Ardle*

La maladie de Mac Ardle est due à une anomalie génétique située sur le chromosome 11 aboutissant à une absence de phosphorylase musculaire. Elle se traduit par des douleurs et un enraidissement musculaire provoqué par les efforts chez des adultes jeunes. A la reprise de l'effort, les performances sont souvent améliorées : phénomène du second souffle [2 bis]. Mais il peut aussi s'agir d'une simple fatigabilité à l'effort survenant dans l'enfance. Après l'effort, les urines peuvent être foncées, voir brunes, témoignant de la myoglobinurie [32]. Les CPK sont élevées et la biopsie musculaire montre l'absence de phosphorylase en histochimie et biochimie. L'acide lactique ne s'élève pas après un effort sous ischémie en raison du déficit de la phosphorylase musculaire qui empêche la glycolyse. Sur les biopsies musculaires, les analyses histochimiques montrent l'absence de phosphorylase dans les muscles.

### *Glycogénose de type VII ou maladie de Tarui*

Le tableau clinique est similaire à celui de la maladie de Mac Ardle avec une intolérance à l'effort et myoglobinurie. Il existe un déficit en phosphofructokinase musculaire.

## Hyperthermie maligne

Elle est à l'origine d'une hypertonie musculaire peropératoire déclenchée par l'anesthésie puis d'un accès d'hyperthermie avec trismus. Il existe une acidose métabolique, une augmentation considérable des enzymes musculaires et une myoglobinurie. Des signes musculaires persistent entre les accès, avec élévation des CPK et anomalies EMG. Une hypertrophie musculaire est présente une fois sur deux. Parfois surviennent des crampes et une fatigabilité.

L'hyperthermie maligne peut se rencontrer dans des maladies génétiques, à l'occasion d'une anesthésie : syndrome de King-Denborough, « central core disease », syndromes myotoniques, myopathie de Duchenne. Un syndrome d'hyperthermie maligne peut se développer chez certains sujets après un exercice intense inhabituel, en raison d'une chaleur élevée, de l'absorption d'alcool ou lors d'un état de mal épileptique. Le sujet s'effondre brutalement et perd connaissance, et la température monte rapidement à 41°, avec crises comitiales, collapsus, rigidité musculaire, CIVD, myoglobinurie massive par rhabdomyolyse aiguë. Parfois, l'intolérance à l'effort débute par des myalgies, une fatigue, des crampes persistantes diffuses. Puis apparaissent des douleurs épigastriques, des vomissements, une faiblesse musculaire, avec état ébrieux, une raideur généralisée, des troubles du comportement. Chez certains sujets, l'hyperthermie manque et la sémiologie est celle d'une intolérance à l'effort avec fatigue, puis crampes avec contractures spasmodiques, laissant persister des courbatures prolongées.

Dans tous les cas, l'anomalie génétique entraîne une anomalie du canal calcium avec prolongation du temps d'ouverture du canal. Il s'ensuit une production calorique excessive, une acidose, une rigidité musculaire. Le calcium stimule la phosphorylase kinase ce qui augmente la glycolyse et produit de l'acide lactique [32].

## Myopathies endocriniennes

### *Hypothyroïdie*

L'atteinte musculaire de l'hypothyroïdie se manifeste par un enraidissement, un engourdissement des doigts, des courbatures permanentes et pénibles, des myalgies. Les crampes musculaires sont fréquentes, surviennent dès le début de l'effort et surtout elles sont aggravées par le froid.

On observe une hypertrophie musculaire distale et un déficit de la ceinture pelvienne.

*Autres endocrinopathies*

Dans la maladie d'Addison, il existe une faiblesse musculaire généralisée avec des crampes proximales donnant parfois des contractures en flexion.

## MALADIES NEUROLOGIQUES

Certaines pathologies neurologiques s'accompagnent de crampes, souvent au second plan, mais elles peuvent être révélatrices, d'où l'importance d'un examen neurologique attentif dans le bilan des crampes.

### Les amyotrophies spinales progressives

Elles sont définies par une dégénérescence progressive des motoneurones de la corne antérieure de la moelle et parfois du tronc cérébral. Outre les formes génétiques dominantes néonatales ou de l'enfance, liées à des anomalies du chromosome 5, certaines formes récessives peuvent ne se manifester qu'à l'âge adulte, parfois révélées par des crampes. On retrouve des anomalies du gène SMN (Survival Motor Neuron).

Les délétions du gène SMN permettent de faire le diagnostic d'amyotrophie spinale progressive, mais certains sujets n'expriment leur maladie que par l'existence de crampes avec anomalies sur l'EMG. Ils peuvent ensuite développer ultérieurement leur maladie [7].

Parmi les formes héréditaires, il faut distinguer le syndrome de Kennedy ou neuropathie bulbo-spinale progressive, lié à une anomalie localisée sur le chromosome X. Le début se fait entre 30 et 50 ans, le plus souvent par des crampes des membres inférieurs, parfois du larynx ou de la langue, exagérées par le froid ou l'effort. Puis apparaissent une faiblesse musculaire et une amyotrophie diffuse à prédominance proximale. Les fasciculations sont précoces et touchent la face et la langue. L'évolution est lentement progressive et non létale [32].

### La sclérose latérale amyotrophique

La SLA débute souvent par des crampes diurnes et nocturnes, avec amaigrissement, avant que n'apparaisse le déficit musculaire. Les fasciculations sont précoces. L'atteinte diffuse progressivement et s'accompagne d'un syndrome pyramidal. La paralysie bulbaire est constante au cours de l'évolution et règle le pronostic.

### Syndrome crampe-fasciculation

Décrit par Denny-Brown et Foley, le syndrome crampe-fasciculation se rencontre chez des sujets se plaignant d'intolérance à l'effort, avec crampes, fatigue musculaire, et hyperexcitabilité des nerfs périphériques. Des fasciculations sont constamment retrouvées, avec myokymies (soubresauts avec ondulations du muscle). Les biopsies ne montrent rien de particulier. L'EMG ne trouve que des fasciculations avec hyperexcitabilité. La carbamazépine et la phénytoïne permettent de réduire nettement les symptômes [20, 33].

### Pathologies diverses

Dans les atteintes pyramidales, les crampes peuvent survenir à l'installation de la spasticité. On peut aussi retrouver des crampes dans les compressions radiculaires, les polyradiculonévrites aiguës et les polynévrites, qu'elles soient alcooliques ou diabétiques. Il en est de même dans le syndrome de l'huile toxique espagnole [32]. L'envahissement des nerfs périphériques, particulièrement du plexus sacré, par des cellules néoplasiques peut provoquer des crampes très douloureuses qui peuvent réagir à un traitement par le dantrolène (Dantrium®).

## DIFFÉRENTES AFFECTIONS

Les diarrhées et les sueurs profuses s'accompagnent d'une perte rapide d'eau et de sel et la correction par de l'eau seule sans sel peut provoquer l'apparition de crampes, comme dans le choléra.

Les crampes sont rares dans les déplétions sodées comme la maladie d'Addison. Elles sont fréquentes en cas de crise d'hypoglycémie.

Les vomissements abondants entraînent une perte d'ions $H^+$ avec alcalose et baisse du calcium ionisé et donc manifestations tétaniques plutôt que crampes.

La polypnée névrotique, base de la prétendue « spasmophilie » provoque une alcalose par perte excessive de $CO_2$, cause de tétanie.

Les syndromes rénaux avec perte de sels peuvent parfois s'accompagner de crampes.

Chez les malades cirrhotiques, les crampes sont fréquentes et sont corrélées à la sévérité de la maladie. Elles sont associées à la présence d'une ascite, d'une pression artérielle moyenne basse et d'une activité réunie plasmatique élevée. L'augmentation du volume plasmatique par des perfusions d'albumine améliore nettement les crampes et diminue leurs récidives [1].

## LES CRAMPES ESSENTIELLES

Elles sont très fréquentes et surviennent par accès, sans facteur déclenchant précis, sans cause évidente. Elles siègent essentiellement au niveau du mollet, du pied ou de la cuisse. Elles sont éphémères, souvent nocturnes, notamment lorsque les pieds sont froids, et réveillent le sujet. La prévalence des crampes dans une enquête sur la population d'un registre de praticiens est de 37 p. cent, surtout chez les sujets âgés. Les crampes siègent essentiellement aux membres inférieurs (83 %), et sont nocturnes (73 %). Les crampes sont souvent épisodiques mais 40 p. cent des gens interrogés ont des crampes au moins 3 fois par semaine et 6 p. cent toutes les nuits [27]. La physiopathologie reste mystérieuse. Les traitements ne sont pas codifiés.

## TRAITEMENT

### Traitement étiologique

Il dépend de la cause éventuelle retrouvée, si un traitement étiologique est possible (tableau IV).

TABLEAU IV. – **Traitements médicamenteux.**

| | |
|---|---|
| • **Les dérivés de quinine**<br>Hexaquine, Nivaquine | • **Les décontracturants**<br>Coltramyl, Rivotril |
| • **Traitements neurologiques**<br>tiapride : Tiapridal<br>phénytoïne : DiHydan<br>amitriptyline : Laroxyl<br>imipramine : Tofranil | • **Autres traitements**<br>dexpanthénol : Bépanthène<br>vitamines B<br>magnésium<br>naftidrofuryl |
| • **Traitements vasculaires**<br>nifédipine : Adalate | • **La toxine botulique** |

TABLEAU V

**Dérivés de quinine utilisables en France.**

AMM : proposés dans le traitement des crampes musculaires.

| | | | |
|---|---|---|---|
| **Hexaquine** | Quinine benzoate<br>Thiamine | Suppo 300 mg<br>Comprimés 120 mg | 1 suppo ou 3 cps /j |
| **Quinine Vitamine C** | Bisulfate de quinine | Comprimés 40 mg | 4 cps/j |
| **Quinisedine** | Quinine benzoate<br>Aubépine | Comprimés 80 mg | 4 à 6/j |

**Toxines botuliques utilisables en France.**

Réservées à l'usage hospitalier dans les services de neurologie, ophtalmologie et ORL.

| | | |
|---|---|---|
| **Botox** | 100 U Allergan | Labo Allergan |
| **Dysport** | 500 U Speywood | Labo Ipsen-Boitech |

## Traitements symptomatiques

On peut utiliser les moyens mécaniques avec surélévation des pieds du lit dans les crampes nocturnes. Chez les sportifs, les conseils hygiénodiététiques et d'entraînement sont essentiels. Les étirements passifs prolongés sont le meilleur traitement de la crampe, associés à des massages.

## Traitements médicamenteux

### Les dérivés de quinine

La quinine diminue l'excitabilité de la plaque motrice due à la stimulation nerveuse et augmente la période réfractaire du muscle [26] (tableau V). Elle est utilisée dans le traitement des crampes depuis plus de 50 ans et une méta-analyse récente, reposant sur 6 études randomisées, incluant plus de 100 patients souffrant de crampes nocturnes persistantes, démontre son efficacité contre placebo [23]. La quinine donnée pendant 1 mois réduit le nombre des crampes nocturnes et diminue le nombre de nuit avec crampes de 27,4 p. cent. Les patients doivent prendre la quinine au moins pendant un mois avant de pouvoir conclure à son efficacité ou non [23].

Une étude néerlandaise très récente rapporte les effets bénéfiques de l'hydroquinine dans le traitement des crampes [21]. Cette étude randomisée en double aveugle contre placebo comportait 3 périodes de 15 jours consécutives : quantification des crampes pendant 15 jours, traitement randomisé pendant 15 jours puis période de washout de 15 jours. Ils ont enrôlé 68 femmes et 44 hommes souffrant d'au moins 3 crampes musculaires par semaine. Pendant les 15 jours de traitement les sujets ont reçu soit 300 mg par jour (200 mg le matin et 100 mg le soir) d'hydroquinine hydrobromide dihydrate (54 participants) ou du placebo (58 participants). Dans les deux groupes le nombre total de crampes et le nombre de crampes quotidiennes ont diminué pendant la période de traitement, surtout dans le groupe traité par hydroquinine.

Chez 32 (65 %) participants traités par hydroquinine on note une réduction de 50 p. cent ou plus du nombre de crampe, contre seulement 10 (19 %) des sujets ayant reçu le placebo.

Après la survenue d'une crampe, l'hydroquinine n'est pas efficace. Par contre, l'effet préventif de l'hydroquinine semble se prolonger au-delà de la période de traitement. Aucun effet secondaire sérieux n'a été enregistré dans cette étude. Les variations observées entre les individus reflètent sans doute une différence de biodisponibilité et d'absorption selon les sujets et le bénéfice de la thérapie devrait être au mieux managé par un dosage sanguin de quinine.

Une autre équipe a comparé le sulfate de quinine à la dose de 500 mg/j pendant 4 semaines avec un traitement par la vitamine E 800 unités pour traiter 27 patients atteints de crampes nocturnes. Ils concluent à une bonne efficacité de la quinine sur la prévention des crampes, mais à l'absence d'effet de la vitamine E [10]. Les doses habituelles sont de 300 mg/j de quinine. La quinine a une demi-vie d'élimination de 10 à 25 heures, voir plus chez les sujets âgés [26].

La toxicité est variable. Le « cinchonisme » observé avec des taux sanguins de 5 à 10 mg/l de quinine associe des nausées, des vomissements, des bourdonnements d'oreille, et une hypoacousie [26]. Des troubles visuels peuvent se voir si les taux plasmatiques sont élevés (10 mg/l), avec voiles temporaires jusqu'à la cécité permanente. On trouve des pupilles dilatées, un œdème rétinien, et des tâches rouge cerise au fond d'œil. La quinine est l'isomère optique de la quinidine et explique les troubles du rythme cardiaque lorsque les taux plasmatiques dépassent 16 mg/l. On peut aussi observer des hypoglycémies, et une thrombopénie auto-immune. Tous ces effets secondaires sont très rares avec les doses utilisées dans le traitement des crampes [26]. Des syndromes urémo-hémolytiques ont récemment été rapportés après administration de quinine [25]. Des anticorps antiglobuline sont retrouvés et la biopsie rénale montre un œdème glomérulaire et artériolaire, des thrombi capillaires, une mésangiolyse, une sclérose segmentaire et une ischémie. L'insuffisance rénale aiguë peut régresser avec des échanges plasmatiques et des corticoïdes à fortes doses. Ces effets et quelques cas très graves, de nature hématologique, signalés à la pharmacovigilance, font que des traitements prolongés et même l'AMM du produit, pourraient être remis en cause.

## Traitements neurologiques

Le tiapride (Tiapridal®) a été utilisé avec succès chez des malades souffrant de crampes très douloureuses, de longue durée, préférentiellement nocturnes. Des doses de 300 à 400 mg/j chez les sujets jeunes et de 200 mg/j chez les sujets très âgés, ont permis dans deux tiers des cas une sédation totale des crampes, sans effets secondaires notables.

D'autres médicaments sont utilisés pour traiter les crampes : phénytoïne (DiHydan®) 1 cp/j, amitriptyline (Laroxyl®) 10 mg, imipramine (Tofranil®) 10 mg/j.

## Traitements vasculaires

La nifédipine (Adalate®) peut être efficace dans les crampes après effort physique.

## Les décontracturants

De nombreux décontracturants sont utilisées dans les crampes sans études bien précises : Coltramyl®, Myolastan®.

## Autres traitements

### *Le dexpanthénol*

Le dexpanthénol (Bépanthène®) aurait montré son efficacité dans les crampes de la grossesse au cours du deuxième trimestre. Les autres traitements sont à éviter dans ce contexte.

### *Vitamines*

Les vitamines B, en dehors des polynévrites éthyliques, la vitamine C n'ont pas fait la preuve d'une quelconque efficacité. Il en est de même pour la vitamine E.

### *Le magnésium*

Une seule étude randomisée fait état d'une diminution des crampes chez les femmes enceintes, qui ont souvent une magnésémie basse, grâce à une supplémentation en magnésium donnée pendant 3 semaines [12].

### *Le naftidrofuryl*

Dans une étude en double aveugle, un traitement par le naftidrofuryl (Praxilène®) des crampes nocturnes diminue la fréquence de ces crampes [10].

## La toxine botulique

La toxine botulique induit une paralysie en bloquant la libération de l'acétylcholine présynaptique au niveau de la jonction neuromusculaire. La dénervation induite est réversible car la toxine n'a des effets que temporaires. Deux types de toxines A sont utilisables : Botox et Dysport [22]. Les injections de toxine botulique entraînent une nette réduction de l'hyperactivité musculaire avec peu d'effets secondaires. Elles diminuent nettement les crampes sans changer la force du muscle et augmentent le seuil de survenue des crampes. Elles réduisent aussi

24. Maughan R.J. – Exercise-induced muscle cramp : a prospective biochemical study in marathon runners. *J. Sports Sci.* 1986 ; *4* : 31-34.
25. McDonald S.P., Shanahan E.M., Thomas A.C., Roxby D.J., Beroukas D., Barbara J.A. – Quinine-induced hemolytic uremic syndrome. *Clin. Nephrol.* 1997 ; *47* : 397-400.
26. McGee S.R. – Muscle cramps. *Arch. Intern. Med.* 1990 ; *150* : 511-518.
27. Naylor J.R., Young J.B. – A general population survey of rest cramps. *Age Ageing* 1994 ; *23* : 418-420.
28. Ross B.H., Thomas C.K. – Human motor unit activity during induced muscle cramp. *Brain* 1995 ; *118* : 983-993.
29. Ross M.H., Charness M.E., Sudarsky L., Logigian E.L. – Treatment of occupational cramp with botulinum toxin : diffusion of toxin to adjacent noninjected muscles. *Muscle Nerve* 1997 ; *20* : 593-598.
30. Sachdev P. – Golfers' cramp : clinical characteristics and evidence against it being an anxiety disorder. *Mov. Disord.* 1992 ; *7* : 326-332.
31. Schwellnus M.P., Derman E.W., Noakes T.D. – Aetiology of skeletal muscle cramps during exercise : a novel hypothesis. *J. Sports Sci.* 1997 ; *15* : 277-285.
32. Serratrice G., Pellissier J.F., Pouget J. – *Les maladies neuromusculaires*. Paris, Masson, 1997.
33. Tahmoush A.J., Alonso R.J., Tahmoush G.P., Heiman-Patterson T.D. – Cramp-fasciculation syndrome : a treatable hyperexcitable peripheral nerve disorder. *Neurology* 1991 ; *41* : 1021-1024.
34. Tubiana R., Chamagne P. – Crampes professionnelles du membre supérieur. *Ann. Chir. Main* 1983 ; *2* : 134-142.
35. Turjanski N., Pirtosek Z., Quirk J., Anderson T.J., Rivest J., Marsden C.D., et coll. – Botulinum toxin in the treatment of writer's cramp. *Clin. Neuropharmacol.* 1996 ; *19* : 314-320.

# Myosite ossifiante progressive

C. COLLANGE, J.-L. LE BAIL-DARNÉ

La myosite ossifiante est une affection rare définie par l'apparition par un ou plusieurs foyers ectopiques d'os ou de cartilage non néoplasique, développés au sein des tissus mous. On en décrit deux formes :

– la myosite ossifiante de Münchmeyer, héréditaire et familiale dont le pronostic est souvent fatal entre la deuxième et la troisième décennie, qui sera ici seule envisagée ;

– la myosite ossifiante circonscrite avec ses deux formes traumatique et non traumatique, qui a déjà fait l'objet d'une mise au point en 1984 [1].

**La myosite ossifiante progressive ou fibrodysplasie ossifiante progressive ou maladie de Münchmeyer (FOP)** est caractérisée par l'ossification du muscle strié et du tissu conjonctif associée à des malformations osseuses congénitales. La première description, il y a plus de 300 ans, revient au médecin français Guy Patin (1692) qui rapporte l'histoire d'une « femme transformée en bois » [in 25]. La rareté de cette affection et l'invalidité à laquelle elle conduit ont poussé Jeannie Peeper, atteinte de FOP, à créer en 1988 « The International Fibrodysplasia Ossificans Progressiva Association » (IFOPA) qui comporte plus de 100 patients membres à travers le monde. Cette association contribue à financer la recherche relative à cette affection et a permis de réaliser de nombreux progrès au cours de ces dernières années [15].

## SIGNES CLINIQUES ET BIOLOGIQUES

La symptomatologie clinique est extrêmement variable. La première ossification apparaît dans 50 p. cent des cas avant 3 ans et toujours avant 5 ans. On peut retrouver la notion d'un traumatisme déclenchant, d'une chirurgie ou d'une injection intra-musculaire. Les patients présentent une tuméfaction ferme, douloureuse et inflammatoire de la nuque ou du rachis parfois accompagnée de fièvre. Plus tard, elle devient dure et perd son caractère inflammatoire. Quatre-vingt-dix p. cent des patients ont une microdactylie typiquement bilatérale des mains ou des orteils, le plus souvent du gros orteil ou du pouce. Au pied, cette anomalie peut constituer un diagnostic différentiel d'hallux valgus. Les autres anomalies sont l'hypoplasie et la fusion des doigts, la brièveté des métatarses et métacarpes, la clinodactylie. Quand la maladie se développe à un stade pré-pubertaire, on peut noter des anomalies de croissance osseuse. Le rachis est très fréquemment touché, avec à un stade ultime, la possibilité d'une fusion complète. Une atteinte asymétrique peut induire le développement d'une scoliose ou d'une cyphose, par exemple par la formation de ponts entre les crêtes iliaques et les côtes. L'utilisation des orthèses rachidiennes semble moins efficace que chez les témoins indemnes de cette affection. L'atteinte rachidienne et des cartilages chondrocostaux peut induire un syndrome pulmonaire restrictif et est responsable d'un terrain de prédilection pour les pneumonies [2]. Les muscles du rachis cervical et dorsolombaire, les muscles des épaules, des coudes, des chevilles seront systématiquement intéressés par le processus d'ossification alors que d'autres muscles striés sont toujours épargnés (myocarde, langue, muscles oculaires et laryngés). Le risque est élevé pour les muscles de la mâchoire (pouvant conduire à un trismus), les muscles des hanches, des genoux et des poignets. Les ossifications des tissus mous de la tête et du cou sont fréquentes et peuvent être responsables de torticolis. L'ossification et la fusion des ligaments et os de l'oreille interne entraînent parfois une surdité de conduction [23, 26]. Le diagnostic est souvent porté avec un certain retard, après l'apparition des ossifications ectopiques, surtout quand la malformation des orteils et des doigts n'est pas recherchée à l'examen clinique. Certains auteurs ont rapporté l'existence de formes moins sévères de la maladie, d'évolution plus lentement progressive, ou dont les premières manifestations sont apparues tardivement [11]. L'os ectopique peut se fracturer et sa consolidation est inconstante, équivalente à celle de l'os normal avec formation d'un cal osseux [7]. Parfois, l'os ne consolide pas, et la fracture devient asymptomatique après quelques mois. L'évolution de la maladie est imprévisible et variable, parfois mortelle par complications de décubitus ou atteinte respiratoire chez un enfant de dix ans et parfois compatible avec une espérance de vie élevée (70 ans). Les longues périodes de stabilité sont fréquentes, mais souvent un traumatisme vient aggraver le pronostic [5].

Les explorations biologiques de routine sont habituellement normales. On note parfois une augmentation de la vitesse de sédimentation globulaire lors des épisodes aigus. On ne retrouve aucune anomalie biologique phosphocalcique.

## IMAGERIE

Les anomalies squelettiques des doigts et des orteils sont présentes à la naissance dans 75 à 90 p. cent des cas et sont typiquement bilatérales (fig. 1). Les examens radiologiques peuvent révéler parfois l'existence d'un col fémoral large, un aspect carré de la phalange proximale du premier orteil, ou des corticales tibiales fines, des cotyles peu profonds et une fréquence élevée de spina bifida. Chaque foyer ectopique ne se traduit initialement que par un épaississement des parties molles. Après quelques semaines, on voit apparaître des calcifications ectopiques des tissus mous. Les zones calcifiées se développent en pont au-dessus des articulations et peuvent ainsi induire une ankylose (fig. 2). L'atteinte du rachis mime une spondylarthrite ankylosante évoluée (fig. 3). Chez certains patients, on peut noter une ankylose sacro-iliaque (fig. 4). La scoliose est fréquente. La progression de l'affection est plus souvent cranio-caudale. L'échographie est un bon moyen d'exploration des anomalies des tissus mous. A un stade précoce, elle peut révéler une masse des tissus mous avec œdème à distance de l'os. Il s'agit d'une méthode aspécifique mais peu coûteuse et non invasive. Le scanner est un bon examen car c'est une technique très sensible pour dépister les calcifications (fig. 5) ; il permet également de découvrir précocement une tuméfaction des tissus mous [20]. L'angiographie est abandonnée. L'IRM montre les anomalies des tissus mous avec des lésions à type d'isosignal en T1 et hypersignal en T2. La scintigraphie est très sensible et montre une hyperfixation des tissus mous.

## ANATOMOPATHOLOGIE

L'examen anatomopathologique révèle la formation d'os ectopique au sein du tissu conjonctif. Il montre une néovascularisation et l'accumulation locale de lymphocytes et de macrophages dans un tissu fibreux. L'analyse en microscopie électronique met en évidence des macrophages au sein de fibres de collagène, et des fibroblastes activés avec un réticulum granuleux abondant et des appareils de Golgi très développés. Les cellules sécrètent de nombreuses protéines dont de nombreux protéoglycanes et glycoprotéines. A un stade plus tardif, on observe des zones d'ossification nodulaires entourées par du tissu conjonctif composé de fibroblastes et de fibres collagènes. Cette ossification prend les caractéristiques de l'ossification endochondrale avec des chondrocytes, un os tissé immature et des éléments médullaires. L'os mature ectopique ne peut pas être distingué de l'os mature du squelette normal [16].

**Fig. 1 à 4**

**Patient de 37 ans ; FOP depuis l'âge de 3 ans. Ossifications ectopiques successives diffuses. Alimentation semi-liquide. Handicap fonctionnel important.**

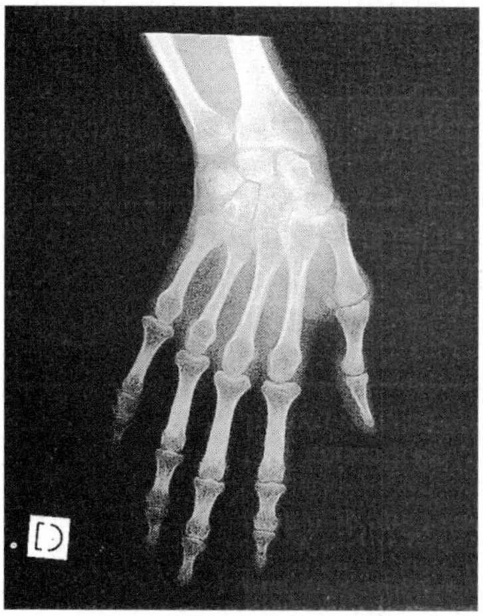

**Fig. 1. – Radiographie de main de face : microdactylie du premier doigt par hypoplasie du premier métacarpe.**

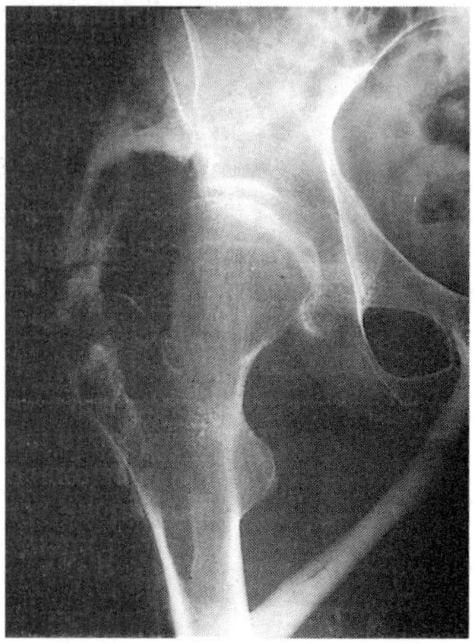

**Fig. 2. – FOP, radiographie de hanche droite de face : ankylose par ossification en pont des tissus mous périarticulaires.**

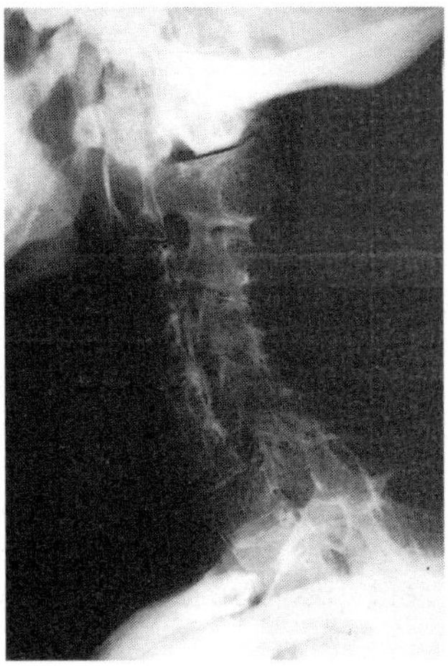

**Fig. 3. – FOP, radiographie du rachis cervical de profil : fusion des apophyses articulaires liée à l'ossification des tissus mous.**

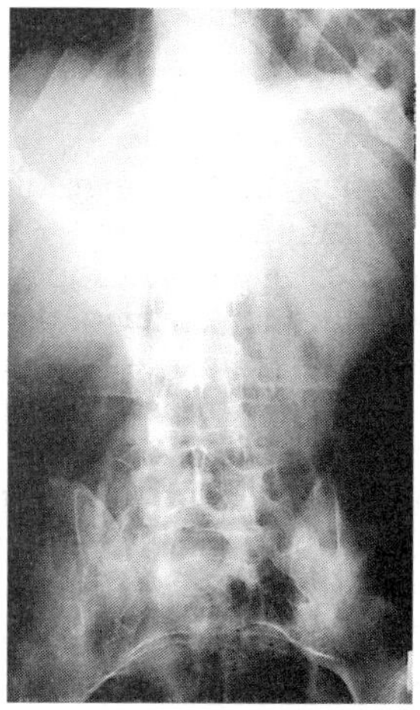

**Fig. 4. – FOP, incidence de de Sèze : ossification des muscles paravertébraux ; ankylose sacro-iliaque.**

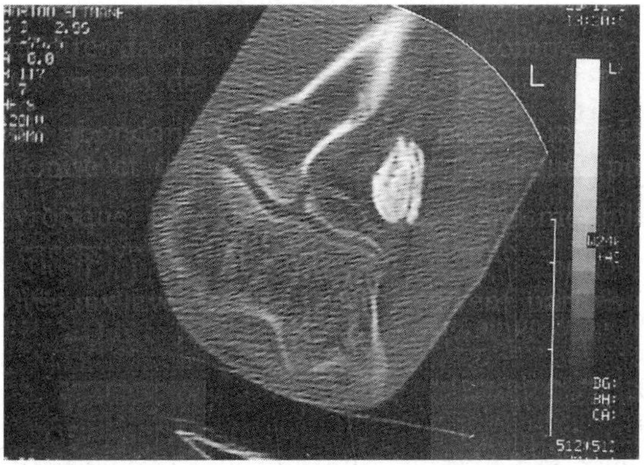

**Fig. 5. – Patient de 24 ans. FOP depuis l'âge de 6 ans. Ossifications ectopiques multiples. Tomodensitométrie du coude droit : ossification des muscles de la loge antérieure de l'avant-bras en regard du cubitus.**

## DIAGNOSTICS DIFFÉRENTIELS

Le diagnostic est facile à un stade évolué de la maladie (tableau I). En revanche, il peut être plus difficile à un stade précoce et l'argument clinique majeur repose alors sur la présence des malformations congénitales, en particulier la microdactylie. On peut évoquer une tumeur devant une masse indurée et douloureuse des tissus mous. Sur les radiographies initiales, on peut voir des lésions similaires à celles observées dans les formes traumatiques des myosites ossifiantes circonscrites. Avant l'ossification complète, les diagnostics différentiels radiologiques sont les calcinoses de la dermatopolymyosite ou des calcinoses universelles et les myosites circonscrites du tétanos, des paraplégies, ou des brûlures sévères. Certaines ossifications simulent des maladies exostosantes, en particulier au membre inférieur. Au rachis, l'ossification du ligament interépineux et la fusion définitive des apophyses articulaires postérieures miment parfois une pelvispondylite rhumatismale, voire un syndrome de Klippel-Feil [21]. Les signes cliniques permettent bien sûr le plus souvent d'éliminer la plupart de ces diagnostics.

TABLEAU I. – **Diagnostics différentiels de la FOP.**

| | |
|---|---|
| • Myosite ossifiante circonscrite<br>• Pelvispondylite rhumatismale<br>• Maladie des exostoses multiples<br>• Calcinose universelle<br>• Calcinose des dermatopolymyosites | • Myosite ossifiante au cours du tétanos, des paraplégies, des brûlures sévères<br>• Syndrome de Klippel-Feil<br>• Tumeur des tissus mous |

## PHYSIOPATHOLOGIE

Des progrès importants réalisés récemment et la connaissance de l'organisation moléculaire et de la régulation osseuse sont susceptibles d'apporter de nouvelles espérances thérapeutiques. L'élément caractéristique de l'affection est la formation d'un os ectopique selon un processus endochondral. La formation osseuse embryonnaire est normale à l'exception du gros orteil qui est d'ailleurs la dernière structure osseuse à apparaître. Cette anomalie indique une régulation anormale des événements conduisant les cellules mésenchymateuses à la formation du cartilage rudimentaire [25]. Il semble que la maladie soit caractérisée par la désorganisation du programme d'ostéogenèse endochondrale. Cette hypothèse physiopathologique a été évoquée devant les similarités phénotypiques de l'expression des gènes des « Bone Morphogenic Proteins » (BMP) et du gène decapentaplegic (dpp) de la drosophile [9]. Ainsi, la maladie serait liée à la surexpression d'une BMP. Ces BMP sont des protéines appartenant à la superfamille des peptides de type *« Transforming Growth Factor* β » (TGF β). L'analyse récente du phénotype homozygote chez la souris après mutation a montré leur importance dans la formation du mésoderme et le développement de nombreux viscères [8]. Elles sont uniques par leur capacité à induire le programme cellulaire complet de l'ostéogenèse endochondrale. Shafritz et coll. [24] ont étudié les BMP 1 à 7 chez 32 patients atteints de FOP. Seule la BMP-4 et son ARNm étaient présents en quantités importantes dans les cellules issues de lésions fibroblastiques et n'étaient pas retrouvés dans les cellules du tissu conjonctif du sujet sain [26/32 patients contre 1/12 chez les témoins ($p < 0{,}001$)]. Ainsi, les souris transgéniques avec surexpression de la BMP-4 servent de modèle animal pour la FOP. Kaplan et coll. [15] suggèrent que les lymphocytes qui expriment la BMP-4, circulent dans le sang périphérique des patients atteints de FOP et sont recrutés par le tissu conjonctif dans les suites d'un signal donné. La cause de l'activation lymphocytaire elle-même n'est pas connue, mais la présence de ces lymphocytes au sein des lésions les plus précoces de FOP suggère leur implication dans le processus d'ostéogenèse. Le collagène de type IV, constituant essentiel de la membrane basale des cellules endothéliales et musculaires, lie la BMP-4 avec une haute affinité. A haute concentration, il existe une auto-activation de l'expression de la BMP-4 conduisant au développement de lésions fibroprolifératives, aboutissant à leur tour au processus d'ossification endochondrale. Les récepteurs cellulaires de la BMP-4 ont été bien identifiés au cours des dernières années [27]. Ils appartiennent à la famille des récepteurs transmembranaires de type sérine/thréonine kinases. Natsume et coll. [17] viennent de montrer que le domaine extra-cellulaire du récepteur de type I des BMP-2 et 4 suffit à lier le ligand avec une haute affinité. L'étude de ces récepteurs devrait permettre de démontrer de manière plus précise la cascade des événements cellulaires induits par la fixation au ligand. Cette dernière permet une dimérisation du récepteur à l'origine de l'initiation de la réponse biologique.

### Épidémiologie et génétique

La FOP est une maladie exceptionnelle avec une prévalence de 0,61 par million. Certains facteurs de risque ont été avancés (âge élevé d'un des deux parents, nombreux frères et sœurs). C'est une affection autosomique dominante, à pénétrance complète mais avec un taux d'expression variable. Très peu de malades ont une descendance du fait de l'impotence fonctionnelle sévère à l'âge adulte et des risques multiples liés à la grossesse [8]. Cependant, l'hypothèse génétique a été soulevée à plusieurs reprises devant l'existence de jumeaux atteints ou de transmission de l'affection à la descendance [6, 13]. Par ailleurs, en 1996, Janoff et coll. [12] rapportent pour la première fois le cas clinique d'une FOP chez deux demi-sœurs de pères différents et de mère identique, indemnes eux-mêmes de cette affection. Cette observation rend possible l'hypothèse d'une mosaïque chromosomique chez la mère et justifie un conseil génétique lorsqu'un premier enfant présente cette affection. La rareté de la maladie indique que la plupart des cas connus résultent de mutations sporadiques. Il est probable que le même gène soit affecté à chaque fois du fait de la similarité phénotypique et du mode évolutif chez les différents patients. Les études visant à déterminer l'étiologie exacte de la maladie ont utilisé l'approche d'un gène candidat et ont permis la réalisation des progrès évoqués au chapitre précédent. Les gènes des BMP sont des candidats possibles du fait de leur capacité à induire une ossification endochondrale pendant la vie embryonnaire mais également après la naissance, y compris en situation ectopique. Le clonage de l'ADN des gènes des BMP a conduit depuis 1988 à l'identification de nouveaux membres de cette famille. Le gène de la BMP-4 a été identifié et se trouve sur le chromosome 14q22-q23. L'augmentation de l'expression de la BMP-4 par la cellule pourrait être due à une mutation au sein même de ce gène ou à la mutation d'un autre locus. Des études sont en cours pour confirmer ou infirmer ces hypothèses.

## TRAITEMENT

Le traitement de la FOP reste empirique, du fait de sa rareté et de la mauvaise connaissance de sa physiopathologie jusqu'à ces dernières années. Les traitements chélateurs du calcium, l'acide ethylenediaminatetraacetic disodique ou acide retinoïque n'ont pas montré d'efficacité. Un traitement par warfarine aurait apporté un bénéfice chez deux patients mais avec des complications hémorragiques. La corticothérapie pourrait avoir un intérêt anti-inflammatoire lors des épisodes aigus. L'étidronate, qui permet de limiter la survenue des calcifications postopératoires chez le sujet sain, a été utilisée par certains auteurs au cours de la FOP [14], mais la survenue de calcifications à long terme semble inchangée [3] sauf dans de très rares cas [5, 22, 26]. Palhares [19] a rapporté récemment le cas d'un enfant traité par acide ascorbique (500 mg à 2 g par jour) avec un bon résultat à quatre ans. Tous ces traitements n'ont cependant pas fait la preuve de leur efficacité. La chirurgie est hasardeuse du fait de l'accélération du processus après résection. Parfois, il faut avoir recours à l'ablation dentaire pour permettre l'alimentation en cas d'atteinte massétérienne. Au total, les différents traitements proposés semblent assez peu satisfaisants y compris dans les publications les plus récentes. La surexpression de la BMP-4 rapportée ces dernières années représente la piste thérapeutique la plus prometteuse. On peut imaginer qu'un traitement visant à moduler l'expression de la BMP-4 directement ou par inhibition compétitive de la fixation aux récepteurs cellulaires pourrait représenter une perspective intéressante.

## CONCLUSION

La FOP est une maladie autosomique dominante extrêmement rare mais dont la sévérité justifie l'intérêt des chercheurs et des cliniciens. Les progrès réalisés au cours de ces dernières années permettent d'incriminer la surexpression de la BMP-4 dans la survenue de cette affection. De nouvelles études cherchent à déterminer l'origine exacte de la cascade d'événements conduisant à la formation d'os ectopique. Enfin, la connaissance de la physiopathologie de cette affection ouvre de nouvelles perspectives thérapeutiques qui permettront peut-être de transformer son pronostic.

## RÉFÉRENCES

1. Anglejan G. d', Perez Cl. – Myosites ossifiantes circonscrites (153-159). *In :* S. de Sèze, A. Ryckewaert, M.F. Kahn, V. Lemaire, *L'actualité rhumatologique 1984,* Paris, Expansion Scientifique Française, 1984.
2. Bridges A.J., Kou-Ching Hsu, Singh A., Churchill R., Miles J. – Fibrodysplasia (Myositis) Ossificans Progressiva. *Semin. Arthritis Rheum.* 1994 ; *24 :* 155-164.
3. Bruni L., Giammaria P., Tozzi M.C., Camparcola D., Scopinaro F., Imperato C. – Fibrodysplasia ossificans progressiva. An 11 year-old boy treated with diphosphonate. *Acta Pediatr. Scand.* 1990 ; *79 :* 994-998.
4. Connor J.M. – Fibrodysplasia ossificans progressiva-Lessons from rare maladies. *N. Engl. J. Med.* 1996 ; *335 :* 591-593.
5. Connor J.M., Evans D.A. – Fibrodysplasia ossificans progressiva. The clinical features and natural history of 34 patients. *J. Bone Joint Surg.* 1984 ; *64-B :* 76-83.
6. Connor J.M., Skirton H., Lunt P.W. – A three generation family with fibrodysplasia ossificans progressiva. *J. Med. Gen.* 1993 ; *30 :* 687-689.
7. Einhorn T.A., Kaplan F.S. – Traumatic fractures of heterotopic bone in patients who have fibrodysplasia ossificans progressiva. A report of two cases. *Clin. Orthop.* 1994 ; *308 :* 173-177.
8. Fox S., Khoury A., Mootabar H., Greenwald E.F. – Myositis ossificans progressiva and pregnancy. *Obstet. Gynecol.* 1987 ; *69 :* 453-455.
9. Gelbart W.M. – The decapentaplegic gene : a TGF β homologue controlling pattern formation in drosophila. *Development* 1989 ; *122 (Suppl.) :* 65S-74S.

10. Hogan B. – Bone morphogenic proteins in development. *Curr. Opin. Gen. Dev.* 1996 ; *6* : 432-438.
11. Janoff H.B., Tabas J.A., Shore E.M., Muenke M., Dalinka M.K., Schlesinger S. et coll. – Mild expression of fibrodysplasia ossificans progressiva : a report of 3 cases. *J. Rheumatol.* 1995 ; *22* : 976-978.
12. Janoff H.B., Muenke M., Johnson L.O., Rosenberg A., Shore E.M., Okereke E. et coll. – Fibrodysplasia ossificans progressiva in two half-sisters : Evidence for maternal mosaicism. *Am. J. Med. Gen.* 1996 ; *61* : 320-324.
13. Kaplan F.S. – Symposium : Fibrodysplasia ossificans progressiva. *Clin. Orthop.* 1998 ; *346* : 1-140.
14. Kaplan F.S., McCluskey W., Hahn G., Tabas J.A., Muenke M., Zasloff M.A. – Genetic transmission of fibrodysplasia ossificans progressiva. Report of a family. *J. Bone Joint Surg.* 1993 ; *75-A* : 1214-1220.
15. Kaplan F.S., Shore E.M., Zasloff M.A. – Fibrodysplasia ossificans progressiva : Searching for the skeleton key. *Calcif. Tissue Int.* 1996 ; *59* : 75-78.
16. Kaplan F.S., Tabas J.A., Gannon F.H., Finkel G., Hahn G.V., Zasloff M.A. – The histopathology of fibrodysplasia ossificans progressiva. An endochondral process. *J. Bone Joint Surg.* 1993 ; *75-A* : 220-230.
17. Natsume T., Tomita S., Iemura S., Kinto N., Yamaguchi A., Ueno N. – Interaction between soluble type I receptor for BMP-2 and BMP-4. *J. Biol. Chem.* 1997 ; *272* : 11535-11540.
18. Oz B.B., Boneh A. – Myositis ossificans progressiva : a 10-year follow-up on a patient treated with etidronate disodium. *Acta Paediat.* 1994 ; *83* : 1332-1334.
19. Palhares D.B. – Myositis ossificans progressive. *Calcif. Tissue Int.* 1997 ; *60* : 394.
20. Reinig J.W., Hill S.C., Fang M., Marini L., Zasloff M.A. – Fibrodysplasia ossificans progressiva : CT appearance. *Radiology* 1986 ; *159* : 153-157.
21. Resnick D., Niwayama G. – *Diagnosis of bone and joints disorders* (p. 3400-3408). Philadelphia, WB Saunders Company, 1988.
22. Rogers J.G., Geho W.B. – Fibrodysplasia ossificans progressiva. A survey of forty-two cases. *J. Bone Joint Surg.* 1979 ; *61-A* : 909-914.
23. Rocke D.M., Zasloff M., Peeper J., Cohen R.B., Kaplan F.S. – Age and joint specific risk of initial heterotopic ossification in patients who have fibrodysplasia ossificans progressiva *Clin. Orthop.* 1994 ; *301* : 243-248.
24. Shafritz A.B., Shore E.M., Gannon F.H., Zasloff M.A., Taub R., Muenke M., et coll. – Overexpression of an osteogenic morphogen in fibrodysplasia ossificans progressiva. *N. Engl. J. Med.* 1996 ; *335* : 555-561.
25. Shore E.M., Gannon F., Kaplan F.S. – Fibrodysplasia ossificans progressiva. Why do people have two skeletons ? *J. Clin. Rheumatol.* 1997 ; *3* : S84-S89.
26. Smith R., Athanasou N.A., Vipond S.E. – Fibrodysplasia (Myositis) ossificans progressiva : clinicopathological features and natural history. *Q. J. Med.* 1996 ; *89* : 445-446.
27. Yamashita H., Dijke P.T., Heldin C.H., Miyazono K. – Bone Morphogenic Protein Receptors. *Bone* 1996 ; *19* : 569-574.

des athlètes (elles ont un statut hormonal particulier) [13]. Souvent, il n'existe pas de groupe contrôle [11, 25, 48]. Les différences entre le moment et le site où les mesures sont effectuées et entre les techniques de mesures utilisées (absorptiométrie monophotonique ou biphotonique, absorptiométrie biphotonique aux rayons X, ultrasons au calcanéum), font que les comparaisons entre les différentes études sont difficiles. Enfin les apports calciques des patientes ne sont généralement pas connus. De fait, les conclusions de ces études sont divergentes quant à l'existence d'une perte osseuse pendant la grossesse [29]. Or l'os trabéculaire se renouvelle cinq fois plus vite que l'os cortical et subit des variations de masse plus rapides. D'éventuelles variations pourraient n'apparaître qu'à la fin de la grossesse. La mise en évidence de modifications de densité osseuse pendant la grossesse pourrait ainsi dépendre du site et du moment où la mesure est faite.

Les études qui ne montrent pas de perte osseuse pendant la grossesse ont été réalisées entre le début et la fin de la grossesse sur des sites où l'os cortical est prédominant (radius distal, col fémoral) [11, 31, 43], ou ont été faites sur un site d'os trabéculaire avec une deuxième mesure réalisée avant la fin de la grossesse [22] (tableau I). Cependant, certaines de ces études révèlent une augmentation significative du remodelage osseux au troisième trimestre de la grossesse. Elle est attestée par l'augmentation des marqueurs de la formation (taux sériques du carboxypeptide du procollagène I et de la phosphatase alcaline osseuse (PAO)), et de la résorption osseuse (taux sériques de la phosphatase acide tartrate résistante (TRAP), déoxypyridinolinurie) [11, 22].

En revanche, les études faites sur des zones où l'os trabéculaire est prépondérant (rachis lombaire, radius ultra-distal, calcanéum) et réalisées entre le début et la fin de la grossesse, montrent une perte osseuse significative au cours des derniers mois de la grossesse (tableau I). Cette perte osseuse objectivée avec des méthodes de mesures différentes (SRX, DPA, US, DEXA), est comprise entre − 2 et − 4,2 p. cent [25, 31]. Les marqueurs du remodelage osseux, dosés dans certaines de ces études, sont significativement augmentés pendant le dernier trimestre de la grossesse (ostéocalcine, phosphatase alcaline (PA), TRAP, hydroxyprolinurie) [48].

Une étude effectuée par DPA et SPA, avant la grossesse puis après 6 semaines d'allaitement, montre une perte osseuse significative de − 2,4 p. cent au col fémoral et de − 2,2 p. cent à la diaphyse radiale. La perte osseuse de − 3,6 p. cent au rachis lombaire n'est pas significative. Toutefois, dans cette étude, on ne peut exclure que l'allaitement ait pu majorer la perte osseuse [13] (tableau I).

Les patientes qui n'allaitent pas ont, 6 mois après l'accouchement, une augmentation significative de la masse osseuse trabéculaire au rachis lombaire de + 1,5 p. cent à + 2,2 p. cent, par comparaison aux valeurs de base et au groupe allaitant [20, 21] (tableau II). Cette augmentation est améliorée par la supplémentation calcique (+ 0,4 p. cent dans le groupe recevant un placebo et + 2,2 p. cent dans le groupe recevant du calcium) [21]. Une autre étude montre également en post-partum un gain de masse osseuse au radius dans le groupe non allaitant [22] (tableau II).

TABLEAU I. – **Études prospectives longitudinales de la DMO, avant, puis pendant la grossesse, et le post-partum.**

| **Auteurs** | **Population** | **Technique** | **Grossesse** | **Allaitement** | |
|---|---|---|---|---|---|
| Lamke 1977<br>[31] | **14 patientes** | SRX RD :<br>SRX RUD : | **2e trimestre - 1sPP**<br>Pas de ≠<br>– 4,2 % | | |
| Drinkwater 1991<br>[13] | **Athlètes :**<br>**6 allaitantes** | <br>DPA 5 sites :<br>SPA 2 sites : | **avant G-6sPP**<br>RL : – 3,6 % (nS)<br>CF : – 2,4 % (S)<br>R diaph : – 2,2 % (S)<br>RD : *pas de ≠*<br>fémur diaph : *pas de ≠*<br>tibia : + 3,4 % (S) | **PP : 6s-6m**<br>normalisation<br>– 6 %<br>normalisation<br>*pas de ≠*<br>*pas de ≠*<br>*pas de ≠* | |
| | **25 témoins**<br>**non en PP** | DPA 5 sites :<br>SPA 2 sites : | RL : *pas de ≠*<br>CF : *pas de ≠*<br>RD : *pas de ≠*<br>tibia : + 2,3 % | | |
| | Apports<br>calciques | Sujets<br>Témoins | 1526 mg/j<br>1756 mg/j | 1622 mg/j | |
| Sowers 1991<br>[43] | **32 patientes**<br>**31 témoins** | DPA<br>3 sites CF : | **avant G-15jPP**<br>*pas de ≠* | | |
| Kent 1993<br>[22] | <br>**37 allaitantes**<br>**27 témoins**<br>**19 non allaitantes** | SPA<br>RUD : | **14s-36s**<br>*pas de ≠*<br>*pas de ≠* | **PP : 6s-6m**<br>– 3 %<br><br>↗ légère | **PP : 12m**<br>0 récupération |

→

TABLEAU I. – ***(suite)***

| Auteurs | Population | Technique | Grossesse | Allaitement | |
|---|---|---|---|---|---|
| Cross 1995<br>[11] | **10 allaitantes**<br>6 : + 1g ca<br>4 : + placebo | SPA<br>RD et UD : | **avant G-3^e^ trimestre**<br>*pas de ≠* | **PP : 3m**<br>*pas de ≠* | **PP : 6m**<br>*pas de ≠* |
| Yamaga 1996<br>[48] | **18 patientes**<br><br>**7 allait > 6m**<br><br>**11 allait < 3m** | US calcanéum<br>SOS<br>BUA<br>SOS<br>BUA<br>SOS<br>BUA | **pendant G**<br>↘ 3 trimestre (S)<br>↘ 3 trimestre (nS) | **PP : 1m, 3m, 6m**<br><br><br>↘ (nS) > 6m<br>*pas de ≠*<br>*pas de ≠*<br>*pas de ≠* | **PP : 9m**<br><br><br>*pas de ≠*<br>*pas de ≠*<br>*pas de ≠*<br>*pas de ≠* |
| Kholthoff 1997<br>[25] | **59 allaitantes de 0,5 à 18m** | DEXA<br>R1/3D/RUD :<br>CF :<br>RL : | **18s-37s**<br>*pas de ≠*/– 2 % (S)<br>non fait<br>non fait | **PP : 0,3m, 6m, 12m, 18m**<br>*Pas de ≠ après acouchement et allait/non allaitant*<br>règles 2,3m : – 3,6 % RL à m3PP (S)<br>– 3,6 % CF à 6mPP (S)<br>règles 5,3m : – 5,5 % RL à m3PP (S)<br>– 5,1 % CF à 6mPP (S)<br>règles 11m : – 7,2 % RL à m6PP (S)<br>– 7,1 % CF à 6mPP (S) | |

SRX : spectrophotométrie aux rayons X,
SPA : single-photon absorptiometry,
DPA : dual-photon absorptiometry,
DEXA : dual-energy X-ray absorptiometry,
US : Ultrasons, SOS : speed of Sound, BUA : broad band ultrasound attenuation,
RL : rachis lombaire (os trabéculaire),
RP : radius proximal, (90 % d'os cortical), RD : radius distal (75 % d'os cortical), RUD : radius ultra-distal (60 % d'os trabéculaire),
CF : col fémoral,
Diaph : diaphyse
PP : post partum, m : mois, s : semaine, j : jour
S : significatif, nS : non significatif,
Pas de ≠ : pas de différence
DMO : densité minérale osseuse
G : grossesse

TABLEAU II. – **Études prospectives longitudinales de la DMO, pendant l'allaitement et le sevrage.**

| Auteurs | Population | Technique | Allaitement | Sevrage |
|---|---|---|---|---|
| Chang 1987 [9] | **21 adolescentes/**<br>**15 témoins** | SPA RP : | **PP : 2s-16s**<br>– 15 %<br>*pas de* ≠ | |
| Hayslip 1989 [19] | **12 allaitantes**<br><br>**7 non allaitantes** | DPA RL :<br>SPA RP et RD :<br>DPA RL :<br>SPA RP et RD : | **PP : 2j-6m**<br>– 6,5 % (S)<br>*pas de* ≠<br>*pas de* ≠<br>*pas de* ≠ | |
| Kent 1990 [23] | **40 allaitantes/**<br>**40 témoins non en PP** | SPA RUD :<br>SPA RD :<br>SPA RP : | **PP : 6m**<br>– 7 % (S)<br>*pas de* ≠<br>*pas de* ≠ | **PP : 12m**<br>récupération<br>(24 patientes) |
| Sowers 1993 [42] | **64 allai > à 6m**<br><br>**20 allai ⩽ à 1m**<br><br>**26 allai 2 à 5m** | DEXA<br>CF :<br>RL :<br>CF :<br>RL :<br>CF :<br>RL : | **PP : 2s-6m**<br>– 4,8 % (S)<br>– 5,1 % (S)<br>*pas de* ≠<br>*pas de* ≠<br>*pas de* ≠<br>*pas de* ≠ | **PP : 12m**<br>normalisation<br>normalisation |
| Kalkwarf 1995 [20] | **65 allaitantes**<br><br>**48 non allaitantes**<br><br>**40 allaitantes**<br>**43 non allaitantes** | DEXA<br>RL :<br>CE :<br>RUD :<br>R 1/3D :<br>RL :<br>CE :<br>RUD :<br>R 1/3D :<br><br>RL :<br>RL : | **PP : 2s-24s**<br>– 3,9 % (S)<br>– 2,8 % (S)<br>*pas de* ≠<br>*pas de* ≠<br>+ 1,5 % (S)<br>+ 1,7 % (S)<br>*pas de* ≠<br>*pas de* ≠ | **PP : 24s-48s**<br>+ 5,5 % (S)<br>+ 1,8 % (S) |

→

TABLEAU II. – *(suite)*

| Auteurs | Population | Technique | Allaitement | Sevrage |
|---|---|---|---|---|
| Cross 1995 [10] | **15 allaitantes**<br>7 : + 1g ca<br><br><br>8 : + placebo | DEXA<br>RL :<br>RUD :<br>CE :<br>RL :<br>R :<br>CE : | **PP : 2s-3m**<br>– 6,3 % (S)<br>+ 5,7 % (S)<br>*pas de ≠*<br>– 4,3 % (S)<br>0 %<br>*pas de ≠* | **PP : 3m-6m**<br>+ 3 (S)<br>– 6 à – 11 % (S)<br>*pas de ≠*<br>+ 1,7 (nS)<br>– 6 à – 11 % (S)<br>*pas de ≠* |
| Affinito 1996 [1] | <br>**18 allaitantes > 6m**<br><br>**18 pas d'allait** | DPA<br>RL :<br>RD :<br>RL :<br>RD : | **PP : 3j-3m,** **3j-6m**<br>– 6 % (S), – 7,5 % (S)<br>– 2 % (S), – 5 % (S)<br>*pas de ≠*<br>*pas de ≠* | **PP : 12m**<br>+ 3 % (S)<br>+ 2,5 % (S) |
| Lopez 1996 [35] | **30 allaitantes 6m/**<br>**26 non en PP** | DEXA<br>RL :<br>CF : | **PP : 1m-6m**<br>↘ (S)<br>– 3 % (S) | **PP : 6m-12m**<br>+ 6 % (S)<br>+ 8 % (S) |
| Kalkwarf 1997 [21] | <br>**97 allaitantes**<br>45 + 1g ca<br>42 + placebo<br>**99 non allaitantes**<br>41 + 1g ca<br>40 + placebo | DEXA<br><br>RL :<br>RL :<br><br>RL :<br>RL :<br>RUD et R1/3D : | **PP : 2s-3m-6m**<br><br>– 4,2 % (S)<br>– 4,9 % (S)<br><br>+ 2,2 % (S)<br>+ 0,4 % (S)<br>aucune modification | **PP : 6m-12m**<br>**95 sevrage**<br>+ 5,9 % (S)<br>+ 4,4 % (S)<br>**92 non allaitantes**<br>+ 2,25 % (S)<br>+ 1,6 % (S) |
| Krebs 1997 [30] | <br>**26 allaitantes/**<br>**8 non allaitantes**<br>**en PP** | DEXA, DPA, SPA<br>RL :<br>Rad 1/3 moyen : | **PP : 15j-3m**<br>– 4 % (S)<br>*pas de ≠* | **PP : 7m**<br>normalisation |

Légende : se reporter au Tableau I.

Il semble donc exister une perte osseuse trabéculaire significative, lors des derniers mois de la grossesse, comprise entre — 2 et — 4,2 p. cent malgré l'hyperestrogénie. Elle est récupérée, au moins partiellement, en post-partum chez les patientes qui n'allaitent pas. Elle s'accompagne d'une augmentation des marqueurs biochimiques de la formation et de la résorption osseuse. Ils tendent à se normaliser en post-partum en l'absence d'allaitement. Les carences en vitamine D et en calcium aggravent probablement cette perte osseuse.

## Étude de la densité osseuse et des marqueurs du remodelage osseux, au cours de l'allaitement puis du sevrage

Les études prospectives étudiant les variations de masse osseuse de femmes allaitantes et non allaitantes dans le post-partum sont un peu plus nombreuses. Ces études n'analysent pas les mêmes populations. Elles n'ont pas la même méthodologie (techniques, sites, chronologie des mesures de la masse osseuse et marqueurs du remodelage osseux différents). Ceci explique certaines discordances. Cependant, elles mettent généralement en évidence une perte osseuse trabéculaire mesurable après 3 à 6 mois d'allaitement et comprise entre — 3,6 et — 7,5 p. cent au rachis lombaire [1, 10, 19, 21, 42], entre - 3 et — 7,1 p. cent au col du fémur [25, 35, 42] et entre — 1,1 et — 7 p. cent au radius (— 15 % chez les adolescentes) [1, 9, 23].

Cette perte d'os trabéculaire est récupérée plus ou moins complètement après le sevrage. Cette augmentation est significative. Elle est comprise entre + 3 et + 6 p. cent au rachis lombaire et entre + 2,5 et + 7,1 p. cent au radius [1, 20, 21, 23, 35]. Elle est de + 8 p. cent au col du fémur [35].

Les différents marqueurs de la formation et de la résorption osseuse sont augmentés pendant l'allaitement [1, 23]. Ils tendent à se normaliser en post-partum chez les patientes qui n'allaitent pas ou après le sevrage [10, 23, 42]. Cette augmentation du remodelage osseux accompagne les modifications de la masse osseuse.

Paradoxalement, deux études ne montrent pas de diminution de la masse osseuse sur des sites d'os trabéculaire (radius ultra distal et calcanéum), au cours de l'allaitement, alors que les marqueurs du remodelage osseux sont augmentés (ostéocalcine, PA, TRAP, POA, pyridinolinurie, déoxypyridinolinurie) [11, 48].

Quelques études ont analysé la relation existant entre les apports calciques et les variations de la masse osseuse au cours de l'allaitement. Une supplémentation calcique ne permet pas d'éviter une perte osseuse significative trabéculaire au rachis lombaire après un allaitement de 3 mois, comme le démontrent deux études. Cette perte osseuse est de — 6,3 p. cent malgré l'apport quotidien de 1 g de calcium et de — 4,3 p. cent avec le placebo [10]. Elle est de — 4,2 p. cent, malgré l'apport quotidien de 1 g de calcium et de — 4,9 p. cent avec le placebo [21]. Cependant, la carence vitaminocalcique aggrave la perte osseuse de l'allaitement [30], alors que les apports calciques stimulent le gain de masse osseuse après le sevrage [10, 21] ou après l'accouchement en l'absence d'allaitement [21] (tableau II).

La physiopathologie de cette perte osseuse trabéculaire qui survient au cours de l'allaitement n'est pas claire. La responsabilité des hormones calciotropes et du PTHrp a été évoquée, mais l'hypoestrogénie et l'hyperprolactinémie semblent en être les facteurs déterminants [20, 25, 30].

## MÉCANISME DE LA PERTE OSSEUSE DE LA GROSSESSE DE L'ALLAITEMENT PUIS DU SEVRAGE

### Rôle des hormones calciotropes

Pendant la grossesse, le calcium ionisé est normal, la calciurie est augmentée et la phosphorémie inchangée.

On pensait qu'il existait au début de la grossesse un état d'hyperparathyroïdisme physiologique permettant d'apporter les minéraux nécessaires à la minéralisation du squelette foetal grâce à une résorption de l'os maternel et qu'ensuite, l'augmentation de la synthèse de la 1-25OH2VitD3 permettait d'augmenter l'absorption intestinale du calcium et du phosphore. La cause de l'augmentation de la synthèse de la 1-25OH2VitD3 n'est pas connue. Plusieurs hypothèses ont été formulées : PTH, hormone de croissance, estrogène, prolactine, hormone lactogène placentaire, placenta. Cependant, les études récentes faites avec des dosages radio-immunologiques montrent que la PTH est normale pendant la grossesse et l'allaitement. Un rôle du PTHrP a alors été suspecté.

Pendant l'allaitement, il existe une conservation rénale du calcium et du phosphore. Les taux de la PTH, de la 1-25OH2VitD3 et de la calcitonine sont peu modifiés et peu différents chez les patientes allaitantes et non allaitantes [1, 19, 30, 35], alors que la diminution de la densité osseuse suggère une résorption osseuse. La carence en vitamine D ou en calcium a probablement un effet aggravant mais non déterminant dans cette perte osseuse. En effet, les apports calciques élevés n'empêchent pas la perte osseuse de l'allaitement [10, 21], cependant celle-ci est significativement liée aux apports calciques [30]. Ces taux peu modifiés de PTH, de 1-25OH2VitD3, de calcitonine et l'impossibilité de freiner la perte osseuse de l'allaitement malgré des apports calciques élevés, suggèrent que d'autres mécanismes sont en cause. Là encore, la responsabilité du PTHrP a été évoquée.

Quatre à 6 mois après le sevrage, la masse osseuse trabéculaire est récupérée et la formation osseuse s'est normalisée, alors que persiste une conservation rénale du calcium et une augmentation de la PTH.

### Rôle du PTHrP

En l'absence de méthode de dosage uniformisée, les avis divergent sur le taux sérique du PTHrP au cours de la grossesse. Il serait augmenté chez les femmes enceintes par comparaison avec des femmes non enceintes [2]. Il serait au contraire normal [17, 27].

Pendant l'allaitement, le taux sérique du PTHrP serait augmenté par comparaison aux témoins, [6, 12] où ne serait détecté que chez certaines patientes (12 sur 19) [17], et il diminuerait après le sevrage [34]. Pour d'autres, au contraire, il serait normal pendant l'allaitement [7, 26]. Les différentes techniques de dosages utilisées pourraient expliquer ces différences.

Le PTHrP pourrait provenir du fœtus, du placenta ou de la glande mammaire. Son taux est augmenté dans le sang du cordon ombilical [6]. Il est synthétisé dans la glande mammaire allaitante en réponse à la succion [36, 45, 46]. Il est sécrété dans le lait humain à un taux 10000 fois plus élevé que dans le sérum [5, 7, 26, 32]. Il semble exister une relation entre l'augmentation de la prolactine et l'augmentation de l'expression locale de l'ARNm du PTHrP et l'augmentation du taux sérique de PTHrP [44, 45, 46]. Tout ceci suggère un rôle important du PTHrP dans le maintien de l'homéostasie calcique du fœtus et dans le transport materno-foetal de calcium, malgré les discordances observées dans les résultats des dosages du PTHrP. Il est de surcroît possible, que les différentes formes observées du PTHrP aient des propriétés différentes. La portion moyenne du PTHrP pourrait jouer un rôle dans le transport du calcium et du magnésium. Le fragment amino-terminal pourrait stimuler le récepteur PTH médiant la production d'AMPc, le fragment carboxy-terminal pourrait inhiber la résorption osseuse ostéoclastique.

### Rôle des hormones sexuelles

La diminution très importante des estrogènes après l'accouchement, en dessous du taux de la phase pré folliculaire et l'hyperprolactinémie de l'allaitement, pourraient expliquer la perte osseuse [10, 30, 35]. Les estrogènes ont un effet protecteur sur l'os par leur action anti-ostéoclastique. Plusieurs études suggèrent un tel effet des estrogènes. La diminution de la densité osseuse à 3 mois du post-partum est d'autant plus importante que l'aménorrhée est prolongée [25]. Le taux de l'estradiol est corrélé significativement à la masse osseuse [30]. A distance du sevrage, la concentration d'estradiol est la même chez les patientes allaitantes et non allaitantes [30, 35]. La concentration de prolactine diminue elle aussi pendant le sevrage [10, 30, 35].

## OSTÉOPOROSE FRACTURAIRE DE LA GROSSESSE ET DE L'ALLAITEMENT

Une centaine d'observations de fractures vertébrales survenant au cours de la grossesse et de l'allaitement ont été rapportées dans la littérature. Les symptômes se manifestent, à la fin de la grossesse, pendant l'accouchement ou lors du post-partum, respectivement dans 41, 3 et 56 p. cent des cas. Il s'agit le plus souvent de la première grossesse, parfois de la deuxième, plus rarement de la troisième, respectivement, 70, 23 et 7 p. cent des cas [28]. La symptomatologie clinique est celle de tout tassement vertébral, avec des douleurs mécaniques, une modification de la statique rachidienne et une diminution de taille. Les radiographies confirment le diagnostic. Des fractures associées, des côtes, du pelvis, du fémur, des pieds ont également été décrites [4, 28]. Dans la grande majorité des cas, il n'existe pas d'anomalie biologique. Les quelques patientes qui ont eu une étude de la masse osseuse ont une ostéoporose ou une ostéopénie [3, 14, 24, 38, 39, 41]. La diminution de la masse osseuse concerne le rachis, mais également le col fémoral et le corps entier. Les rares études effectuées à distance de la grossesse ont montré une amélioration de la masse osseuse au décours de la grossesse avec une persistance cependant de l'ostéopénie ou de l'ostéoporose [3, 24, 38, 41]. Plusieurs arguments plaident pour l'existence d'une maladie osseuse préexistante révélée par la grossesse. L'absence d'évolution de l'ostéoporose après la grossesse, l'observation d'une patiente ostéoporotique avant la grossesse [24], le fait que les mères de ces patientes ont une plus grande prévalence de fracture par comparaison à un groupe contrôle ($p < 0{,}02$) [14], le fait que les filles de certaines de ces patientes ont une ostéopénie ou une ostéoporose [8]. Les variations physiologiques de la masse osseuse qui surviennent au cours de la grossesse et de l'allaitement pourrait aggraver une ostéopénie ou une ostéoporose préexistante et favoriser l'apparition de fracture. La prise de poids parfois excessive, pourrait être un facteur mécanique surajouté important. La survenue de fracture au cours de la grossesse et de l'allaitement doit faire rechercher une maladie osseuse préexistante pouvant éventuellement bénéficier d'un traitement. Il faut traiter une carence associée en vitamine D et en calcium. L'allaitement qui entraîne une perte osseuse supplémentaire doit être déconseillé. Il peut être utile, par ailleurs, de traiter symtomatiquement le tassement vertébral par la mise en décharge, les antalgiques, voire la calcitonine ou les bisphosphonates après l'accouchement, en l'absence d'allaitement.

De manière exceptionnelle ont été rapportés au cours de l'allaitement des tassements vertébraux associés à des anomalies biologiques, hypercalcémie [33, 37], hypercalciurie et augmentation de l'hydroxyprolinurie [18, 37], alors que les taux sériques du PTH et de la vitamine D étaient freinés [37]. En revanche, celui du PTHrP était augmenté. Il pourrait ainsi, au cours de l'allaitement, se produire une hyperparathyroïdie liée à une production excessive du PTHrP avec passage systémique de celui-ci. Le PTHrP pourrait provenir de la glande mammaire. Il existe une observation rapportée d'hyperplasie mammaire avec augmentation du PTHrP et hypercalcémie [27]. Cette affection s'améliorant après le sevrage, il semble préférable de contre-indiquer l'allaitement.

## ALGODYSTROPHIE DE LA HANCHE AU COURS DE LA GROSSESSE

Des observations d'algodystrophies de hanche associées à une ostéopénie qu'atteste la diminution de la densité osseuse, du rachis, du col fémoral controlatéral, voire du corps en entier, de même que l'existence d'algodystrophie, de fracture et de diminution de la densité osseuse des hanches, chez des patientes qui ont une ostéoporose vertébrale fracturaire, suggèrent que l'ostéoporose et l'algodystrophie sont liées.

L'algodystrophie de la hanche est bien caractérisée cliniquement. Cette affection se manifeste lors du deuxième ou du troisième trimestre de la grossesse ou dans le post-partum, par des douleurs mécaniques de la hanche, d'intensité progressivement croissante, conduisant à une impotence fonctionnelle douloureuse. L'affection peut être bilatérale. En l'absence de mise en décharge, une fracture du col fémoral peut survenir. Sur les radiographies standard, peut exister précocement une transparence anormale de la tête fémorale, avec déjà un effacement de ses contours alors que l'interligne coxofémoral reste normal. L'IRM montre un hyposignal en T1 en rapport avec l'œdème médullaire, un hypersignal médullaire et un épanchement intra-articulaire en T2. Après l'accouchement, l'amélioration clinique est rapide et les radiographies successives montrent que la tête fémorale reprend un aspect normal. Des cas de récidive ont été rapportés [14].

La physiopathologie de cette affection reste obscure. La biopsie osseuse n'est pas effectuée chez la femme enceinte, aussi on ne dispose pas d'examen histologique. Différentes explications ont été proposées : anomalie du flux sanguin local, stress excessifs ou anormaux se concentrant sur l'acétabulum et la partie antérieure du pelvis, compression du sympathique pelvien par l'utérus gravide, étiologie virale..., qui ne sont pas satisfaisantes. L'association d'algodystrophies, de fractures de hanche ou d'anomalies de la densité osseuse du col fémoral et de fractures vertébrales ou d'autres fractures a été rapportée dans la littérature [14, 15, 18, 28, 38-41]. Plusieurs auteurs ont signalé des anomalies de la densité osseuse du col fémoral mais aussi du rachis lombaire chez les patientes souffrant d'algodystrophie de hanche ou des membres inférieurs [8, 16, 18, 24, 38, 41]. Deux patientes ayant souffert d'une algodystrophie de la hanche présentent, 2 ans après l'accouchement, une ostéopénie déterminée par ostéodensitométrie au radius ultra distal et biopsie de la crête iliaque. Cette ostéopénie persiste dix ans après au rachis lombaire, au triangle de Ward et au col fémoral. De surcroît, les filles de ces patientes étaient elles-mêmes ostéopéniques [8]. Une patiente présentant une algodystrophie transitoire des deux hanches présente une ostéopénie rachidienne et fémorale constatée 2 mois et 4 ans après l'accouchement. Le Z score était respectivement à 2 mois et à 4 ans, au col fémoral gauche, de − 1,8 et de − 0,5 et au rachis lombaire, de − 2 et à − 1,2. En revanche, la densité osseuse corticale mesurée au radius était normale après l'accouchement [16].

Ainsi, sur un os ostéoporotique ou ostéopénique, la diminution de la masse osseuse du dernier trimestre de la grossesse, associée à l'augmentation du poids et des contraintes mécaniques, favoriseraient la formation de microfissures. Elles se traduiraient par une algodystrophie. Parfois une véritable fracture du col peut survenir.

La prise de poids est un facteur mécanique aggravant. La mise en décharge est conseillée, de même qu'une supplémentation vitaminocalcique. L'allaitement est contre-indiqué, la calcitonine peut alors être utile [47].

## CONCLUSION

Il existe au cours des derniers mois de la grossesse une perte osseuse trabéculaire comprise entre — 2 et — 4,2 p. cent, malgré l'hyperestrogénie. Elle s'accompagne d'une augmentation du remodelage osseux. Cette perte osseuse est récupérée au moins partiellement en post-partum chez les patientes qui n'allaitent pas, alors que le remodelage osseux diminue. Il existe au cours de l'allaitement une perte osseuse trabéculaire après 3 à 6 mois d'allaitement comprise entre — 3,6 p. cent et — 7,5 p. cent au rachis lombaire, entre — 3 p. cent et — 7,1 p. cent au col du fémur et entre — 1,1 p. cent et — 7 p. cent au radius. Elle semble proportionnelle à la durée de l'allaitement. Cette perte osseuse existe dès le troisième mois de lactation. Elle est récupérée après le sevrage de façon plus complète et plus rapide si les apports calciques sont supérieurs à 1 g/j. Parallèlement, il existe une augmentation du remodelage osseux qui tend à diminuer après le sevrage. Ces modifications physiologiques de la masse osseuse semblent sans conséquence pour des patientes ayant une masse osseuse normale. En revanche, elles peuvent démasquer une ostéoporose ou une ostéopénie sous-jacente. Aussi, la survenue de fractures vertébrales ou d'une algodystrophie de hanche au cours de la grossesse et de l'allaitement doit inciter à rechercher une maladie osseuse préexistante. Une carence vitaminocalcique et une prise de poids excessives pourraient constituer des facteurs surajoutés aggravant. L'allaitement doit être alors déconseillé. De manière exceptionnelle, une hyperparathyroïdie liée à un passage systémique, à partir du sein, du PTHrP pourrait survenir au cours de l'allaitement. Cette affection semble régresser après le sevrage.

## RÉFÉRENCES


1. Affinito P., Tomaselli G.A., Di Carlo C., Guida F., Nappi C. – Changes in bone mineral density and calcium metabolism in breastfeeding women – a one year follow-up study. *J. Clin. Endocrinol.* 1996 ; *81* : 2314-2318.
2. Bertelloni S., Baroncelli G.I., Pelletti A., Battini R., Saggese G. – Parathyroid hormone-related protein in healthy pregnant women. *Calcif. Tissue Int.* 1994 ; *54* : 195-197.
3. Blanch J., Pacifini R., Chines A. – Pregnancy associated osteoporosis : report of two cases with long-term bone density follow-up. *Br J. Rheumatol.* 1994 ; *3* : 269-272.
4. Breuil V., Brocq O., Euller-Ziegler L. – Insufficiency fracture of the sacrum revealing a pregnancy associated osteoporosis. First case report. *Ann. Rheum. Dis.* 1997 ; *56* : 278-280.
5. Bucht E., Carlqvist M., Hedlund B., Bremme K., Torring O. – Parathyroid hormone related peptide in human milk measured by a mid-molecule radioimmunoassay. *Metabolism* 1992 ; *41* : 11-16.
6. Bucht E., Rong H., Bremme K., Granberg B., Rian E., Torrig O. – Midmolecular parathyroid hormone-related peptide in serum during pregnancy, lactation and umbilical cord blood. *Eur. J. Endocrinol.* 1995 ; *132* : 438-443.

7. Budayr A.A., Halloran B.P., King J.C, Diep D., Nissenson R.A., Strewler G.J. – High levels of a parathyroid hormone-like protein in milk. *Proc. Natl. Acad. Ssi. USA* 1989 ; *86* : 7183-7185.
8. Carbone L.D., Palmieri G.M.A., Graves S.C., Smull K. – Osteoporosis of pregnancy : Long term follow-up of patients and their offspring. *Obstet. Gynecol.* 1995 ; *86* : 664-666.
9. Chang G.M., Mc Murry M., Westover K., Engelbert-Fenton K., Thomas M.R. – Effects of increased dietary calcium intake upon the calcium and bone mineral status of lactating adolescent and adult women. *Am. J. Clin. Nutr.* 1987 ; *46* : 319-323.
10. Cross N.A., Hillman L.S., Allen S.H., Krause G.H. – Changes in bone mineral density and markers of bone remodeling during lactation and postweaning in women consuming high amounts of calcium. *J. Bone Miner. Res.* 1995 ; *10* : 1312-1320.
11. Cross N.A., Hillman L.S., Allen S.H., Krause G.H., Vieira N.E. – Calcium homeostasis and bone metabolism during pregnancy, lactation, and postweaning : a longitudinal study. *Am. J. Clin. Nutr.* 1995 ; *61* : 514-523.
12. Dobnig H., Kainer F., Stepan V., Winter R., Lipp R., Schaffer M., et coll. – Elevated parathyroid hormone-related peptide levels after human gestation : Relationship to changes in bone and mineral metabolism. *J. Clin. Endocrinol. Metab.* 1995 ; *80* : 3699-3707.
13. Drinkwater B.L., Chesnut C.H. – Bone density changes during pregnancy and lactation in active women : a longitudinal study. *Bone Miner.* 1991 ; *14* : 153-160.
14. Dunne F., Walters B., Marshall T., Heath D.A. – Pregnancy associated osteoporosis. *Clin. Endocrinol.* 1993 ; *39* : 487-490.
15. Figueroa M., Belzunegui J., Paniagua I., Lopez de Goicoechea A.J., Gonzalez C. – Osteoporosis asociada al embarazo. *Rev. Esp. Reumatol.* 1990 ; *17* : 201-202.
16. Funk J.L., Shoback D.M., Genant H.K. – Transient osteoporosis of the hip in pregnancy : natural history of changes in bone mineral density. *Clin. Endocrinol.* 1995 ; *43* : 373-382.
17. Grill V., Hillary J., Ho P.M., Law F.M., MacIsaac R.J., MacIsaac I.A., Moseley J.M., et coll. – Parathyroid hormone-related protein : a possible endocrine function in lactation. *Clin. Endocrinol.* 1992 ; *37* : 405-410.
18. Gruber H.E., Gutteridge D.H., Baylink D.J. – Osteoporosis associated with pregnancy and lactation : bone biopsy and skeletal features in three patients. *Metab. Bone Dis. Relat. Res.* 1984 ; *5* : 154-164.
19. Hayslip C.C., Klein T.A., Wray H.L., Duncan W.E. – The effect of lactation on bone mineral content in healthy post partum women. *Obstet. Gynecol.* 1989 ; *73* : 588-592.
20. Kalkwarf H.J., Specker B.L. – Bone mineral loss during lactation and recovery after weaning. *Obstet. Gynecol.* 1995 ; *86* : 26-32.
21. Kalkwarf H.J., Specker B.L., Bianchi D., Ranz J., Ho M. – The effect of calcium supplementation on bone density during lactation and after weaning. *N. Engl. J. Med.* 1997 ; *337* : 523-528.
22. Kent G.N., Price R.I., Gutteridge D.H., Allen J.R., Rosman K.J., Smith M., et coll. – Effect of pregnancy and lactation on maternal bone mass and calcium metabolism. *Osteoporosis Int.* 1993 ; *3 (Suppl 1)* : S44-47.
23. Kent G.N., Price R.I., Gutteridge D.H., Smith M., Allen J.R., Bhagat C.I., et coll. – Human lactation : forearm trabecular loss, increased bone turnover, and renal conservation of calcium and inorganic phosphate with recovery of bone mass following weaning. *J. Bone Miner. Res.* 1990 ; *5* : 361-369.
24. Khastgir G., Studd J.W.W, King H., Abdalla H., Jones J., Carter G., et coll. – Changes in bone density and biochemical markers of bone turnover in pregnancy associated osteoporosis. *Br. J. Obstet. Gynaecol.* 1996 ; *103* : 716-718.
25. Kholthoff N., Nielsen S.P., Kristensen B., Eiken P. – Bone mass changes during pregnancy and lactation. A longitudinal study (abstract). *Bone* 1997 ; *20(suppl.)* : 41S.
26. Khosla S., Johansen K.L., Orly S.J. – Parathyroid hormone related peptide in lactation and in umbilical cord blood. *Mayo Clin. Proc.* 1990 ; *65* : 1408-1414.
27. Khosla S., Van Heerden J.A., Gharid H. – Parathyroid hormone related protein and hypercalcemia secondary to massive mammary hyperplasia. *N. Engl. J. Med.* 1990 ; *322* : 1157.
28. Khovidhunkit W., Epstein S. – Osteoporosis in pregnancy. *Osteoporosis Int.* 1996 ; *6* : 345-354.
29. Koeger A.C., Timsit M.A., Oberlin F. – Métabolisme phosphocalcique normal pendant la grossesse et l'allaitement. *Rev. Méd. Interne.* 1997 ; *8* : 533-545.
30. Krebs N.F., Reidinger C.J., Robertson A.D., Brenner M. – Bone mineral density changes during lactation : maternal, dietary, and biochemical correlates. *Am. J. Clin. Nutr.* 1997 ; *65* : 1738-1746.
31. Lamke B., Brundin J., Moberg P. – Changes in mineral content during pregnancy and lactation. *Acta Obstet. Gynecol. Scand.* 1977 ; *56* : 318-322.

32. Law F.M.K., Moate P.J., Leaver D.D., Diefenbach-Jagger H., Grill V., Ho P.W.M., et coll. – Parathyroid hormone-related in milk and its correlation with bovine calcium. *J. Endocrinol.* 1991 ; *128* : 21-26.
33. Lépre F., Grill V., Danks J.A., Ho P., Law F.M., Moseley J.M., et coll. – Hypercalcemia in pregnancy and lactation due to parathyroid hormone-related protein production (abstract). *Bone Miner.* 1990 ; *10* : S317.
34. Lippuner K., Zehnder H-J., Casez J-P., Takkinen R., Jaeger P. – PTHrP is released into the mother's bloodstream during lactation, evidence for beneficial effects on maternal calcium-phosphate metabolism. *J. Bone Miner. Res.* 1996 ; *11* : 1394-1399.
35. Lopez J.M., Gonzalez G., Reyes V., Campino C., Diaz S. – Bone turnover and density in heathly women during breastfeeding and after weaning. *Osteoporosis Int.* 1996 ; *6* : 153-159.
36. Ratcliffe W.A., Thompson G.E., Care A.D., Peaker M. – Production of parathyroid hormone-related protein by mammary gland of the goat. *J. Endocrinol.* 1992 ; *133* : 87-93.
37. Reid I.R., Wattie D.J., Budayr A.A. – Post pregnancy osteoporosis associated with hypercalcemia. *Clin. Endocrinol.* 1992 ; *37* : 298-303.
38. Rillo O.L., Di Stefano C.A., Bermudez J., Maldonado Cocco J.A. – Idiopathic osteoporosis during pregnancy. *Clin. Rheumatol.* 1994 ; *13* : 299-304.
39. Saraux A., Bourgeais F., Ehrhart A., Baron D., Le Goff P. – Ostéoporose de la grossesse. Quatre observations. *Rev. Rhum. [Ed. Fr.]* 1993 ; *60* : 597-600.
40. Shifrin L.Z., Reis N.D., Zinmam H., Besser M.I. – Idiopathic transient osteoporosis of the hip. *J. Bone Joint Surg.* 1987 ; *69-B* : 769-773.
41. Smith R., Athanasou N.A., Ostlere S.J., Vipond S.E. – Pregnancy associated osteoporosis. *Q.J. Med.* 1995 ; *88* : 865-878.
42. Sowers M.F., Corton G., Shapiro B., Jannausch M.L., Crutchfield M., Smith M.L. et coll. – Changes in bone density with lactation. *J.A.M.A.*1993 ; *269* : 3130-3135.
43. Sowers M.F., Crutchfield M., Jannausch M., Updike S., Corton G. – A prospective evaluation of bone mineral changes in pregnancy. *Obstet. Gynecol.* 1991 ; *77* : 841-845.
44. Stiegler C., Leb G., Kleinert R., Warnkross H., Ramschak-Schwarzer S., Lipp R. et coll. – Plasma levels of parathyroid hormone-related peptide are elevated in hyperprolactinemia and correlated to bone density status. *J. Bone Miner. Res.* 1995 ; *10* : 751-759.
45. Tiede M.A. – The mRNA encoding a parathyroid hormone-like peptide is produced in mammary tissue in response to elevations in serum prolactin. *Mol. Endocrinol* 1989 ; *3* : 1443-1447.
46. Tiede M.A., Rodan G.A. – Expression of a calcium-mobilizing parathyroid hormone-like peptide in lactating mammary tissue. *Science* 1988 ; *242* : 278-280.
47. Tubiana M., Vernejoul M.C. de – Ostéoporose post-gravidique (p. 157-163). *In* : S. de Sèze, A. Ryckewaert, M.-F. Kahn, T. Glimet, *L'actualité rhumatologique 1980.* Paris, Expansion Scientifique, 1980.
48. Yamaga A., Taga M., Minaguchi H., Sato K. – Changes in bone mass as determined by ultrasound and biochemical markers of bone turnover during pregnancy and puerperium : a longitudinal study. *J. Clin. Endocrinol. Metab.* 1996 ; *8* : 1752-1756.

# Comment s'établit le pic de masse osseuse ?

B. NAVEAU, A.-M. VIGNERON

Le capital osseux d'un individu augmente pendant l'enfance et surtout pendant l'adolescence, au moment de la puberté. Il atteint un maximum (pic de masse osseuse) au début de l'âge adulte puis diminue peu à peu. Cette diminution progressive du capital osseux est régulière chez l'homme tout au long de la vie. Chez la femme, elle s'accélère après la ménopause et peut conduire à l'ostéoporose. Le risque fracturaire d'un individu dépend donc étroitement du pic de masse osseuse. Celui-ci semble influencé par de nombreux facteurs parfois intriqués. Les facteurs génétiques et hormonaux, le rôle des apports calciques et de l'exercice physique sont les plus étudiés.

## ACQUISITION DU PIC DE MASSE OSSEUSE

Pendant la croissance la formation osseuse l'emporte sur la résorption. L'augmentation de la masse osseuse est linéaire pendant l'enfance puis elle connaît une accélération à la puberté. L'augmentation de la masse osseuse à la puberté résulte de l'action des hormones sexuelles comme le montrent l'étroite corrélation entre l'accroissement du capital osseux et le stade pubertaire [25, 31] ainsi que les différences de cinétique de cette augmentation entre les filles et les garçons. Theintz et coll. [31] ont montré dans une étude longitudinale que la plus forte augmentation de la masse osseuse survient chez la fille entre 11 et 14 ans, essentiellement dans les deux ans qui suivent les premières règles, et chez le garçon entre 13 et 17 ans. C'est surtout une différence de taille du squelette (dimensions des os, épaisseur des corticales) qui explique qu'à la fin de la croissance, chez les garçons, le contenu minéral osseux (CMO) et la « densité » minérale osseuse surfacique, mesurée par absorptiométrie biphotonique, soient supérieurs à ceux des filles car la densité minérale osseuse trabéculaire volumique, elle, mesurée par tomodensitométrie est peu différente dans les deux sexes et reste stable au cours de la croissance. Ensuite, la vitesse d'augmentation de la masse osseuse ralentit considérablement de sorte qu'à l'âge de 14 ans la masse osseuse des filles est peu différente de celle de femmes adultes [18]. Sabatier et coll. [25] dans une étude transversale observent chez 476 filles que 86 p. cent du capital osseux sont acquis à l'âge de 14 ans. Pour ces auteurs, l'augmentation plus lente de la densité minérale osseuse observée entre 14 et 18 ans ne serait due qu'à une minéralisation progressive de l'arc vertébral postérieur. L'âge à partir duquel la masse osseuse cesse d'augmenter reste discuté. Ainsi, Recker et coll. [23] ont étudié de façon prospective la densité minérale osseuse de 156 étudiantes pendant 5 ans et ont observé chez ces jeunes femmes une augmentation du contenu minéral osseux de l'ensemble du squelette de 1,2 p. cent par an entre 20 et 30 ans. Matkovic et coll. [18] ont mesuré la densité minérale osseuse et le contenu minéral osseux de plusieurs sites du squelette chez 265 femmes âgées de 18 à 50 ans. Ils observent que la densité minérale osseuse maximale au rachis, comme au col du fémur, est atteinte vers l'âge de 18 ans, puis diminue lentement. En revanche, dans ce travail, le contenu minéral osseux de l'ensemble du squelette continuerait d'augmenter un peu (4 %) entre 18 et 50 ans. Cette contradiction apparente s'expliquerait par le fait que la taille des vertèbres continue d'augmenter lentement à l'âge adulte, de même que celle de certains os (voûte crânienne) du fait d'une lente apposition osseuse sous-périostée. Matkovik suggère que l'augmentation de taille des vertèbres compenserait la diminution progressive de la densité osseuse après 18 ans, de sorte que la résistance mécanique des vertèbres resterait inchangée jusqu'à la ménopause. Pour Sabatier et coll. [25], la densité osseuse reste stable de l'âge de 18 ans à la ménopause de sorte qu'il serait plus juste de parler de plateau maximal de masse osseuse que de pic de masse osseuse.

## FACTEURS GÉNÉTIQUES ET PIC DE MASSE OSSEUSE

Le rôle des facteurs génétiques dans l'importance du capital osseux à l'âge adulte a été prouvé par des études de la masse osseuse chez les jumeaux ou chez les membres d'une même famille. Ainsi, il a été montré que les jumeaux monozygotes ont une densité osseuse plus voisine que les jumeaux dizygotes, que celle-ci soit mesurée au poignet [29], au rachis ou au fémur [4, 21]. Seeman et coll. [26] ont montré que les 32 filles de 25 femmes avec une ostéoporose postménopausique ont, à l'âge adulte, une densité osseuse significativement inférieure à celle d'une population témoin. Evans et coll. [5] ont trouvé chez 35 sujets asymptomatiques, parents d'une personne ostéoporotique, une densité osseuse significativement inférieure à celle de sujets témoins du même âge. Gueguen et coll. [9] chez 129 familles sans ostéoporose ont mesuré le contenu minéral osseux des parents et de leurs enfants. Leur étude suggère l'intervention de plusieurs gènes. Elle montre que 75 à 80 p. cent de la variation interindividuelle de masse osseuse est sous la dépendance de facteurs génétiques et que ceux-ci interviennent surtout jusqu'à l'âge de 26 ans, donc surtout pendant la période d'acquisition de la masse osseuse maximale.

On ignore actuellement le ou les gènes dont dépendent la masse osseuse. Les candidats sont nombreux. Les études génétiques publiées ont été faites en étudiant le polymorphisme d'un gène candidat au sein d'une population et en cherchant les corrélations éventuelles entre génotypes et densité osseuse.

Le gène du récepteur de la vitamine D (VDR) a été le plus étudié, parce que la vitamine D et ses métabolites ont de multiples rôles dans le métabolisme phosphocalcique et le remodelage osseux. En 1994, Morrisson et coll. [20] ont étudié chez 70 paires de jumeaux monozygotes et 55 paires de jumeaux dizygotes le polymorphisme allèlique du VDR avec une endonucléase, Bsm1, définissant les génotypes BB, bb, Bb. Ils ont montré que le génotype bb était prédictif d'une masse osseuse plus forte que le génotype BB. Une étude de population confirmait cette association qui semblait rendre compte de 75 p. cent de l'influence génétique sur la masse osseuse. Mais depuis, de nombreuses autres études ont apporté des résultats contradictoires [in 3]. Des méta-analyses récentes suggèrent que le polymorphisme du récepteur de la vitamine D ne rendrait compte que de 1 à 2 p. cent des variations de masse osseuse. Les variations de masse osseuse observées seraient dues à des différences d'absorption du calcium [13]. Plus récemment, en utilisant une enzyme de restriction différente (Fok1), deux équipes ont observé une certaine liaison entre VDR et masse osseuse, les sujets homozygotes ff ayant une masse osseuse du col du fémur inférieure de 12 p. cent aux sujets homozygotes FF. Selon Harris et coll. [10], ces variations allèliques pourraient aussi expliquer en partie les variations de densité osseuse en fonction de la race. En effet, dans leur étude, 65 p. cent des sujets de race noire sont homozygotes FF contre 37 p. cent des sujets de race blanche.

D'autres gènes ont été étudiés et ont fait l'objet de publications isolées qui nécessitent confirmation. Le récepteur des estrogènes a été étudié en raison de l'importance des estrogènes dans l'acquisition et le maintien de la masse osseuse. Ainsi, Korach [15] a créé un modèle de souris avec un allèle non fonctionnel du récepteur des estrogènes. Les souris mâles ou femelles homozygotes pour ce gène ont une masse osseuse inférieure de 20 à 25 p. cent par rapport aux souris normales. Une ostéoporose sévère a été observée par Smith et coll. [30] chez un homme homozygote pour une mutation du gène du récepteur aux estrogènes rendant ce gène non fonctionnel. Récemment, Kobayashi et coll. [14], avec les enzymes de restriction Pvu2 et Xba1 ont mis en évidence une association entre le polymorphisme du récepteur des estrogènes et la densité osseuse chez 238 femmes ménopausées. L'interaction des facteurs génétiques et hormonaux est montrée indirectement par le travail de Gilsanz et coll. [7] qui trouvent que la masse osseuse des filles de race noire augmente à la puberté de façon plus importante que chez les filles caucasiennes de même âge, de même taille et de même stade pubertaire.

Enfin, on sait que des mutations des gènes du collagène de type I sont à l'origine de l'ostéogenèse imparfaite, ce qui montre bien l'importance de ces gènes pour la qualité et la densité osseuse. Récemment, Grant et coll. [8] ont mis en évidence, dans une population de sujets non atteints d'ostéogenèse imparfaite, une relation entre la densité osseuse et le polymorphisme d'un gène de la région régulant la synthèse du collagène. Une relation entre la densité osseuse et le polymorphisme génique concernant plusieurs cytokines (IL6, TGFβ) a été publiée mais doit être confirmée [in 22].

98 filles âgés de 13 ans au début de l'étude [34]. Le niveau d'activité physique et les apports calciques étaient évalués à intervalles réguliers. A l'âge de 27 ans, le contenu minéral osseux le plus élevé était observé chez ceux qui avaient le niveau d'activité physique le plus important. En revanche, dans ce travail, les apports calciques n'avaient pas d'influence sur le pic de masse osseuse. Les auteurs en concluent que, pour le pic de masse osseuse, le niveau d'activité physique dans l'adolescence et au début de l'âge adulte est plus important que les apports calciques. Dans leur étude, l'activité physique explique 17 p. cent de la variance du contenu minéral osseux à 20 ans. Une étude du même type a été faite en Finlande par Välimäki et coll. [32] qui ont suivi 11 ans une cohorte de 264 sujets (153 filles et 111 garçons) âgés de 9 à 18 ans au début de l'étude. Ils ont montré que la pratique régulière d'un sport (au moins 2 fois 30 mn/semaine) avait un effet favorable sur la densité osseuse fémorale dans les deux sexes (avec une différence de 10 % entre les plus sportifs et les plus sédentaires) et sur la densité osseuse du rachis chez l'homme. Après 20 ans, l'essentiel du capital osseux est acquis. Cependant, pour Recker, l'augmentation modérée du capital osseux observé chez les femmes entre 20 et 30 ans (environ 12,5 %) dépend des apports calciques (voir plus haut) et de l'activité physique pendant cette période. Ho et coll. [11] ont fait les mêmes constatations. Dans toutes ces études, seules les activités physiques sportives impliquant une lutte contre la pesanteur, sollicitant le tronc et les membres inférieurs (course à pied, saut) sont prises en compte. Mais la façon de quantifier l'activité physique est complexe et variable d'une étude à l'autre de sorte qu'il n'est pas facile de tirer de ces travaux des recommandations simples et pratiques. Si le fait d'être « sportif » semble bénéfique pour la masse osseuse, il faut rappeler qu'une pratique sportive excessive peut provoquer, chez les femmes, une aménorrhée d'origine haute, une insuffisance estrogénique responsable d'une diminution de la masse osseuse [33], ou annulant les effets bénéfiques de pratiques sportives comme l'athlétisme ou la course à pied [24].

## AUTRES FACTEURS INFLUENÇANT LE PIC DE MASSE OSSEUSE

La seule étude prenant en compte l'influence du tabac sur le pic de masse osseuse est celle de Välimäki et coll. [32]. Bien que l'évaluation du tabagisme ne soit pas quantifiée, ces auteurs trouvent un pic de masse osseuse plus faible chez les fumeurs. Dans l'étude de Recker [23], chez les femmes de 20 à 30 ans, la prise continue d'une contraception orale permet un gain du contenu minéral osseux du corps entier (d'environ 11 $\pm$ 4 %) mais pas de gain significatif sur les différents sites de mesure étudiés séparément. Enfin, plusieurs auteurs soulignent la relation entre poids et pic de masse osseuse et l'effet néfaste sur ce dernier d'une minceur excessive des adolescents pour des critères de mode [34].

## CONCLUSION

L'essentiel du capital osseux d'un individu est acquis dès la fin de la puberté. Mais une augmentation modeste de celui-ci peut être observée jusque vers l'âge de 30 ans. Les variations interindividuelles du pic de masse osseuse sont pour 80 p. cent sous la dépendance de facteurs génétiques encore non identifiés. Pour optimiser le pic de masse osseuse et prévenir le risque ultérieur d'ostéoporose, il faut dès l'enfance observer des principes simples qui relèvent du bon sens : assurer des apports calciques suffisants, avoir une activité physique régulière, ne pas fumer.

## RÉFÉRENCES

1. Bonjour J.P., Carrie A.L., Ferrari S., Clavien H., Slosman D., Theintz G. et coll. – Calcium enriched foods and bone mass growth in prepubertal girls : a randomized, double-blind, placebo-controlled trial. *J. Clin. Invest.* 1997 ; *99 :* 1287-1294.
2. Cadogan J., Eastell R., Jones N., Barker M.E. – Milk intake and bone mineral acquisition in adolescent girls : randomised, controlled intervention trial. *Br. Med. J.,* 1997 ; *315 :* 1255-1260.
3. Clerc-Weill D., Cornélis F. – Génétique du récepteur de la vitamine D (p. 199-206). In : M.-F. Kahn, D. Kuntz, A. Dryll, O. Meyer, Th. Bardin, Cl. Guérin, *L'Actualité rhumatologique 1996.* Paris, Expansion Scientifique Française, 1996.
4. Dequeker J., Nys J., Verstraeten A., Geusens P., Gevers G. – Genetic determinants of bone mineral content at the spine and radius : a twin study. *Bone* 1987 ; *8 :* 207-209.
5. Evans R.A., Marel G.H., Lancaster E.K., Kos S., Evans M., Wong Y.P. – Bone mass is low in relatives of osteoporotic patients. *Ann. Intern. Med.* 1988 ; *109 :* 870-873.
6. Fehily A.M., Coles R.J., Evans W.D., Elwood P.C. – Factors affecting bone density in young adults. *Am. J. Clin. Nutr.* 1992 ; *56 :* 579-586.
7. Gilsanz V., Roe T.F., Mora S., Costin G., Goodman W.G. – Changes in vertebral bone density in black girls and white girls during childhood and puberty. *N. Engl. J. Med.* 1991 ; *325 :* 1597-1600.
8. Grant S.F.A., Reid D.M., Blake G., Herd R., Fogelman I., Ralston S. – Reduced bone density and osteoporosis associated with a polymorphic SpI site in the collagen type I alpha 1 gene. *Nature Genet.* 1996 ; *14 :* 203-205.
9. Gueguen R., Jouanny P., Guillemin F., Kuntz C., Pourel J., Siest G. – Segregation analysis and variance components analysis of bone mineral density in healthy families. *J. Bone Miner. Res.* 1995 ; *12 :* 2017-2022.
10. Harris S.S., Eccleshall T.R., Gross C., Dawson-Hughes B., Feldman D. – The vitamin D receptor start codon polymorphism (FokI) and bone mineral density in premenopausal American black and white women. *J. Bone Miner. Res.* 1997 ; *12 :* 1043-1048.
11. Ho S.C., Wong E., Chan S.G., Lau J., Caan C., Lung P.C. – Determinants of peak bone mass in Chinese women aged 21-40 years. III. Physical activity and bone mineral density. *J. Bone Miner. Res.* 1997 ; *12 :* 1262-1271.
12. Johnston C.C., Miller J.Z., Slemenda C.W., Reister T.K., Hui S., Christian J.C. et coll. – Calcium supplementation and increases in bone mineral density in children. *N. Engl. J. Med.* 1992 ; *327 :* 82-87.
13. Kiel D.P., Myers R.H., Cupples A., Kong X.F., Zhu X.H., Ordovas J. et coll. – The BsmI vitamin D receptor restriction fragment lenght polymorphism (bb) influences the effect of calcium intake on bone mineral density. *J. Bone Miner. Res.* 1997 ; *12 :* 1049-1957.
14. Kobayashi S., Inoue S., Hosoi T., Ouchi Y., Shiraki M., Orimo H. – Association of bone mineral density with polymorphism of the estrogen receptor gene. *J. Bone Miner. Res.* 1996 ; *11 :* 306-311.
15. Korach K.S. – Insights from the study of animals lacking functional estrogen receptor. *Science* 1994 ; *266 :* 1524-1527.
16. Lloyd T., Andon M.B., Rollings N., Martel J.K., Landis J.R., Demers L.M. et coll. – Calcium supplementation and bone mineral density in adolescent girls. *J.A.M.A.* 1993 ; *270 :* 841-844.
17. Lloyd T., Rollings N., Andon M.B., Eggli D.F., Mauger E., Chinchilli V. – Enhanced bone gain in early adolescence due to calcium supplementation does not persist in late adolescence (abstract). *J. Bone Miner. Res.* 1996 ; *11* (suppl. 1) : P253.

18. Matkovic V., Jelic T., Wardlaw G.M., Ilich J.Z., Goel P.K., Wright J.K. et coll. – Timing of peak bone mass in caucasian females and its implication for the prevention of osteoporosis. *J. Clin. Invest.* 1994 ; *93 :* 799-808.
19. Matkovic V., Kostial K., Simonovic I., Buzina R., Brodarec A., Nordin B.E.C. – Bone status and fracture rates in two regions of Yugoslavia. *Am. J. Clin. Nutr.* 1979 ; *32 :* 540-549.
20. Morrisson N.A., Cheng Q.J., Tokita A., Kelly P.J., Crofts L., Nguyen T.V. et coll. – Prediction of bone density from vitamin D receptor alleles. *Nature* 1994 ; *367 :* 284-287.
21. Pocock N.A., Eisman J.A., Hopper J.L., Yeates M.G., Sambrook P.N., Eberl S. – Genetic determinants of bone mass in adults : a twin study. *J. Clin. Invest.* 1987 ; *80 :* 706-710.
22. Ralston S.H. – What determines peak bone mass and bone loss. *Baillière's Clin. Rheumatol.* 1997 ; *11 :* 479-494.
23. Recker R.R., Davies K.M., Hinders S.M., Heaney R.P., Stegman M.R., Kimmel D.B. – Bone gain in young adult women. *J.A.M.A.* 1992 ; *268 :* 2403-2408.
24. Robinson T.L., Snow-Harter C., Taaffe D.R., Gillis D., Shaw J., Marcus R. – Gymnasts exhibit higher bone mass than runners despite similar prevalence of amenorrhea and oligomenorrhea. *J. Bone Miner. Res.* 1995 ; *10 :* 26-35.
25. Sabatier J.P., Guaydier-Souquières G., Laroche D., Benmalek A., Fournier L., Guillon-Metz F. et coll. – Bone mineral acquisition during adolescence and early adulthood : a study in 574 healthy females 10-24 years of age. *Osteoporosis Int.* 1996 ; *6 :* 141-148.
26. Seeman E., Hopper J.L., Bach L.A., Cooper M.E., Parkinson E., McKay J. et coll. – Reduced bone mass in daughters of women with osteoporosis. *N. Engl. J. Med.* 1989 ; *320 :* 554-558.
27. Slemenda C.W., Miller J.Z., Hui S.L., Reister T.K., Johnston C.C. – Role of physical activity in the development of skeletal mass in children. *J. Bone Miner. Res.* 1991 ; *6 :* 1227-1233.
28. Slemenda C.W., Reister J.K., Peacock M., Johnston C.C. – Bone growth in children following the cessation of calcium supplementation (abstract). *J. Bone Miner. Res.* 1993 ; *8* (suppl. 1) : S154.
29. Smith D.M., Nance W.E., Kang K.W., Christian J.C., Johnston C.C. – Genetic factors in determining bone mass. *J. Clin. Invest.* 1973 ; *52 :* 2800-2808.
30. Smith E.P., Boyd J., FranK G.R., Takahashi H., Cohen R.M., Specker B. et coll. – Estrogen resistance caused by a mutation in the estrogen-receptor gene in a man. *N. Engl. J. Med.,* 1994 ; *331 :* 1056-1061.
31. Theintz G., Buchs B., Rizzoli R., Slosman D., Clavien H., Sizonenko P.C. et coll. – Longitudinal monitoring of bone mass accumulation in healthy adolescents : evidence for a marked reduction after 16 years of age at the levels of lumbar spine and femoral neck in female subjects. *J. Clin. Endocrinol. Metab.* 1992 ; *75 :* 1060-1065.
32. Välimäki M.J., Kärkkaïnen M., Lamberg-Allardt C., Laitinen K., Alhava E., Heikkinen J. et coll. – Exercise, smoking and calcium intake during adolescence and early adulthood as determinants of peak bone mass. *Br. Med. J.* 1994 ; *309 :* 230-235.
33. Vernejoul M.-Ch. de, Orcel Ph. – Sport et masse osseuse (p. 175-181). In : S. de Sèze, A. Ryckewaert, M.-F. Kahn et coll., l'Actualité rhumatologique 1993. Paris, Expansion Scientifique Française, 1993.
34. Welten D.C., Kemper H.C.G., Post G.B., Van Mechelen W., Twisk J., Lips P. et coll. – Weight bearing activity during youth is a more important factor for peak bone mass than calcium intake. *J. Bone Miner. Res.* 1994 ; *9 :* 1089-1096.

# Physiopathologie de l'ostéomalacie dite d'apport

M.-E. COHEN-SOLAL, M.-Ch. de VERNEJOUL, D. KUNTZ

Les ostéomalacies dites d'apport regroupent différentes entités. L'ostéomalacie liée à l'hypovitaminose D est la mieux connue et probablement la moins fréquente de nos jours, du moins dans les populations occidentales. En revanche, l'ostéomalacie liée à des carences nutritionnelles complexes se rencontre encore dans les pays sous-développés où elle touche des populations particulièrement exposées. D'autres ostéomalacies sont induites par l'absorption de drogues entravant la minéralisation osseuse soit directement soit par l'intermédiaire de perturbations du métabolisme phosphocalcique. Nous envisagerons successivement ces diverses ostéomalacies dites d'apport.

## DÉFINITION DE L'OSTÉOMALACIE

L'ostéomalacie est définie histologiquement. En histomorphométrie semi-quantitative le diagnostic positif repose sur une augmentation de l'épaisseur de l'ostéoïde supérieure à 15 µm, sur une augmentation du délai de minéralisation supérieure à 100 jours, auquel s'ajoute une augmentation des volumes et des surfaces ostéoïdes.

## OSTÉOMALACIE PAR HYPOVITAMINOSE D

### Ostéomalacie par carence d'apport

#### Rappel du métabolisme de la vitamine D

La peau est l'organe responsable de la production de vitamine D3. Durant l'exposition au soleil le 7-déhydrocholestérol, précurseur immédiat du cholestérol, absorbe les radiations ultraviolettes solaires dont les énergies sont comprises entre 290 et 315 nm avec transformation du 7-déhydrocholestérol en prévitamine D3. Une fois formée, cette prévitamine subit une isomérisation au bout de quelques heures et est transformée en vitamine D3. La vitamine D3 gagne la circulation où elle est liée à une protéine de liaison.

Une fois liée, la vitamine D est transportée au foie et subit une hydroxylation sur le carbone 25. La 25(OH) vitamine D entre dans la circulation et est la forme circulante majeure de la vitamine D. Elle est transportée au rein où elle subit une 2ᵉ hydroxylation sur le carbone 1 en position $\alpha$ : la $1{,}25(OH)_2$ vitamine D étant le métabolite actif.

Les sources alimentaires de vitamine D sont peu abondantes. Les huiles de poissons gras en sont particulièrement riches. Le plus souvent la vitamine D de l'alimentation est obtenue à partir de produits enrichis en vitamine D.

La vitamine D2 qui provient des céréales et des plantes et la vitamine D3 qui est fabriquée par la peau et qui est trouvée dans les poissons gras ont la même activité.

Comme la vitamine D-25hydroxylase hépatique ne subit pas de rétrocontrôle de synthèse, une augmentation de la production cutanée de vitamine D3 ou l'ingestion de vitamine D engendrera par exemple une augmentation des taux circulants de 25(OH)D. C'est pourquoi sa mesure est employée pour déterminer surtout la carence vitaminique D, voire une intoxication.

## Ostéomalacie et carence d'apport en vitamine D

La carence en vitamine D reste très fréquente chez le sujet âgé comme l'attestent les taux sériques quelquefois très bas de la 25(OH) vitamine D. Cependant, cette carence vitaminique D du sujet âgé, se signale plutôt par une ostéopathie fracturaire complexe. Chez le sujet âgé, il a en effet été suggéré que l'ostéomalacie était un facteur de risque des fractures du col fémoral. Des données provenant d'une étude portant sur une population de 1 000 patients ayant une fracture du col fémoral montrent que l'ostéomalacie n'est présente que dans 2 p. cent des cas [33]. Chez ces patients l'analyse de la structure osseuse révèle un amincissement et des perforations trabéculaires responsables de la fragilité osseuse [29]. Dans l'étude de Lips et coll., plus récente, portant sur un groupe de 125 patients ayant une fracture du col fémoral, aucun n'avait de signes histologiques d'ostéomalacie bien que les taux sériques de $25(OH)\ D_3$ et même de $1{,}25(OH)_2D_3$ restaient assez bas [18]. L'hypovitaminose D, même si elle est très fréquente chez les sujets âgés, est donc rarement responsable d'ostéomalacie.

Les observations d'ostéomalacie par carence d'apports nutritionnels ne sont rapportées que dans certains pays tels que l'Inde ou la Chine. Cependant en Chine du Sud très ensoleillée, l'ostéomalacie est rare bien que les conditions alimentaires soient les mêmes qu'en Chine du Nord où elle a été fréquemment signalée. En Afrique du Nord et au Moyen-Orient voire aux Indes, l'ostéomalacie s'observe chez des femmes ne s'exposant pas au soleil et de surcroît très couvertes. Ces ostéomalacies par carence d'apport en vitamine D ont été bien documentées chez les hindous transplantés en Angleterre et qui conservent un régime végétarien. Par exemple, les taux sériques de 25(OH) vitamine D ont été mesurés chez 297 sujets asiatiques et 68 sujets caucasiens. Une ostéomalacie a été observée dans le sous-groupe de patients hindous végétariens. Leur taux sérique de 25(OH) vitamine D était significativement plus bas que celui des asiatiques non végétariens [9]. On a comparé 27 patients asiatiques ayant une ostéomalacie à 77 patients indemnes de l'ostéopathie. Ces deux groupes ne différaient pas par l'exposition solaire mais par un régime lactovégétarien strict ne comportant ni viande ni poisson ni œuf chez les 27 femmes ostéomalaciques [10]. Il est donc possible qu'en l'absence d'une exposition solaire suffisante la carence nutritionnelle soit susceptible de provoquer une ostéomalacie dans ces populations exposées.

D'autres facteurs que l'hypovitaminose D interviennent probablement dans les ostéomalacies par carence nutritionnelle. Le rôle favorisant d'une carence calcique d'apport est possible quand l'alimentation est privée de produits laitiers et il a été mis en évidence dans certaines populations ayant un régime alimentaire extrêmement pauvre en calcium. Il faut signaler aussi l'effet néfaste sur l'absorption digestive du calcium et du phosphore, de l'acide phytique contenu dans l'enveloppe des céréales dont se nourrissent certaines populations. Le rôle de l'acide phytique a certainement été surévalué mais il n'est pas complètement exclu : l'ostéomalacie des populations asiatiques vivant dans les grandes villes industrielles de Grande-Bretagne a été quelquefois améliorée par un régime pauvre en acide phytique.

## Ostéomalacie par malabsorption digestive de la vitamine D

### Entérocolopathies

En France, l'ostéomalacie sporadique est due à une maladie ou à une anomalie du tube digestif entravant l'absorption intestinale de la vitamine D. La cause principale est la maladie cœliaque de l'adulte encore appelée entéropathie au gluten [26]. Il s'agit d'une jéjunite chronique due à une intolérance à la gliadine. La malabsorption des graisses se signale par une diarrhée avec stéatorrhée souvent importante mais la diarrhée peut être d'apparence banale et même elle peut manquer. La malabsorption ne porte pas seulement sur la vitamine D, comme l'attestent l'hypoalbuminémie, des taux relativement bas d'acide folique sérique et de vitamine B12. La biopsie jéjunale montre une atrophie villositaire du grêle très évocatrice de l'entéropathie au gluten.

Les entérocolopathies inflammatoires entraînent plus souvent des ostéomalacies atypiques caractérisées histologiquement par une augmentation des surfaces osseuses mais avec une épaisseur ostéoïde normale et un délai de minéralisation supérieur à 50 jours mais inférieur à 100 jours. Les signes histologiques de ces ostéomalacies atypiques sont proches de ceux des ostéoporoses à bas remodelage [23].

## Gastrectomie

La gastrectomie totale entraîne des troubles de l'alimentation et des carences nutritionnelles qui vont donner lieu à une déminéralisation osseuse. La prévalence de l'ostéomalacie a été estimée de façon rétrospective dans deux études. Dans une population de 227 patients ayant subi une gastrectomie totale 15 ans auparavant [28] seulement 10 patients symptomatiques (4,4 %) avaient des signes histologiques d'ostéomalacie. Dans cette étude, les taux sériques des phosphatases alcalines étaient un moyen de dépistage simple de l'ostéomalacie car elle n'est pas toujours symptomatique et peut parfois être latente. C'était le cas dans une autre étude danoise où une histologie a été réalisée chez des patients ayant subi une gastrectomie totale ou partielle avec un recul variant de 4 à 28 ans [3]. Huit patients sur 45 (18 %) avaient une ostéomalacie histologiquement évidente. La calcémie et les phosphatases alcalines sériques étaient normales et seulement 3 patients sur 8 avaient un taux sérique de 25(OH) vitamine D abaissé. De surcroît, 24 p. cent des patients avaient des signes histologiques d'ostéomalacie atypiques qui traduisent un trouble de la minéralisation débutant associé à un défaut de formation osseuse qui ne pouvait être suspecté par les examens biochimiques. Chez tous les patients, le délai de minéralisation était négativement corrélé au taux sérique de 25(OH) vitamine D et non au taux de $1,25(OH)_2$ vitamine $D_3$. On peut supposer qu'une supplémentation en vitamine D pourrait prévenir les troubles de la minéralisation mais aucune étude ne permet de l'affirmer. En fait, le syndrome carentiel des gastrectomisés totaux comprend un ensemble de phénomènes pathologiques caractérisés principalement par une anémie macrocytaire, des œdèmes de carence, des troubles des phanères, une hypoglycémie et des perturbations de la digestion et de l'absorption.

La gastrectomie partielle avec exclusion duodénale (Billroth II ou Finsterer) peut aussi être une cause d'ostéomalacie. L'ostéopathie apparaît le plus souvent une dizaine d'années après l'intervention. Des hommes jeunes ayant subi une gastrectomie partielle type Billroth II avaient une masse osseuse basse et une hyperostéoïdose sans ostéomalacie vraie [14]. Plus récemment, chez 7 sujets ayant une gastrectomie partielle, les taux plasmatiques de parathormone, de 25(OH) vitamine D et de $1,25(OH)_2$ vitamine D étaient élevés évoquant une hyperparathyroïdie secondaire [8]. Après supplémentation calcique, les taux de parathormone ont diminué alors que les taux de 25(OH) vitamine D augmentaient. Cette dernière étude est donc davantage en faveur du rôle de la carence calcique dans la survenue des troubles de la minéralisation osseuse.

Selon Honasoge et Rao [11], l'ostéomalacie des gastrectomisés est moins rare qu'on pourrait le croire. Elle rendrait compte de la moitié des cas d'ostéomalacie observés par Honasoge et Rao. Plusieurs facteurs contribuent au développement des ostéomalacies postgastrectomies. Ils incluent la restriction alimentaire en produits laitiers afin d'éviter la diarrhée et les flatulences ainsi que la pullulation microbienne dans l'anse duodénale exclue. En effet, la gastrectomie de type Billroth II semble exposer plus souvent à l'ostéomalacie que la gastrectomie de type Billroth I (anastomose de l'estomac restant avec le duodénum).

## Ostéomalacie des affections hépatobiliaires et pancréatiques

Une déminéralisation osseuse peut être observée au cours de l'alcoolisme chronique. Là encore les ostéomalacies authentiques sont rarement observées et il est vraisemblable qu'il s'agisse davantage d'ostéomalacie atypique ou d'ostéoporose dite à bas remodelage. La diminution de la masse osseuse est expliquée par de multiples facteurs : carence nutritionnelle sévère, défaut d'ensoleillement, troubles hépatiques du métabolisme de la vitamine D, effet toxique direct de l'alcool sur les ostéoblastes et la formation osseuse. Dans une étude portant sur 22 patients alcooliques chroniques, 6 patients avaient une ostéoporose, 3 avaient des signes histologiques d'ostéomalacie, et 3 autres les 2 ostéopathies associées [15]. Les taux sériques de 25(OH) vitamine D étaient bas chez tous les patients mais particulièrement effondrés chez les 3 patients ostéomalaciques.

Dans les maladies obstructives du foie telles que la cirrhose biliaire primitive, des anomalies osseuses ou du métabolisme phosphocalcique sont fréquentes. Elles résultent de la diminution de l'absorption alimentaire de la vitamine D, de la liaison de la vitamine D ou de ses métabolites aux acides biliaires, du défaut de 25 hydroxylation de la vitamine D, de la diminution de l'exposition solaire et finalement de malnutrition. En fait, l'ostéomalacie définie histologiquement est rare et n'a été observée récemment que dans deux cas [11].

D'autres maladies intestinales avec malabsorption peuvent aussi se compliquer d'ostéomalacie : fistule iléocolique, résection étendue du grêle, maladie de Whipple, lymphomes intestinaux, amylose. Dans de très rares cas, l'hypovitaminose D provient d'une stéatorrhée par maldigestion des graisses due à une pancréatite chronique [25].

## Ostéomalacie de la nutrition parentérale

L'ostéomalacie qui accompagne la nutrition parentérale est de description ancienne. Cliniquement elle se signale par des douleurs osseuses notamment rachidiennes et costales. Dans une étude comprenant une évaluation histologique, deux patients ont développé une ostéomalacie après un an de nutrition parentérale [13]. Le développement de ces ostéomalacies relève de nombreux facteurs tels que la surcharge en aluminium, ou la présence d'un toxique d'un composant contenu dans le liquide de nutrition ou encore d'une carence vitaminocalcique [12].

Le rôle de l'aluminium a été suspecté en raison des troubles de la minéralisation initialement décrits chez les malades insuffisants rénaux hémodialysés ayant une intoxication par l'aluminium. Chez des patients sous nutrition parentérale le contenu osseux en aluminium était élevé pouvant atteindre 30 fois la valeur normale. La contamination provenait de la solution de nutrition parentérale qui contenait initialement de l'hydrolysat de caséine riche en aluminium. Le remplacement de ce composé par des acides aminés synthétiques a permis de réduire l'aluminémie plasmatique et urinaire [30]. Le mécanisme du trouble de la minéralisation osseuse est identique à celui décrit chez les hémodialysés. Cette intoxication métallique est devenue rare de nos jours. Ainsi chez 7 patients nous n'avons pas observé d'ostéomalacie mais une diminution de la formation osseuse malgré une aluminémie élevée [32].

La carence calcique, bien que rare chez les patients en nutrition parentérale, pourrait perturber la minéralisation osseuse. Chez un patient ayant une ostéomalacie aluminique un enrichissement en calcium du liquide de nutrition a, en effet, entraîné une amélioration des douleurs musculaires et des signes histologiques d'ostéomalacie [17].

Le rôle de la carence en vitamine D dans la pathogénie des altérations osseuses chez les patients sous nutrition parentérale est très peu clair. Les études les plus récentes fournissent des résultats d'interprétation difficile au plan physiopathologique. Ainsi, l'absence de supplémentation vitaminique D dans le liquide de nutrition se traduit par des taux sériques bas de 25(OH) vitamine D mais par aucun signe clinique, radiologique ou histologique d'ostéomalacie. De surcroît, l'absence de supplémentation vitaminique D donne des résultats surprenants à long terme : l'absence de supplémentation pendant 5 ans chez des sujets non carencés en vitamine D a permis d'augmenter les taux sériques de parathormone et la masse osseuse lombaire. Il est donc vraisemblable que cette augmentation de la masse osseuse soit en rapport avec la reprise d'activité de l'os adynamique plutôt qu'avec une correction de l'ostéomalacie [31].

## Autres ostéomalacies dites d'apport

### Ostéomalacie des insuffisants rénaux chroniques

Le rôle de l'aluminium dans la survenue des troubles de la minéralisation osseuse a rapidement été incriminé chez des patients dialysés. Une revue générale concernant l'ostéodystrophie rénale des hémodialysés a récemment été publiée [2]. Les données épidémiologiques suggérant la responsabilité de l'aluminium dans la genèse de l'ostéomalacie ont été élargies à l'ostéopathie adynamiques. Elles reposent sur des données cliniques : forte corrélation positive entre les taux plasmatiques d'aluminium et les doses cumulées d'aluminium ingérées, normalisation des taux d'aluminium lorsque l'hydroxyde d'aluminium a été remplacé par le carbonate de calcium [20]. Les études histopathologiques ont permis d'incriminer l'aluminium comme agent causal car, d'une part, il existe des corrélations négatives entre l'étendue des surfaces présentant des dépôts d'aluminium et les surfaces de formation osseuse et, d'autre part, le traitement par la desferroxamine entraîne une réduction de la surcharge aluminique et une élévation des paramètres histodynamiques de formation osseuse. *In vivo,* chez l'animal, l'injection parentérale de fortes doses d'aluminium induit un trouble de la minéralisation osseuse à la fois corticale et trabéculaire. Les données expérimentales *in vitro* confirment le rôle toxique direct de l'aluminium sur la formation et la minéralisation osseuse. A faibles doses [4], l'aluminium inhibe la formation de cristaux d'hydroxyapatite alors qu'à fortes doses il inhibe la prolifération ostéoblastique et la synthèse de collagène. De même, des concentrations intramitochondriales d'aluminium ont été trouvées élevées qui pourraient jouer un rôle dans la régulation des flux calciques responsables du dépôt minéral extracellulaire [24]. Actuellement, la prévalence des ostéopathies liées à l'intoxication par l'aluminium a beaucoup diminué, vraisemblablement en raison de la diminution de l'utilisation des chélateurs du phosphore contenant de l'aluminium. Dans une étude américaine portant sur 258 patients dialysés, la fréquence de l'ostéomalacie n'est que de 4 p. cent alors qu'elle s'élevait à 24 p. cent en 1972 dans le même centre [27]. En fait, l'intoxication aluminique est retrouvée essentiellement dans les ostéopathies adynamiques. Ces dernières, de fréquence croissante, relèveraient plus d'une freination parathyroïdienne que d'une intoxication par l'aluminium [6].

## Fluor

Une ostéomalacie par intoxication fluorée a pu être observée lors des traitements à visée anti-ostéoporotique. Par exemple, chez des femmes ostéoporotiques recevant de fortes doses de fluorure de sodium (75 mg/j), les paramètres ostéoïdes et le délai de minéralisation osseuse ont augmenté avec la durée du traitement signalant donc une ostéomalacie débutante [19]. En revanche, chez des patientes soumises à des doses plus faibles (50 mg de fluorure de sodium/j) et ayant eu des fractures des membres inférieurs, une ostéomalacie n'a été trouvée que chez deux d'entre elles. De surcroît elle était favorisée par une insuffisance rénale [22]. Enfin, nous avons observé une ostéomalacie chez deux patients insuffisants rénaux non encore dialysés [5]. Chez ces patients, l'histologie osseuse ne montrait pas de dépôt d'aluminium alors qu'il y avait une surcharge fluorée. Il s'agit certainement là d'une cause rare d'ostéomalacie chez l'insuffisant rénal chronique non encore dialysé.

## Anticonvulsivants

Une hypocalcémie discrète et une hyperphosphatasémie alcaline peuvent s'observer chez les épileptiques traités par les anticonvulsivants [16]. En règle générale, la phosphorémie est normale mais parfois elle est abaissée. Il est possible que les anticonvulsivants, qui sont des inducteurs enzymatiques, augmentent la transformation intrahépatique du cholécalciférol en 25 hydroxycholécalciférol, métabolite inactif de la vitamine D et créer ainsi une hypovitaminose D pouvant engendrer une ostéomalacie. En fait, la physiopathologie de l'ostéomalacie des anticonvulsivants est plus complexe : la carence d'apports solaire et alimentaire intervient certainement puisque l'ostéomalacie des épileptiques a surtout été observée chez des patients hospitalisés et résidant dans des pays peu ensoleillés. En revanche, chez les épileptiques non hospitalisés, sans carence nutritionnelle, la survenue d'une ostéomalacie est exceptionnelle bien qu'une diminution du taux sérique de la 25(OH) vitamine D, une élévation du taux sérique d'hormone parathyroïdienne et des phosphatases alcalines, une réduction de la densité minérale osseuse et une augmentation des paramètres ostéoïdes sur les biopsies osseuses soient observées. Ces anomalies biologiques ont pu être constatées chez 10 à 40 p.

cent des patients traités au long cours par des anticonvulsivants (phénobarbital, phénytoïne). Quoi qu'il en soit, les besoins en vitamine D des épileptiques recevant des anticonvulsivants sont nettement augmentés puisque des doses allant jusqu'à 4 000 unités par jour sont quelquefois nécessaires pour normaliser le taux sérique de 25(OH) vitamine D et positiver le bilan du calcium [7].

### Bisphosphonates

L'étidronate utilisé initialement à fortes doses dans le traitement de la maladie de Paget (20 mg/kg/j) a été rendu responsable de plusieurs cas d'ostéomalacie. Il s'agissait d'un effet toxique direct puisqu'il n'y avait pas de modifications du taux sérique de la vitamine D et que, de surcroît, la phosphorémie était élevée au moins au début du traitement. On sait à présent que l'étidronate provoque un retard de minéralisation osseuse qui, s'il se prolonge, peut aboutir à une ostéomalacie. Ce défaut de minéralisation osseuse induit par les bisphosphonates doit être connu, il a aussi été observé chez des pagétiques traités par pamidronate [1].

### Altérations du métabolisme du phosphore

Une hypophosphorémie majeure peut conduire à une altération de la minéralisation osseuse et parfois à une ostéomalacie.

L'hypophosphorémie a pu être observée au cours des traitements par les anti-acides contenant de l'aluminium, drogues qui inhibent l'absorption intestinale du phosphore. En fait, l'utilisation des anti-acides a été pratiquement abandonnée depuis l'emploi des nouveaux traitements anti-ulcéreux.

L'hypophosphorémie peut être due à une fuite urinaire excessive du phosphore comme c'est le cas dans les ostéomalacies dues aux tumeurs mésenchymateuses et diverses formes de syndrome de Fanconi. La fuite rénale excessive de phosphore peut aussi être due à des drogues toxiques pour la cellule tubulaire rénale proximale. C'est le cas du syndrome Itaï-Itaï décrit au Japon et qui est dû à une intoxication par le cadmium. Des signes histologiques d'ostéomalacie particulièrement sévère ont été observés aux côtes où siégeaient des fissures de Looser [34]. Une intoxication ferrique associée pourrait constituer un facteur aggravant cette ostéomalacie du syndrome Itaï-Itaï [21].

## CONCLUSION

La minéralisation osseuse est sous la dépendance directe des concentrations locales en phosphate et en calcium qu'assure la 1,25$(OH)_2$ vitamine D, le métabolite actif de la vitamine D. L'ostéomalacie résulte de l'altération de la minéralisation de la matrice protéique osseuse que démontre l'histomorphométrie. Les carences nutritionnelles, au premier rang desquelles figure l'hypovitaminose D ainsi que les substances qui provoquent une perturbation de la minéralisation de la matrice protéique, peuvent conduire à une ostéomalacie dite d'apport.

## RÉFÉRENCES


1. Adamson B.B., Gallacher S.J., Byars J., Ralston S.H., Boyle I.T., Boyce B.F. – Mineralisation defects with pamidronate therapy for Paget's disease. *Lancet* 1993 ; *342 :* 1459-1460.
2. Bardin Th., Cohen-Solal M. – Ostéodystrophie rénale. *Encycl. Méd. Chir.* (Elsevier, Paris), *Appareil locomoteur,* 14-027-L-10, 1996, 8 p.
3. Bisballe S., Eriksen E.F., Melsen F., Mosekilde L., Sorensen O.H., Hessov I. – Osteopenia and osteomalacia after gastrectomy : interrelations between biochemical markers of bone remodeling, vitamin D metabolites and bone histomorphometry. *Gut* 1991 ; *32 :* 1303-1307.
4. Blumenthal N.C., Posner A.S. – In vitro model of aluminum induced osteomalacia : inhibition of hydroxyapatite formation and growth. *Calcif. Tissue Int.* 19984 ; *36 :* 439-441.
5. Cohen-Solal M., Augry F., Seroux C., Morieux C., Mirnejad A., Vernejoul M.C. de – Osteomalacia is associated with high bone fluoride content in dialysis patients. *Bone* 1996 ; *19* (suppl. 3) : S135.
6. Cohen-Solal M.E., Sebert J.L., Boudaillez B., Marie A., Morinière Ph., Guéris J. et coll. – Comparison of intact, medium and carboxyterminal assays of parathyroid hormone for the diagnosis of bone disease in hemodialyzed patients. *J. Clin. Endocrinol. Metab.* 1991 ; *73 :* 516-524.
7. Collins N., Maher J., Cole M., Baker M., Callaghan N. – A prospective study to evaluate the dose of vitamin D required to correct low 25-hydroxyvitamin D levels, calcium, and alkaline phosphatase in patients at risk of developing antiepileptic drug-induced osteomalacia. *Q. J. Med.* 1991 ; *78 :* 113-122.
8. Davies M., Heys S.E., Selby P.L., Berry J.L., Mawer E.B. – Increased catabolism of 25-hydroxyvitamin D in patients with partial gastrectomy and elevated 1,25-dihydroxyvitamin D levels. Implications for metabolic bone disease. *J. Clin. Endocrinol. Metab.* 1997 ; *82 :* 209-212.
9. Finch P.J., Ang L., Colston K.W., Nisbet J., Maxwell J.D. – Blunted seasonal variation in serum 25-hydroxyvitamin D and increased risk of osteomalacia in vegetarian London Asians. *Eur. J. Clin. Nutr.* 1992 ; *46 :* 509-515.
10. Henderson J.B., Dunnigan M.G., McIntosh W.B., Motaal A., Hole D. – Asian osteomalacia is determined by dietary factors when exposure to ultra-violet radiation is restricted. *Q. J. Med.* 1990 ; *76 :* 923-933.
11. Honasoge M., Rao D.S. – Metabolic bone disease in gastrointestinal, hepatobiliary, and pancreatic disorders and total parenteral nutrition. *Curr. Opinion Rheumatol.* 1995 ; *7 :* 249-254.
12. Klein G.L. – Aluminium in parenteral solutions revisited-again. *Am. J. Clin. Nutr.* 1995 ; *61 :* 449-456.
13. Klein G.L. – Metabolic bone disease of total parenteral nutrition (p. 337-341). *In :* M.J. Favus, *Primer on the metabolic bone diseases and disorders of mineral metabolism.* 3e ed. Philadelphie, Lippincott-Raven Publishers, 1997.
14. Klein K.B., Orwoll E.S., Lieberman D.A., Meier D.E., McClung M.R., Parfitt A.M. – Metabolic bone disease in asymptomatic men after partial gastrectomy with Billroth II anastomosis. *Gastroenterology* 1987 ; *92 :* 608-616.
15. Lalor B.C., France M.W., Powell D., Adams P.H., Counihan T.B. – Bone and mineral metabolism and chronic alcohol abuse. *Q. J. Med.* 1986 ; *59 :* 497-511.
16. Lemaire V., Miravet L., Bordier Ph., Ryckewaert A. – L'ostéomalacie induite par les anticonvulsivants. *Nouv. Presse Méd.* 1975 ; *4 :* 3121-3124.
17. Lidor C., Schwartz I., Freund U., Gazit D. – Successful high-dose calcium treatment of aluminium-induced metabolic bone disease in long term home parenteral nutrition. *J. Parenter. Enteral. Nutr.* 1991 ; *15 :* 202-206.
18. Lips P., Netelenbos J.C., Jongen M.J.M., Van Ginkel F.C., Althuis A.L., Van Schaik C.L. et coll. – Histomorphometric profile and vitamin D status in patients with femoral neck fracture. *Metab. Bone Dis. Rel. Res.* 1982 ; *4 :* 85-93.
19. Lundy M.W., Stauffer M., Werggedal J.E, Baylink D.J., Featherstone J.D.B., Hodgson S.F. – Histomorphometric analysis of iliac crest bone biopsies in placebo-treated versus fluoride-treated subjects. *Osteoporosis Int.* 1995 ; *5 :* 115-129.

20. Morinière P., Roussel A., Tahiri Y., Fournier A. – Substitution of Al(OH)3 by high doses of CaC03 in patients on chronic hemodialysis : disappearance of hyperaluminemia and equal control of hyperparathyroidism. *Proc. EDTA* 1982 ; *19* : 784-787.
21. Noda M., Yasuda M., Kitagawa M. – Iron as a possible aggravating factor for osteopathy in Itaï-Itaï disease, a disease associated with cadmium intoxication. *J. Bone Miner. Res.* 1991 ; *6* : 245-255.
22. Orcel Ph., Vernejoul M.C. de, Prier A., Miravet L., Kuntz D., Kaplan G. – Stress fractures of the lower limbs in osteoporotic patients treated with fluoride. *J. Bone Miner. Res.* 1990 ; *5* (suppl.) : S191-S194.
23. Parfitt A.M. – Osteomalacia and related disorders (p. 329-396). *In* : L.V. Avioli, S.M. Krane, *Metabolic bone disease,* 2e édition. Philadelphie, W.B. Saunders Company, 1990.
24. Plachot J.J., Cournot-Witner G., Halpern S. – Bone ultrastructural and X-ray microanalysis of aluminum intoxicated hemodialyzed patients. *Kidney Int.* 1984 ; *25* : 796-803.
25. Prost A., Hanniche M., Bordier Ph., Miravet L., Sèze S. de, Rambaud J.C. – Ostéomalacie et pancréatite chronique associée, 5 observations. *Nouv. Presse Méd.* 1975 ; *4* : 1561-1566.
26. Prost A., Rambaud J.C., Miravet L., Bordier Ph., Hioco D, Paolaggi J. et coll. – Les ostéomalacies révélatrices de maladie cœliaque de l'adulte. *Nouv. Presse Méd.* 1972 ; *1* : 1329-1337.
27. Sherrard D.J., Hercz G., Pai Y., Maloney N.A., Greenwood C., Manuel A. et coll. – The spectrum of bone disease in end-stage renal failure – An evolving disorder. *Kidney Int.* 1993 ; *43* : 436-442.
28. Tovey F.I., Karamanolis D.G., Godfrey J., Clark C.G. – Post-gastrectomy nutrition : methods of outpatients screening for early osteomalacia. *Hum. Nutr. Clin. Nutr.* 1985 ; *39* : 439-446.
29. Uitewaal P.J.M., Lips P., Netelenbos J.C. – An analysis of bone structure in patients with hip fracture. *Bone Miner.* 1987 ; *3* : 63-73.
30. Vargas J.H., Klein G.L., Ament M.E., Ott S.M., Sherrard D.J., Horst R.L. et coll. – Metabolic bone disease of total parenteral nutrition : course after changing from casein to amino acids in parenteral solutions with reduced aluminium content. *Am. J. Clin. Nutr.* 1988 ; *48* : 1070-1078.
31. Verhage A.H., Cheong W.K., Allard J.P., Jeejeebhoy K.N. – Increase in lumbar spine bone mineral content in patients on long term parenteral nutrition without vitamin D supplementation. *J. Parenter. Enteral. Nutr.* 1995 ; *19* : 431-436.
32. Vernejoul M.C. de, Messing B., Modrowski D., Bielakoff J., Buisine A., Miravet L. – Multifactorial low remodeling bone disease during cyclic total parenteral nutrition. *J. Clin. Endocrinol. Metab.* 1985 ; *60* : 109-113.
33. Wilton T.J., Hosking D.J., Pawley E., Stevens A., Harvey L. – Osteomalacia and femoral neck fractures in the elderly patient. *J. Bone Joint Surg.* 1987 ; *69 B* : 388-390.
34. Yamashita H., Kitagawa M. – Histomorphometric study of ribs with looser zones in Itaï-Itaï disease. *Calcif. Tissue Int.* 1996 ; *58* : 170-176.

# MOYENS D'EXPLORATION

# Nouvelles technologies : scanographie hélicoïdale et représentations 2 D et 3 D

R. BENACERRAF, Ph. MOYSAN, O. SILBERMANN

L'apparition de la rotation continue avec balayage hélicoïdal dans les années 1990 a augmenté notablement les capacités de la technique scanographique. La rapidité d'exécution d'une hélice élimine les artéfacts de mouvement et autorise des séquences programmées avec injection de produit de contraste dans un temps identique à l'angiographie classique. La reconstruction d'un très grand nombre d'images est faite secondairement, sans irradiation supplémentaire du malade et permet des reconstitutions en 2 ou 3 dimensions dans des temps acceptables.

L'examen du thorax, de l'abdomen et du pelvis a beaucoup bénéficié de cette nouvelle technologie dans tous les domaines, notamment dans l'embolie pulmonaire, l'angiographie dynamique du foie ou même l'angiographie des vaisseaux carotidiens ou des membres. L'examen de l'appareil locomoteur tire aussi avantage de la scanographie hélicoïdale, de façon moins spectaculaire en raison de l'immobilité des régions examinées, mais substantielle, en particulier grâce à la qualité et à la rapidité des reconstructions.

## PRINCIPES GÉNÉRAUX DE LA SCANOGRAPHIE HÉLICOÏDALE

Le scanner classique à balayage alterné est constitué par un tube à rayons X et des détecteurs qui effectuent des mouvements de rotation autour du malade [2, 3]. Chaque coupe est produite par une émission de rayons X quand la table du scanner est fixe et la vitesse de rotation stabilisée. La table se déplace et un nouveau tour de l'ensemble du tube et des détecteurs produit une nouvelle coupe. L'appareil réalise donc une série de coupes séparées. Chaque coupe est obtenue au cours d'une apnée ; entre chaque coupe, le malade reprend sa respiration. Un intervalle de temps de 5 à 10 secondes est nécessaire entre 2 coupes pour permettre l'arrêt de l'ensemble du tube à rayons X et des détecteurs, le changement de direction du mouvement, et le nouveau démarrage du système. Le temps moyen d'un examen est de 10 à 30 minutes.

Le scanographe à balayage hélicoïdal réalise une acquisition continue des données dans la totalité du volume anatomique, choisi grâce au déplacement synchrone de la table et de l'ensemble constitué par le tube à rayons X et les détecteurs qui est animé d'un mouvement de rotation continue. Le trajet suivi par le tube et les détecteurs décrit une hélice, d'où le terme d'acquisition hélicoïdale. Le temps de réalisation d'une hélice est de 15 à 60 s au maximum. La reconstruction secondaire des coupes, après le balayage hélicoïdal, demande par contre une dizaine de minutes (fig. 1).

## Les appareils

### Générateurs et tubes à rayons X

L'émission continue des rayons X pendant les 15 à 60 secondes de l'acquisition hélicoïdale impose au tube des contraintes thermiques très élevées en raison de la quantité de chaleur à emmagasiner et à évacuer.

### La rotation continue avec les anneaux de glissement

Le scanner classique, sans rotation continue, nécessite un câblage électrique pour relier l'ensemble du tube à rayons X et des détecteurs au courant de haute tension et au processeur de reconstruction situés en dehors du statif. Un mouvement oscillatoire du tube à rayons X et des détecteurs est nécessaire pour l'enroulement et le déroulement des câbles (d'où le nom de balayage alterné), avec un intervalle de 5 à 10 secondes entre 2 balayages.

Le scanner hélicoïdal ne nécessite pas de câbles électriques reliant le statif au sol qui empêcheraient la rotation continue. L'alimentation électrique est acheminée au tube par des charbons qui ont un mouvement de glissement sur des anneaux parallèles, ce qui permet la rotation continue de la source de rayons X et des détecteurs. Le générateur est, soit externe, soit « embarqué » dans le système rotatif.

### Les détecteurs

Les détecteurs, identiques à ceux des appareils classiques, pour la plupart détecteurs solides à cristaux scintillants disposés sur un banc compris entre 42 et 49° d'arc, analysent la quantité de rayons X transmis par l'objet examiné.

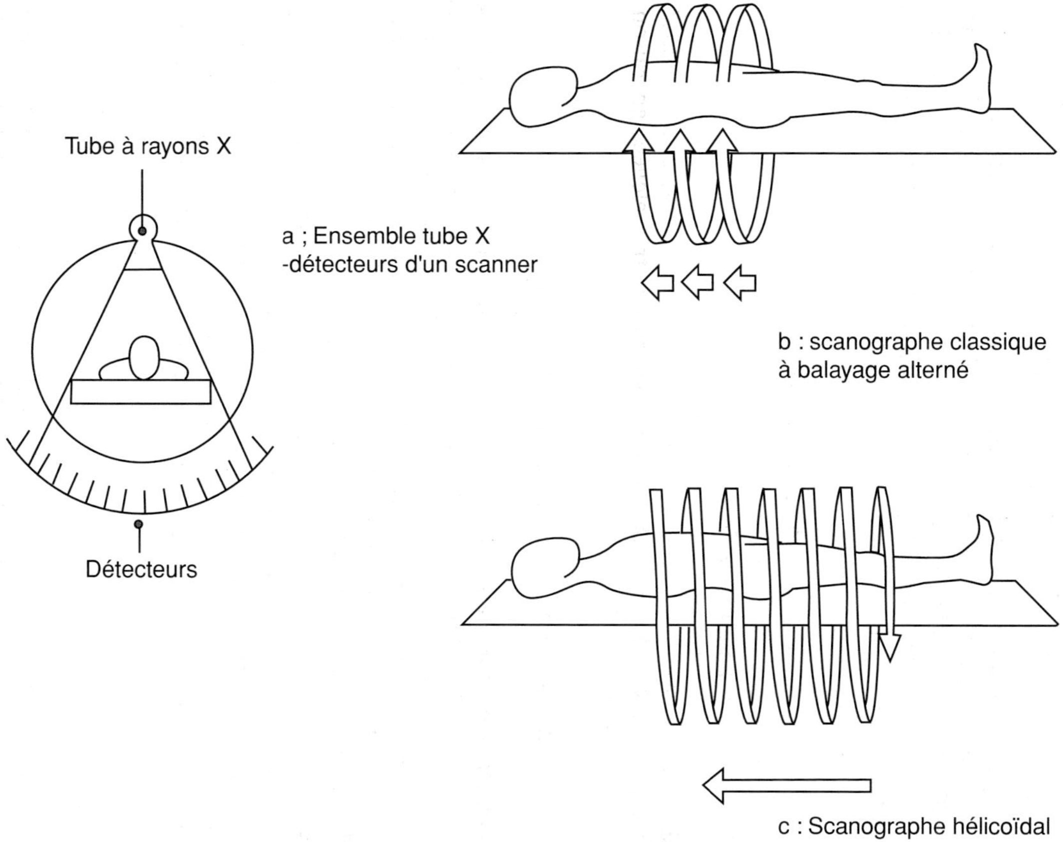


**Fig. 1. – Principe de la scanographie hélicoïdale.**

## La physique : les algorithmes d'interpolation

Dans le cas du scanographe à balayage alterné, les mesures, c'est-à-dire les valeurs d'atténuation des rayons X obtenues à chaque rotation du tube autour du malade, sont directement reconstruites sous la forme de coupes axiales transverses. Dans le cas du scanographe hélicoïdal, les mesures obtenues à chaque rotation sont situées dans des plans dont l'inclinaison est forcément variable, fonction de leur situation sur l'hélice. Il faut donc, à partir d'une coupe inclinée, reconstituer une coupe axiale transverse en récupérant les données manquantes par l'interpolation des données situées au-dessus et au-dessous de cette coupe.

Il s'agit d'une opération mathématique supplémentaire par rapport au scanographe classique qui est préjudiciable à la qualité de l'image, puisqu'elle induit un flou dans la résolution longitudinale le long du déplacement de la table. Il faut donc comprendre que le balayage hélicoïdal n'améliore pas, mais au contraire, diminue la résolution longitudinale par rapport au balayage classique. Il produit tout au plus des images de qualité presque identique, grâce à un choix judicieux de l'ensemble des paramètres de l'acquisition qu'on verra plus loin. On verra qu'en contrepartie, il est possible de disposer d'un grand nombre de coupes fines et chevauchées, choisies à volonté en fonction de l'organe exploré, autorisant des reconstructions 2 D et 3 D de qualité, sans irradiation supplémentaire.

## Les paramètres de l'hélice

### Les paramètres de l'acquisition

La durée de rotation de l'appareil comprenant le tube, les détecteurs et le générateur s'il est embarqué, est fixe et égale à 1 seconde, ce qui est une performance remarquable. La durée totale de l'acquisition d'une hélice, limitée par les performances du tube et la capacité du malade à tenir l'apnée, peut aller jusqu'à 60 s. La longueur du volume exploré, définie par la vitesse de la table multipliée par la durée du balayage, peut aller jusqu'à 60 cm, examinés en 60 s par exemple, si la vitesse de la table est de 10 mm/s et la durée de l'acquisition de 60 s.

On peut réaliser des balayages spiralés multiples (2 à 3) et plus courts (10 à 20 secondes), se succédant assez rapidement, reliés par des périodes de reprise respiratoire et aussi de refroidissement du tube qui peut travailler avec un courant plus élevé. Cette technique permet de couvrir un volume important sans demander au malade une apnée d'une durée excessive et de réaliser des examens combinés (thorax et abdomen, ou abdomen et pelvis). La scanographie hélicoïdale impose aussi de définir avant chaque examen des paramètres qui lui sont particuliers. On utilise habituellement les termes de la littérature anglo-saxonne : la collimation, le pitch, l'incrément de reconstruction.

La collimation désigne l'ouverture du diaphragme qui règle la largeur du faisceau de rayons X atteignant le malade, puis les détecteurs. Elle détermine l'épaisseur de la coupe de la région anatomique étudiée. La résolution longitudinale (c'est-à-dire suivant l'axe longitudinal de la table et donc du malade) est d'autant meilleure que la collimation est plus fine. Le choix de la collimation dépend de la région à étudier : 2 à 3 mm pour le rachis, ou 1 mm ou moins pour les articulations ou les extrémités.

Le pitch (qui signifie « pas » en anglais) est un rapport : vitesse de déplacement de la table à chaque rotation, divisée par l'épaisseur de la coupe ou collimation. Le pitch est de 1 si la table avance d'une épaisseur de coupe : par exemple, une vitesse de déplacement de la table de 10 mm/s et une collimation de 10 mm. Le pitch est supérieur ou inférieur à 1 si la vitesse de déplacement de la table est supérieure ou inférieure à la collimation. Le pitch donne une idée de l'étirement de l'hélice et de la longueur du volume exploré. Un pitch égal à 1 met les spires de l'hélice au contact les unes des autres. Un pitch supérieur à 1 étire les spires de l'hélice et augmente la longueur du volume exploré ; l'irradiation diminue, mais aussi la résolution, en raison de l'augmentation de la vitesse de déplacement de la table. Un pitch inférieur à 1 rapproche les spires de l'hélice et les superpose plus ou moins, d'où une résolution meilleure dans un volume plus petit, mais avec une irradiation supérieure. Le pitch (ou étirement de l'hélice) est de 1,5 environ pour les examens du thorax ou de l'abdomen qui couvrent un grand volume et de 0,5 à 1 pour l'examen du rachis ou des extrémités qui nécessitent une résolution plus élevée.

## Le temps de reconstruction

### *L'incrément de reconstruction ou intervalle de coupes*

On a déjà vu plus haut qu'à la différence de la technique classique, les mesures dans l'acquisition hélicoïdale sont faites tout au long de l'avancée de la table, aucune mesure n'étant réalisée au même endroit, d'où la nécessité de calculs d'interpolation. Ces mesures portent sur une épaisseur de coupe qui est définie par la collimation. On reconstruit ensuite, une fois le balayage hélicoïdal terminé, des images axiales transverses dans des positions et dans des intervalles choisis sur l'axe longitudinal de déplacement de la table. Ces coupes axiales transverses initiales ou natives sont perpendiculaires à l'axe de l'hélice, c'est-à-dire non inclinées.

L'espacement ou intervalle entre les coupes, encore appelé incrément de reconstruction, est laissé au libre choix de l'opérateur. Les coupes sont jointives si l'espacement est le même que la collimation, espacées s'il est supérieur ou chevauchées s'il est plus petit. Fait essentiel, la dose de rayons X délivrée au malade reste la même, quel que soit cet espacement. On doit rappeler qu'en scanographie classique, l'irradiation est d'autant plus importante que les coupes sont plus rapprochées et *a fortiori* chevauchées. La possibilité de reconstruire des images à des intervalles plus petits que la collimation grâce au chevauchement des coupes diminue les possibilités de méconnaître une petite lésion [3]. La netteté d'une petite lésion située entre 2 coupes jointives est diminuée par l'effet de volume partiel, elle augmente si l'image reconstruite et chevauchée passe juste par le centre de la lésion. On a en général intérêt à travailler avec des coupes chevauchées de 40 à 50 p. cent et un pitch de 1 ou inférieur à 1, pour obtenir une bonne résolution, mais le nombre de coupes est augmenté et la longueur du balayage est relativement limitée. Ces conditions sont le plus souvent remplies en imagerie ostéo-articulaire.

### *Le nombre de coupes*

Le nombre de coupes est le rapport : longueur de l'hélice / espacement des coupes (et non la collimation ou épaisseur de coupe) : il est évidemment d'autant plus grand que l'espacement est plus petit. On verra que le nombre de coupes produites, souvent de l'ordre de la centaine, est un élément favorable en raison de la quantité d'informations produites, mais à prendre sérieusement en compte dans le temps passé à leur exploitation. On doit retenir que la scanographie hélicoïdale produit un nombre beaucoup plus important d'images que la scanographie classique, puisqu'elle permet des coupes fines et chevauchées, sans irradiation supplémentaire. La quantité importante des images autorise ensuite leur arrangement dans la disposition souhaitée : coupes axiales transverses et reconstructions 2 D et 3 D.

La qualité des images n'est pas supérieure à celle de la scanographie classique, mais plutôt inférieure du fait de la technique elle-même (déplacement de la table et balayage hélicoïdal). Elle en est très proche si on utilise des paramètres de correction : collimation fine, chevauchement des coupes suffisant. On peut aussi accepter une légère dégradation de l'image s'il s'agit d'effectuer un examen dans un temps très court, par exemple chez un malade polytraumatisé, irréalisable avec un scanographe classique. L'amélioration de la visibilité des lésions par injection de produit de contraste est un autre avantage du balayage hélicoïdal, surtout utile en pathologie viscérale. L'acquisition des données dans un temps court comparé au temps nécessaire en scanographie classique permet de réaliser une angiographie. Le balayage du foie peut être effectué pendant les phases de renforcement artériel et porte, à condition d'établir un programme coïncidant avec la distribution du produit de contraste chez un malade donné, ce qui n'est pas toujours facile. L'angiographie hépatique comporte ainsi la réalisation de 2 ou 3 hélices sur le foie à des temps différents.

## Le facteur temps dans le balayage hélicoïdal

Le temps d'acquisition du balayage hélicoïdal est rapide : la durée d'une hélice varie entre 15 et 60 s suivant les cas. Le temps pendant lequel le malade reste sur le lit d'examen est donc court, quelle que soit la région à examiner : thorax, crâne, rachis. Mais, chaque hélice nécessite la reconstruction de chaque image dans le plan axial transverse. Le temps de reconstruction d'une image, variable suivant l'appareil, est de 3 à 5 s. La reconstruction des images de l'hélice, calculée sur la console de visualisation située dans la salle d'examen, demande un temps qui est de l'ordre d'une dizaine de minutes. Il existe ainsi un décalage considérable entre la rapidité de l'acquisition (15 à 60 secondes) et le nombre d'images axiales transverses à reconstruire (souvent supérieur à 100, notamment en imagerie ostéo-articulaire).

En général, si on ne souhaite pas modifier l'inclinaison ou l'épaisseur des coupes axiales transverses ou réaliser des reconstructions 2 D ou 3 D, on utilise les coupes axiales natives issues de la console de visualisation. Cependant, comme il est assurément impossible de reproduire toutes les images axiales transverses apparaissant sur l'écran de visualisation, on doit saisir les images pertinentes pour les imprimer sur le reprographe laser. On retient en moyenne une image sur 3 pour la reproduction sur film. Cette attitude est généralement adoptée en imagerie viscérale. En revanche, en imagerie ostéo-articulaire, la conduite est différente, si on veut tirer parti des avantages de la scanographie hélicoïdale. Il faut transférer les images axiales transverses de la console de visualisation située dans la salle d'examen, jusqu'à une console de travail, localisée si possible dans une pièce voisine et connectée directement. Ces coupes axiales transverses natives doivent être reconstruites, si on souhaite disposer de coupes inclinées dans le plan souhaité (cas d'un examen du rachis, par exemple) ou d'épaisseur différente de la collimation (mais toujours évidemment supérieure, puisque la collimation du faisceau est déterminée une fois pour toutes) ou réaliser des reconstructions multi-planaires ou tri-dimensionnelles. Or le temps de transfert de ces images, appelé à diminuer avec les progrès de l'informatique, est encore de l'ordre de 5 secondes par image sur la plupart des machines. Il est impératif de procéder à ce transfert pour chaque malade avant de procéder à l'examen suivant, faute de quoi l'accumulation des données à transférer oblige à arrêter temporairement l'examen des malades pour effectuer plusieurs transferts en même temps. Les machines récentes peuvent effectuer simultanément l'acquisition des images d'un malade et reconstruire les images du malade précédent.

On voit donc que le balayage hélicoïdal produit une quantité très importante d'images qu'il faut traiter, sélectionner et éventuellement reconstruire sur une console de travail pour fournir un examen présentable pour le clinicien. Il en résulte un travail accru pour le manipulateur et une augmentation du temps passé pour le radiologue.

Les paramètres d'un examen habituel du rachis lombaire réalisé à l'hôpital Bichat sont donnés à titre d'exemple (voir tableau I). Le temps d'acquisition de l'hélice est court. Le nombre de coupes dans cet exemple est de 93, avec un chevauchement de 50 p. cent. Le malade est resté 34 s sur le lit d'examen, sans compter le temps de l'installation et de la descente du lit. Ce temps est donc très court par rapport au temps passé sur un scanner classique, où l'image est acquise et reconstruite successivement à chaque coupe, avec en outre des temps supplémentaires pour l'exploration de chaque disque intervertébral, obligeant à des inclinaisons successives du statif de l'appareil, ce qui demande en moyenne une dizaine de minutes. En revanche, le temps total de la reconstruction, de 4 secondes avec cet appareil pour chaque image axiale transverse non inclinée, est de 6 minutes dans cet exemple. Le temps de transfert de ces images sur la console de travail est de 8 minutes. Le traitement des images axiales transverses natives (reconstruction dans les plans de coupe inclinés et reconstruction 2 D et 3 D) demande 20 à 30 minutes.

TABLEAU I. – **Exemple d'examen du rachis lombaire. Temps d'acquisition et de reconstruction d'une hélice calculés sur la console de visualisation. Les images axiales transverses sont encore reconstruites sur la console de travail pour obtenir des coupes inclinées d'épaisseur variable.**

| | |
|---|---|
| 1) *Acquisition* | |
| Longueur de l'hélice | 120 mm |
| Collimation | 2,5 mm |
| Pitch | 0,7 |
| **Temps d'acquisition de l'hélice** | **34 s** |
| 2) *Reconstruction* | |
| Incrément de reconstruction | 1,3 mm |
| Nombre de coupes axiales transverses non inclinées | 93 |
| Temps de reconstruction d'une coupe | 4 s |
| **Temps total de reconstruction** | **6 min** |

## La dose d'irradiation

La dose calculée au centre de l'abdomen varie entre 0,7 à 2,8 cGy. suivant les constantes utilisées qui sont de l'ordre de 120 à 140 kV et de 250 à 300 mAs [6]. L'irradiation, théoriquement réduite par rapport au scanner classique, car la rotation continue entraîne une limitation de la puissance du tube, n'est donc pas négligeable en scanographie hélicoïdale. Si la puissance du tube est la même, la dose d'irradiation au malade en cas de balayage hélicoïdal est la même qu'en cas de balayage classique, pour un pitch de 1, puisque les épaisseurs de coupe sont jointives. En revanche, la dose d'irradiation est diminuée quand le pitch est supérieur à 1 (en raison de l'étirement de l'hélice qui augmente le pas), par comparaison avec un scanner classique réalisant des coupes jointives. Cependant, les hélices successives sur une même région, utilisées notamment dans l'exploration angiographique du foie, sont assez irradiantes, même si chaque hélice irradie moins que le balayage classique et doivent être limitées au strict nécessaire. Elles sont peu pratiquées dans les examens de l'appareil locomoteur, sauf dans les cas rares de tumeurs des os ou des parties molles quand on souhaite une analyse des vaisseaux. En revanche, les coupes fines, chevauchées, des reconstructions multiplanaires et 3 D étant reconstruites après l'acquisition, ne nécessitent pas d'irradiation supplémentaire, contrairement au scanner classique.

## L'IMAGERIE MULTIDIMENSIONNELLE

La reconstruction multidimensionnelle pourrait être effectuée directement sur la console du scanographe, mais elle ralentirait considérablement les temps d'examen [2, 3]. C'est pourquoi, comme on l'a vu précédemment, les images initiales reconstruites avec l'intervalle de coupes souhaité sur la console de visualisation de la salle d'examen, sont transmises ensuite à un ordinateur compris dans une deuxième console, dite de travail. L'ordinateur de cette station de travail doit être rapide et disposer d'une mémoire vive très importante. Les stations de travail sont conçues, non seulement pour réaliser rapidement les traitements d'image, mais aussi pour servir de base à la communication en réseau. Elles doivent désormais être conformes à un format d'image standard (format DICOM 3 : Digital Imaging and Communications in Medicine) qui les rend compatibles entre elles, quel que soit le fabricant.

La reconstruction 2 D ou 3 D nécessite la résolution longitudinale la plus élevée possible : collimation fine, vitesse réduite d'avance de la table compatible avec une longueur suffisante de volume exploré, chevauchement le plus élevé possible des coupes.

### Les reconstructions multiplanaires 2 D

On peut réaliser une reconstruction dans tous les plans ou multiplanaire. On peut ainsi préparer et revoir des jeux volumineux d'images, avant de les traiter, à l'aide de manipulations variées, comme le zoom, le fenêtrage des échelles d'intensité, le déroulement rapide, etc. Les reconstructions sont faites d'abord dans les plans sagittal et frontal à partir d'une pile de coupes axiales transverses dont l'épaisseur est choisie par le radiologue en partant de la valeur minimale donnée par la collimation. On peut compléter l'examen par des reconstructions para-sagittales, para-frontales, ou para-axiales transverses. On peut aussi effectuer des reconstructions 2 D dans un plan courbe déterminé à partir d'une ligne courbe dessinée sur une image de référence, utiles par exemple dans les cas de déformations rachidiennes permettant de reconstituer les dimensions du canal rachidien ou si on souhaite étaler la vue frontale du carpe lors d'un arthroscanner (fig. 2 a, b).

### L'imagerie 3 D

Les techniques les plus utilisées (employées aussi en IRM) sont la reconstruction de surface et la technique MIP (maximum intensity projection) [1, 2, 3]. La reconstruction d'un volume est plus délicate et moins employée pour le moment. Les techniques de rendu de surface étaient déjà utilisées avec la scanographie classique, mais elles étaient limitées à l'image des structures de contraste élevé, c'est-à-dire à l'os. Les reconstructions sont meilleures en balayage spiralé.

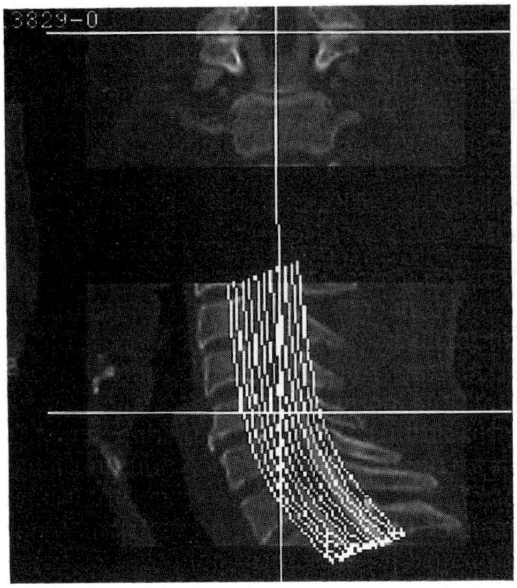


a

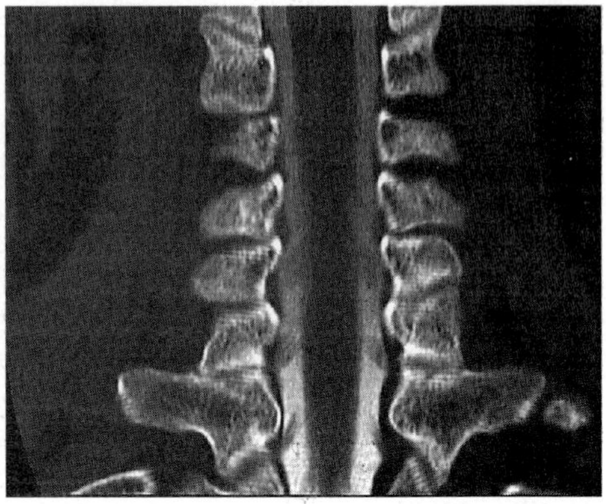

b

Fig. 2
a) Reconstruction courbe.
b) Myéloscanner cervical normal.

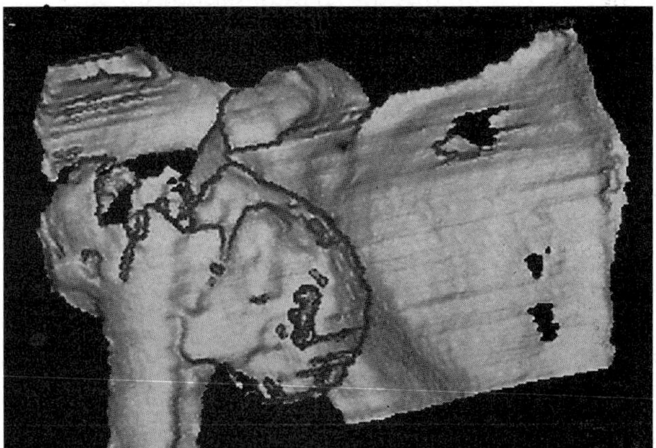

Fig. 3. – Fracture de l'humérus céphalo-tubérositaire à 3 fragments.
Reconstruction 3 D de surface, de qualité imparfaite : « pseudo-trous » et artéfacts linéaires dus à un seuil de densité trop élevé et à une insuffisance de nombre de coupes.

Ces techniques nécessitent un traitement appelé segmentation pour supprimer les structures indésirables. La segmentation manuelle est longue et fastidieuse. La segmentation automatique permet de reconnaître les structures connexes et de les représenter de façon indépendante : l'utilisateur place un point à l'intérieur d'une structure d'une certaine densité (l'aorte par exemple) et fait apparaître automatiquement l'image de ce vaisseau débarrassée de la superposition du rachis, avec cependant la possibilité de faire disparaître aussi une plaque calcifiée confondue avec l'os. On peut aussi opérer une désarticulation virtuelle : avant segmentation, la tête fémorale et le cotyle sont tous deux représentés ; après segmentation, seule la tête fémorale est supprimée, laissant voir l'arrière-fond du cotyle. Ce type de technique fait appel aux capacités cognitives de l'utilisateur qui doit décider des structures à conserver ou à supprimer.

## Les représentations 3 D de surface

Les images de reconstruction ou de rendu de surface sont obtenues après avoir déterminé un seuil choisi en fonction de la densité de la structure examinée. Les voxels dont la valeur d'atténuation est supérieure au seuil sont représentés et apparaissent en « blanc », tous les autres dont les valeurs d'atténuation sont inférieures au seuil ne sont pas visualisés et sont « noirs ». Dans le cas par exemple d'une reconstruction 3 D de surface d'un crâne : un seuil de densité élevée (150 UH) ne fait apparaître que les structures osseuses, un seuil de densité plus faible (0 H) montre les reliefs cutanés. Les images 3 D finales donnent une impression de profondeur grâce à la technique d'ombrage produite par une source lumineuse imaginaire disposée arbitrairement, permettant à l'observateur d'obtenir un modèle 3 D à partir d'un point de vue quelconque. Le codage avec des couleurs améliore la perception de la profondeur.

La reconstruction de surface présente quelques inconvénients. On perd de l'information sur la densité de chaque structure représentée, car la densité des voxels est une moyenne pondérée de la densité de plusieurs voxels voisins. Les structures connexes, c'est-à-dire contiguës, paraissent provenir du même organe. Les calcifications de la paroi des vaisseaux peuvent ne pas se distinguer de leur lumière, car les deux structures apparaissent « blanches », si elles se situent au-dessus du seuil d'atténuation établi par l'opérateur. La structure représentée peut être affectée de solutions de continuité erronées, si le seuil de densité est trop élevé (fig. 3). A l'inverse, le choix d'un seuil de densité trop bas se traduit par une augmentation du diamètre apparent d'un vaisseau et un flou des bords, apparaissant notamment sur les structures obliques par rapport au plan de coupe. Cependant, la technique fournit une bonne analyse des vaisseaux superposés en raison de la perception de la profondeur.

En imagerie ostéo-articulaire, la reconstruction 3 D de surface est indiquée essentiellement dans les fractures pour apprécier la situation des fragments et l'importance du déplacement.

## Les images MIP

Cette technique projette sur un plan les pixels dont la densité est maximum dans le volume exploré. Il n'est donc pas possible sur une seule image de distinguer les structures antérieures des structures postérieures, puisqu'elles sont toutes projetées sur un plan. Une calcification se projetant en bordure d'un vaisseau peut appartenir à la paroi du vaisseau ou à une autre structure anatomique. C'est pourquoi, en faisant varier l'angle de projection, on réalise de multiples projections qui peuvent être orientées dans les plans anatomiques principaux (coronal, sagittal, axial transverse) ou dans des plans obliques tournant autour des axes anatomiques principaux.

La technique MIP est adaptée à l'étude des vaisseaux. L'os est le plus souvent soustrait, pour éviter notamment de confondre l'os et une plaque calcifiée.

## La reconstruction 3 D de volume

Dans le cas d'une reconstruction 3 D de surface [6], le premier voxel rencontré sur la projection situé au-dessus du seuil choisi est considéré comme la surface de la structure examinée : l'image d'un bassin, par exemple. La valeur du pixel ne contient aucune information au-delà de ce voxel. Dans le cas d'une reconstruction 3 D volumique, les valeurs de tous les voxels situés sur une ligne partant de l'observateur et traversant l'objet à étudier contribuent à déterminer la valeur résultante du pixel, autorisant la visualisation de lésions profondes. La reconstruction 3 D de volume n'est pas encore de pratique courante, en raison de l'importance des données à analyser, mais elle est appelée à rendre des services dans l'examen des lésions osseuses sous-corticales ou médullaires, mal rendues en reconstruction de surface. Cette technique a l'avantage de représenter des tissus dont les différences de contraste sont faibles, comme une lacune sous-corticale de l'aile iliaque invisible sur la reconstruction de surface du bassin.

# AVANTAGES ET LIMITES DU BALAYAGE SPIRALÉ

## Avantages

L'acquisition hélicoïdale permet une réduction des artéfacts cinétiques, ce qui permet d'explorer des structures lentement mobiles et de réaliser des acquisitions en respiration calme sans dégradation notable de l'image. La réduction de ces artéfacts, déjà utile dans un examen simple, est impérative quand on veut effectuer une reconstruction 2 D ou 3 D. Cependant, le temps d'acquisition des coupes reste trop élevé pour supprimer les artéfacts cinétiques nécessitant des temps d'acquisition de l'ordre de 50 à 20 ms (battements de l'aorte thoracique avec artéfact curviligne de pseudo-dissection, paroi ventriculaire gauche). Les scanners à rotation continue de la prochaine génération promettent des temps de pose de 0,7 s.

La collimation étroite, de 1 à 2 mm, et le chevauchement des coupes de 50 p. cent réalisé facilement expliquent la supériorité du balayage hélicoïdal, permettant l'exploration de structures anatomiques relativement petites. La résolution spatiale 3 D est supérieure en balayage hélicoïdal par rapport au balayage alterné classique [4].

### Limites : qualité de l'image

L'avancée de la table diminue la résolution sur l'axe longitudinal par rapport au balayage classique. Cet effet est diminué grâce à une collimation fine, un pitch pas trop élevé (entre 0,5 et 1,5) et un petit intervalle de coupes. La diminution de l'intervalle de coupes s'effectue sans augmentation de la dose, contrairement au balayage classique. Si l'avancée de la table est trop importante, on peut voir des irrégularités des contours d'un objet dans les reconstructions 2 D et 3 D appelées artéfacts en marche d'escalier.

## APPLICATIONS À L'APPAREIL LOCOMOTEUR

L'IRM n'a pas complètement supplanté le scanner en imagerie ostéo-articulaire. Le scanner voit mieux les lésions osseuses, en dehors de l'œdème médullaire [2, 7]. L'arthroscanner donne, jusqu'à présent, plus de renseignements sur le cartilage que l'IRM. C'est pourquoi les indications du scanner restent encore larges.

Le scanographe à rotation continue a remplacé le scanographe à balayage alterné dans la plupart des services d'imagerie ou est en passe de le faire. L'appareil à rotation continue permet aussi de réaliser des acquisitions classiques « séquentielles », c'est-à-dire coupe par coupe, qui donnent des images d'excellente qualité. On a vu que si le temps d'une hélice est court, le temps de formation des images axiales transverses reste long et les reconstructions multiplanaires ou tri-dimensionnelles demandent un temps également long. C'est pourquoi certains praticiens restent fidèles à l'acquisition séquentielle classique dans l'exploration de l'appareil locomoteur, notamment du rachis, estimant que les coupes axiales transverses, inclinées d'emblée dans les plans choisis, sont suffisantes dans la plupart des situations. Notre attitude est différente, car la scanographie classique est une procédure longue et compliquée si on tient, comme c'est notre cas, à associer aux coupes axiales transverses des reconstructions multiplanaires. Cette conduite n'est pas étayée par une étude scientifique, puisqu'il n'existe pas de publications sur ce sujet comparant la scanographie classique et la scanographie hélicoïdale.

Le balayage hélicoïdal est réalisé par principe dans tous les cas, parfois complété par des acquisitions séquentielles (exemple : étude du rachis cervical par balayage hélicoïdal complété par des coupes classiques sur la jonction cervicodorsale).

Le nombre de coupes reconstruites est élevé, de l'ordre de la centaine, comme on l'a vu. Le transfert du paquet de coupes axiales transverses natives à la console de travail est systématique. Les reconstructions sur la console de travail permettent d'incliner le plan des coupes (indispensable en imagerie du rachis), de modifier leur épaisseur (bien entendu toujours supérieure à la collimation) et leur intervalle. Les reconstructions 2 D multiplanaires sont effectuées très souvent. Les reconstructions 3 D sont beaucoup moins souvent employées, probablement parce qu'elles ne semblent pas, dans la plupart des cas, apporter pour le moment d'informations supplémentaires, si ce n'est un effet esthétique et qu'elles demandent plus de temps.

L'étude du rachis comprend une hélice de 30 s environ, un pitch inférieur à 1 (0,7 en général) avec des coupes axiales transverses natives de 2,5 mm environ d'épaisseur. Le radiologue à la console de travail reprend ces coupes en leur donnant l'épaisseur et l'inclinaison souhaitables dans le plan axial transverse et les complète par des reconstructions 2 D multiplanaires sur la console de travail, surtout sagittales et frontales. Ces reconstructions sont particulièrement souhaitables dans les traumatismes, notamment du rachis cervical où le scanner hélicoïdal est pratiquement obligatoire dans les lésions graves (fractures, luxations des articulaires) (fig. 4 a et b). Elles sont aussi utiles dans l'exploration d'un canal lombaire étroit, précédée le plus souvent dans ce cas par une sacco-radiculographie (myéloscanner) (fig. 5 a et b).

Les articulations sont examinées avec une hélice de durée plus longue, de 60 s environ, balayant cependant un volume plus petit, parce que les coupes sont fines, millimétriques, le pitch petit (de 0,5 ou de 0,7). Les traumatismes de l'épaule (fractures complexes de l'humérus), du poignet, du cotyle, du plateau tibial, du calcanéum sont des indications classiques, nécessitant des reconstructions 2 D, parfois 3 D, ces dernières étant souvent appréciées des chirurgiens pour la conduite thérapeutique (fig. 6 a et b). L'arthroscanner de l'épaule est une indication classique pour le diagnostic des ruptures de coiffe et des instabilités. L'arthro-scanner du poignet est utile pour visualiser les ligaments intrinsèques, avec, semble-t-il, de meilleurs résultats pour le moment que l'IRM. L'arthroscanner du genou [8] a peut-être un avenir pour le diagnostic des lésions méniscales à la place de l'IRM et surtout pour l'étude du cartilage (fig. 7 a et b). L'arthroscanner de la cheville est intéressant dans la recherche des lésions ostéochondrales.

L'ostéomyélite peut être examinée en complément de la scintigraphie et de l'IRM pour une étude précise de la corticale osseuse, la découverte d'un séquestre ou d'un corps étranger. Les tumeurs osseuses peuvent être examinées par le scanner hélicoïdal simple et avec reconstructions, ainsi que par l'angioscanner. Toutefois, il est évident que cette technique est sérieusement concurrencée par la radiographie standard associée à l'IRM.

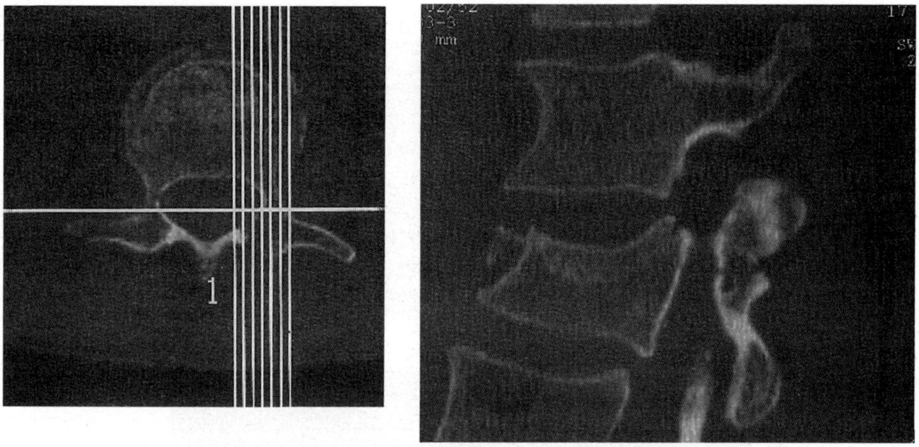


a b

Fig. 4. – Fracture-tassement de L1 se prolongeant sur l'arc postérieur.
a) Coupes para-sagittales programmées sur la console de travail.
b) Coupe reconstruite, para-sagittale gauche.

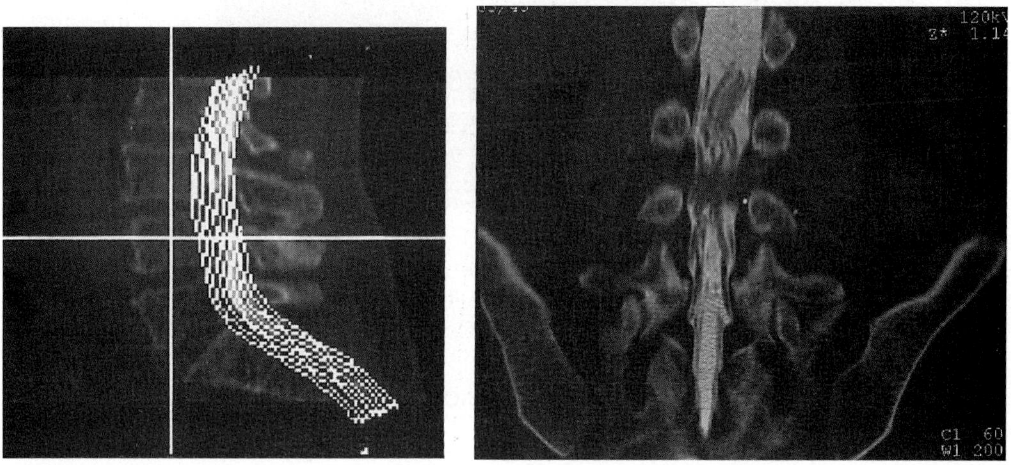

a b

Fig. 5. – Myéloscanner lombaire.
a) Reconstruction courbe.
b) Canal lombaire étroit, surtout marqué à l'étage L3-L4.

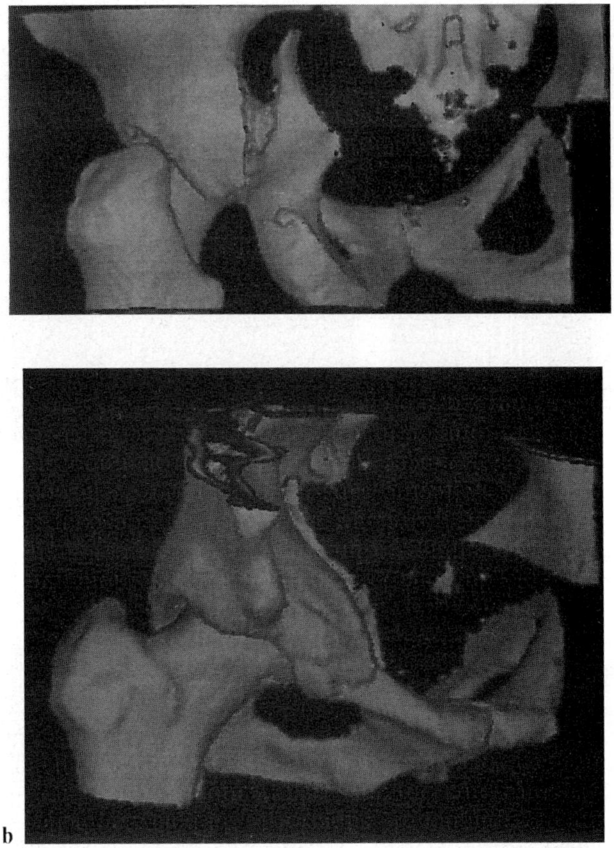

a

b

**Fig. 6 (a et b). – Reconstruction 3 D de surface, fracture du cotyle atteignant les colonnes antérieure et postérieure.**

## CONCLUSION

Le balayage hélicoïdal tend à supplanter le scanner classique à balayage alterné dans la pathologie de l'appareil locomoteur. L'acquisition rapide des données dans un volume limite, pour le malade, la durée de l'examen à quelques dizaines de secondes et produit des images en quantité suffisante pour une reconstruction d'excellente qualité. Les images axiales transverses sont reconstruites dans le volume exploré suivant une collimation et un intervalle de coupes définis en début d'examen. La reconstruction secondaire des images sur une station de travail dans de nombreux plans, avec des épaisseurs de coupes variables, est l'avantage essentiel de la méthode. Les progrès dans la technologie des tubes et dans les capacités

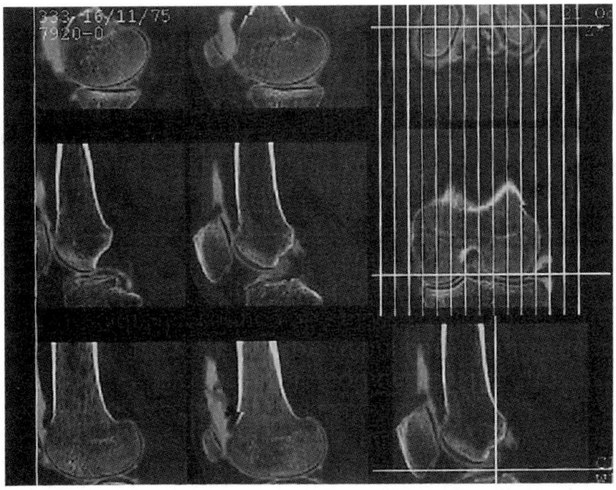


a

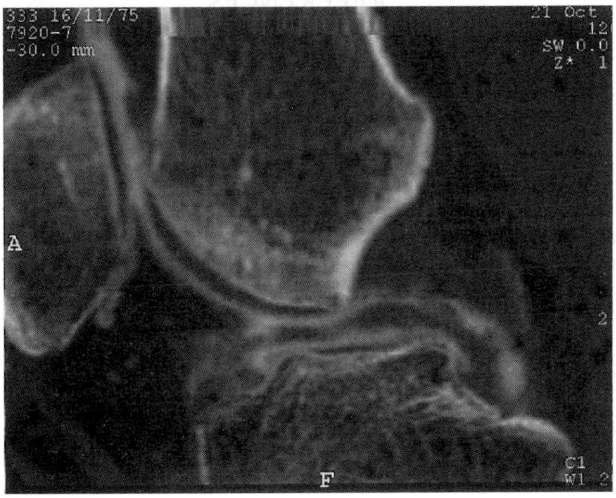


b

**Fig. 7. – Arthro-scanner du genou.**

**a) Coupes de repérage.**

**b) Coupe sagittale reconstruite médiane : rupture en anse de seau du ménisque interne, avec fragment luxé dans l'échancrure intercondylienne.**

## Technique de mesure

La méthode de Westergen, qui mesure la VSG en millimètres à la première heure, est la seule recommandée par le comité international de standardisation en hématologie. La technique de cet examen est simple ; on prélève par ponction veineuse 1,6 ml de sang que l'on mélange à 0,4 ml de solution citratée ; les 2 ml ainsi obtenus sont placés à la verticale dans un tube standard ouvert de 200 mm de long, gradué en millimètres. La VSG est lue en mesurant la distance qui existe au bout de 1 heure et 2 heures entre la surface du plasma surnageant et l'interface entre plasma et éléments figurés. Le chiffre le plus significatif est celui de la première heure, le chiffre recueilli à la 2e heure sert de contrôle et ne fournit aucune information supplémentaire. Des anomalies techniques peuvent être responsables d'une augmentation de la VSG : tube sale ou incliné, température ambiante excessive, anomalies d'anticoagulant, prélèvement hémolysé.

## Valeurs normales

La valeur « seuil » de la VSG la plus discriminante est débattue. Les laboratoires donnent généralement comme valeur normale une VSG inférieure à 10 mm à la première heure chez un sujet sain. Des variations de la VSG peuvent être dues à des situations non pathologiques telles que la grossesse (à partir du 4e mois), l'obésité, les cycles menstruels. Elle est discrétement supérieure chez la femme comme l'ont montré Tsouderos et coll. [31]. La mesure doit être effectuée le matin à jeun en raison des variations liées à l'alimentation. Une étude portant sur 30 000 sujets des deux sexes âgés de 20 à 90 ans, en bonne santé apparente, a établi que 98 p. cent des VSG étaient inférieures aux chiffres suivants : âge en années divisé par 2 chez les hommes, et âge en années + 10 divisé par 2 chez les femmes [in 1]. Ces valeurs peuvent être proposées comme seuil pathologique bien qu'il s'agisse de la distribution chez des sujets non malades et qu'il faut donc considérer qu'il existe 2 p. cent de faux positifs. La sensibilité de la VSG n'a pas été déterminée précisément selon chaque pathologie, mais une VSG « normale » ne permet en aucun cas d'éliminer la présence d'une maladie organique évolutive.

## Mécanismes de l'augmentation de la VSG

Il s'agit d'un mécanisme complexe ; à l'état normal, les hématies et les autres éléments figurés du sang sédimentent car ils sont légèrement plus denses que le plasma dans lequel ils baignent. Dans certaines conditions, les hématies s'accolent entre elles parce que leur surface est pourvue de récepteurs spécifiques qui adsorbent de façon réversible certaines protéines plasmatiques quand celles-ci se trouvent en excès dans le plasma. Les hématies forment alors des rouleaux dont la sédimentation est plus rapide que celles des hématies isolées. Les protéines plasmatiques adsorbées à la surface des globules sont en particulier le fibrinogène,

TABLEAU I. – **Facteurs influençant la valeur de la VSG.**

| |
|---|
| *Facteurs augmentant la vitesse de sédimentation globulaire* |
| Sexe féminin<br>Sujet âgé<br>Anémie<br>Maladies inflammatoires<br>Maladies malignes<br>Dysglobulinémies |
| *Facteurs diminuant la VSG* |
| Hyperleucocytose importante<br>Polyglobulie<br>Drépanocytose<br>Anomalies morphologiques des globules rouges<br>Cryoglobulinémies<br>Cachexie<br>Corticothérapie à dose élevée |
| *Facteurs n'influençant pas la VSG* |
| Température du corps<br>AINS et aspirine |

l'haptoglobine, les immunoglobulines. La VSG reflète donc en fait essentiellement les modifications de concentration plasmatique de ces protéines notamment celle du fibrinogène qui augmente 24 à 48 heures après le début d'une infection.

## Utilisation de la VSG en pratique générale

La mesure de la VSG est l'examen le plus simple et le plus utilisé pour mettre en évidence un syndrome inflammatoire dans le cadre d'une maladie inflammatoire ou infectieuse. Malgré tout, de nombreux autres facteurs peuvent être responsables d'une élévation de la VSG (tableau I). Ceci n'étant pas le sujet de l'exposé actuel nous ne ferons qu'en citer quelques-uns ; hypergammaglobulinémie polyclonale, présence d'une immunoglobuline monoclonale, anémie, maladie des agglutinines froides, insuffisance rénale chronique, coagulation intra-vasculaire disséminée. D'autres facteurs peuvent être à l'origine d'une VSG « anormalement normale », le plus connu étant l'existence d'une cryoglobulinémie.

## Coût

La VSG est cotée B8 en acte de biologie (B = 1,80 F) soit 14,40 francs.

## C-RÉACTIVE PROTÉINE

### Définition

La CRP est une protéine de l'inflammation formée de 5 sous-unités identiques de 206 acides aminés liées de façon non covalente. Elle a été décrite en 1930 par Tillet et Francis. Son poids moléculaire est de 120 000 à 140 000 daltons [22]. Elle se caractérise par sa capacité à précipiter le polysaccharide C extrait de la capsule du pneumocoque d'où sa dénomination. Elle est thermostable et non dialysable. Sa demi-vie plasmatique est de 19 heures. Elle est normalement absente du sérum normal et n'apparaît dans le sérum qu'en cas de réaction inflammatoire quelle qu'en soit la cause. Elle apparaît dans le sérum 4 à 6 heures après le début du phénomène inflammatoire. Le taux sérique maximum est atteint en 24 à 72 heures. Sa synthèse a lieu essentiellement et presque exclusivement dans le foie sous l'influence de certaines cytokines (interleukine 1 et 6).

### Technique de dosage

Plusieurs méthodes de dosage de la CRP peuvent être utilisées (tableau II). Chacune de ces méthodes ont une sensibilité différente et les résultats doivent être interprétés en fonction du test utilisé. La néphélométrie, l'immunofluorescence, la turbidimétrie ne permettent pas de détecter des valeurs de CRP inférieures à 5 µg/ml. Récemment, a été mise au point une technique de mesure beaucoup plus sensible par méthode ÉLISA.

### Valeurs normales

Elles dépendent de la méthode de dosage utilisée et peuvent donc être variables d'un laboratoire à l'autre, ce dont il faut tenir compte pour l'interprétation des résultats. Le taux sérique de CRP peut être multiplié par 1 000 en quelques heures avec un maximum après 24 à 72 heures.

TABLEAU II. – **Méthodes de dosage de la CRP.**

| *TEST* | *Durée de réalisation du test* | *Seuil de détection* |
|---|---|---|
| Immunodiffusion radiale | 3 jours | 3 mg/l |
| Électro-immunodiffusion | 2 jours | 1 mg/l |
| Néphélométrie | 1 heure | 3 mg/l |
| ÉLISA | 3-4 heures | 0,01 mg/l |
| Test immunométrique (sang total) | < 5 minutes | 10 mg/l |

TABLEAU III. – **Causes d'élévation de la CRP.**

| |
|---|
| *Élévation modérée (< 100 mg/l)* |
| – Lupus érythémateux disséminé (CRP normale ou peu élevée)<br>– Sclérodermie<br>– Syndrome de Gougerot-Sjögren<br>– Dermatopolymyosite<br>– Contraception mécanique et grossesse |
| *Élévation importante (> 100 mg/l)* |
| – Infections bactériennes<br>– Polyarthrite rhumatoïde<br>– Maladie de Horton et autres vascularites<br>– Entéropathies inflammatoires (sauf colite ulcéreuse)<br>– Arthrites réactionnelles<br>– Arthrites microcristallines<br>– Nécroses ischémiques |

### Modes d'action et fonctions de la CRP

Ces données ne sont qu'imparfaitement connues, en tout cas *in vivo*. Une des fonctions principales de la CRP est de reconnaître spécifiquement les cellules nécrotiques ou pathogènes de l'hôte et d'initier leur élimination en interagissant avec les systèmes effecteurs cellulaires et humoraux de l'inflammation [14]. La CRP accroît l'activité phagocytaire et le chimiotactisme des monocytes et active le complément par la voie classique.

### Mécanismes de l'augmentation de la CRP

Les stimulis susceptibles de déclencher la synthèse de CRP par le foie sont multiples (tableau III). Il s'agit « d'agressions » d'origine variable quelles soient immunologiques, traumatiques, chirurgicales, thermiques, radiques ou infectieuses.

### Coût

La CRP est cotée B80 soit 144 francs, soit dix fois plus que la VSG.

## CORRÉLATIONS, DIFFÉRENCES ENTRE VSG ET CRP EN RHUMATOLOGIE

### Arthrose

Peu d'études ont été consacrées à la VSG et la CRP au cours de l'arthrose. Il est unanimement admis qu'en présence de manifestations douloureuses articulaires d'origine arthrosique, la VSG est normale, de même que la CRP dont la mesure n'a donc pas d'intérêt particulier dans cette situation. Toutefois, Wolfe et coll. [35] ont mesuré la VSG et la CRP chez 655 patients ayant une coxarthrose ou une gonarthrose. Le but de l'étude était de rechercher la corrélation entre la VSG, la CRP et les caractéristiques cliniques de l'arthrose. Les résultats de cette étude montraient que la CRP était corrélée à l'incapacité fonctionnelle, au score de douleurs articulaires, à la douleur, la fatigue, la sévérité globale de l'arthrose, l'indice de masse corporelle et la dépression. La VSG, quant à elle, n'était corrélée à aucune variable clinique mais à l'indice d'incapacité fonctionnelle. La valeur médiane de la CRP était de 5,9 mg/l. Ces résultats vont dans le même sens que ceux rapportés par Sipe et coll. [28] qui montraient une association entre la sévérité de la maladie arthrosique et la CRP chez 365 patients arthrosiques. Ils traduisaient, selon les auteurs, l'existence de phénomènes « inflammatoires » survenant au cours de la maladie arthrosique. Au cours de la coxarthrose destructrice rapide (CDR), Conrozier et coll. [5] ont dosé la CRP par néphélémétrie ultra-sensible au cours de la coxarthrose ; 10 des 35 patients inclus avaient les critères de CDR : le taux de CRP moyen était significativement plus élevé dans le groupe CDR (4,26 $\pm$ 3,94 mg/l) par rapport aux coxarthroses d'évolution lente (2,01 $\pm$ 1,93 mg/l) ($p < 0,03$) tout en restant dans les valeurs normales. La conclusion des auteurs étant que l'élévation bien que faible de la CRP au cours de la CDR pourrait être en faveur d'un certain degré d'inflammation dans cette forme particulièrement destructrice d'arthrose.

## Polyarthrite rhumatoïde

La polyarthrite rhumatoïde (PR) a donné lieu au plus grand nombre de publications concernant la valeur de la VSG et de la CRP notamment comme facteurs reflétant l'activité de la maladie, comme facteurs pronostiques et comme facteurs permettant de guider le traitement. La VSG et la CRP ne font pas partie des critères diagnostiques de PR mais on retrouve parmi les critères de « PR active » la nécessité d'une VSG > 28 mm à la première heure.

### VSG et/ou CRP sont-elles considérées comme des marqueurs de l'activité de la PR ?

Mc Conkey et coll. [20] ont été les premiers à montrer la valeur de la CRP comme marqueur de l'activité de la PR. Depuis ces travaux, il est admis que la concentration sérique de CRP à un moment donné reflète l'activité de la maladie [7, 8, 19]. La CRP serait plus sensible que la VSG pour déterminer l'activité de la maladie [in 30] ; les modifications du taux de CRP surviennent plus rapidement (24 à 48 h) « collant » donc mieux à la réalité clinique. Cependant selon Ponce et coll. [25], il existe dans 29 p. cent des cas une double discordance entre les valeurs de la VSG et de la CRP au cours de la PR puisque la CRP est élevée et la VSG normale dans 21 p. cent des cas et inversement dans 8 p. cent. Or les patients qui avaient une CRP élevée et une VSG normale avaient une PR plus active que ceux qui avaient une VSG élevée et une CRP normale. La CRP serait donc en principe un marqueur plus sensible de l'activité de la PR que la VSG.

### VSG et/ou CRP ont-elles une valeur pronostique de l'évolution de la PR lorsqu'elles sont mesurées au début de la maladie ?

Kuper et coll. [13], au sujet de 126 PR débutantes suivies pendant 6 ans, ont montré que la VSG comme la CRP mesurées à l'entrée dans l'étude étaient prédictives de l'évolution des lésions radiologiques des petites et des grosses articulations et donc de la sévérité de la maladie. Ces résultats sont concordants avec ceux rapportés antérieurement par d'autres auteurs [4, 7] qui avaient montré que la progression de l'atteinte radiologique des articulations des mains et des poignets était beaucoup plus importante chez les patients ayant une VSG demeurant élevée au cours du traitement de la PR. Van Leeuwen et coll. [32], lors d'une étude prospective menée sur 3 ans chez 110 PR, ont montré une corrélation entre les valeurs « cumulées » de VSG et de CRP et la progression de l'atteinte radiologique des mains et des pieds. La répétition des mesures de CRP et la détermination de « l'aire sous la courbe » permettaient d'estimer la progression radiologique de la PR.

### VSG et/ou CRP permettent-elles d'apprécier l'efficacité du traitement ?

La corrélation entre VSG et CRP est linéaire mais peut être modifiée par les divers traitements utilisés comme cela a été démontré dans de nombreuses études dont celle de Tischler et coll. [30] : classiquement, les AINS ne modifient pas les valeurs de l'un et de l'autre de ces paramètres alors que les sels d'or, la D-pénicillamine et le méthotrexate provoquent une diminution des taux sériques de la VSG et de la CRP avec un effet plus important sur la CRP que sur la VSG. Le traitement par de faibles posologies de corticoïdes (< 10 mg/j) a les mêmes conséquences sur la VSG et la CRP qu'un traitement par AINS. Au-delà de 10 mg/j, la CRP diminue plus que la VSG [33].

En conclusion, la VSG et la CRP évoluent globalement dans le même sens, et les discordances entre l'une et l'autre ne sont pas expliquées de façon rationnelle. On peut donc s'interroger sur la nécessité de mesurer systématiquement la VSG et la CRP au cours de la PR, le coût du dosage de la CRP n'étant pas négligeable. Toutefois, il semble que la CRP plus que la VSG ait un intérêt pronostique au cours de la PR. Il semblerait aussi que la CRP soit plus élevée lorsqu'il existe des manifestations extra-articulaires liées à la PR. Quant à l'appréciation de l'efficacité thérapeutique, elle doit en premier lieu s'effectuer sur l'examen clinique, VSG et CRP n'intervenant qu'en appoint.

## Lupus érythémateux disséminé

Au cours du lupus érythémateux disséminé (LED), la discordance entre les valeurs de la VSG et de la CRP est une des caractéristiques de la maladie. En effet, la CRP reste peu élevée en dépit d'un degré d'inflammation tissulaire comparable à celui qui existe lors des autres pathologies rhumatismales inflammatoires [3]. Le critère « CRP basse ou indétectable » a d'ailleurs été proposé comme critère diagnostique du LED [23] sans être encore retenu « officiellement » parmi ces derniers [29]. A l'inverse de ce qui se passe au cours de la PR, la CRP n'est pas considérée au cours du LED comme étant le reflet de l'activité de la maladie même si le taux sérique s'élève lors des poussées évolutives. Une élévation de la CRP doit faire évoquer l'apparition d'une sérite ou d'une complication infectieuse [17]. Borg et coll. [3] ont montré que l'élévation des taux sériques de CRP au cours du LED ne permettait de distinguer une infection et une poussée évolutive de la maladie qu'en l'absence de sérite associée. De surcroît, un taux sérique normal de CRP ne permet pas d'éliminer totalement la possibilité d'une infection sous-jacente en raison de la formation d'immuns complexes contenant de la CRP au cours de certaines pathologies infectieuses. Le mécanisme expliquant l'absence d'élévation des taux sériques de CRP au cours des poussées lupiques sans infection ni sérite est mal connu. La VSG sera donc plus utilisée que la CRP comme marqueur de l'activité de la maladie sachant que l'examen clinique reste l'élément essentiel d'appréciation.

## Syndrome de Gougerot-Sjögren

Au cours du syndrome de Gougerot-Sjögren primitif (GSP), seuls 20 p. cent (11/50) des patients de Moutsopoulos et coll. [21] et 9 p. cent (2/24) des patients de Youinou et coll. [36] avaient une CRP considérée comme élevée. Tous les patients de Moutsopoulos avaient une VSG élevée et 75 p. cent d'entre eux des facteurs rhumatoïdes. En revanche, Youinou et coll. ont montré que les taux sériques de CRP étaient significativement plus élevés chez les patients atteints de PR ayant un syndrome de Gougerot-Sjögren secondaire (GSS) que chez les PR sans GSS, alors que les valeurs de la VSG n'étaient pas significativement différentes entre les deux groupes. Tenant compte de cet élément, l'hypothèse d'une physiopathologie différente entre le GSP et le GSS a été avancée par les auteurs. Le LED et le GSP (comme d'ailleurs la sclérodermie, la polymyosite et la colite ulcéreuse) se singularisent donc par une faible production de CRP de mécanisme bien obscur.

## Infections ostéo-articulaires

Peu de travaux ont été consacrés à la comparaison entre VSG et CRP au cours des pathologies infectieuses rhumatismales. Chacun sait que les infections, notamment ostéo-articulaires, se signalent biologiquement, dans la grande majorité des cas, par une élévation importante à la fois de la VSG et de la CRP, l'élévation de la VSG survenant en principe plus lentement que l'élévation du taux sérique de CRP qui apparaît 4 à 6 heures après le début de l'infection. Cependant Hardouin et coll. [9] ont montré, chez 40 patients ayant une arthrite périphérique et/ou une spondylodiscite, que contrairement à la VSG, des valeurs initiales normales de la CRP étaient plus souvent observées particulièrement lors des infections chroniques (spondylodiscites tuberculeuses). La CRP est donc peu sensible pour le diagnostic positif précoce d'infection ostéo-articulaire, notamment lors des spondylodiscites à mycobactérie. On soulignera d'ailleurs que lors de « l'épidémie récente » de spondylodiscites à *Mycobacterium xenopi* (mycobactérie atypique à croissance très lente), la CRP, comme d'ailleurs la VSG, étaient normales dans plus de deux tiers des cas, même en présence d'abcès. En revanche, lors du traitement, la diminution de la CRP est plus précoce et plus rapide que celle de la VSG surtout en cas d'arthrite périphérique et cette normalisation rapide est un bon critère de l'efficacité thérapeutique. La CRP se normalise en moins de 3 semaines quelle que soit la pathologie infectieuse alors que la VSG ne redevient normale en moyenne que 60 jours après le début du traitement [6]. L'élévation de la CRP lors du traitement doit faire suspecter l'apparition d'un abcès ou d'une récidive de l'infection initiale.

En orthopédie, on soulignera la difficulté du diagnostic d'infection post-opératoire : l'examen clinique étant souvent difficile et la VSG restant élevée pendant 3 à 4 semaines en dehors de tout contexte infectieux [12]. Après une intervention orthopédique non compliquée, la VSG ne se normalise en moyenne qu'au bout de 2 à 3 mois, parfois plus, et la CRP au bout de 21 jours [16].

## Maladie de Horton et pseudopolyarthrite rhizomélique

Chacun sait que la VSG est l'un des 5 critères diagnostiques de la maladie de Horton (MDH) [11] et accessoirement de la pseudopolyarthrite rhizomélique (PPR) [15]. Il est en effet difficile de retenir ces diagnostics, même lorsqu'il existe des signes cliniques évocateurs, lorsque la VSG est inférieure à 50 mm à la première heure. Selon les études, la VSG est > 50 mm à la première heure chez 78 à 100 p. cent des patients atteints de MDH [34]. Selon Helfgott [10], 22 p. cent des PPR définies selon les critères de Jones et Hazelman auraient une VSG < 30 mm. Les « PPR à VSG normale » surviendraient plus fréquemment chez les hommes et évidemment évolueraient depuis plus longtemps au moment du diagnostic que les PPR à VSG élevée (149 jours contre 103 jours). Par ailleurs, il n'y aurait pas de différence significative dans la présentation clinique entre les « PPR à VSG normale » et les « PPR avec VSG > 30 mm ». Les MDH prouvées histologiquement avec VSG < 50 mm à la première heure sont rares : en 1991, Wise et coll. [34] lors d'une étude rétrospective portant sur 30 patients avec biopsie temporale positive, trouvaient 17 p. cent de patients avec une VSG < 50 mm lors de la biopsie. Mais, parmi ces patients, seuls deux n'avaient véritablement jamais eu d'élévation de leur VSG à aucun moment de leur maladie et seulement un n'avait eu ni signes de PPR ni corticothérapie avant la biopsie. Il faut donc souligner l'extrême rareté des MDH avec VSG < 50 mm et insister sur l'importance de rechercher une corticothérapie antérieure qui permet souvent d'expliquer une VSG peu élevée au moment du diagnostic. La CRP, quant à elle, n'est habituellement pas utilisée pour le diagnostic mis à part les rares cas où la VSG est normale et l'examen clinique typique. La CRP garde son intérêt lors de la surveillance thérapeutique de ces deux pathologies ; au cours de la MDH, Mallya et coll. [18] ont en effet montré que la CRP reflétait avec plus de sensibilité l'efficacité du traitement au cours des deux premières semaines : la CRP se normalise au bout de 7 à 15 jours environ soit beaucoup plus rapidement que la VSG. Au-delà des 15 premiers jours de traitement, ces variations sont équivalentes et le suivi thérapeutique ne doit donc s'effectuer que par la mesure de la VSG.

En conclusion, il n'y a donc pas d'indication à doser la CRP lorsque la VSG est élevée pour affirmer le diagnostique de PPR ou de MDH. La CRP n'est indiquée que si la VSG est normale alors qu'il existe des signes cliniques évidents de vascularite temporale et peut-être aussi pour le suivi thérapeutique lors des 15 premiers jours de traitement. Lors des rechutes de MDH, la discordance entre les valeurs de la VSG et de la CRP est plus importante puisqu'on observe une réélévation de la VSG dans près de 50 p. cent des cas alors que la CRP réaugmente moins souvent [15]. Des valeurs normales de VSG et/ou de CRP ne permettent donc pas d'éliminer une rechute et aucun de ces tests ne permet de la prédire avec certitude.

## Pathologie maligne

La valeur de la VSG au cours des pathologies malignes est diversement appréciée. La plupart des études sont anciennes. Il ressort de ces études que tous les patients atteints de cancer n'ont pas toujours une VSG élevée ; lors d'une étude de la Mayo Clinic, 58 p. cent des patients qui avaient une VSG > 100 mm avaient une lésion maligne [37]. Parmi une population de cancéreux connus, la valeur de la VSG ne peut à elle seule permettre de détecter quels sont les patients atteints ou indemnes de métastases [24]. La surveillance de la VSG ne permet pas le diagnostic précoce ou le dépistage des néoplasies ; lors d'une étude prospective sur 10 ans, aucune des 11 femmes ayant développé un cancer n'avait d'élévation de la VSG au moment du diagnostic [26]. La VSG n'a donc pas de valeur diagnostique particulière au cours des pathologies malignes. La CRP n'a pas encore été citée dans ce chapitre puisqu'elle n'a aucun intérêt dans ce domaine, exception faite du myélome multiple où la CRP a été proposée comme indice pronostique.

## Myélome multiple

Au cours de la maladie de Kahler, la VSG reflète l'hypergammaglobulinémie ; elle est donc augmentée dans la majorité des cas, en dehors des myélomes à chaînes légères et des myélomes non excrétants. Son intérêt est reconnu par tous au même titre que l'électrophorèse des protides sanguins dans la surveillance évolutive des myélomes. L'intérêt de la CRP est plus diversement appréciée. A titre diagnostic, Bataille et coll. [2] ont montré que les taux sériques de CRP lors du diagnostic étaient plus élevés dans les myélomes multiples (3,75 mg/l) que lors des gammapathies monoclonales de signification indéterminée (0,7 mg/l). Les mêmes auteurs ont montré, chez 152 patients, que le taux sérique de CRP lors du diagnostic pouvait avoir une incidence pronostique en terme de survie ; les patients qui avaient une CRP > 6 mg/l lors du diagnostic avaient une survie significativement inférieure

(21 mois) à celle des patients qui avaient une CRP < ou = à 6 mg/l (48 mois). Il n'y a pas de consensus concernant la valeur pronostique seuil de la CRP. Enfin, d'autres auteurs n'accordent aucune valeur pronostique à la CRP au cours du myélome [27].

### Amylose

Les études concernant la valeur de la VSG et de la CRP au cours de l'amylose sont très peu nombreuses. La CRP semble être corrélée avec la SAA. Les maladies inflammatoires qui ne développent pas d'amylose sont celles où la CRP reste normale malgré un syndrome inflammatoire et une VSG élevée.

## CONCLUSION

La VSG et la CRP sont deux variables biologiques sériques d'utilisation quotidienne en Rhumatologie. Elles ont en effet chacune leur intérêt selon diverses situations cliniques (tableau IV). Toutefois, la facilité relative de leur dosage biologique ne doit pas rendre systématique leur prescription en toutes circonstances. Nous avons vu que les avantages et les inconvénients respectifs de chacune de ces variables doivent être connus afin de les utiliser à bon escient et en bonne pratique clinique.

TABLEAU IV. – **Causes de dissociation entre VS et CRP.**

| *VS normale – CRP élevée* |
|---|
| – Cryoglobulinémie<br>– PR (21 %)*<br>– Processus infectieux débutant |
| *VS élevée – CRP normale* |
| – Grossesse (> 4e mois)<br>– Dysglobulinémie (syndrome sédimentaire)<br>– Anémie<br>– Sujet âgé<br>– Insuffisance rénale<br>– Coagulation intra-vasculaire disséminée<br>– PR (8 %)*<br>– LED (sauf sérite ou infection)<br>– Gougerot-Sjögren primitif<br>– Sclérodermie<br>– Polymyosite<br>– Colite ulcéreuse<br>– Pathologie infectieuse traitée depuis 3 semaines |

* selon Ponce et coll. [25]

## RÉFÉRENCES

1. Barland P., Lipstein E. – Selection and use of laboratory tests in the rheumatic diseases. *Am. J. Med.* 1996 ; *100 (suppl. 2A)* : 16-23S.
2. Bataille R., Boccadoro M., Klein B., Durie B., Pileri A. – C-reactive protein and beta2-microglobulin produce a simple and powerful myeloma staging system. *Blood* 1992 ; *80* : 733-737.
3. Borg E.J., Horst G., Limburg P.L., van Rijswisjk M.H., Kallenberg C.G.M. – C-reactive protein levels during disease exacerbations and infections in systemic lupus erythematosus : a prospective longitudinal study. *J. Rheumatol.* 1990 ; *17* : 1642-1648.
4. Combe B., Eliaou J.F., Daurès J.P., Meyer O., Clot J., Sany J. – Prognostic factors in rheumatoid arthritis. Comparative study of two subsets of patients according to severity of articular damage. *Br. J. Rheumatol.* 1995 ; *34* : 529-534.
5. Conrozier T., Richard M., Chappuis-Cellier C., Mathieu P., Piperno M., Vignon E. – Augmentation de la protéine C réactive (CRP) dans la coxarthrose destructrice rapide (CDR) détectable par néphélémétrie ultrasensible (résumé). *Rev. Rhum. [Ed. Fr.]* 1997 ; *64* : 772-773.
6. Cortet B., Flipo R.M., Hachulla E., Heron F., Mingui A., Balduyck M. et coll. – Intérêt du dosage de la protéine SAA et de l'activité antitrypsique urinaire dans les infections ostéo-articulaires. *Rev. Rhum. [Ed. Fr.]* 1993 ; *60* : 785-790.
7. Dawes P.T., Fowler P.D., Clarke S. – Rheumatoid arthritis : Treatment wich controls the C-reactive protein and erythrocyte sedimentation rate. *Br. J. Rheumatol.* 1986 ; *25* : 44-49.
8. Dixon J.S., Bird H.A., Sitton N.G. – C-reactive protein in the serial assessment of disease activity in rheumatoid arthritis. *Scand. J. Rheumatol.* 1984 ; *13* : 39-44.
9. Hardouin P., Thevenon A., Broly J.-F., Duquesnoy B., Delcambre B. – Intérêt pratique du dosage de la C-réactive protéine au cours des infections articulaires. *Rev. Rhum.* 1987 ; *54* : 507-509.
10. Helfgott S.M., Kieval R.I. – Polymyalgia rheumatica in patients with a normal erythrocyte sedimentation rate. *Arthritis Rheum.* 1996 ; *39* : 304-307.
11. Hunder G.G., Bloch D.A., Michel B.A., Stevens M.B., Arend W.P., Calabrese R.H. et coll. – The American College of Rheumatology 1990 criteria for the classification of giant cell arteritis. *Arthritis Rheum.* 1990 ; *33* : 1122-1128.
12. Kornberg M. – Erythrocyte sedimentation rate following lumbar discectomy. *Spine* 1986 ; *11* : 766-767.
13. Kuper H.H., Van Leeuwen M.A., Van Riel P., Prevoo M., Houtman P.M., Lolkema W.F. – Radiographic damage in large joints in early rheumatoid arthritis : relationship with radiographic damage in hands and feet, disease activity, and physical disability. *Br. J. Rheumatol.* 1997 ; *36* : 855-860.
14. Kushner I. – C-reactive protein in rheumatology. *Arthritis Rheum.* 1991 ; *34* : 1065-1068.
15. Kyle V., Cawston T.E., Hazleman B.L. – Erythrocyte sedimentation rate and C reactive protein in the assessment of polymyalgia rheumatica/giant cell arteritis on presentation and during follow up. *Ann. Rheum. Dis.* 1989 ; *48* : 667-671.
16. Larsson S., Thelander U., Friberg S. – C-reactive protein levels after elective orthopedic surgery. *Clin. Orthop.* 1992 ; *275* : 237-242.
17. Linares L.F., Gomez-Reino J.J., Carreira P.E. – C-reactive protein (CRP) levels in systemic lupus erythematous (SLE). *Clin. Rheumatol.* 1986 ; *5* : 66-69.
18. Mallya R.K., Hind C.R.K., Berry H., Pepys M.B. – Serum C reactive protein in polymyalgia rheumatica : a prospective serial study. *Arthritis Rheum.* 1985 ; *28* : 383-387.
19. Mallya R., de Beer F.C., Berry H. – Correlation of clinical parameters of disease activity in rheumatoid arthritis with serum concentration of C-reactive protein and erythrocyte sedimentation rate. *J. Rheumatol.* 1982 ; *9* : 224-228
20. McConkey B., Crockson R.A., Crockson A.P. – The assessment of rheumatoid arthritis : a study based on measurements of serum acute-phase reactants. *Q. J. Med.* 1972 ; *41* : 115-125.
21. Moutsopoulos H.M., Elkon K.B., Mavridis A.K., Acritidis N.C., Hughes G.R.V., Pepys M.B. – Serum C-reactive protein in primary Sjögren's syndrome. *Clin. Exp. Rheumatol.* 1983 ; *1* : 57-58.
22. Peltier A.-P. – La protéine réactive C (p. 176-181). *In* : S. de Sèze, A. Ryckewaert, M.-F. Kahn, J. Welfling, *L'actualité rhumatologique 1977*. Paris, Expansion Scientifique Française, 1977.
23. Perreira da Silva J.A., Elkon K.B., Hughes G.R.V., Dyck R.F., Pepys M.B. – C-reactive protein levels in systemic lupus erythematous : a classification criterion ? *Arthritis Rheum.* 1980 ; *23* : 770-771.
24. Peyman M.A. – The effect of malignant disease on the erythrocyte sedimentation rate. *Br. J. Cancer* 1962 ; *16* : 56-71.

25. Ponce A., Gomez A., Salvador G., Orellana C., Canete J.D., Sanmarti R. et coll. – Discordance between CRP and ESR in rheumatoid arthritis (RA). What does it mean ? (abstract). *Arthritis Rheum.* 1997 ; *40 :* S287.
26. Rafnsson V., Bengtsson C., Lennartson J., Lindquist O., Noppa H., Tibblin E. – Erythrocyte sedimentation rate in a population sample of women, with special reference to its clinical and prognostic significance. *Acta Med. Scand.* 1979 ; *206 :* 207-214.
27. Riccardi A., Gobbi P.G., Ucci G., Bertoloni D., Luoni R., Rutigliano L. et coll. – Changing clinical presentation of multiple myeloma. *Eur. J. Cancer* 1991 ; *27 :* 1404-1405.
28. Sipe J.D. – Acute phase protein in osteoarthritis. *Semin. Arthritis Rheum.* 1995 ; *25 :* 75-86.
29. Tan E.M., Cohen A.S., Fries J.F. – The 1982 revised criteria for the classification of systemic lupus erythematous. *Arthritis Rheum.* 1982 ; *25 :* 1271-1277.
30. Tischler M., Caspi D., Yaron M. – C-reactive protein levels in patients with rheumatoid arthritis : the impact of therapy. *Clin. Rheumatol.* 1985 ; *4 :* 321-324.
31. Tsouderos Y., Chrétien J., Ryckewaert A. – Étude de la vitesse de sédimentation globulaire dans une population de 47 205 adultes. Variation avec l'âge. *Rev. Rhum.* 1982 ; *49 :* 583-587.
32. Van Leeuwen M.A., Van Rijswijk M.H., van der Heijde D.MF.M. – The acute phase response in relation to radiographic progression in early rheumatoid arthritis : A prospective study during the first 3 years of the disease. *Br. J. Rheumatol.* 1993 ; *32 (suppl. 3) :* 9-13.
33. Walsh L., Davies P., McConkey B. – Relationship between erythrocyte sedimentation rate and serum C-reactive protein in rheumatoid arthritis. *Ann. Rheum. Dis.* 1979 ; *38 :* 362-363.
34. Wise C.M., Agudelo C.A., Chmelewski W.L., McKnight K.M. – Temporal arteritis with low erythrocyte sedimentation rate : a review of five cases. *Arthritis Rheum.* 1991 ; *34 :* 1571-1574.
35. Wolfe F. – The C-reactive protein but not erythrocyte sedimentation rate is associated with clinical severity in patients with osteoarthritis of the knee or hip. *J. Rheumatol.* 1997 ; *24 :* 1486-1488.
36. Youinou P., Fauquert P., Pennec Y.L., Bendaoud B., Katsikis P., Le Goff P. – Raised C-reactive protein response in rheumatoid arthritis patients with secondary Sjögren's syndrome. *Rheumatol Int.* 1990 ; *10 :* 39-41.
37. Zacharski L.R., Kyle R.A. – Significance of extreme elevation of erythrocyte sedimentation rate. *J.A.M.A.* 1967 ; *202 :* 264-266.

# Progrès des techniques non invasives d'étude de l'os

P. LAUGIER, M.-Ch. de VERNEJOUL

La quantité de tissu osseux minéralisé est l'un des facteurs de la résistance osseuse. Toutefois, la perte de masse ne peut, à elle seule, expliquer totalement la fragilité osseuse de l'ostéoporose. Des altérations de la micro-architecture trabéculaire sont également impliquées dans les mécanismes physiopathologiques du vieillissement et de l'ostéoporose. Par conséquent, les développements des techniques non invasives d'évaluation de la résistance de l'os se sont focalisés par le passé sur l'estimation du contenu minéral osseux ou de la densité minérale osseuse (DMO), et plus récemment sur l'évaluation de la microarchitecture [11]. Les premières à avoir vu le jour sont les techniques d'absorptiométrie. Leur évolution a été considérable depuis leur apparition dans les années 1960 pour ce qui concerne l'absorptiométrie simple énergie et les années 1980 pour l'absorptiométrie double énergie. L'acquisition des images est devenue très rapide, et leur résolution suffisamment bonne pour permettre l'estimation des caractéristiques morphologiques des structures anatomiques. Les méthodes ultrasonores, introduites vers la fin des années 1980, ont suscité un vif intérêt auprès des chercheurs et cliniciens du fait de l'absence d'irradiation et de l'apport potentiel d'une information sur la micro-architecture osseuse. Elles ont rapidement évolué et on compte un peu plus d'une demi-douzaine de constructeurs sur le marché qui proposent des approches ultrasonographiques différentes. Depuis moins de 10 ans maintenant, il existe des recherches très actives dans le domaine de la micro-imagerie à rayons X ou par résonance magnétique nucléaire, dans le but d'obtenir une caractérisation de la micro-architecture trabéculaire *in vivo.* Dans cet article, nous passerons en revue les développements récents et le potentiel futur des différentes approches proposées dans l'évaluation quantitative non invasive de l'os.

## RAYONS X

### Absorptiométrie

L'évaluation de la masse minérale osseuse par absorptiométrie repose sur la mesure de l'atténuation d'un faisceau de photons collimaté transmis à travers une partie du squelette. Une image en projection est obtenue par balayage du faisceau de rayons X au-dessus de la zone examinée. La valeur moyenne du contenu minéral osseux est ensuite estimée dans une ou plusieurs régions de mesure déterminées de façon semi-automatique. La DMO est calculée en divisant le contenu minéral osseux par l'aire de la région de mesure. Elle représente une densité surfacique, exprimée en $g/cm^2$, correspondant à la totalité du segment osseux intercepté par le faisceau dans la région sélectionnée.

On distingue l'absorptiométrie simple énergie *(Single Energy X-ray Absorptiometry SXA),* utilisée pour l'évaluation du contenu minéral osseux de sites squelettiques périphériques (radius, calcanéum), de l'absorptiométrie à double énergie *(Dual Energy X-ray Absorptiometry DXA)* destinée à la mesure au niveau de sites profonds (rachis, extrémité supérieure du fémur) ou du corps entier [11]. Les sources de photons $\gamma$ ($^{125}$ I pour l'absorptiométrie simple énergie, et $^{153}$ Gd pour l'absorptiométrie à double énergie) qui équipaient initialement les premiers absorptiomètres ont maintenant fait place à des tubes à rayons X, grâce auxquels la précision, la résolution spatiale et la durée d'examen ont pu être considérablement améliorées (tableau I). L'absorptiométrie à simple énergie, peu coûteuse, est bien adaptée à la mesure de sites squelettiques périphériques pour lesquels il n'existe pas de fortes variations dans l'épaisseur ni dans la composition des tissus mous. L'absorptiométrie à double énergie, quant à elle, permet de compenser l'influence des tissus mous dont l'épaisseur et la composition peuvent varier en fonction des sites de mesure ou des individus. Elle a été développée pour la mesure de la DMO du rachis et de l'extrémité supérieure du fémur, mais elle peut également être utilisée pour le corps entier et les sites périphériques. La durée d'un examen varie de 10 minutes pour les appareils les moins récents à quelques secondes pour les appareils les plus récents utilisant des faisceaux de rayons X en éventail (fan beam) et des détecteurs multiples. L'absorptiométrie a été validée par de nombreuses études longitudinales. En raison de son excellente précision, de son exactitude [1] (tableau I) et de son faible niveau d'irradiation, l'absorptiométrie à double énergie est devenue l'examen de référence pour l'évaluation des sujets à risque de fracture et pour le suivi.

L'inconvénient majeur de cette technique réside dans le fait que la mesure est effectuée en projection et ne permet pas de séparer l'os cortical de l'os trabéculaire.

1. Les mesures se caractérisent par leur précision et leur exactitude. La précision traduit l'aptitude de l'instrument à fournir toujours la même valeur pour des mesures répétées dans des conditions identiques, tandis que l'exactitude représente le degré de concordance entre la mesure et la valeur vraie. La capacité à évaluer des changements au cours du temps dépend de la précision de la mesure.

TABLEAU I. – **Méthodes non invasives d'évaluation osseuse : absorptiométrie, tomodensitométrie, radiogrammétrie et IRM.**

| *Technique* | *Paramètres (Unité)* | *Site* | *Durée de la mesure* | *Précision (%)* [1] | *Exactitude (%)* | *Dose d'irradiation équivalente (mSv)* [2] |
|---|---|---|---|---|---|---|
| Absorptiométrie à simple énergie<br>*Single energy X-ray absorptiometry (SXA)* [3] | DMO (g/cm$^2$) | Radius, calcanéum | 5 s à 3 min [4] | 1-2 | 5 | < 1 |
| Absorptiométrie à double énergie<br>*Dual energy X-ray absorptiometry (DXA)* [3] | DMO (g/cm$^2$) | Rachis (antéropostérieur)<br>Rachis (latéral)<br>Fémur<br>Corps entier<br>Sites périphériques | 10 s à 15 min [4] | 1-2<br>2-5<br>1,5-3<br>1<br>1 | 4-10<br>6<br>5<br>3 | 1-3<br>1<br>< 1<br>3 |
| Tomodensitométrie<br>*Quantitative computed tomographie (QCT)* | DMO (g/cm$^3$) | Rachis | 10 min à 15 min | 2-4 | 5-15 | 50 |
| Tomodensitométrie périphérique<br>*Periphéral QCT (pQCT)* | DMO (g/cm$^3$)<br>Paramètres de microarchitecture en évaluation | Radius | 10 min à 15 min | DMO : 1-2 | 2-8 | 1 |
| Radiogrammétrie<br>*Radiographic absorptiométrie (RA)* | DMO (g/cm$^2$) | Phalanges, métacarpiens | instantané | 1-2 | 5 | 5 |
| micro-IRM<br>*micro-Magnetic resonance imaging (μ-MRI)* | Paramètres de micro-architecture en évaluation | Radius, tibia, calcanéum, phalanges | 15 min à 20 min | ? | ? | 0 |

(1) Les valeurs des précisions sont données uniquement à titre indicatif et doivent être interprétées avec précaution. La précision est capitale pour mesurer l'évolution d'une grandeur au cours du temps. En toute rigueur la précision d'un examen doit être comparée à la variation physiologique du paramètre mesuré.

(2) Dose d'irradiation naturelle annuelle : 2400 mSv, dose pour une radiographie abdominale 500 mSv, et pour un scanner abdominal 4 000 mSv.

(3) Les premières techniques d'absorptiométrie utilisant des sources de photons g à base de radionucléide étaient dénommées respectivement SPA (single photon absorptiometry) pour l'absorpiométrie simple énergie et DPA (dual photon absorptiometry) pour l'absorptiométrie double énergie.

(4) La durée de l'examen est variable en fonction de la technologie mise en oeuvre. L'utilisation de réseaux linéaires de détecteurs multiples a considérablement accéléré la prise des données.

Pour une mesure au rachis en incidence antéropostérieure, la DMO reflète l'ensemble du tissu minéralisé du corps vertébral et de l'arc vertébral postérieur. De plus, la présence de calcifications aortiques, d'ostéophytes, ou de processus dégénératifs vertébraux dans le faisceau entraîne une surestimation de la DMO. Pour contourner cette difficulté, l'absorptiométrie en incidence latérale a été proposée. Elle permet donc d'évaluer principalement l'os trabéculaire, métaboliquement plus actif, du corps vertébral. La reproductibilité reste toutefois inférieure à celle qui est obtenue en incidence antéropostérieure (tableau I). Pour que l'examen puisse être pratiqué dans des conditions optimales de reproductibilité, les patients sont en décubitus dorsal, et les densitomètres ont été équipés d'un bras rotatif. Bien que plusieurs études indiquent une meilleure sensibilité à l'effet de l'âge ou des traitements, on manque encore de données prospectives et il n'existe pas de consensus pour une utilisation de l'absorptiométrie en projection latérale [17]. Pour ce qui concerne les indications de l'absorptiométrie à rayons X, le lecteur pourra se reporter à l'excellent article de Naveau et Kuntz qui proposent une mise au point complète sur le sujet [25].

Enfin, d'autres possibilités de mesure sont disponibles sur les générations récentes d'absorptiomètres. La résolution en absorptiométrie double énergie est maintenant suffisante pour permettre l'analyse quantitative précise de la morphologie des vertèbres et du col du fémur. La morphométrie vertébrale, en acquisition latérale (fig. 1) (Morphometric X-ray Absorptiometry ou MXA), permet de mesurer les dimensions du corps vertébral [30], et d'apprécier par ce biais l'existence de tassement. Lorsque la résolution des images obtenues en double énergie est insuffisante, l'analyse peut être complétée par l'examen des images en simple énergie, de meilleure définition. Par ailleurs, la mesure de la longueur axiale du col du fémur est maintenant possible de façon automatique sur certains appareils (fig. 2). Cette mesure, après ajustement sur l'âge et la BMD, est associée au risque de fracture [8].

## Tomodensitométrie

La tomodensitométrie *(QCT),* réalisée à partir de coupes scanner, permet d'identifier et de mesurer séparément l'os trabéculaire et l'os cortical. La mesure de la DMO en g/cm$^3$ dans un volume spécifique de tissu osseux est obtenue en calibrant les nombres de Hounsfield à l'aide d'un fantôme de référence inclus dans le champ de vue et contenant diverses solutions de $K_2HPO_4$ ou d'hydroxyapatite de calcium [11]. C'est au niveau de l'os trabéculaire du corps vertébral (niveau L1-L3), dont le taux de remodelage est élevé, que la tomodensitométrie a trouvé sa principale indication. La valeur prédictive pour le risque de tassement vertébral est généralement meilleure que celle de l'absorptiométrie à double énergie. De même, la perte de masse osseuse chez les femmes ménopausées est plus importante en tomodensitométrie qu'en absorptiométrie vertébrale. La précision et l'exactitude (tableau I) de cette technique sont sensiblement moins bonnes que celles de l'absorptiométrie à double énergie [11]. En particulier, l'impact de la graisse sur les mesures est non négligeable, et peut conduire à une sous-estimation de la DMO,

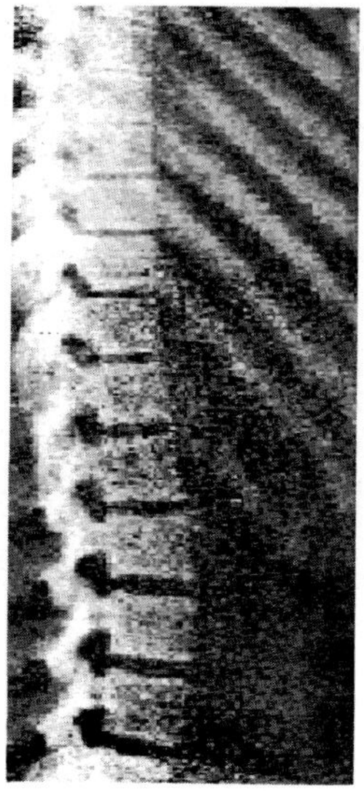

**Fig. 1. – L'absorptiométrie double énergie en incidence latérale permet d'évaluer principalement l'os trabéculaire, métaboliquement plus actif, du corps vertébral.**

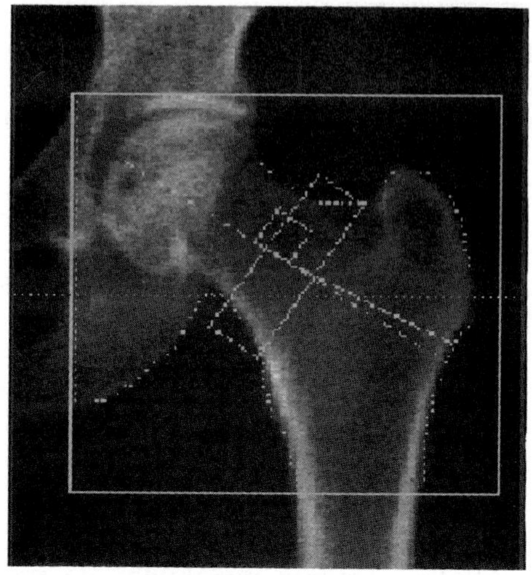

**Fig. 2. – Absorptiométrie double énergie de l'extrémité supérieure du fémur. Pour la DMO, plusieurs régions de mesure sont déterminées de façon semi-automatique : col, Ward, trochanter, total. La mesure de la longueur axiale du col du fémur est maintenant possible de façon automatique sur certains appareils.**

et ce d'autant plus que la teneur en graisse de la moelle est élevée, comme c'est le cas, par exemple, chez les personnes âgées. Seul le scanner à double énergie permet de corriger l'effet de la graisse, mais son utilisation est réservée à la recherche, en raison d'une moins bonne précision et d'un niveau d'irradiation plus élevé.

L'excellente sensibilité de la tomodensitométrie compense largement une moins bonne précision. Cependant, bien que cette technique soit maintenant largement validée, le coût de l'examen, le niveau d'irradiation et l'accès restreint aux appareils peuvent limiter son utilisation sur une grande échelle.

Du fait de la structure géométrique complexe du fémur proximal, le positionnement précis de la coupe scanner et de la région de mesure est difficile, ce qui limite l'utilisation de cette technique sur ce site squelettique. La tomodensitométrie volumique a été proposée pour remédier à cet inconvénient. La tomodensitométrie volumique, en cours de développement, conjugue l'estimation quantitative de la DMO et les possibilités de la reconstruction tridimensionnelle à partir d'acquisitions volumiques (coupes étagées ou scanner hélicoïdal). Il est alors possible d'étudier la structure géométrique de la pièce osseuse (longueur axiale

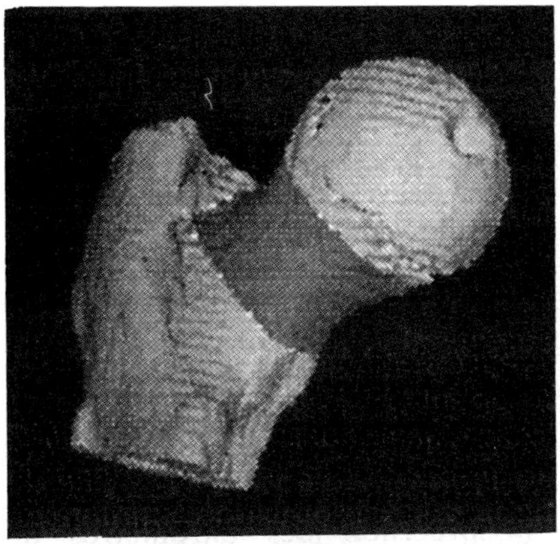

**Fig. 3. – Tomodensitométrie volumique. Reconstruction de l'extrémité d'un fémur humain à partir d'acquisition volumiques (80 kV, 280 mA, épaisseur des coupes 3 mm). La région du col, utilisée pour l'estimation de la DMO, est indiquée en rouge. (Avec la permission de T. Lang et coll., UCSF, San Francisco, USA).**

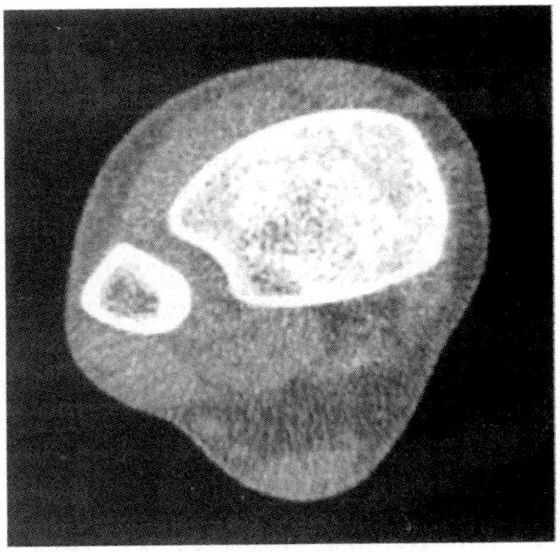

**Fig. 4. – Tomodensitométrie périphérique au niveau du poignet. Une coupe de 2,5 mm d'épaisseur à l'extrémité distale du radius est utilisée pour évaluer les DMO (en g/cm³) corticale, trabéculaire ou totale, mais également le contenu minéral osseux (CMO, en grammes), l'épaisseur et l'aire de la section corticale.**

du col, aire de la section transversale) et d'obtenir une localisation automatique précise d'un volume de mesure de la DMO trabéculaire, corticale, ou totale (fig. 3) [18]. Cette technique devrait se révéler intéressante pour l'examen de l'extrémité supérieure du fémur, qui reste le meilleur site prédictif en ce qui concerne la fracture de ce site [7].

## Tomodensitométrie périphérique *(pQCT)*

De petits scanners périphériques ont été développés spécifiquement pour l'évaluation de la DMO de sites squelettiques périphériques (principalement au poignet). C'est surtout en Europe qu'ils sont utilisés. Une coupe de 2,5 mm d'épaisseur de l'extrémité distale du radius est utilisée pour évaluer les DMO (en g/cm³) corticale, trabéculaire ou totale, mais également le contenu minéral osseux (CMO, en grammes), l'épaisseur et l'aire de la section corticale (fig. 4). La sensibilité à l'âge et la valeur discriminante entre sujets sains et ostéoporotiques des DMO trabéculaires et corticales sont rapportées de manière contradictoire dans la littérature [11]. Gramp et coll. trouvent que les paramètres les plus influencés par l'âge sont le contenu minéral osseux cortical, l'épaisseur et l'aire de la section corticale [13]. Ce phénomène traduit surtout l'amincissement cortical survenant à la suite de la résorption osseuse endostéale. Ces paramètres sont aussi

## IMAGERIE PAR RÉSONANCE MAGNÉTIQUE (IRM)

En IRM, l'absence de signal en provenance de l'os contraste avec le signal de forte intensité engendré par la présence de nombreux protons dans la graisse contenue dans la moelle. Cette propriété est mise à profit pour évaluer la quantité et la micro-architecture de l'os trabéculaire, grâce à deux approches différentes : la caractérisation par résonance magnétique et la micro-imagerie.

La caractérisation par IRM repose sur l'estimation quantitative du temps de relaxation transverse apparent $T_2$* de la moelle des espaces intertrabéculaires. En effet, l'importante différence de susceptibilité magnétique de la moelle et des travées osseuses engendre des fluctuations locales du champ magnétique et entraîne une décroissance du $T_2$*. Cette diminution du $T_2$* est d'autant plus marquée que le réseau trabéculaire est dense. Majumdar et Genant ont effectivement mis en évidence une corrélation négative entre $T_2$* et DMO au radius et au tibia *in vivo* [22]. Pour Wherli et coll., le $T_2$* mesuré au niveau vertébral est significativement plus élevé chez des sujets ostéoporotiques comparés à des témoins appariés en âge [33]. Cette mesure du $T_2$* est réalisable à faible résolution, ce qui signifie durée d'examen réduite ou utilisation de faibles champs magnétiques (1,5 Teslas ou moins). Elle pourrait enrichir les possibilités diagnostiques dans le domaine de l'ostéoporose.

La micro-imagerie par résonance magnétique, qui utilise de petites antennes de surface spécifiques dans des imageurs corps entier à 1,5 Teslas, est une technique d'imagerie à haute résolution pour l'étude morphométrique du réseau trabéculaire. Elle est en cours d'évaluation sur des sites squelettiques tels que le calcanéum (fig. 7) et l'extrémité distale du radius (résolution spatiale allant de 100 à 200 microns dans le plan de l'image pour une épaisseur de plan de coupe allant de 300 à 1 000 microns). Les premiers résultats sont encourageants. Dans une

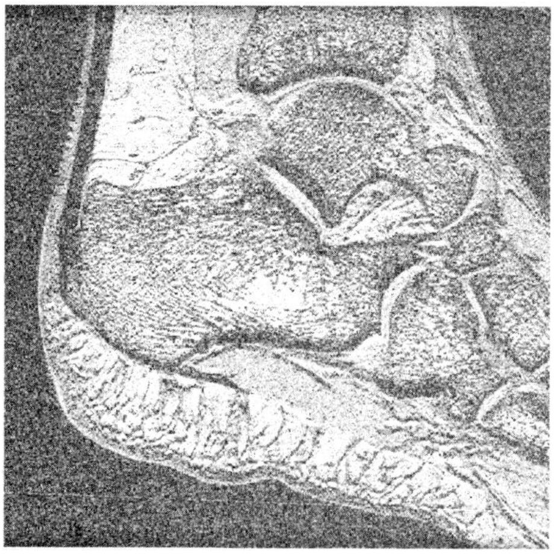

**Fig. 7. – IRM haute résolution du calcanéum (coupe sagittale, obtenue en écho de gradient 3D GRASS, TE = 13 ms, TR = 60 ms ; la résolution dans le plan de l'image est de 234 microns et l'épaisseur du plan de coupe est 1000 microns). Les travées osseuses apparaissent comme des stries sombres dans la moelle dont le signal est plus intense. (Image Bittoun et coll., CIERM, Kremlin-Bicêtre, France).**

étude préliminaire sur le radius portant sur un petit nombre de cas, Majumdar et coll. montrent qu'il existe une différence significative entre sujets sains ménopausés et sujets ostéoporotiques pour deux paramètres de micro-architecture : la distance intertravées et le nombre de travées [23]. Dans une étude sur le calcanéum chez 23 femmes normales, Ouyang et coll. montrent que les paramètres de micro-architecture sont tous corrélés significativement à l'âge [27].

La possibilité de faire des acquisitions volumiques d'orientation quelconque, une excellente résolution spatiale, la mesure de sites squelettiques multiples (phalanges, radius, calcanéum, et bientôt extrémité supérieure du fémur) font de la micro-imagerie par résonance magnétique, en dépit d'un coût et d'une durée d'examen encore élevés, une alternative intéressante aux techniques de microscanner à rayons X pour l'évaluation des modifications de la micro-architecture trabéculaire.

Parallèlement aux progrès réalisés dans le domaine de la microscopie à rayons X, la microscopie par résonance magnétique se développe grâce à l'utilisation de champs magnétiques intenses [6].

## MÉTHODES ULTRASONORES QUANTITATIVES
### *(Quantitative ultrasound QUS)*

D'introduction récente, les méthodes ultrasonores quantitatives voient leur place au sein de l'arsenal des techniques non invasives d'évaluation osseuse croître régulièrement en raison de leur coût modéré, de l'absence d'irradiation et de résultats cliniques encourageants [12]. Les mesures ultrasonores reposent actuellement sur la transmission d'ultrasons [3] de basse fréquence (0,5 à 1,0 MHz) à travers l'os et sur l'estimation de deux paramètres différents : l'atténuation en fonction de la fréquence (en décibel par mégaHertz ou dB/MHz, mieux connue dans la pratique clinique sous le terme BUA pour broadband ultrasonic attenuation) et la vitesse de propagation [4] (en m/s). Différents sites périphériques peuvent être mesurés : le calcanéum composé essentiellement d'os trabéculaire, la crête tibiale représentant l'os cortical, ou encore les phalanges comportant de l'os trabéculaire et cortical en proportion variable (tableau II). Le calcanéum, pour

3. Une onde ultrasonore est une vibration mécanique qui se propage. Lors de son passage dans l'os, elle provoque des microvibrations de la structure osseuse. Ces dernières modifient l'onde, et notamment son intensité et son spectre en fréquence. Les propriétés ultrasonores (atténuation en fonction de la fréquence et vitesse de propagation) sont déduites de l'onde transmise à travers l'os.

4. Selon les constructeurs, la vitesse de propagation prend un nom différent : SOS ou « speed of sound » et Vb ou « velocity of bone » au niveau du calcanéum, tUV ou « tibial ultrasound velocity » au niveau du tibia, Ad-SOS ou « amplitude-dependent speed of sound » pour les phalanges. Ces dénominations différentes recouvrent toutes le concept unique de vitesse de propagation des ultrasons, mais traduisent des différences dans les algorithmes de calcul du paramètre.

TABLEAU II. – **Méthodes ultrasonores (Quantitative ultrasound ou QUS) d'évaluation osseuse.**

| *Site* | *Paramètres (Unité)* | *Technique* | *Précision (%)* | *Corrélation ultrasons-DMO* [1] | *Corrélation ultrasons-biomécanique* [2] | *Avantages* |
|---|---|---|---|---|---|---|
| Calcanéum | BUA (dB/MHz)<br>SOS (m/s)<br>Stiffness, STI, QUI [3] | Contact<br>.........<br>Immersion avec image<br>.........<br>Immersion sans image | BUA : 3-5<br>SOS : 0.5<br>...........<br>BUA : 1.5<br>SOS : 0.25<br>[in 10]<br>...........<br>BUA : 1-6.0<br>SOS : 0.3-0.5<br>[in 11] | Rachis : 0.4-0.7<br>Fémur : 0.4-0.7<br>Poignet : 0.4-0.7<br>Calcanéum : 0.7-0.9 [4]<br>[in 5, 13, 14] | Calcanéum : 0.8-0.9<br>[in 3, 19]<br>Fémur : 0.71 [in 4] | Maniabilité<br>Coût<br>...................<br>Précision<br>Standardisation région de mesure<br>Validation clinique<br>...................<br>Précision<br>Validation clinique |
| Phalanges | Ad-SOS (m/s) | Contact | 0.5-1.0 [in 32] | Main : 0.7 | | Maniabilité<br>Coût |
| Tibia | tUV (m/s) | Contact | 0.5 [in 11] | Tibia : 0.86 [in 21]<br>Fémur : 0.3-0.5<br>Rachis : 0.3-0.6<br>Avant-bras : 0.6<br>[in 9,26] | Tibia : 0.9 [in 21] | Maniabilité<br>Coût |

(1) Corrélation obtenue *in vivo.*

(2) Corrélation obtenue *in vitro* entre les paramètres ultrasonores et le module de Young (ou d'élasticité) et la résistance à la fracture.

(3) Certains constructeurs proposent également des paramètres tels que le stiffness index, STI, ou encore QUI. Ces paramètres, obtenus par simple combinaison linéaire de BUA et SOS, ne sont porteurs d'aucune information nouvelle. Ils seraient toutefois moins sensibles à l'influence de la température et donc plus reproductibles.

(4) Les corrélations les plus élevées ont été obtenues en utilisant une technique d'imagerie.

lequel il existe une grande diversité d'approches techniques, est le site le plus utilisé. La plupart des appareils proposent une mesure en un seul point du calcanéum. Le couplage ultrasonore est effectué par l'intermédiaire d'un bain d'eau ou par contact entre les capteurs et la peau avec un gel. Les appareils à contact, d'une manipulation plus aisée et facilement transportables, sont toutefois moins précis (tableau II). Les appareils à image permettent une meilleure standardisation du site de mesure [29] et une sélection automatique de la région de mesure. Une des difficultés soulevée par cette diversité technique réside dans l'absence de standardisation des mesures et dans l'impossibilité de transposer les résultats cliniques obtenus avec un type d'appareil à un autre type. En particulier, il est délicat de comparer entre elles les précisions des différents appareils à ultrasons (tableau II), dans la mesure où les sites de mesures sont très différents et où les définitions mêmes des paramètres sont différentes d'un dispositif à l'autre. On remarquera que la précision de la vitesse de propagation (exprimée en coefficient de variation) est en général meilleure que celle du BUA. Or ces chiffres sont trompeurs, car obtenus à partir de vitesses qui varient dans un intervalle de valeurs réduit. Il faut exiger du constructeur qu'il puisse fournir les valeurs de coefficients de variation (ou précision) standardisés, par exemple par la variation physiologique du paramètre considéré ou par sa variation annuelle. En coefficients de variation standardisés, le BUA et la vitesse sont de précision à peu près équivalente, et deux fois plus précis sur les appareils ultrasonores à images [10].

Il existe maintenant de nombreuses données cliniques portant essentiellement sur la mesure au calcanéum [14]. Comme pour l'absorptiométrie, l'influence de l'âge a été observée avec une chute plus marquée des paramètres ultrasonores dans les années qui suivent la ménopause. La plupart des études cliniques ont montré que les ultrasons ont la même capacité que l'absorptiométrie à discriminer les patients ostéoporotiques des sujets sains. Deux études prospectives de grande ampleur (l'une portant sur 5 662 femmes [16], l'autre sur 6 189 femmes [1]) ont largement contribué à la validation récente des ultrasons dans le domaine de l'ostéodensitométrie. L'une et l'autre démontrent que la valeur prédictive des ultrasons au calcanéum pour le risque de fracture de l'extrémité supérieure du fémur chez les personnes âgées de plus de 75 ans [16] et pour le risque de fracture non vertébrale chez les personnes âgées de plus de 65 ans [1] est identique à celle de l'absorptiométrie et concluent que les ultrasons constituent un test utile pour déterminer le risque de fracture. Cependant, les corrélations entre mesures ultrasonores au calcanéum et DMO du rachis, col fémoral et radius sont faibles à modérées (tableau II) [12]. Ces résultats montrent donc qu'à l'échelle individuelle il n'est pas possible d'utiliser les mesures ultrasonores pour calculer la DMO aux sites squelettiques habituels. Les méthodes ultrasonores, à l'exception de l'imagerie, sont généralement considérées comme moins précises que l'absorptiométrie. L'imagerie ultrasonore du calcanéum, qui permet un repositionement précis de la région de mesure, devrait permettre le suivi au cours du temps. On dispose encore d'un recul insuffisant pour se faire une idée précise de l'utilité clinique des mesures de vitesse de propagation ultrasonore au niveau du tibia ou des phalanges de la main. Leur reproductibilité semble toutefois satisfaisante (tableau II) et plusieurs études récentes font état d'un pouvoir discriminant entre

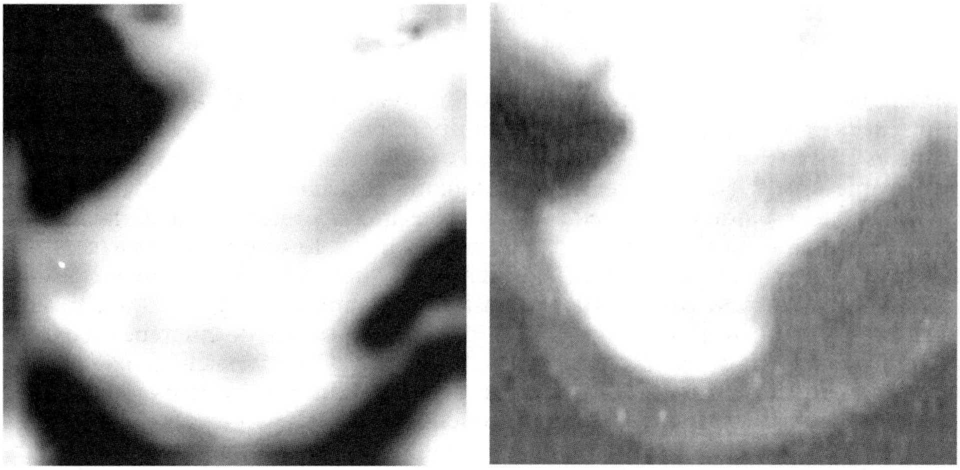

**Fig. 8. – Comparaison entre une image de BUA (à gauche) obtenue par transmission d'ultrasons à travers le calcanéum et une image obtenue en absorptiométrie double énergie (DXA, à droite) chez le même sujet. Les appareils ultrasonores à image permettent une meilleure standardisation du site de mesure.**

sujets ostéoporotiques et normaux comparable à celui des appareils qui mesurent le calcanéum [9, 26, 32].

Une question souvent débattue est celle de l'influence des caractéristiques osseuses, en particulier de la micro-architecture, sur les propriétés ultrasonores. Plusieurs études expérimentales ont montré qu'il existe de fortes corrélations entre les paramètres ultrasonores et les propriétés biomécaniques [3, 4, 19, 21] (module d'élasticité ou module de Young et résistance à la fracture) ou les paramètres de micro-architecture d'échantillons de calcanéum humains [15]. En revanche, aucune de ces corrélations ne subsiste après ajustement sur la DMO. L'apport de l'imagerie du calcanéum a permis d'effectuer des comparaisons anatomiques avec l'absorptiométrie de régions osseuses identiques (fig. 8). La corrélation entre BUA et DMO locale au calcanéum est alors très élevée (R = 0,8 à 0,9) et comparable aux corrélations obtenues *in vitro* sur des échantillons osseux [5, 20]. Ces résultats suggèrent fortement que les paramètres ultrasonores mesurés actuellement par une technique de transmission à basse fréquence reflètent essentiellement la quantité de tissu minéralisé. D'autres techniques devront être mises en œuvre pour exploiter la possibilité d'explorer la qualité osseuse avec des ondes ultrasonores. Notons le développement en cours de nouvelles techniques ultrasonores basées sur la réflexion ou la rétrodiffusion, qui devraient en principe permettre l'évaluation indirecte de la micro-architecture de l'os spongieux, ainsi que l'évaluation des propriétés de sites squelettiques non accessibles pour les mesures en transmission (comme l'extrémité du fémur par exemple).

## CONCLUSION

Les méthodes non invasives d'évaluation de l'os ont connu des avancées spectaculaires ces dernières années, par la diversité des caractéristiques osseuses devenues accessibles à la mesure, la rapidité des examens et la définition des images. De nombreux sites squelettiques, périphériques ou centraux peuvent désormais être mesurés. Les caractéristiques osseuses, telles que le contenu minéral, la densité minérale osseuse, les paramètres de micro-architecture de l'os cortical ou trabéculaire, et la morphologie vertébrale peuvent être évaluées séparément. Les méthodes informatiques de reconstruction tridimensionnelle, quant à elles, peuvent représenter et caractériser la géométrie du col du fémur. La diversité des moyens physiques employés (rayons X, ultrasons, IRM) dans les investigations cliniques répond à la multiplicité des facteurs (densité minérale, micro-architecture, géométrie) impliqués dans la fragilisation osseuse. Toutes ces techniques, dont certaines sont encore au stade de l'évaluation et ne font pas encore l'objet d'indications précises, devraient, à terme, permettre une évaluation complémentaire de la résistance de l'os.

## RÉFÉRENCES


1. Bauer D.C., Glüer C.C., Cauley J.A., Vogt T.M., Ensrud K.E., Genant H.K. et coll. – Broadband ultrasound attenuation predicts fractures strongly and independently of densitometry in older women. *Arch. Intern. Med.* 1997 ; *157* : 629-634.
2. Benhamou C.L., Lespessailles E., Jacquet G., Harba R., Jennane R., Loussot T. et coll. – Fractal organisation of trabecular bone images on calcaneus radiograph. *J. Bone Miner. Res.* 1994 ; *9* : 1909-1917.
3. Bouxsein M.L., Radloff S.E. – Quantitative ultrasound of the calcaneus reflects the mechanical properties of calcaneal trabecular bone. *J. Bone Miner. Res.* 1997 ; *12* : 839-846.
4. Bouxsein M.L., Courtney A.C., Hayes W.C. – Ultrasound and densitometry of the calcaneus correlate with the failure load of cadaveric femurs. *Calcif. Tissue Int.* 1995 ; *56* : 99-103.
5. Chappard C., Laugier P., Fournier B., Roux C., Berger G. – Assessment of the relationship between broadband ultrasound attenuation and bone mineral density at the calcaneus using BUA imaging and DXA. *Osteoporosis Int.* 1997 ; *7* : 316-322.
6. Chung H.W., Wehrli F.W., Williams J.L., Wehrli S.L. – Three-dimensional nuclear magnetic resonance microimaging of trabecular bone. *J. Bone Miner. Res.* 1995 ; *10* : 1452-1461.
7. Cummings S.R., Black D.M., Nevitt M.C., Browner W., Cauley J., Ensrud K. et coll. – Bone density at various sites for prediction of hip fractures. *Lancet* 1993 ; *341* : 72-75.
8. Faulkner K.G., McClung M.R., Cummings S.R. – Automated evaluation of hip axis length for predicting hip fracture. *J. Bone Miner. Res.* 1994 ; *9* : 1065-1070.
9. Foldes A.J., Rimon A., Keinan D.D., Popovtzer M.M. – Quantitative ultrasound of the tibia : a novel approach assessment of bone status. *Bone* 1995 ; *17* : 363-367.
10. Fournier B., Chappard C., Roux C., Berger G., Laugier P. – Quantitative ultrasound imaging at the calcaneus using an automatic region of interest. *Osteoporosis Int.* 1997 ; *7* : 363-369.
11. Genant H.K., Engelke K., Fuerst T., Glüer C.C., Gramp S., Harris S.T. et coll. – Noninvasive assessment of bone mineral and structure : state of the art. *J. Bone Miner. Res.* 1996 ; *11* : 707-730.
12. Glüer C.C. – Quantitative ultrasound techniques for the assessment of osteoporosis : expert agreement on current status. *J. Bone Miner. Res.* 1997 ; *12* : 1280-1288.
13. Gramp S., Genant H.K., Mathur A., Lang P., Jergas M., Takada M. et coll. – Comparisons of noninvasive bone mineral measurements in assessing age-related loss, fracture discrimination, and diagnostic classification. *J. Bone Miner. Res.* 1997 ; *12* : 697-711.

### Ostéoclastes

De nombreux arguments suggèrent le rôle du $Ca^{2+}$ extracellulaire dans la régulation de la fonction des cellules osseuses, et en particulier de l'ostéoclaste. Le calcium libéré de la matrice osseuse au cours de la résorption osseuse pourrait moduler les activités des ostéoclastes et des ostéoblastes intervenant dans le remodelage osseux, en inhibant la résorption osseuse et en favorisant l'ostéoformation [29]. De nombreuses études ont montré que la fonction ostéoclastique est régulée par des modifications du calcium intracellulaire. Une élévation de la concentration de calcium extracellulaire agit sur des sites membranaires, « récepteurs » du $Ca^{2+}$, et entraîne une mobilisation du $Ca^{2+}$ intracellulaire et une entrée de calcium extracellulaire par les canaux calciques [37]. L'augmentation du $Ca^{2+}$ intracellulaire induirait la production de signaux entraînant une inhibition de la résorption osseuse [6, 34]. Toutefois, les mécanismes de sensibilité au $Ca^{2+}$ extracellulaire médiant les effets du calcium sur les ostéoclastes diffèrent de ceux du CaR, et l'ostéoclaste répond généralement à des taux de $Ca^{2+}$ extracellulaire plus élevés que ceux nécessaires à moduler l'activité du CaR dans les parathyroïdes ou les cellules rénales [8, 29]. De plus, l'expression du CaR n'a pas, à ce jour, été démontrée sur les ostéoclastes.

## CaR ET PATHOLOGIE

Peu après le clonage du CaR, des anomalies de ce gène ont été mises en évidence dans certaines pathologies du métabolisme phosphocalcique où existe une dysrégulation de la réponse cellulaire au $Ca^{2+}$ extracellulaire [10]. En dehors de mutations du gène du CaR, des anomalies de l'expression du CaR ont également été incriminées, ainsi que l'existence d'auto-anticorps dirigés contre ce récepteur.

### Mutations inhibitrices du CaR

#### Hypercalcémie hypocalciurique familiale et hyperparathyroïdie sévère néonatale

L'hypercalcémie hypocalciurique familiale (FHH), ou syndrome de Marx, est une pathologie congénitale, de transmission autosomique dominante, caractérisée par une hypercalcémie chronique, généralement inférieure à 3 mM. Elle est le plus souvent asymptomatique et sans hypercalciurie correspondante [21]. Chez ces sujets, le taux de PTH circulante est normal mais la réponse parathyroïdienne à la $[Ca^{2+}]_0$ est anormale, avec un « set point » élevé de sécrétion de PTH (courbe déplacée vers la droite sur la figure 2). Ceci traduit une résistance modérée aux effets inhibiteurs du $Ca^{2+}$ extracellulaire sur la réponse de la PTH. La réabsorption du

$Ca^{2+}$ par le rein est également anormale, avec une incapacité à répondre à l'hypercalcémie par une hypercalciurie, comme si l'excrétion urinaire du $Ca^{2+}$ ne survenait que pour des concentrations supérieures de $[Ca^{2+}]_0$. Enfin, à la différence des autres causes d'hypercalcémie, la concentration des urines est normale dans le FHH car l'action inhibitrice de l'hypercalcémie sur l'action de l'ADH dans le tube collecteur n'apparaît pas [8, 28].

L'hyperparathyroïdie sévère néonatale (NSHPT) est la forme homozygote de la FHH, et se caractérise par l'existence d'une hypercalcémie sévère symptomatique, associée à des manifestations osseuses d'hyperparathyroïdie. Il existe une hypocalciurie relative et le taux de PTH est élevé, avec une hyperplasie des parathyroïdes [8, 28].

Une discrète élévation de la magnésémie peut être présente dans la FHH, de même qu'une hypermagnésémie dans le NSHPT, et une diminution de la clairance du $Mg^{2+}$ s'associe à la diminution de celle du $Ca^{2+}$ dans ces états pathologiques [16].

Les analyses génétiques de la FHH et NSHPT ont permis de montrer l'existence de mutations dans le gène du CaR [26]. Ces mutations sont dites « inhibitrices » ou « inactivatrices » (fig. 1). Des expériences *in vitro* de transfection de gènes mutés du CaR ont montré que de telles mutations aboutissaient à l'expression d'un CaR non fonctionnel ou d'affinité fortement diminuée pour le $Ca^{2+}$ extracellulaire, avec pour conséquence une augmentation plus ou moins importante du « set point » [25]. Les mutations de ce gène sont variables selon les familles étudiées. La plupart de ces mutations ont été détectées dans le grand domaine extracellulaire, et pourraient interférer avec la liaison du calcium. Certaines apparaissent dans les domaines transmembranaire ou cytoplasmique, et pourraient altérer le signal de transduction. Dans d'autres cas de FHH, il n'a pas été détecté de mutation dans la région codante ; une telle mutation pourrait se situer dans les régions non codantes régulatrices comme le promoteur qui n'ont pas été déterminées avec précision. Enfin, il existe parfois une anomalie sur un autre chromosome que le chromosome 3 [8]. Dans le NSHPT, les 2 parents ont des mutations sur le gène du CaR, et l'enfant n'a pas de copie normale du CaR. Tous les cas de NSHPT ne représentent cependant pas une forme homozygote de FHH [8]. L'apparition *de novo* de mutations du CaR hétérozygote a récemment été rapportée dans 3 cas de NSHPT (1 seule mutation de novo du CaR chez un enfant dont les parents sont normaux) [3, 24]. Dans ces 3 cas, l'hyperparathyroïdie était moins sévère que dans les NSHPT typiques. Le CaR muté pourrait exercer un effet inhibiteur dominant sur l'expression et/ou l'activité du CaR non muté. Une autre possibilité est que si la mère a une calcémie normale, le fœtus ayant une mutation du CaR d'origine paternelle a un environnement relativement hypocalcémique, d'où une stimulation parathyroïdienne et une hyperparathyroïdie associée au FHH [3].

Le modèle des souris déficientes en CaR fonctionnel permet de confirmer le rôle d'altérations du gène du CaR dans la dysrégulation de l'homéostasie calcique. Lorsque le déficit en CaR fonctionnel est hétérozygote, les souris ont une élévation modérée de la $[Ca^{2+}]_0$ et du taux de PTH, associée à une hypocalciurie. Les souris homozygotes ont une hyperparathyroïdie sévère néonatale, avec des taux très élevés de calcémie et de PTH, une hyperplasie des parathyroïdes, des anomalies osseuses, un retard de croissance et un décès précoce [17]. Ces anomalies permettent de penser que les altérations du gène du CaR sont directement responsables des anomalies biologiques observées dans la FHH et le NSHPT.

## Mutations activatrices du CaR

### Hypocalcémie autosomique dominante

L'hypocalcémie autosomique dominante est caractérisée par l'existence d'une hypocalcémie modérée, bien tolérée, associée à des taux détectables de PTH et à une hypercalciurie. Chez ces sujets, les cellules parathyroïdiennes semblent hypersensibles au $Ca^{2+}$ extracellulaire avec une activation du CaR et une inhibition de la sécrétion de PTH pour de faibles concentrations de $[Ca^{2+}]_0$. Il existe dans ce cas une diminution du « set point » de sécrétion de PTH et l'homéostasie calcique est équilibrée autour d'une valeur infra-normale de $[Ca^{2+}]_0$ (courbe déplacée vers la gauche sur la figure 2) [8]. L'activation du CaR des cellules rénales pour des concentrations plus basses de la $[Ca^{2+}]_0$ permet également de comprendre l'élévation de l'excrétion urinaire du $Ca^{2+}$, inappropriée à l'hypocalcémie. Des mutations dans le gène du CaR, aboutissant à une augmentation de la sensibilité au $Ca^{2+}$ extracellulaire et à une augmentation de l'activité du CaR, ont été décrites [28] (fig. 1). Le rôle de ces mutations dans l'augmentation de la sensibilité du CaR à la $[Ca^{2+}]_0$ a été démontré *in vitro* [25, 27]. Il s'agit de mutations situées dans le domaine extracellulaire du CaR et il est probable qu'elles affectent le site de liaison du ligand, avec pour conséquence une augmentation de l'affinité du CaR pour le $Ca^{2+}$ et une activation du CaR pour des concentrations plus basses de $Ca^{2+}$ extracellulaire [25].

## Hyperparathyroïdie primaire et secondaire

Aucune mutation du gène du CaR n'a été retrouvée dans le tissu parathyroïdien au cours d'hyperparathyroïdie primitive ou secondaire [18]. En revanche, des altérations de l'expression de l'ARNm et de la protéine du CaR ont été retrouvées dans le tissu parathyroïdien au cours d'hyperparathyroïdies primaire et secondaire ou tertiaire, avec une diminution de l'expression des ARNm évaluée par hybridation *in situ*, et une diminution du marquage des cellules parathyroïdiennes par immunohistochimie utilisant des anticorps dirigés contre le domaine extracellulaire de la protéine CaR [14, 20]. Dans l'hyperparathyroïdie primaire, la sécrétion de PTH par les cellules parathyroïdiennes n'est pas affectée par l'hypercalcémie ; ces constatations corroborent les études *in vitro* et *in vivo* ayant montré une élévation du « set point » dans cette pathologie [15]. Dans l'hyperparathyroïdie secondaire, la production de PTH est essentiellement stimulée par l'hypocalcémie. L'hyperplasie des glandes parathyroïdes pourrait jouer un rôle important dans l'hypersécrétion de PTH, et les facteurs impliqués dans l'hyperplasie des glandes parathyroïdiennes pourraient être déterminants dans la survenue de l'hyperparathyroïdie secondaire [15]. Ainsi, le CaR pourrait intervenir par une action sur la prolifération des cellules parathyroïdiennes.

### Hypoparathyroïdie acquise

La présence d'auto-anticorps sériques dirigés contre le domaine extracellulaire du CaR a été signalée chez quelques patients ayant une hypoparathyroïdie acquise, associée ou non à la présence d'une autre pathologie auto-immune [22]. Le rôle pathogénique de ces anticorps dans la survenue de l'hypoparathyroïdie reste toutefois incertain. L'induction d'une hypoparathyroïdie par action de ces anticorps sur le CaR impliquerait une hyperactivation du récepteur pour entraîner une suppression secondaire de la production de PTH. Des études fonctionnelles permettront peut-être d'établir le rôle de ces anticorps dans la physiopathologie de l'hypoparathyroïdie acquise.

## IMPLICATIONS THÉRAPEUTIQUES

L'existence d'une régulation de la sécrétion de PTH par la $[Ca^{2+}]_0$ par l'intermédiaire d'un récepteur de surface couplé à une protéine G a entraîné le développement de molécules dirigées sur ce récepteur. Les molécules dites « calcimimétiques » miment les actions de taux élevés de $[Ca^{2+}]_0$ sur le récepteur et pourraient être utilisées en thérapeutique pour diminuer le taux de PTH dans certains états d'hyperparathyroïdie. Des données préliminaires encourageantes ont été très récemment publiées chez le rat urémique [36] et au cours des hyperparathyroïdies humaines, qu'elles soient primitives [35] ou secondaires à une insuffisance rénale [2].

## CONCLUSION

La mise en évidence du CaR a permis une meilleure compréhension de la physiologie de l'homéostasie calcique et du mode d'interaction du $Ca^{2+}$ avec les membranes cellulaires. Toutefois, de nombreuses inconnues persistent, concernant en particulier la régulation de l'expression de ce récepteur. Le CaR est sensible à des variations de la $[Ca^{2+}]_0$, et peut être activé par d'autres cations, comme le $Mg^{2+}$, soulignant l'intrication du métabolisme de ces deux ions. Il existe probablement d'autres formes de récepteurs du calcium. Ainsi, les mécanismes de sensibilité au $[Ca^{2+}]_0$ médiant les effets du calcium sur les ostéoclastes diffèrent de ceux du CaR, qui répond généralement à concentrations locales de calcium plus élevées que celles qui modulent l'activité du CaR dans les parathyroïdes ou les cellules rénales. La découverte de tel(s) récepteur(s) pourrait avoir des applications thérapeutiques, et des agents « calcimimétiques » ciblés sur le CaR sont en cours de développement, et pourraient être utilisés dans le traitement de pathologies où la réponse au calcium est anormale, telles que l'hyperparathyroïdie.

L'analyse du liquide articulaire révèle la présence de polynucléaires et de monocytes. Les lymphocytes CD4 (qui expriment tous le transgène) sont minoritaires mais de type oligoclonal dans la synoviale. L'étude des cytokines sécrétées révèle un profil TH1 : taux indétectable d'IL-4, modérément élevé d'IFN-$\gamma$ et très élevé de TNF-$\alpha$.

L'étude immunologique montre fréquement une splénomégalie, un nombre normal de lymphocytes B (qui ne sont pas dans un état anormal d'activation comme le montre l'étude en FAC-scan). Une hypergammaglobulinémie est fréquente (élévation des IgG1). Il n'y a pas d'auto-anticorps circulant (ni FAN, ni FR) ni d'immuns complexes.

L'analyse génétique montre que le transgène « TCR » ne provoque pas la maladie lorsqu'il est porté par des fonds génétiques tels que B6, B10.A, B10.BR... il est capital que le patrimoine génétique de la souris exprime la molécule $H_2A\alpha^{G7}$. C'est la molécule du MHC-II ($A^{G7}$ provenant de la souris NOD) qui est l'élément génétique sous-tendant l'affection. L'autre élément expliquant la maladie est une allo-réactivité des cellules présentatrices de l'antigènes de la souris NOD vis-à-vis du TCR R28, en absence de tout antigène ajouté.

L'étude des populations T, chez cette souris, montre une délétion clonale dans le thymus des populations exprimant le transgène KRN, dans les jours suivant la naissance. Dans un second temps, le profil change avec une augmentation progressive des cellules circulantes exprimant le transgène (dans le sang circulant, le foie et la rate). Même si le taux des CD4 n'est jamais normal, le pourcentage de CD4 exprimant le transgène est maximal peu de temps avant l'éclosion de l'arthrite et semble présupposer un rôle de cette population cellulaire dans la maladie. Pour conforter ces arguments, les auteurs montrent qu'un traitement par un anticorps monoclonal anti-CD4 administré 5 jours avant l'éclosion de la maladie, retarde son apparition.

En conclusion, le modèle KRN/NOD est novateur : il partage de nombreuses particularités cliniques, biologiques, histologiques et immunologiques avec la PR humaine. C'est une affection chronique et progressive, bilatérale et symétrique, destructrice et déformante, dont l'histologie n'est pas sans rappeler le pannus rhumatoïde, et dont les aspects immunologiques, le terrain génétique et la présentation par le TCR évoquent la maladie humaine. C'est la première fois qu'un modèle animal approche d'aussi près l'affection.

Cependant ce modèle diffère de la PR par quelques points. Certaines souris développent des atteintes des IPD, ou très rarement une atteinte discale (mais ceci est peu spécifique chez la souris car reflète une inflammation systémique). Si le facteur rhumatoïde est présent dans 70 à 80 p. cent des PR humaines, il est totalement absent dans cette forme murine ; mais il est possible que d'autres auto-anticorps non recherchés (AKA, APN, RA33,...) soient présents. Enfin cent p. cent des CD4 expriment un TCR particulier (le transgène KRN), ce qui est radicalement différent de la maladie humaine.

## TRANSGENÈSE HLA

Le rôle du complexe majeur d'histocompatibilité dans la prédisposition et/ou l'expression clinique d'une PR est largement suspecté. La réponse apportée par les études génétiques familiales n'est pas concluante à ce jour et des travaux sur des modèles animaux permettent d'élargir les champs d'investigations.

Des travaux ont été menés dans le domaine de la susceptibilité à l'arthrite au collagène [24]. Les premiers ont modulé l'expression de l'HLA de classe II chez la souris. On sait qu'H-2q est associé à une susceptibilité à la maladie alors qu'H-2p « protège ». Les molécules de classe II (A) de ces haplotypes ne diffèrent seulement que par 4 acides aminés (AA) dans le premier domaine de la chaîne $\beta$. Une équipe suédoise a ainsi, dès 1994, démontré que des souris « transgéniques H-2p » exprimant une molécule de classe II (type A-bp) ressemblant à l'HLA de classe II A-bq, aboutissent à l'expression d'une chaîne $\beta$-A qui s'hybride physiologiquement avec la chaîne $\alpha$A-p, et montre que ces souris transgéniques développent une maladie auto-immune en réponse à l'injection de collagène. Cet élégant modèle de manipulation chez la souris montre en particulier le rôle de la simple différence représentée par 4 AA dans la chaîne bêta de l'HLA de classe II.

Des travaux plus récents se sont intéressés aux transfert des classes HLA DR et DQ. Depuis de nombreuses années, il est noté une corrélation entre l'expression d'HLA DR1 et DR4 et le risque de sévérité de la PR. De nombreux auteurs se sont donc attachés à faire exprimer ces molécules chez la souris afin de voir l'impact de ces transgènes sur le développement de l'arthrite au collagène. Un des premier résultat est celui de Rosloniec et coll. qui montre qu'en utilisant une souche de souris B10.M (H-2f) résistante à l'arthrite au collagène, chez qui on fait exprimer (par transgenèse) l'HLA DRB1*0101, on observe après l'injection de collagène, une arthrite caricaturale. Ceci démontre que ce transgène chimérique est fonctionnel et confère une forte susceptibilité à la maladie. Les souris contrôles (non transgéniques) restent résistantes à l'affection [24].

Le rôle éventuel d'HLA DQ est suspecté depuis peu. Le rôle d'HLA DR4 est fortement évoqué dans les populations caucasiennes, ainsi les PR qui expriment HLA Dw1, Dw4, Dw14, Dw15, Dw16, ont toutes une séquence d'AA commune, comprise entre la position 67 et 74 de l'HLA DRB1, à l'origine de l'hypothèse de l'épitope partagé (« *shared epitope* »). Qu'elle soit fondée ou non, cette hypothèse a provoqué un accroissement considérable des travaux sur la génétique de la PR, a conduit à découvrir que, dans des populations non caucasiennes, DR4 semble jouer un rôle moins important et qu'une forte association avec HLA DQ est alors notée. Dans des maladies auto-immunes autres que la PR, tel que le diabète de type I, l'HLA DQ8 est le gène de susceptibilité alors que DQ6 est protecteur. Certains travaux montrent une association de la PR avec DQ4, DQ7 et DQ8, en déséquilibre de liaison avec DR4 [18].

Afin de mieux connaître le rôle d'HLA DQ, le groupe de Chella David a mis au point des modèles de souris transgèniques pour HLA DQ8. Dans un travail publié en 1996, les auteurs utilisent un groupe de souris déficientes pour les gènes A$\beta$O null mice et fabriquent ensuite une lignée transgénique exprimant seulement DQ8 (DQA1*0301 et DQB1*0302). Ils montrent la bonne qualité de la transgenèse obtenue, puis que l'immunisation de ces souris avec du collagène bovin de type II induit une très forte réponse anticorps, une forte prolifération lymphocytaire *in vitro*, que celle-ci est bloquée par les anticorps anti-HLA DQ et enfin que la majorité des animaux transgéniques DQ8 développent une arthrite sévère [2]. Cette polyarthite n'est pas différente de celle observée dans les lignées classiques (B10.T) contrôles. En contraste, les animaux non transgéniques DQ8 ne développent pas de réponse immunologique et clinique.

Continuant leurs travaux sur le même modèle, cette équipe montre que certains fragments peptidiques (résidus 67-74) issus de l'HLA DR$\beta$1*0402 (DW10) qui est considéré comme un gène protecteur de la PR, sont capables (par « vaccination » contre ces fragments) de bloquer le transgène HLA DQ et inhibent le développement de l'arthrite au collagène dans ce modèle. Les souris immunisées contre ce peptide développent moins souvent des arthrites moins sévères que le groupe contrôle. D'autre part, après vaccination il est observé une modification de la réponse T helper, les souris vaccinées montrant une commutation du profil TH1 vers un profil TH2. Ceci suggère des possibilités de modulations thérapeutiques au cours de la maladie humaine.

Le dernier travail présenté par ce groupe consiste à fabriquer, sur des souris déficientes en classe II, un modèle double transgénique, les souris exprimant à la fois HLA DQ8 et HLA DQ6. Les auteurs montrent qu'après immunisation contre le collagène, les souris DQ8+/DQ6– font une arthrite classique, alors que celles DQ8+/DQ6+ en font rarement, et de forme toujours très minime. L'hypothèse formulée est que le gène HLA DQ8 est le gène de susceptibilité de la PR alors que DR4 ou DR2 seraient les gènes modulant la présentation clinique (intensité) de la maladie et que DQ6 protège de la maladie [3, 28].

## SOURIS TRANSGÉNIQUES POUR DES CYTOKINES

Il est possible d'invalider le gène d'une cytokine (technique du KO génique) ou au contraire de surexprimer telle ou telle cytokine en intégrant de multiples copies de son gène sous le contrôle d'un promoteur fort. On peut ainsi apprécier les effets ou les retombées de la suppression de l'expression d'une cytokine de deux façons. Une souris « normale » dépourvue d'IL-4 ou d'IL-10 a-t-elle un comportement particulier ? Des souris ayant une anomalie auto-immune préexistante évoluent-elles de façon différente après KO génique ? De la même manière, par démarche inverse, on apprécie l'effet de l'hyperexpression d'une cytokine chez un animal « normal » ou atteint au préalable d'une affection donnée.

Il faut cependant se garder de tirer des conclusions trop hâtives à la lecture de ces modèles et se souvenir que l'extinction d'un gène (du jour de la création au jour de la mort d'un animal) reste un modèle schématique qui ne reflète que partiellement ce qui se passe au cours d'une maladie ou d'un traitement chez l'homme. D'autre part, il faut porter grande attention à ce que l'on étudie et interpréter chaque résultat, en apparence contradictoire.

Nous allons citer quelques exemples :

## Souris transgénique pour IL-10

Elle existe depuis peu [9] ces animaux ont un profil cytokinique de base de type TH2 (avec une baisse des cytokines TH1, type IFN$\gamma$). Ces souris n'ont pas d'anomalie morphologique particulière, ni des populations lymphocytaires ou de leur taux d'immunoglobulines. Le transfert de CD4 de souris développant une colite, chez ces animaux transgéniques IL-10, montre le rôle protecteur de la cytokine (absence d'apparition de la colite). Ces souris transgéniques sont résistantes à l'infection à Leishmania major qui est un grand marqueur de contrôle TH2. D'autre part, elles perdent le contrôle immunologique de la croissance des tumeurs (ceci est restauré par des anticorps anti-IL-10). Ces résultats montrent que la modification du profil cytokinique modifie la réponse immune.

## Souris transgéniques pour l'IL-4

Cette cytokine augmente la production d'IgG1 et d'IgE et joue un rôle prédominant *in vitro* dans la différenciation des cellules T CD4 en TH2. Cette population joue à son tour un rôle majeur dans les réponses humorales. Il est donc avancé l'hypothèse que l'hyperexpression de cytokines TH2 favorise l'éclosion de maladies auto-immunes telles le lupus. Si le rôle de l'IL-10 semble cerné, celui de l'IL-4 reste mal défini dans cette situation. Une équipe suisse a fabriqué des souris transgéniques pour l' IL-4 à partir de souris « normales » de la lignée B6BR, en leur insèrant le gène de l'IL-4 sous le contrôle d'un promoteur fort. Les animaux développent une hyperexpression des HLA de classe II et du CD23, une augmentation des IgG1 et des IgE sériques, puis une anémie et une glomérulonéphrite avec dépôts d'immuns complexes et production d'auto-anticorps [9]. L'utilisation d'anticorps anti-IL-4 empêche l'apparition de la maladie. On pourrait en conclure que l'IL-4 est une « mauvaise cytokine » et que tout ce qui permettrait de réduire son expression au cours de la maladie serait bénéfique.... Ceci serait une erreur. Un groupe suisse a rendu transgéniques pour IL-4 des souris NZB/NZW (qui font un lupus) et observé que l'hyperexpression de la cytokine prévient la maladie rénale de ces animaux (réduction des immuns complexes circulants, de l'atteinte rénale, des taux circulants d'IgG1 et 3,...) [25]. Ainsi donc, si ces deux travaux semblent contradictoires, il n'en est rien, et c'est au lecteur de savoir les replacer dans le contexte, ce qui est la grande difficulté de la lecture de ces travaux.

## Autres souris transgéniques

Nous avons déja cité les travaux de Kolias et Keffer [16] qui rapportaient en 1991 un modèle de souris transgéniques pour le TNF humain, qui développent une polyarthrite très sévère et destructrice. Le modèle a été critiqué car reproduit (sur les mêmes lignées de souris originelles) avec un insert dépourvu de la portion codante pour le TNF.

Il est possible de réaliser des KO géniques de cytokines. Le KO du gène de l'IL-6 a été réalisé par une équipe italienne [19], qui montre que ces souris sont protégées de la perte osseuse induite par la déplétion estrogénique : l'ovariectomie (chez ces animaux) ne s'accompagne pas de modification de la masse osseuse ni du niveau de remodelage osseux.

Le même groupe démontre que la réponse inflammatoire de ces animaux à l'injection de turpentine (puissant toxique pro-inflammatoire) est considérablement réduite. Une véritable compensation se faisant alors par une hyperproduction de TNF$\alpha$. Ce modèle de souris montre que l'IL-6 est importante comme médiateur local de l'inflammation mais beaucoup moins comme médiateur systémique [6].

## Autres modèles

Les techniques de transgenèse et de KO peuvent être ensuite élargies à de multiples modèles, certes éloignés de la PR, mais utiles pour le rhumatologue. En pathologie osseuse, on peut faire un KO génique d'un type donné de collagène afin d'en préciser le rôle. Par exemple, une équipe finlandaise a fait le KO du gène du collagène X et montre que son expression n'est pas nécessaire à la formation des os longs [23]. Un KO du collagène de type II provoque une maladie arthrosique. Un KO génique du gène du récepteur de la PTH-rP provoque une forme léthale de chondrodysplasie [15 bis].

On peut réaliser un modèle de maladie granulomateuse chronique. La réponse anti-infectieuse normale fait intervenir l'explosion oxydative du polynucléaire neutrophile sous le contrôle d'une enzyme, la NADPH oxydase, constituée de plusieurs sous-unités catalytiques dont la principale est la $p47^{phox}$. Il est possible de rendre les souris déficientes pour cette protéine et d'observer une maladie granulomateuse chronique, similaire à celle observée chez l'homme [13].

On peut rendre des souris déficientes en molécule d'adhésion (E-Sélectine, ICAM, P-Sélectine,...). Ainsi, une souris déficiente pour la L-Sélectine permet d'étudier de façon très approfondie l'anomalie de recrutement, au sein d'une lésion inflammatoire, qu'induit un tel déficit [26].

La transgenèse réserve parfois des surprises, ainsi le KO du gène codant pour un facteur de transcription nommé ATF-2, se révèle peu utile à l'étude de la régulation de l'expression des gènes, mais un excellent modèle de chondrodysplasie [21].

Citons enfin un modèle de KO génique pour les COX II. L'inhibition de l'enzyme est ici caricaturale et ne reflète pas l'effet d'un médicament Il est cependant intéressant de voir que ce KO réduit la viabilité de ces animaux, avec altération de la fonction rénale, fibrose myocardique et stérilité [4].

## CONCLUSION

Les progrès de la biologie moléculaire ouvrent donc des voies de recherches multiples dans le domaine de la pathologie rhumatologique. Au-delà des connaissances nouvelles en terme de physiopathogénie, il est probable que de nouvelles perspectives thérapeutiques en découleront à court terme.

## RÉFÉRENCES


1. Bosma G.L., Davisson M.T., Ruetsch N.R. – Mouse mutation in severe combined immunodeficiency is on chromosome 16. *Immunogenetics* 1989 ; *29 :* 54-57.
2. Bradley D., Nabozny G., Cheng S., Griffith M., Luthra H., David C. – HLA-DQ$\beta$1 polymorphism determines incidence, onset, and severity of collagen-induced arthritis in transgenic mice. *J. Clin. Invest.* 1997 ; *100 :* 2227-2237.
3. Das P., Bradley D., Griffith M., Luthra H., David C. – An HLA-DR$\beta$1*0402 derived peptide (65-79) prevents the onset of CIA in HLA DQ8 transgenic mice (abstract). *Arthritis Rheum.* 1997 ; *40* (suppl. 1) : S72.
4. Dinchuk J., Car B., Focht R., Johnson J., Jaffee B., Covington M. et coll. – Renal abnormalities and an altered inflammatory response in mice lacking cyclooxygenase II. *Nature* 1995 ; *378 :* 406-409.
5. Erb K., Rüger B., von Brevern M., Ryffel B., Schlimp A., Rivett K. – Constitutive expression of interleukin-4 in vivo causes autoimmune-type disorder in mice. *J. Exp. Med.* 1997 ; *185 :* 329-339.
6. Fattori E., Capelletti M., Costa P., Sellito C., Cantoni L., Carelli M. et coll. – Defective inflammatory response in interleukin-6 deficient mice. *J. Exp. Med.* 1994 ; *180 :* 1243-1250.
7. Fujisawa K., Asahara H., Okamoto K., Aono H., Hasunuma T., Kobata et coll. -Therapeutic effect of the anti-Fas antibody on arthritis in HTLV-1 Tax transgenic mice. *J. Clin. Invest.* 1996 ; *98 :* 271-278.
8. Geiler T., Kriesgman J., Keyszer G.M., Gay R.E., Gay S. – A new model for rheumatoid arthritis generated by engraftment of rheumatoid synovial tissue and normal human cartilage into SCID mice. *Arthritis Rheum.* 1994 ; *37 :* 1664-1671.
9. Hagenbaugh A., Sharma S., Dubinett S., Wei S., Aranda R., et coll. – Altered immune response in interleukin-10 transgenic mice. *J. Exp. Med.* 1997 ; *185 :* 2101-2110.
10. Hayashi Y., Haneji N., Hamano H., Yanagi K. – Transfer of Sjögren syndrome-like autoimmune lesions into SCID and prevention of lesions by anti-CD4 and anti-T cell receptor antibody treatment. *Eur J. Immunol.* 1994 ; *24 :* 2826-2831.
11. Iigo Y., Takashi T. Tamatani T., Miyasaka M., Higadisha T., Yagita H., et coll. – ICAM-1 dependant pathways critically involved in the pathogenesis of adjuvant arthritis in rats. *J. Immunol.* 1991 ; *147 :* 4167-4171.
12. Iwakura Y., Tosu M., Yoshida E., Takiguchi M., Sato K., Kitajima I et coll. – Induction of inflammatory arthropathy ressembling rheumatoid arthritis in mice transgenic for HTLV-1. *Science* 1991 ; *253 :* 1026-1028.
13. Jackson S., Gallin J., Holland S. – The $p47^{phox}$ mouse knock-out model of chronic granulomatous disease. *J. Exp. Med.* 1995 ; *182 :* 751-758.

14. Jorgensen C., Bologna Ch., Sany J. – Autoimmunité : apport du modèle des souris SCID. *Rev. Rhum.* [*Ed Fr.*] 1995 ; *62 :* 549-554.
15. Jorgensen C., Demoly P., Noel D., Mathieu M., Piechaczyc M., Gougat C. et coll. – Gene transfert to human rheumatoid synovial tissue engrafted in SCID mice. *J. Rheumatol.* 1997 ; *24 :* 2076-2079.
15 bis. Karaplis A., Luz A., Mulligan R., Kronenberg H. – Characterization of mice homozygous for the PTH/PTHrP receptor gene null mutation (abstract). *J. Bone Miner. Res.* 1994 ; *9(* suppl 1) : S121.
16. Keffer J., Probert L., Cazlaris H., Georgopoulos S., Kaslaris E., Kioussis D. et coll. – Transgenic mice expressing human tumor necrosis factor : a predictive genetic model of arthritis. *EMBO J.* 1991 ; *10 :* 4025-4031.
17. Kouskoff V., Korganoff A., Duchatelle V., Degott C., Benoist C., Mathis D. – Organ specific disease provoked by systemic autoimmunity. *Cell* 1996 ; *87 :* 811-822.
18. Nabozny G., Baisch J., Cheng S., Cosgrove D., Griffith M., Luthra H et coll. – HLA DQ8 transgenic mice are highly susceptible to collagen-induced arthritis : a novel model for human polyarthritis. *J. Exp. Med.* 1996 ; *183 :* 27-37.
19. Poli V., Balena R., Fattori E., Markatos A., Yamamoto Y. et coll. – Interleukin-6 deficient mice are protected from bone loss caused by estrogen depletion. *EMBO J.* 1994 ; *13 :* 1189-1196.
20. Ramirez-Solis R., Bradley A. – Advances in the use of embryonic stem cell technology. *Curr. Opinion Biotechnol.* 1994 ; *5 :* 528-534.
21. Reimold A., Grusby M., Kosaras B., Fries J., Mori R., Maniwa S., et coll. Chondrodysplasia and neurological abnormalities in ATF-2 deficient mice. *Nature* 1996 ; *379 :* 262-265.
22. Rendt K.E., Barry T.S., Jones D.M., Richter C.B., Mc Cachren S., Haynes B. – Engraftment of human synovium into SCID mice. *J. Immunol.* 1993 ; *151 :* 7324-7336.
23. Rosati R., Horan G., Pinero G., Garofalo S., Keene D., Horton W.A., et coll. – Normal long bone growth and development in type X collagen null mice. *Nature Genet.* 1994 ; *8 :* 129-135.
24. Rosloniec E., Brand D., Myers L., Whittington K., Gumanosvkaya M., M.'Zaller D. et coll. – An HLA-DR1 transgene confers susceptibility to collagen-induced arthritis elicited with human type II collagen. *J. Exp. Med.* 1997 ; *185 :* 1113-1122.
25. Santiago M.L., Fossatti L., Jacquet C., Müller W., Izui S. Reininger L. – Interleukin-4 protects against a genetically linked lupus-like auto-immune syndrome. *J. Exp. Med.* 1997 ; *185 :* 65-70.
26. Tedder T., Steeber D., Pizcueta P. – L-Selectin deficient mice have an impaired leukocyte recruitment into inflammatory sites. *J. Exp. Med.* 1995 ; *181 :* 2259-2264.
27. Weyl D., Bardin T. – Les animaux transgéniques : leur intérêt en rhumatologie (p. 281-290). *In :* S. de Sèzes, A. Ryckewaert, M.-F. Kahn, D. Kuntz, A. Dryll, Cl. Guérin, *L'actualité rhumatologique 1992.* Paris, Expansion Scientifique Française, 1992.
28. Zanelli E., Korc C., David C.-Critical residues on HLA-DR$\beta$1*0402 HV3 peptide for HLA DQ8-restricted immunogenicity. *J. Immunol.* 1997 ; *158 :* 3545-3551.

# THÉRAPEUTIQUES MÉDICALES ET LEURS COMPLICATIONS

# Traitements locaux des métastases vertébrales

V. LEMAIRE, M. TUBIANA-HULIN, J.-D. LAREDO

Le traitement local des métastases vertébrales a deux buts : l'antalgie et la prévention des complications neurologiques ou la prévention de leur aggravation lorsqu'elles existent. Rappelons que le diagnostic de métastase doit toujours être confirmé histologiquement.

Les indications vont varier en fonction du pronostic de la maladie cancéreuse : la chirurgie ne sera proposée que si la durée de vie probable dépasse plusieurs mois. Ce pronostic dépend de l'origine du cancer, du nombre de métastases et de l'existence ou non de métastases extra-osseuses.

Trois traitements locaux peuvent être réalisés et éventuellement associés : la vertébroplastie percutanée, la radiothérapie et la chirurgie de décompression ou d'exérèse.

## LA VERTÉBROPLASTIE PERCUTANÉE

Elle a fait l'objet d'une mise au point par P. M'Bappé dans *L'actualité rhumatologique 1992* [19]. Depuis lors, son expérience s'est élargie, ses indications mieux codifiées.

Nous ne reviendrons pas sur la description de la technique. L'extension lésionnelle doit être estimée dans les jours précédents par radiographie et scanner. L'hospitalisation dure en moyenne 4 jours. La vertébroplastie percutanée est réalisée sous anesthésie générale ou neuroleptanalgésie complétée par une anesthésie locale. Un scanner de contrôle est réalisé dans les heures suivantes afin d'apprécier l'importance du remplissage, l'existence d'une fuite.

## Indications, contre-indications et résultats

La vertébroplastie percutanée entraîne une antalgie rapide (en moyenne 24 h) et permet une certaine consolidation osseuse. La rapidité de l'amélioration clinique permet à la plupart des patients de se lever le jour suivant. Weill et coll. [23] ont traité 37 patients : 73 p. cent ont été améliorés dans les jours qui ont suivi la vertébroplastie. Cortet et coll. ont traité également 37 patients (29 avaient des métastases osseuses, 8 un myélome) : 97 p. cent étaient améliorés dans les 48 heures [6]. Pour Chiras et coll. [5], sur 48 vertébroplasties, l'amélioration est obtenue dans 86 p. cent des cas.

En dehors de l'effet antalgique, la vertébroplastie peut être réalisée dans le but d'obtenir une stabilisation mécanique des lésions. Dans l'expérience de Weill et coll., cette stabilisation réalisée 11 fois se maintient. La vertébroplastie n'a pas d'effet sur l'extension dans les parties molles qu'il s'agisse d'une épidurite ou d'un envahissement péri-rachidien.

Pour pouvoir être réalisée, plusieurs critères doivent être réunis : une atteinte corporéale prédominante, un respect au moins partiel des corticales du corps vertébral et une absence de signes cliniques de compression médullaire. La rupture du mur postérieur a longtemps été considérée comme une contre-indication : elle accroît les risques de la méthode et oblige à une surveillance accrue. Les fractures tassements récentes ne constituent une contre-indication qu'à partir du moment où il existe une rupture de la corticale du corps vertébral. Lorsqu'elle existe, il est conseillé d'attendre 15 jours.

Dans la mesure où il existe un risque de fuite du méthyl méthacrylate avec compression médullaire ou radiculaire symptomatique, la vertébroplastie doit être envisagée dans un centre où les chirurgiens sont présents et peuvent être prêts à intervenir d'urgence.

La vertébroplastie est contre-indiquée en cas de troubles de la coagulation. L'anesthésie en procubitus peut être délicate chez les patients ayant des problèmes respiratoires.

Une destruction vertébrale importante ou un tassement majeur de plus des deux tiers peut rendre ce geste difficile.

Il faut pouvoir localiser la vertèbre douloureuse : les rachialgies doivent correspondre au corps vertébral atteint.

On peut cimenter plusieurs vertèbres mais pas tout le rachis : 2 ou 3 vertèbres au maximum. La vertébroplastie peut être réalisée au rachis cervical, dorsal ou lombaire. Plusieurs injections à quelques semaines ou mois peuvent être faites.

Il n'existe pas de relation étroite entre le degré de remplissage par le ciment et la qualité du résultat obtenu sur la douleur. On peut donc ne pas exiger un remplissage complet, ce qui diminue le risque de fuite.

Le mode d'action de la vertébroplastie n'est pas défini avec certitude : plusieurs mécanismes sont proposés : dégagement de chaleur et libération lors de la polymérisation du ciment de monomère de méthyl méthacrylate et de radicaux libres, effet de consolidation du remplissage par le ciment qui prévient la survenue de microfractures.

## Complications

Dans l'étude multicentrique du GRIBOI, 1 p. cent de 311 patients sont morts dans les suites du traitement et 8 p. cent ont eu une complication : aggravation, apparition d'une compression médullaire, recrudescence d'une radiculalgie préexistante ou apparition d'une radiculalgie. La compression médullaire est rare : 1 sur 258 vertébroplasties dans le travail de Chiras et coll. Dans l'étude de Cortet et coll., 3 patients ont eu une radiculalgie, 2 ont été opérés : la racine était comprimée par une fuite de ciment dans le canal de conjugaison.

Les fuites de ciment sont très fréquentes : dans 38 p. cent des cas de Weill et coll., dans 72,5 p. cent des cas de Cortet et coll. Les fuites dans le disque intervertébral et l'espace paravertébral, ainsi que dans le canal, sont en général asymptomatiques (1 cas de Cotten et Duquesnoy a eu une radiculalgie crurale transitoire). La fuite intraforaminale est à l'origine d'une recrudescence de la radiculalgie dans 2 cas sur 8 qui ont été opérés un mois plus tard [7]. L'abord transpédiculaire permet de minimiser le risque de fuite intraforaminale. Les fuites du ciment dans les veines périvertébrales imposent l'arrêt de l'injection. Au rachis cervical, la fuite du ciment peut entraîner des difficultés de déglutition que Weill et coll. ont traitées par les corticoïdes.

Une fièvre peut survenir dans les jours qui suivent l'ostéoplastie surtout quand la quantité de ciment est importante : inférieure à 39° elle régresse en 4 jours. Elle est plus rare dans les ostéoplasties vertébrales que dans les ostéoplasties cotyloïdiennes. Dans les premières heures qui suivent le geste, la douleur peut augmenter. Des AINS ou une corticothérapie peuvent être administrés pour prévenir ces effets.

## Traitements associés

La vertébroplastie doit être suivie d'une radiothérapie locale si le type de métastase y est sensible car l'injection de ciment n'a pas d'effet anti-tumoral et la radiothérapie n'altère pas les propriétés mécaniques du ciment acrylique ; mais une vertébroplastie peut être réalisée en complément d'une radiothérapie lorsque l'antalgie n'a pas été obtenue ou en cas de reprise évolutive.

Une ostéosynthèse peut compléter la vertébroplastie. Celle-ci peut être faite après la chirurgie de décompression en cas de signes neurologiques, permettant de consolider le segment antérieur et d'éviter une déstabilisation secondaire.

### Durée du résultat

L'effet bénéfique sur la douleur de la vertébroplastie se maintient dans les mois qui suivent : chez tous les patients à un mois dans l'expérience de Cortet et coll. [6], dans 89 p. cent des cas à 3 mois et dans 75 p. cent des cas à 6 mois, expérience qui regroupe les métastases osseuses et les myélomes. Lorsque la douleur récidive de nouvelles métastases osseuses sont souvent en cause.

## RADIOTHÉRAPIE DES MÉTASTASES VERTÉBRALES

La radiothérapie des métastases vertébrales a pour but de calmer les douleurs, de prévenir les tassements vertébraux, d'empêcher l'extension de la tumeur vers les structures neurologiques de voisinage ou de lever une compression médullaire.

La presque totalité des métastases vertébrales uniques, traitées ou non préalablement par un geste local (chirurgie ou vertébroplastie) reçoivent une radiothérapie complémentaire, pour empêcher la réextension du processus lytique compromettant à moyen terme la solidité du montage, et dans l'espoir d'augmenter les chances de curabilité ou de longue rémission.

En cas de métastases osseuses et/ou vertébrales multiples, la radiothérapie est utilisée dans plus de 80 p. cent des cas, dans une optique palliative, à un moment ou à un autre de l'évolution tumorale, ceci en fonction de l'évolution particulière de chaque affection mais aussi des habitudes locales et même nationales.

Il n'existe aucun consensus vrai sur le schéma d'irradiation optimal et le moment précis d'intégration de la radiothérapie dans une approche multidisciplinaire combinant les traitements systémiques antitumoraux et anti ostéolytiques [20]. Les limites du champ d'irradiation vertébral concernaient classiquement l'ensemble du segment vertébral atteint pour éviter les risques de recoupe de champs lors des irradiations ultérieures. Les améliorations techniques récentes et en particulier l'IRM qui permet de mieux préciser l'extension tumorale, autorise des champs plus réduits, prenant au minimum une vertèbre sus et sous-jacente.

### Recherche de l'effet antalgique

L'effet antalgique de la radiothérapie n'est pas complètement expliqué : il peut provenir de la réduction du volume tumoral, diminuant l'hypertension périostée ou la compression exercée par la tumeur sur les racines nerveuses, mais un tel mécanisme ne rend pas compte de l'amélioration rapide des douleurs, parfois dès les premières 24 h, observée après une radiothérapie locale ou hémicorporelle dans un nombre limité de cas. Au surplus, l'amélioration symptomatique serait relativement indépendante de la radiosensibilité de la tumeur primitive [27] mais

cette notion reste controversée [31]. D'autres mécanismes sont proposés pour expliquer l'effet antalgique parmi lesquels une inhibition locale des médiateurs chimiques de la douleurs telles les prostaglandines.
L'irradiation vertébrale est réalisée avec des radiations de haute énergie, télécobaltothérapie, accélérateurs linéaires ou bétatrons.

Les données de la littérature permettent difficilement de conclure sur le meilleur schéma dose-fractionnement – en terme de taux d'antalgie complète, de durée du contrôle antalgique, de nécessité ou non de ré-irradiation [14]. En effet, les études sont imprécises sur les critères d'évaluation de la douleur, les traitements antalgiques concomitants, les traitements systémiques hormonaux et chimiothérapiques et leurs effets antitumoraux.Les essais randomisés sont eux-mêmes d'interprétation discutable.

## Technique

Schématiquement, on oppose les traitements par fraction unique de 4 à 8 Gy à une irradiation fractionnée délivrant de 4 à 20 fractions étalées sur 5 j à 1 mois.

### Irradiation en flash

L'irradiation par fraction unique délivre des doses de 4 à 8 Gy. Une étude randomisée [23] a comparé des doses de 4 et 8 Gy dans un groupe de 270 patients L'effet antalgique était significativement supérieur avec 8 Gy (69 %) qu'avec 4 Gy (44 %) mais la proportion d'antalgie complète à 3 mois était identique [24].

Dans une étude du Royal Marsden comparant 8 Gy en 1 fraction à 30 Gy en 10 séances, aucune différence de taux de réponse n'a été observée, mais seuls 31 p. cent des patients étaient évaluables après 3 mois [23]. Plus récemment Niewald et coll. [21] comparant des schémas de 20 Gy en une semaine et 5 fractions à 30 Gy sur 3 semaines, arrivent à la même conclusion, mais ils jugent le premier schéma supérieur pour le confort du patient.

### Irradiations hypofractionnées ou semi-concentrées

Plus utilisées en France elles comportent 5 fractions de 4 Gy en 4 ou 5 jours ou le schéma proposé par Baillet et coll. [1] : 2 séances de 6 Gy espacées de 48 h puis 2 séances de 5 Gy à 48 h d'intervalle 15 jours plus tard.

*L'irradiation semi-concentrée de* 30 Gy en 10 séances et 12 jours est utilisée par de nombreuses équipes. Ainsi Rasmusson et coll. rapportent un essai randomisé chez des patientes atteintes de cancer du sein comparant une irradiation de 30 Gy en 10 séances et 12 j et 15 Gy en 3 séances et 8 jours. Aucune différence n'a été observée en terme d'antalgie, d'amélioration de l'autonomie et de consommation d'antalgiques [25].

prédominantes les plus fréquentes : en l'absence de signes neurologiques, la corporectomie-reconstruction-synthèse antérieure est proposée s'il n'y a pas d'amélioration par le traitement médical. Lorsqu'existent des signes neurologiques, le siège de la compression sera précisé par l'imagerie. Si la compression est antérieure, c'est l'indication d'une voie antérieure pour corporectomie-décompression. Si l'aggravation est rapide, elle sera précédée d'une laminectomie décompressive. Si la compression est circonférentielle, l'abord antérieur sera suivi par un abord postérieur.

## LA COMPRESSION MÉDULLAIRE

Les compressions médullaires sont la complication la plus redoutée de l'atteinte métastatique vertébrale. Dans une étude autopsique de Lenz et Fried, cette complication s'observait dans 9 p. cent des cas de cancers du sein métastatique alors que 59 p. cent des patients avaient des métastases vertébrales. Cette complication est à craindre, en particulier dans les métastases ostéolytiques pures ou prédominantes (cancer du sein, myélome, cancer du rein, du poumon ou de la thyroïde) lorsque l'évolution tumorale est rapide et en cas de localisation dorsale ou de la charnière dorsolombaire. Le traitement curatif des compressions médullaires lentes est d'autant plus médiocre que le déficit neurologique est installé, que le traitement soit chirurgical ou radiothérapique [16]. Il faut donc s'efforcer d'en réaliser la prévention. Une imagerie par scanner et surtout IRM vertébrale est souhaitable lorsque le bilan d'extension d'une maladie métastatique met en évidence des foyers d'hyperfixation vertébrales en scintigraphie, lorsqu'il existe d'emblée ou en cours d'évolution, des douleurs progressives fixes aggravées au repos, de localisation dorsale ou des charnières cervicodorsales et dorsolombaires. En effet, ces douleurs précèdent l'installation des symptômes déficitaires dans 96 p. cent des cas [4]. Les irradiations radiculaires uni ou bilatérales, impulsives à la toux ou à l'effort, sont classiquement évocatrices mais d'autres signes sont plus trompeurs : douleurs lésionnelles réduites à leur irradiation (thoraciques antérieures, creux épigastrique, douleur péri-ombilicale avec ou sans constipation opiniâtre difficile à interpréter sous traitement antalgique).

Si l'IRM met en évidence des lésions du mur postérieur ou, a fortiori, un début d'infiltration épidurale, il est préférable d'irradier et ce même en l'absence de symptôme même si on dispose d'un traitement systémique possiblement efficace.

Les symptômes plus tardifs, déficit sensitif, troubles des fonctions digestives et urinaires, et déficit moteur constituent une urgence thérapeutique et posent le problème du choix entre les méthodes chirurgicales et radiothérapiques.

## Modalités d'irradiation d'une compression médullaire débutante ou installée

Sur le plan théorique, un certain nombre de préceptes radiobiologiques doivent être respectés : les modèles expérimentaux ont montré que la tolérance médullaire à la radiothérapie était fonction de la dose totale, dose par fraction et durée du traitement. De façon courante, on pense qu'un fractionnement standard de 1,8 à 2 Gy avec une dose totale de 45 Gy, au rythme de 4 à 6 fractions par semaine, a un risque de myélopathie inférieur à 0,2 p. cent et un risque de 5 à 6 p. cent lorsque la dose totale atteint 51 à 60 Gy [10].

La moelle cervicale pourrait avoir une tolérance accrue par rapport à la moelle dorsale ou lombaire mais tous les auteurs ne s'accordent pas sur ce point. Lorsque la dose par fraction est supérieure à 2 Gy, le risque de myélopathie augmente malgré une dose totale moins élevée [10]. L'intervalle entre 2 fractions paraît lui aussi important, un intervalle de 6 à 8 h ayant une toxicité accrue par rapport à 24 h. En cas d'inclusion dans des protocoles de multifractionnement, la moelle ne doit pas recevoir plus de 40 Gy. Au surplus, des champs d'irradiation étendus peuvent majorer la toxicité.

Lorsque le déficit neurologique est installé, le traitement débuté rapidement dans les 24 à 48 h cherche l'obtention d'un effet rapide et de fortes doses par fraction pourraient être plus efficaces [16]. Là encore, les avis divergent et les schémas standard (30 Gy, 10 fractions) donnent d'excellents résultats, au moins en cas de tumeurs radiosensibles.

La plupart des centres utilisent des traitements fractionnés de 30 Gy en 10 fractions ou 20 Gy en 5 fractions qui entraînent un même niveau d'antalgie. Lorsque l'état du patient le permet et que la maladie tumorale a un pronostic relativement plus favorable, un étalement plus prolongé avec des fractions de 1,5 à 2 Gy et des doses totales de 40 à 45 Gy est préféré.

Les complications aiguës sont peu fréquentes : accès douloureux transitoire, nausées, œsophagites, érythème cutané ou diarrhée.

## Place de la corticothérapie

La majorité des protocoles thérapeutiques préconisent la corticothérapie débutée avant la mise en route de l'irradiation et poursuivie pendant toute sa durée. Le but recherché est de limiter le risque d'aggravation de l'atteinte neurologique, lié à un oedème réactionnel en début d'irradiation. Ce phénomène est expérimentalement controversé [26]. Les doses de corticoïdes sont, elles aussi, discutées : les fortes doses paraissent susceptibles d'une amélioration clinique transitoire. Cependant, l'étude randomisée de Vecht et coll. [32] comparant de fortes doses de stéroïdes 100 mg IV, à des doses plus conventionnelles de 10 mg IV, suivies dans les deux cas de 4 mg toutes les 4 h pendant plusieurs jours n'a pas montré de différence significative. L'amélioration neurologique sous corticoïdes

26. Siegal T., Siegal T. – Current considerations in the management of neoplastic spinal cord compression. *Spine* 1989 ; *14 :* 223-228.
27. Simon J. M. – Radiothérapie des métastases osseuses. *Bull. Canc. Radiother.* 1996 ; *83 :* 290-298
28. Spraul J.M., Petchot Ph., Apoil A., Salhany G., NguyenV.H., Regnaud R., et coll. – Traitement chirurgical des métastases du rachis cervical. A propos d'une série de 28 cas. *Rachis* 1991 ; *3 :* 433-438.
29. Strensen S., Helweg-Larsen S., Mouridsen H., Hansen H. H. – Effect of high-dose dexamethasone in carcinomatous metastatic spinal cord compression treated with radiotherapy : a randomised trial. *Eur. J. Cancer* 1994 ; *30 :* 22-27
30. Tokuhashi Y., Matsuzaki H., Toriyama S., Kawano H., Ohsaka S. – Scoring system for the preoperative evaluation of metastatic spine tumor prognosis. *Spine* 1990 ; *15 :* 1110-1113.
31. Tong D., Gillick L., Hendrickson F. R. – The palliation of symptomatic osseous metastases. Final results of the radiotherapy. *Cancer* 1982 ; *50 :* 893-899
32. Vecht C. J., Haaxma-Reiche H. van Putten W. L., de Visser M., Vries E. P., Twijnstra A. – Initial bolus of conventional versus high dose dexamethasone in metastatic spinal cord compression. *Neurology* 1989 ; *39 :* 1255-1257.
33. Weill A., Chiras J., Simon J.M., Rose M., Sola-Martinez T., Enkaoua E. – Spinal metastases : indications for and results of percutaneous injection of acrylic surgical cement. *Radiology* 1996 ; *199 :* 241-247.

# Le traitement du myélome multiple a-t-il progressé ?

E. PERTUISET, A. DRYLL

Dans les années 1950, avant l'introduction du melphalan, la médiane de survie des patients atteints de myélome multiple (MM) était de 7 mois [in 25]. Le protocole de chimiothérapie conventionnelle associant une monochimiothérapie par melphalan et la prednisone (protocole MP) a été introduit dans les années 1960 par Alexanian, permettant un allongement de la survie et devenant le traitement de référence du MM. Le but de notre exposé sera d'essayer de déterminer si les nouveaux traitements proposés depuis vingt ans dans le MM ont permis d'améliorer le pronostic de cette maladie. Parmi ces nouvelles thérapeutiques, nous envisagerons essentiellement les polychimiothérapies conventionnelles, les traitements « lourds » comportant notamment de la chimiothérapie à haute dose avec ou sans greffe, l'interféron alpha et les bisphosphonates. L'analyse du pronostic du MM comporte d'une part l'analyse de la survie et d'autre part l'analyse de la qualité de vie. Malheureusement, ce dernier paramètre a rarement été analysé pour son propre compte. Concernant la prise en charge globale du MM, nous renvoyons le lecteur à un article de l'un d'entre nous [25] où il trouvera également de nombreuses références bibliographiques antérieures à 1994.

## LE MYÉLOME MULTIPLE EN 1998

### Classification et épidémiologie

La définition du MM reste la même : association d'une prolifération médullaire de plasmocytes tumoraux (plus de 10 % de plasmocytes dystrophiques au myélogramme) et d'une immunoglobuline (Ig) monoclonale sérique et/ou urinaire. Les grands signes cliniques et biologiques de la maladie restent l'atteinte osseuse,

**Liste des abréviations utilisées dans le texte**

- **A** : adriamycine
- **Ac** : anticorps
- **ALGMO** : allogreffe de moelle osseuse
- **ATGMO** : autogreffe de moelle osseuse
- **ATGS** : autogreffe de sang
- **B** : BCNU
- **C** : cyclophosphamide
- **CSP** : cellules souches périphériques
- **CV** : chimiothérapie conventionnelle
- **D** : dexaméthasone
- **gp** : glycoprotéine
- **G-CSF et GM-CSF** : facteurs de croissance hématopoïétique granulocytaire et granulo-monocytaire
- **ICT** : irradiation corporelle totale
- **IFM** : groupe multicentrique « Intergroupe Français du Myélome »
- **IFN** : interféron
- **Ig** : immunoglobuline
- **IL** : interleukine
- **IRM** : imagerie par résonance magnétique
- **M** : melphalan
- **MAG** : groupe français multicentrique « Myélome Autogreffe »
- **MHD** : melphalan à haute dose
- **MM** : myélome multiple
- **MP** : association melphalan et prednisone
- **MRM** : maladie résiduelle minime
- **P** : prednisone
- **PolychimioT** : polychimiothérapie conventionnelle
- **RC** : rémission complète
- **RP** : rémission partielle
- **TNF** : tumor necrosis factor
- **V** : vincristine
- **VAD** : association vincristine, adriamycine et dexaméthasone
- **VAMP** : association vincristine, adriamycine et méthylprednisolone
- **VBMCP** : association vincristine, BCNU, melphalan, cyclophosphamide et prednisone

l'hypercalcémie, l'anémie, l'insuffisance rénale et la susceptibilité aux infections bactériennes. On utilise toujours la classification de Durie et Salmon [in 25] en trois stades (I, II, III) corrélés à la masse tumorale et faisant intervenir la fonction rénale (A, B). Environ 20 p. cent des MM diagnostiqués correspondent au MM asymptomatique individualisé par Alexanian [25, 35]. Ces MM asymptomatiques, qui sont des stades I ou rarement II de Durie et Salmon, sont définis par l'absence de symptômes cliniques, par la normalité de la calcémie et de la fonction rénale, par une anémie absente ou modérée (Hb > 10,5 g/dl) et par un taux d'Ig monoclonale sérique inférieur à 45 g/l.

L'IRM du rachis dorsolombaire a été développée dans l'étude des différentes dyscrasies plasmocytaires [26]. Dans le bilan initial des MM symptomatiques, l'IRM révèle des anomalies en rapport avec le MM dans 80 p. cent des cas et la fréquence de sa positivité est probablement corrélée avec le stade de Durie et Salmon [26]. A ce jour, l'analyse par IRM du rachis dorsolombaire ne permet pas de modifier le stade de Durie et Salmon où l'analyse de l'atteinte osseuse reste basée sur les radiographies standard de l'ensemble du squelette. En revanche, dans le MM asymptomatique, l'IRM dorsolombaire est utile pour définir le pronostic car la présence d'anomalies en rapport avec le MM constitue un facteur prédictif d'une évolution plus rapide vers une forme évolutive ou symptomatique [26].

Le MM peut survenir *de novo* ou au cours de l'évolution des gammapathies monoclonales de signification indéterminée dont environ 15 p. cent évoluent vers un MM [6]. L'incidence annuelle du MM dans la population générale varie selon le sexe (plus élevée chez l'homme) et selon le pays considéré, se situant entre 2 et 5 p. 100 000 chez les sujets de race blanche [21, 30]. Le MM survient dans une population âgée. La médiane ou la moyenne d'âge des malades lors du diagnostic a été estimée à 70 ans par les auteurs anglo-saxons [21, 30], mais était de 65 ans dans trois séries hospitalières françaises [5, 16, 27].

## Pronostic

Avec les traitements par chimiothérapie conventionnelle, la médiane de survie des patients atteints de MM est de 2,5 à 3 ans [16, 21, 22, 24, 25, 27]. Le taux de survie à 5 ans est d'environ 25 p. cent [21, 22, 27] et celui à dix ans se situe entre 5 et 10 p. cent [1, 16, 27]. Les cas de guérison restent exceptionnels. Les patients atteints de MM sont exposés au développement de leucémies, soit leucémies à plasmocytes secondaires qui traduisent l'envahissement sanguin par la maladie, soit leucémies aiguës myéloïdes qui sont parfois précédées de myélodysplasies et dans la genèse desquelles la chimiothérapie prolongée joue un rôle important [6, 25]. Si la médiane de survie des patients ayant un MM asymptomatique a été estimée à 105 mois, leur pronostic est très variable et dépend de la durée de progression vers un MM symptomatique [25]. Les différents facteurs associés à une progression plus rapide sont l'existence de lésions osseuses radiographiques, d'anomalies myélomateuses à l'IRM du rachis dorsolombaire, d'un taux d'Ig monoclonale sérique supérieur à 30 g/l, ainsi qu'un isotype IgA et l'existence d'une protéinurie monoclonale.

Le meilleur facteur prédictif de la survie des patients atteints de MM est la réponse à la chimiothérapie. Le principal facteur pronostique pré-thérapeutique est le taux sérique de la bêta-2 microglobuline, facteur faisant intervenir à la fois la masse tumorale et la fonction rénale [18, 25]. L'âge constitue un facteur pronostique, la survie étant plus courte chez les sujets âgés de plus de 60 ans et surtout chez ceux de plus de 70 ans, par rapport aux plus jeunes [5, 16, 25, 27]. Une comparaison valable de groupes de patients traités différemment nécessite donc que ces groupes soient comparables pour l'âge, pour le taux sérique de bêta-2 microglobuline et pour la créatininémie [4].

## Biologie

La pathogénie du MM est complexe et sa cause précise n'est pas connue. La présence dans les plasmocytes myélomateux de mutations somatiques des gènes des Ig indique que l'événement oncogène primaire intervient sur un précurseur B ayant rencontré son antigène dans les tissus lymphoïdes périphériques [5]. Les plasmocytes myélomateux ont un phénotype CD38+, CD56+ et CD19– et présentent très fréquemment des anomalies chromosomiques à type de translocations qui constituent des événements oncogènes secondaires. L'ensemble des événements oncogènes est à l'origine de la prolifération tumorale monoclonale et de la diminution des phénomènes d'apoptose. La prolifération tumorale est, en partie, dépendante du micro-environnement médullaire avec lequel les plasmocytes tumoraux entretiennent des relations bilatérales par le biais des cytokines [6, 23]. L'IL-6 apparaît comme une cytokine majeure dans la prolifération des plasmocytes tumoraux *in vitro* mais aussi *in vivo.* Le récepteur cellulaire de l'IL-6 est composé de deux glycoprotéines, la chaîne alpha et surtout la chaîne bêta (gp130) qui est l'élément transducteur du signal d'activation. L'IL-6 est produite par les cellules du micro-environnement médullaire (sécrétion paracrine) et aussi par les cellules myélomateuses elles-mêmes (sécrétion autocrine). Les plasmocytes tumoraux sécrètent de l'IL-6, mais aussi de l'IL-1 bêta et du TNF-bêta, ces trois cytokines jouant un rôle important dans l'atteinte osseuse en stimulant les ostéoclastes.

## CHIMIOTHÉRAPIES CONVENTIONNELLES

### Traitement initial

Le traitement de référence, le protocole MP effectué par cures mensuelles per os, entraîne une rémission dans 40 à 60 p. cent des cas selon les séries [25]. Il s'agit pour l'essentiel de rémissions partielles (RP), les rémissions complètes (RC) étant très rares (moins de 5 %). L'introduction des polychimiothérapies comme traitement initial a constitué la première étape historique d'intensification thérapeutique dans le MM. Les cures de polychimiothérapies associent de manière variable le melphalan (M), le cyclophosphamide (C), la vincristine (V), la prednisone (P), l'adriamycine (A), le BCNU (B), le CCNU [25]. Contrairement au protocole MP, elles nécessitent l'utilisation de la voie intraveineuse. Dix-sept essais thérapeutiques randomisés ont comparé le protocole MP à divers polychimiothérapies. Les résultats et les références des quinze premières peuvent être trouvés par ailleurs [25]. Les deux dernières sont une étude allemande dans laquelle ont été randomisés 204 patients de stade III [24] et une étude nord-américaine dans laquelle ont été randomisés 479 patients [22]. En regroupant ces 17 essais thérapeutiques, 1 773 patients ont été traités par MP et 2 212 patients ont été traités par polychimiothérapie. Dans 7 de ces études, et surtout les plus récentes [22, 24], le taux de rémission est significativement plus élevé (différence de 20 %) avec les polychimiothérapies par rapport au protocole MP. Ceci que la polychimiothérapie comporte ou non de l'adriamycine, ce qui incite à ne pas utiliser systématiquement l'adriamycine dans le traitement initial, compte tenu de la toxicité cardiaque dose-dépendante, avec un risque d'insuffisance cardiaque par cardiomyopathie toxique qui dépasse 10 p. cent à partir d'une dose totale cumulée de 550 mg/m$^2$ [32]. De plus, la réponse à la polychimiothérapie est habituellement un peu plus rapide qu'avec le protocole MP. En revanche, la quasi-totalité de ces essais n'ont pas montré de supériorité de la polychimiothérapie par rapport au protocole MP en terme de survie, ceci ayant été confirmé par une méta-analyse [19]. L'essai thérapeutique rapporté en 1997 par Oken et coll. [22] illustre bien notre propos : la polychimiothérapie (VBMCP) n'utilise pas d'adriamycine, permet d'obtenir un taux de rémission plus élevé que le MP (72 % vs 51 %) et des rémissions plus prolongées (24 mois vs 18 mois), mais sans effet sur la survie globale (28 mois). Dans cette étude, la toxicité et surtout le risque de décès dans les 6 premiers mois ont été supérieurs avec la polychimiothérapie chez les sujets âgés de plus de 70 ans.

### Phase de plateau

Habituellement, le traitement initial est poursuivi pendant 12 mois, sauf en cas de progression tumorale, et jusqu'à obtention d'une phase de plateau définie comme une rémission partielle stable [25]. En phase de plateau, la poursuite de la chimiothérapie initiale est inutile car elle ne modifie pas la survie globale et peut être toxique par ses risques infectieux et par l'augmentation du risque de survenue de myélodysplasies et de leucémies aiguës [1].

### Résistances et rechutes

Chez les patients rechutant plus de 6 mois après l'arrêt de la chimiothérapie, la reprise de la chimiothérapie initiale entraîne un taux de rémission de 60 à 70 p. cent, mais la durée de la seconde rémission est inférieure à celle de la première [25]. Quand la rechute survient moins de 6 mois après l'arrêt de la chimiothérapie, ou quand il existe une chimiorésistance primaire ou quand apparaît une progression sous traitement par alkylant, l'utilisation d'une polychimiothérapie utilisant de l'adriamycine et des corticoïdes à forte dose est indiquée [25]. Le protocole VAD, proposé par Barlogie et Alexanian en 1984, associe vincristine (V) et adriamycine (A) en perfusion IV continue sur 4 jours et de la dexaméthasone (D) à forte dose. Il entraîne près de 40 p. cent de rémission dans ces circonstances [25]. Actuellement en France, on utilise plus volontiers le protocole VAMP où la méthylprednisolone (MP) remplace la dexaméthasone avec des doses totales de corticoïdes moindres et un risque infectieux inférieur. Les corticoïdes à fortes doses utilisés en monothérapie donnent près de 30 p. cent de rémission dans les MM chimiorésistants [20]. Chez les patients résistants au VAD, le melphalan à haute dose par voie IV ou l'association cyclophosphamide-VP16 à hautes doses couplés à du GM-CSF pourraient entraîner une réponse tumorale dans environ un tiers des cas, mais cette réponse est de courte durée [1]. Malheureusement, quelle que soit la chimiothérapie de rattrapage utilisée, la durée des rémissions est courte et tout MM devient, un jour ou l'autre, chimioréfractaire.

## CHIMIOTHÉRAPIES À HAUTES DOSES ET AUTOGREFFES

L'existence d'un effet-dose du melphalan, ce qui signifie l'augmentation de l'efficacité anti-tumorale avec la dose unitaire administrée, a été suggérée au début des années 1980. Une équipe londonienne a traité de première intention 63 patients âgés de 30 à 67 ans (médiane 48 ans) avec du melphalan à haute dose (MHD, 140 mg/m$^2$ IV) sans support hématopoiétique [13]. Ce traitement a permis d'obtenir un taux élevé de rémission (82 %) et notamment un taux élevé de RC (32 %). Néanmoins, le taux de décès précoces liés au MHD était élevé (15 %) et

36. Westin J., Rödjer S., Turesson I., Cortelezzi A., Hjorth M., Zador G. for a cooperative study group. – Interferon alpha-2b versus no maintenance therapy during the plateau phase in multiple myeloma : a randomized study. *Br. J. Haematol.* 1995 ; *89* : 561-568.
37. Wisloff F., Hjorth M., Kaasa S., Westin J., for the Nordic Myeloma Study Group. – Effect of interferon on the health-related quality of life of multiple myeloma patients : results of a Nordic randomized trial comparing melphalan-prednisone to melphalan-prednisone + alpha-interferon. *Br. J. Haematol.* 1996 ; *94* : 324-332.

# Traitement des arthrites septiques à germes banals en l'absence de prothèse en 1998

C. de SAUVERZAC, S. ROZENBERG, P. BOURGEOIS

Les objectifs du traitement des arthrites septiques sont l'éradication du germe, la préservation de l'intégrité du cartilage et le retour de la fonction articulaire à l'état antérieur au processus septique. Classiquement, le traitement comporte plusieurs étapes simultanées ou successives : une antibiothérapie adaptée, le drainage articulaire, l'immobilisation et, selon l'évolution, une prise en charge arthroscopique ou chirurgicale. Nous aborderons, dans ce travail, ces différentes phases thérapeutiques et, pour chacune d'entre elles, les questions auxquelles le clinicien peut être confronté en pratique quotidienne.

## ANTIBIOTHÉRAPIE

Malgré l'arrivée sur le marché de nouveaux antibiotiques à bonne diffusion osseuse et synoviale [33], l'antibiothérapie des arthrites septiques n'est pas parfaitement codifiée. De nombreuses questions se posent quant au choix de l'antibiotique, sa voie d'administration initiale, la durée du traitement parentéral et la durée totale du traitement. L'étude de la littérature met en évidence des attitudes variables. Le traitement antibiotique initial peut être débuté par voie parentérale exclusive [16, 31], par une association parentérale et orale [2] ou par voie orale exclusive [2, 20]. La durée de l'antibiothérapie administrée par voie parentérale variait de dix jours [31] à trois à quatre semaines [16]. La durée totale du traitement était également variable entre deux mois [31] à huit mois [20]. Dans la série rétrospective de Le Dantec et coll. [20] la durée totale du traitement était de cinq mois pour les patients hospitalisés entre 1966 et 1973 et de deux mois et demi pour la période 1989-1993.

Bien que ces séries soient difficilement comparables entre elles, la diversité des attitudes thérapeutiques observées soulignent le caractère empirique et arbitraire de l'antibiothérapie des arthrites septiques, celle-ci semblant reposer le plus souvent sur des habitudes de prescription.

Les critères de choix d'un antibiotique dans un processus infectieux sont, d'une part son activité sur le germe en cause, d'autre part sa pénétration à des concentrations efficaces dans le tissu infecté où il doit y demeurer actif.

Pour les arthrites septiques, la concentration dans le liquide synovial de la majorité des antibiotiques (étudiés par voie parentérale le plus souvent) est équivalente, voire supérieure, à la concentration sérique [13, 24]. De ce fait, leur utilisation par injection intra-articulaire ne semble plus licite d'autant que cela pouvait entraîner dans un certain nombre de cas des synovites chimiques [12].

La voie d'administration initiale recommandée par la troisième conférence de consensus [26] pour le traitement des infections bactériennes ostéo-articulaires en dehors des infections à mycobactéries était : le recours indispensable à la voie intraveineuse dans les infections sévères de l'adulte, la possibilité d'utiliser une association per os et intraveineuse pour les autres. Le passage de la voie intraveineuse à la voie orale est à envisager après au minimum deux semaines sous réserve de la bonne évolution clinique et biologique, de la bonne disponibilité des antibiotiques et surtout de la bonne observance du patient. L'étude du pouvoir bactéricide de l'antibiotique dans le liquide articulaire ne semble plus justifié dans la surveillance du traitement. En revanche, les dosages sériques de certains antibiotiques (glycopeptides, aminosides, fluoroquinolones) doivent être contrôlés [7]. En fonction du germe isolé, le choix de l'antibiotique de première intention (tableaux I, II) se porte sur les molécules à bonne diffusion osseuse (tableau III). Lorsque le germe n'est pas connu, le traitement est probabiliste en tenant compte du terrain et de l'âge du patient [7]. La durée totale préconisée du traitement varie entre quatre et six semaines avec un taux de rechute à l'arrêt estimé à 0,5 p. cent [26]. Des tentatives de réduction de la durée du traitement ont été rapportées chez l'enfant [30]. Un traitement de 10 à 14 jours paraissait suffisant pour le streptocoque et l'hæmophilus ; en revanche pour le staphylocoque et les bacilles gram négatif une durée de trois semaines semblait nécessaire.

En dehors des infections sévères et de l'existence de troubles digestifs chez le patient, quelle est la place de l'antibiothérapie orale initiale dans le traitement des arthrites septiques ? Les données de la littérature sont pauvres ; cependant deux observations doivent être soulignées :

– l'évolution des patients traités d'emblée par voie orale semble identique à ceux traités par voie parentérale [2, 20] ;

– la concentration de certains antibiotiques dans le liquide synovial après administration orale est nettement supérieure à la concentration minimale inhibitrice du germe [12, 28].

L'antibiothérapie orale présente plusieurs avantages par rapport à la voie parentérale : facilité d'administration, confort du patient, diminution de la

TABLEAU I. – **Antibiothérapie proposée par conférence de consensus 1991 [7].**

| Germe | Traitement de 1re intention | Autres propositions |
|---|---|---|
| *Staphylocoque méti-S* | fluoroquinolone + rifampicine | – pénicilline M + aminoside<br>– pénicilline M + rifampicine<br>– synergistine + aminoside |
| *Staphylocoque méti-R* | – glycopeptide + rifampicine ou ac. fucidique ou fosfomycine<br>– rifampicine + ac. fucidique | – fosfomycine + céfotaxime ou rifampicine ou ac. fucidique |
| *Streptocoque* | amoxicilline + aminoside | glycopeptide + aminoside |
| *Bacilles gram négatif* | fluoroquinolone + céphalosporine 3e génération | fluoroquinolone + fosfomycine ou imipénème |
| *P. Aeruginosa* | – ciprofloxacine + ceftazidime<br>– ceftazidime + aminoside | – ceftazidime + fosfomycine<br>– imipénème + fosfomycine |

TABLEAU II. – **Propositions de posologies pour les principaux antibiotiques utilisés dans les arthrites septiques.**

| Antibiotique | Posologie | Rythme d'administration |
|---|---|---|
| *Amoxicilline*<br>*oxa- ou cloxacilline* | 150 à 200 mg/kg | 4 à 6/24 heures |
| *Ceftriaxone* | 30 mg/kg | 1/24 heures |
| *Céfotaxime* | 100 mg/kg | 3/24 heures |
| *Ceftazidime* | 3 à 6 g | 2 à 3/24 heures |
| *Glycopeptides*<br>– *Vancomycine*<br>– *Teicoplanine* | <br>30 mg/kg<br>6 mg/kg/12 heures × 3<br>puis 6 mg/kg/24 heures | <br>toutes les 12 heures<br>toutes les 24 heures<br>après dose de charge |
| *Fosfomycine* | 150 à 200 mg/kg | 3/24 heures |
| *Fluoroquinolone*<br>– *Péfloxacine*<br>– *Ofloxacine*<br>– *Ciprofloxacine* | <br>800 mg<br>600 mg<br>1 500 mg | <br>2 à 3 prises |
| *Rifampicine* | 20 mg/kg | 2/24 heures |
| *Acide fucidique* | 1 500 mg | 3/24 heures |
| *Pristinamycine* | 2 à 3 g | 2 à 3/24 heures |

morbidité par l'absence de perfusion, diminution du coût, réduction de la durée d'hospitalisation. L'obstacle principal à un traitement par voie orale est la mauvaise observance du patient et la possibilité d'une malabsorption [14].

TABLEAU III. – **Classification de la pénétration osseuse des antibiotiques.**

| **Pénétration osseuse des antibiotiques** | |
|---|---|
| *Excellente* | Fluoroquinolones<br>Lincosamides<br>Rifampicine<br>Acide fucidique<br>Fosfomycine<br>Cyclines<br>Pristinamycine |
| *Moyenne* | Bêtalactamines<br>Glycopeptides<br>Cotrimoxazole<br>Phénicolés |
| *Faible* | Aminosides |

Le traitement des arthrites septiques à gonocoque est mieux codifié. Elles seront traitées initialement par la ceftriaxone par voie parentérale à la dose de 1 g/24 heures en raison de l'augmentation des souches résistantes à la pénicilline [34, 35]. Un relais par la pénicilline G ou par l'amoxicilline est possible mais ne sera effectué qu' après avoir pris connaissance de l'antibiogramme. La durée totale du traitement est de 10 jours [34, 35].

Si les modalités pratiques d'utilisation des antibiotiques ne sont pas bien définies, un principe doit, dans tous les cas, être respecté : l'arthrite septique est une urgence thérapeutique qu'il faut traiter le plus tôt possible. Ce principe repose sur des études animales et des constatations cliniques. L'étude histologique de synoviale de genou de lapin après inoculation dans l'articulation de staphylocoque doré met en évidence des différences importantes en fonction de la précocité de la mise en route du traitement antibiotique [25]. Les lapins traités le jour de l'inoculation du germe récupèrent leur fonction articulaire, la synoviale est modérément inflammatoire. Les lapins traités le troisième jour de l'infection ont une diminution de l'amplitude articulaire et la synoviale est le siège d'une synovite proliférative avec des destructions articulaires. Ho et coll. [15] ont montré dans une étude rétrospective qu'il existait une corrélation significative entre le devenir fonctionnel de l'articulation, le délai entre l'apparition des symptômes et la mise en route du traitement (5,1 $\pm$ 2,1 jours pour le groupe de patients évoluant favorablement versus 10,3 $\pm$ 10,9 pour les patients dont l'évolution était moins bonne). Goldenberg et coll. [10] ont colligé 59 arthrites septiques. Pour 11 patients traités plus de sept jours après le début des symptômes, 3 ont obtenu une récupération articulaire complète. Pour les 48 patients traités moins de sept jours après le début des symptômes, la récupération articulaire a été complète chez 32 d'entre eux. L'antibiothérapie doit être débutée en urgence pour éviter la destruction irréversible du cartilage. Mais l'urgence c'est également de ne pas débuter une antibiothérapie à l'aveugle sans s'être donné tous les moyens d'isoler le germe.

La remise en question des schémas antibiotiques, quel que soit le type d'infection, va toujours dans le sens d'un raccourcissement de la durée du traitement. La prolongation majore en effet le risque d'effets indésirables, favorise la sélection des souches et augmente le coût économique. Le choix de la durée d'une antibiothérapie est toujours très difficile puisqu'il n'existe pas de critères absolus de guérison si ce n'est l'absence de rechute à l'arrêt du traitement.

## DRAINAGE ARTICULAIRE

Malgré la pauvreté des études expérimentales et cliniques, le drainage articulaire est un principe thérapeutique accepté par tous et apparaît comme un temps essentiel du traitement des arthrites septiques [4, 5, 9]. Bayer et coll. [1] ont rapporté le devenir de deux groupes, de six patients chacun, hospitalisés pour une arthrite septique à bacille gram négatif. Un groupe de patients était traité par antibiothérapie seule, l'autre groupe était traité par antibiothérapie et ponctions itératives à l'aiguille. Dans le groupe antibiotique, 2 patients sur 6 ont évolué vers la guérison, les 4 autres ont évolué vers l'ostéomyélite nécessitant une prise en charge chirurgicale. Dans le groupe antibiotique et drainage articulaire, 5 patients sur 6 ont guéri sans séquelle.

Les objectifs du drainage articulaire sont triples :

– l'obtention d'un effet antalgique par diminution de la pression sur la capsule articulaire ;

– l'évacuation des produits de dégradation des leucocytes et des germes susceptibles d'entraîner des lésions cartilagineuses ;

– la surveillance de la bonne efficacité du traitement par la disparition du germe et la diminution du nombre de leucocytes.

Le drainage articulaire peut s'effectuer par ponctions itératives, arthroscopie ou arthrotomie. Les ponctions itératives sont réalisées sans difficulté pour la majorité des articulations périphériques. Elles doivent être réalisées avec des aiguilles de gros calibre, une à plusieurs fois par jour selon les auteurs [9, 10, 22].

Une controverse persiste quant au type de drainage initial, médical ou chirurgical. Broy et coll. [5] ont colligé l'ensemble des publications de 1959 à 1984 leur permettant d'analyser le résultat fonctionnel d'arthrite septique à pyogène, dont la prise en charge thérapeutique était inférieure à deux semaines après le début des symptômes, en fonction du mode de drainage initial médical ou chirurgical. Ils ont retenu 80 publications, soit 371 arthrites septiques chez 336 patients. Ces 371 épanchements septiques ont été drainés par ponctions itératives à l'aiguille dans 242 cas, par arthrotomie ou arthroscopie dans 129 cas. Le genou était l'articulation la plus fréquemment atteinte, environ la moitié des cas. Le staphylocoque doré était le germe le plus souvent en cause. Dans le groupe chirurgical, ils notaient une proportion plus élevée d'atteinte de la hanche et du poignet par rapport au groupe drainage médical. L'existence d'une pathologie articulaire sous-jacente était identique dans les deux groupes. En revanche, l'existence de facteurs de mauvais pronostic pouvant affecter l'évolution des arthrites septiques était plus fréquente dans le groupe drainage médical. Le résultat fonctionnel, toutes articulations confondues, était considéré comme bon dans 66 p. cent des cas dans le groupe drainage médical versus 57 p. cent dans le groupe drainage chirurgical. En examinant chaque groupe articulaire, les résultats étaient identiques sauf pour l'articulation coxofémorale dont les résultats fonctionnels étaient meilleurs dans le groupe drainage chirurgical.

Cette analyse corrobore les résultats d'une étude rétrospective [11] comportant 59 patients, évaluant le drainage articulaire par ponctions répétées versus le drainage chirurgical comme méthode de drainage initial. Les auteurs mettaient en évidence un meilleur résultat fonctionnel dans le groupe ponctions itératives bien que ce groupe comportait des patients plus sévèrement atteints.

Les ponctions itératives à l'aiguille des arthrites septiques semblent donc être une méthode de drainage satisfaisante en première intention dans la majorité des cas. L'arthrotomie n'est plus indiquée à l'heure actuelle en première intention.

Une méthode de drainage par irrigation-distension, évaluée dans certaines pathologies notamment la gonarthrose, était proposée par Ike [17] comme une alternative possible à un drainage arthroscopique ou chirurgical. Dans sa série de 11 arthrites septiques du genou (10 patients), une irrigation-distension a été réalisée lorsque l'évolution du liquide articulaire n'était pas favorable après 5 jours d'antibiothérapie adaptée et des ponctions itératives deux fois par jour. Cette méthode de drainage a permis de surseoir à un geste arthroscopique ou chirurgical dans 4 cas sur 11. Les patients dits bons répondeurs étaient plus âgés et le volume de l'épanchement avant le geste était moins important. Pour Ike [17], la comparaison du liquide articulaire avant et après le geste pouvait être un facteur prédictif du bon résultat si le nombre de leucocytes diminuait d'au moins 25 p. cent et si le volume total de l'épanchement diminuait d'au moins 50 p. cent. Ce lavage articulaire par irrigation distention de réalisation simple mérite d'être à nouveau évalué sur un plus grand nombre de patients.

## IMMOBILISATION

Si pour certains auteurs l'immobilisation doit être prolongée et rigoureuse avec parfois l'utilisation de moyen de contention, attelle ou plâtre [31], pour d'autres, elle doit être courte suivie dès que possible d'une rééducation progressive [4, 16, 22, 23].

Une des premières hypothèses de la destruction cartilagineuse dans les arthrites septiques était un facteur mécanique de friction secondaire au mouvement de l'articulation infectée.

L'immobilisation a donc été préconisée pour diminuer la pression sur l'articulation et donc pour minimiser le risque de destruction articulaire.

Salter et coll. [27] ont comparé le retentissement de l'immobilisation, de la mobilisation intermittente et de la mobilisation passive continue mise en route dès le début du traitement sur le cartilage articulaire dans un modèle expérimental d'arthrite septique du genou à staphylocoque doré chez le lapin. Les auteurs ont étudié l'évolution radiographique de l'articulation septique, l'histologie de la membrane synoviale et du cartilage articulaire, la composition biochimique du cartilage. La mobilisation passive continue avait de façon statistiquement significative un effet protecteur du cartilage articulaire par rapport aux groupes de lapins immobilisés ou mobilisés par intermittence. Par ailleurs, ils notaient que les anomalies les plus sévères, quel que soit le groupe de lapins étudié, étaient observées dans les zones portantes des condyles fémoraux. Ainsi, ils concluaient que la mobilisation passive continue avec mise en décharge de l'articulation avait un effet bénéfique, protecteur sur le cartilage articulaire et que la remise en charge avait un effet délétère sur le cartilage des zones portantes. Leurs hypothèses quant aux effets de la mobilisation passive continue sur le cartilage étaient : la prévention de la formation d'adhésion de la membrane synoviale, l'amélioration de la nutrition du cartilage par une meilleure diffusion du liquide synovial et la stimulation des chondrocytes pour la synthèse de différents composants de la matrice.

Mielants et coll. [23] préconisent une immobilisation relative avec dès le début, en association à l'antibiothérapie et au drainage articulaire, la réalisation de contractions isométriques des muscles suivie très rapidement d'une rééducation articulaire progressive et intensive.

En pratique, l'immobilisation en position de fonction est indiquée à visée antalgique les premiers jours, suivie dès le contrôle des douleurs et diminution des signes inflammatoires locaux, d'une mobilisation progressive passive puis active.

La reprise de la marche, lorsqu'il s'agit d'une articulation portante, est mal codifiée dans la littérature. Pour certains auteurs [34], la remise en charge est autorisée vers le 45$^{e}$ jour. Dans notre expérience, celle-ci s'effectue généralement plus tôt si l'évolution clinique et biologique sont bonnes entre la deuxième et troisième semaines de traitement.

## PLACE DE L'ARTHROSCOPIE ET DE LA CHIRURGIE

L'arthroscopie fait partie de l'arsenal thérapeutique des arthrites septiques depuis 1973 [6]. Son utilisation était initialement restreinte aux arthrites septiques du genou et consistait à laver et irriguer l'articulation. Son développement a permis

## RÉFÉRENCES


1. Bayer A.S., Chow A.W., Louie J.S., Nies K.M., Guze L.B. et coll. – Gram negative bacillary septic arthritis : clinical, radiographic, therapeutic and prognosis features. *Semin. Arthritis Rheum.* 1977 ; *7 :* 123-132.
2. Boiffard O., Becq-Giraudon B., Breux J.-Ph., Cazenave-Roblot F., Grignon B., Bontoux D. – Traitement des infections ostéo-articulaires à staphylocoque doré. A propos de cinquante observations. *Sem. Hôp. Paris* 1989 ; *65 :* 2752-2758.
3. Bourgeois P., Vinceneux Ph., Kaplan G., Dunand J.-F., Kahn M.-F. – Traitement des arthropathies post-infectieuses par la cortisonothérapie locale. *Rev. Rhum.* 1981 ; *48 :* 208-211.
4. Brégeon Ch., Renier J.-C., Bontoux L. – Conduite générale du traitement des infections ostéo-articulaires non tuberculeuses en dehors de l'antibiothérapie. *Rev. Rhum.* 1981 ; *48 :* 191-199.
5. Broy S.B., Schmid F.R. – A comparison of medical drainage (needle aspiration) and surgical drainage (arthrotomy or arthroscopy) in the initial treatment of infected joints. *Clin. Rheum. Dis.* 1986 ; *12 :* 501-522.
6. Broy S.B., Stulberg S.D., Schmid F.R. – The role of arthroscopy in the diagnosis and management of the septic joint. *Clin. Rheum. Dis.,* 1986 ; *12 :* 489-499.
7. Choutet P., Desplaces N., Evrard J., Quinet B., Peyramond D., Lopitaux R. et coll. – Traitement des infections ostéo-articulaires bactériennes en dehors des infections à mycobactéries. *Méd. Mal. Infect.* 1991 ; *21 :* 546-550.
8. Desproges-Gotteron R., Labrousse C., Trèves R., Dibon J.-M., Clément A., Pitrou E. – Les synoviorthèses à l'acide osmique dans les infections ostéo-articulaires non tuberculeuses. *Rev. Rhum.* 1981 ; *48 :* 201-203.
9. Dickie A.S. – Current concepts in the management of infections in bones and joints. *Drugs* 1986 ; *32 :* 458-475.
10. Goldenberg D.L., Cohen A.S. – Acute infectious arthritis. *Am. J. Med.* 1976 ; *60 :* 369-377.
11. Goldenberg D.L., Brandt K.D., Cohen A.S., Cathcart E.S. – Treatment of septic arthritis comparison of needle aspiration and surgery as initial modes of joint drainage. *Arthritis Rheum.* 1975 ; *18 :* 83-90.
12. Goldenberg D.L. – Septic arthritis. *Lancet* 1998 ; *351 :* 197-202.
13. Grellet J., Saux M.C. – Pharmacocinétique des antibiotiques dans l'os et l'articulation. Limites de l'apport de cette information. *Méd. Mal. Infect.* 1992 ; n° spécial : 792-797.
14. Hamed K.A., Tam J.Y., Prober C.G. – Pharmacokinetic optimisation of the treatment of septic arthritis. *Clin. Pharmacokinet.* 1996 ; *31 :* 156-163.
15. Ho G., Su E.Y. – Therapy for septic arthritis. *JAMA* 1982 ; *247 :* 797-800.
16. Huaux J.-P., Zech F., Rombouts J.-J., Engelbeen J.-P., Devogelaer J.-P., Nagant de Deuxchaisnes C. – Les arthrites septiques à germes banals de l'adulte. *Acta Orthop. Belg.* 1986 ; *52 :* 180-194.
17. Ike R.W. – Tidal irrigation in septic arthritis of the knee : a potential alternative to surgical drainage. *J. Rheumatol.* 1993 ; *20 :* 2104-2111.
18. Järvinen P., von Essen R., Nissila M. – Intraarticular osmic acid in postinfectious arthritis persisting after treated bacterial arthritis. *J. Rheumatol.* 1990 ; *17 :* 1704-1706.
19. Jerosch J., Hoffstetter I., Schrîder M., Castro W.H.M. – Septic arthritis : arthroscopic management with local antibiotic treatment. *Acta Orthop. Belg.* 1995 ; *61 :* 126-133.
20. Le Dantec L., Maury F., Flipo R.-M., Laskri S., Cortet B., Duquesnoy B. et coll. – Les arthrites septiques périphériques à germes banals, étude d'une série de 179 observations. *Rev. Rhum. [Ed. Fr.]* 1996 ; *63 :* 109-116.
21. Lortat-Jacob A. – Indications opératoires dans l'infection articulaire. *Méd. Mal. Infect.* 1991 ; *21 :* 525-528.
22. Mader J.T., Mohan D., Calhoun J. – A practical guide to the diagnosis and management of bone and joint infections. *Drugs* 1997 ; *54 :* 253-264.
23. Mielants H., Dhondt E., Goethals L., Verbruggen G., Veys E. – Long-term functional results of the non-surgical treatment of common bacterial infections of joints. *Scand. J. Rheumatol.* 1982 ; *11 :* 101-105.
24. Nelson J.D. – Antibiotic concentrations in septic joint effusions. *N. Engl. J. Med.* 1971 ; *284 :* 349-353.
25. Orchard R.A., Stamp W.G. – Early treatment of induced suppurative arthritis in rabbit knee joints. *Clin. Orthop.* 1968 ; *59 :* 287-294.
26. Perronne Ch. – Traitement antibiotique des infections ostéo-articulaires en l'absence de matériel étranger : voies d'administration, surveillance et durée. *Méd. Mal. Infect.* 1991 ; *21 :* 505-512.

27. Salter R.B., Bell R.S., Keeley F.W. – The protective effect of continuous passive motion on living articular cartilage in acute septic arthritis : an experimental investigation in the rabbit. *Clin. Orthop.* 1981 ; *159* : 223-247.
28. Sattar M.A., Barrett S.P., Cawley M.I.D. – Concentrations of some antibiotics in synovial fluid after oral administration, with special reference to antistaphylococcal activity. *Ann. Rheum. Dis.* 1983 ; *42* : 67-74.
29. Stricker S.J., Lozman P.R., Makowski A.L., Gunja-Smith Z. – Chondroprotective effect of betamethasone in lapine pyogenic arthritis. *J. Pediatr. Orthop.* 1996 ; *16* : 231-236.
30. Syrogiannopoulos G.A., Nelson J.D. – Duration of antimicrobial therapy for acute suppurative osteoarticular infections. *Lancet* 1988 ; *1* : 37-40.
31. Travers V., Norotte G., Roger B., Apoil A. – Traitement des arthrites aiguës à pyogènes des grosses articulations des membres. A propos de 79 cas. *Rev. Rhum.* 1988 ; *55* : 655-660.
32. Travers V., Norotte G., Augereau B., Gaudillat C. – L'arthroscopie dans le traitement des arthrites aiguës primitives du genou à pyogènes chez l'adulte. *Rev. Chir. Orthop.* 1988 ; *74* : 357-361.
33. Vinceneux Ph., Pouchot J. – Progrès récent dans le traitement antibiotique des infections osseuses et articulaires (p. 284-294). *In* : S. de Sèze, A. Ryckewaert, M.-F. Kahn, V. Lemaire, *L'actualité rhumatologique 1984*. Paris, Expansion Scientifique Française, 1984.
34. Welker Y., Doco-Lecompte T., Decazes J.-M. – Arthrites infectieuses (p. 379-385). *In* : Th. Bardin, D. Kuntz, *Thérapeutique rhumatologique,* Paris, Médecine-Sciences Flammarion, 1995.
35. Wise C.M., Morris C.R., Wasilauskas B.L., Salzer W.L. – Gonococcal arthritis in an era of increasing penicillin resistance. Presentations and outcomes in 41 recent cases (1985-1991). *Arch. Intern. Med.* 1994 ; *154* : 2690-2695.
36. Wysenbeek A.J., Leitman M., Amit M., Lushkov G., Robinson D., Boldur I., Nevo Z. – Experimental septic arthritis in rabbits treated by a combination of antibiotic and steroid drugs. *Clin. Exp. Rheumatol.* 1996 ; *14* : 507-512.

d'origine cutanée se terminent dans les couches I, II et V de la corne dorsale de la moelle, les afférences viscérales dans les couches I, V, VII et X et les afférences musculaires dans les couches I, V et VI. La convergence des fibres nociceptives viscérales, musculaires, cutanées ou articulaires sur les neurones de la corne dorsale (notamment neurone à convergence de la couche V) rend compte de l'existence de douleurs projetées, rapportées au métamère cutané.

De nombreuses substances sont susceptibles de jouer le rôle de neurotransmetteur et/ou de modulateur dans la transmission du message nociceptif d'origine périphérique, parmi lesquels on peut citer les acides aminés excitateurs (L-glutamate, L-aspartate) mais également la substance P, la neurokinine A et B, la somatostatine, le CGRP, la cholecystokinine A et B, l'ACTH, le VIP [31]. Ces substances jouent un rôle activateur sur le second neurone, dont les récepteurs post-synaptiques dépolarisent la cellule. Sur ces neurones sont également retrouvés des récepteurs aux opioïdes endogènes (mu, delta, kappa), à l'acide gamma-aminobutyrique (GABA), dont l'activation par le ligand endogène entraîne une inhibition de l'activité cellulaire.

### De la moelle épinière au cerveau

La majeure partie des messages nociceptifs croise la ligne médiane par la commissure grise antérieure. Le faisceau spinothalamique joue un rôle important dans la conduction thermique et douloureuse chez l'homme, et se termine dans les régions latérales du thalamus. Le faisceau spinoréticulaire se termine dans les noyaux gigantocellulaire et réticulaire latéral et une région très caudale dénommée chez le rat « subnucleus reticularis dorsalis » qui reçoit des projections spinales issues des couches I et V. Le faisceau spino-ponto-mésencéphalique se termine dans la substance grise périaqueducale et l'aire parabrachiale.

## Modulation des messages nociceptifs

Les messages nociceptifs subiraient une première régulation inhibitrice au niveau médullaire, exercée par les fibres myélinisées de gros diamètre A-alpha et A-bêta, à l'origine de la théorie de la « gate-control » développée en 1965 par Melzack et Wall [31]. Ces données pourraient permettre d'expliquer chez l'homme l'efficacité de la stimulation électrique transcutanée. Cette régulation segmentaire, pré-ou post-synaptique ne fait pas intervenir les opioïdes endogènes car elle n'est pas modifiée par l'administration de naloxone. Cependant, le rôle du GABA dans les interactions inhibitrices dues aux grosses fibres A-bêta est bien établi.

Des contrôles d'origine supraspinale ont été également identifiés et s'exercent avant tout depuis le tronc cérébral. Ils modulent l'activité des neurones de la corne dorsale par trois mécanismes : en agissant directement sur les récepteurs post-synaptiques, en modulant l'activité d'interneurones médullaires qui eux-mêmes influencent l'activité des neurones ascendants, et en contrôlant la libération de neurotransmetteurs à partir des fibres afférentes périphériques via des récepteurs présynaptiques. Ainsi, la stimulation électrique de la substance grise péri-aqueducale ou du nucleus raphé magnus situé dans le bulbe entraîne une analgésie très puissante par inhibition pré- ou post-synaptique des neurones situés dans la corne dorsale de la moelle. Cet effet serait médié en partie par les opioïdes endogènes et ferait intervenir des neurones sérotoninergiques cheminant dans le faisceau postérolatéral de la moelle. Des mécanismes noradrénergiques interviennent également dans les contrôles bulbospinaux de la transmission des messages nociceptifs. Ils constituent le support anatomique permettant d'expliquer le mécanisme spinal de l'analgésie induite par la clonidine, agoniste des récepteurs alpha 2.

Enfin nous citerons les contrôles inhibiteurs diffus induits par les stimulations nociceptives qui s'exercent sur les neurones à convergence. Leur activité est puissamment inhibée par l'application d'une stimulation nociceptive à distance de leur champ récepteur. Ces contrôles pourraient rendre compte de l'analgésie induite par stimulation de type électro-acupuncturale, qui active les fibres A-delta et C, entraînant une analgésie retardée, de durée supérieure à celle du stimulus et en partie réversible après administration de naloxone [4, 5, 33].

Les douleurs chroniques résultent de la sensibilisation des récepteurs périphériques lors de l'inflammation mais également des neurones médullaires et supraspinaux exprimant une activité en réponse aux stimulations articulaires véhiculées par les fibres C. Ce phénomène appelé « wind-up » fait intervenir les acides aminés excitateurs et leurs récepteurs de type NMDA (N Méthyl D Aspartate) et non NMDA. Il serait responsable des modifications histologiques survenant après lésion périphérique, qui rendent compte de la neuroplasticité centrale.

## MÉDICAMENTS ANTALGIQUES EN RHUMATOLOGIE (AINS ET ASPIRINE EXCLUS)

Bien que la distinction entre analgésiques centraux et périphériques semble dépassée (certains antalgiques dits « centraux » ayant également une action périphérique et réciproquement), les antalgiques restent partagés entre les morphiniques et les non morphiniques, selon qu'ils possèdent ou non des récepteurs opioïdes [2].

### Antalgiques morphiniques

#### Mode d'action

L'opium renferme une vingtaine d'alcaloïdes, dont la morphine et la codéine, auxquels les différents opiacés sont apparentés. Les récepteurs opioïdes sont multiples : les principaux sont les sous types mu et kappa, qui interviennent dans l'analgésie, la dépression respiratoire, les effets cardiovasculaires et digestifs, le myosis... Le comportement des opiacés vis-à-vis des différents récepteurs peut varier ; la *morphine* est un agoniste pur, qui stimule les récepteurs opioïdes jusqu'à produire l'effet pharmacodynamique maximal. La *buprénorphine* (Temgésic ®) est un agoniste partiel, qui possède une forte activité pour les récepteurs mu, avec un effet dose-plafonné. En effet, l'augmentation des doses ne s'accompagne pas de l'augmentation de l'analgésie au delà d'un certain seuil. La *codéine* et le *dextropropoxyphène* sont des agonistes purs de faible puissance, qui pour exercer une action équi-analgésique à la morphine, justifieraient l'utilisation de doses toxiques chez l'homme. Le *chlorydrate de tramadol* (Topalgic ®) est un agoniste à faible affinité pour les récepteurs opiacés mais dont le métabolite possède, par rapport à la molécule mère, une plus forte affinité. Son effet antalgique s'exerce également par une inhibition de la recapture des monoamines au niveau spinal, qui le contre-indique en cas d'association aux IMAO. Enfin, d'autres molécules non utilisées en rhumatologie [nalbuphine (Nubain ®), pentazocine (Fortal ®)] stimulent les récepteurs kappa et masquent les récepteurs mu, d'où leur dénomination « agoniste-antagoniste » [2, 12].

## Propriétés pharmacologiques

La morphine augmente le seuil de perception douloureux en inhibant la transmission et l'intégration du message nociceptif, grâce à un impact surtout central, spinal et supraspinal, mais aussi périphérique. Il existe une action psychodysleptique de la morphine, avec sensation de bien être, d'euphorie, ou au contraire anxiété et frayeur. La morphine possède de nombreux effets indésirables, qu'il faut analyser en fonction de leur fréquence et de leur gravité dans le contexte d'utilisation. Elle entraîne une diminution de la vigilance avec une somnolence. Une dépression respiratoire dose-dépendante est possible mais rare, résultant d'une moindre sensibilité des centres respiratoires au CO, aggravée par le grand âge, les troubles de la conscience, les affections pulmonaires préexistantes. La douleur elle-même serait l'antagoniste physiologique des troubles respiratoires. L'action antitussive est susceptible de majorer cette nocivité au cours des bronchopneumopathies chroniques. Le rôle sur les fibres musculaires lisses est bien connu, et provoque un retard de la vidange gastrique et surtout une constipation opiniâtre persistante. Les nausées et les vomissements ont une origine en partie vestibulaire. La dépendance, souvent redoutée, est exceptionnelle chez le douloureux chronique sans personnalité toxicomaniaque (4 cas sur 12 000 patients traités dans l'étude prospective de Porter et Jick [30]) ; l'activité analgésique échappe à la tolérance. Cependant, un syndrome de sevrage est possible après un traitement prolongé, justifiant un arrêt progressif du traitement.

## Caractéristiques propres aux principaux opiacés

Le tableau I résume les caractéristiques des principaux opiacés utilisés en rhumatologie. Nous en avons volontairement écarté certains, utilisés essentiellement par les anesthésistes (Palfium ®, Nubain ®, Dolosal ®, Fortal ®).

TABLEAU I. – **Principaux opiacés utilisés en rhumatologie (d'après [2, 11, 12]).**

| *DCI* | *Dénomination commerciale* | *Présentation* | *Dose équipotente* * | *Durée d'action* | *Posologie maximale/j* |
|---|---|---|---|---|---|
| Chlorhydrate de morphine | | solution (orale, SC, IV) | 2 à 3 | 4-6 h | non limitée |
| Sulfate de morphine | Moscontin, Skénan | comprimés | 1 | 12 h | non limitée |
| Buprénorphine | Temgésic | comprimés sublinguaux, ampoules (SC, IM, IV) | 50-60 | 6-8 h | non précisée (effet plafond) |
| Chlorydrate de tramadol | Topalgic | gelules, ampoules IV | 0,1 | 4-6 h | 400 mg |
| Codéine | | association | 0,1 – 0,2 | 4-6 h | 180 mg |
| Dihydrocodéine | Dicodin | comprimés | 0,1 | 12 | 120 mg |
| Dextropropoxyphène | Antalvic | comprimés | 0,1 | 4-6 h | 325 mg |

* : Équipotence des morphiniques par voie orale (dose de morphiniques x facteur de multiplication = dose de morphine orale équipotente).

La *morphine* orale a une biodisponibilité médiocre, de l'ordre de 20 à 40 p. cent, liée à un effet de premier passage hépatique. Les formes à libération prolongée permettent 2 prises par jour. Le passage de la voie parentérale à la voie orale justifie de multiplier les doses par 2. La posologie doit être réduite en cas d'insuffisance rénale, devant le risque d'accumulation des métabolites actifs. La *codéine* n'est commercialisée en France qu'en association. Le *dextropropoxyphène* a une pharmacocinétique comportant de grandes variabilités interindividuelles expliquant la différence d'activité et de tolérance selon les patients. Sa demi-vie est corrélée à la fonction rénale. Ce médicament expose en outre à l'hypoglycémie, en particulier chez le diabétique. La *dihydrocodéine* (Dicodin ®) a, par rapport à la codéine ou au dextropropoxyphène, l'intérêt d'avoir une forme à libération prolongée et de représenter un véritable palier 2. La *buprénorphine* a une activité intermédiaire entre les opiacés faibles et la morphine. Sa très forte affinité pour les récepteurs mu rend la naloxone inopérante, d'où des effets délétères difficilement réversibles, en particulier en cas de survenue d'une éventuelle dépression respiratoire [2, 12]. Le *chlorydrate de tramadol* (Topalgic ®) est rapidement absorbé (15 à 45 min), sa concentration plasmatique maximale étant atteinte en environ 2 heures. Sa biodisponibilité est d'environ 70 p. cent. Le tramadol est métabolisé par le foie et éliminé par les reins, ce qui justifie d'augmenter l'intervalle entre les prises en cas d'insuffisance hépatique ou rénale sévères. L'efficacité de 100 mg de tramadol est équivalente à celle de 100 mg de codéine. Les effets indésirables les plus fréquents sont les nausées, vertiges, somnolence, sécheresse buccale et hypersudation qui sont observés avec une fréquence comprise entre 2,5 et 6,6 p. cent. Des vomissements, des céphalées, une constipation surviennent chez moins de 1 p. cent des patients. La possibilité de sensations euphoriques a été signalée. Ce médicament ne provoque pas d'accoutumance et ne figure d'ailleurs pas au tableau des stupéfiants. Il est contre indiqué en cas d'association aux IMAO, d'hypersensibilité aux opioïdes, d'épilepsie non contrôlée (quelques cas de convulsions ayant été décrits) et de grossesse ou d'allaitement (augmentation de la mortalité périnatale chez l'animal) [11]. Ses indications actuelles sont les « affections douloureuses aiguës ou chroniques ne nécessitant pas le recours aux opioïdes forts ». La posologie préconisée est de 100 mg (soit 2 gélules) puis 50 à 100 mg toutes les 4 à 6 heures sans dépasser 400 mg (soit 8 gélules) par jour.

## Antalgiques périphériques

Les antalgiques non morphiniques s'adressent aux douleurs de faible et moyenne intensité, et apparaissent le plus souvent comme des inhibiteurs de la cyclo-oxygénase, à l'exception du néfopam [2, 12]. Nous écarterons les anti-inflammatoires non stéroïdiens de notre exposé.

### Antalgiques purs

La *floctafénine* (Idarac ®) est chimiquement proche de la glafénine, dont elle partage la possibilité de réaction allergique, ce qui limite son indication en pratique quotidienne. Elle est contre-indiquée chez l'insuffisant cardiaque et le coronarien, et en cas d'association aux bêta-bloquants. Le *néfopam* (Acupan ®) est un analgésique central non morphinique d'action centrale, d'efficacité comparable au paracétamol ou au dextropropoxyphène. Il s'utilise par voie parentérale pure (intraveineuse ou intramusculaire), ce qui limite ses indications. Ses propriétés anticholinergiques le contre-indiquent en cas de glaucome à angle fermé ou d'adénome prostatique.

### Antalgiques antipyrétiques

Le *paracétamol* est l'antalgique le plus utilisé dans le monde. Il est disponible en France dans une cinquantaine de spécialités orales, et sous la forme d'un pro médicament par voie parentérale, le propacétamol. Cette large utilisation est justifiée par son activité, comparable à celle de l'aspirine, et par sa bonne tolérance (absence de risque digestif, tératogène, absence d'interaction avec les anticoagulants oraux). Son mécanisme d'action reste mal connu : l'inhibition de la synthèse des prostaglandines par inhibition des cyclo-oxygénases périphériques semble faible, et une action centrale est vraisemblable. Aux doses thérapeutiques recommandées en France (3 g/j chez l'adulte, 60 mg/kg/j chez l'enfant), les accidents cutanés (érythème, urticaire), hématologiques (thrombopénie), ou hépatiques sont exceptionnels. L'hypersensibilité au produit ou l'insuffisance hépatique sont les seules contre-indications formelles. La publication récente de néphropathies liées à l'abus de paracétamol justifie de réévaluer régulièrement l'intérêt de sa prescription [1].

Le *métamizole*, dérivé de la phénazone, est mieux connu sous la dénomination de noramidopyrine. Il est encore rarement utilisé en association, par exemple dans l'Optalidon ® ou l'Avafortan ®. Les effets indésirables immuno-allergiques (agranulocytose, réactions cutanéomuqueuses pouvant aller jusqu'au syndrome de Lyell) en limitent fortement l'indication en première intention.

## Associations d'antalgiques

L'association d'antalgiques est logique dans les douleurs mal maîtrisées par un seul produit prescrit à posologie optimale, sous réserve que l'association des molécules soit additive ou synergique. Il n'existe donc pas d'intérêt à utiliser deux molécules ayant la même cible, par exemple les récepteurs opioïdes (morphiniques et codéinés). Cette association constitue le niveau 2 du palier de L'OMS dans le traitement des douleurs cancéreuses. Il est souhaitable de privilégier les associations simples, comme le paracétamol et la codéine, ou le paracétamol et le dextropropoxyfène, plutôt que les spécialités contenant des associations multiples pas toujours validées, et dont tous les composants ne sont souvent pas connus du prescripteur. La dose semblant avoir le meilleur rapport bénéfice-risque est l'association de 500 mg de paracétamol à 30 mg de codéine, formulation de l'Efféralgan codéiné ® et du Dafalgan codéiné ® [32]. Cependant, certains malades sont incapables de transformer la codéine en morphine et sont donc réfractaires à ce produit. La tolérance n'est pas toujours bonne, en particulier à la posologie maximale d'emblée, qu'il est préférable d'atteindre par paliers si elle est nécessaire. D'autres formes, moins dosées en codéine, peuvent permettre d'adapter la posologie de codéine à la sensibilité individuelle (tableau II) [3].

TABLEAU II. – **Principales associations paracétamol-codéine disponibles en France (d'après [3]).**

| *Spécialités* | *Dose unitaire* | | *Posologie quotidienne maximale (mg)* | | |
|---|---|---|---|---|---|
| | *paracétamol* | *codéine* | *unités* | *paracétamol* | *codéine* |
| Algisédal | 400 mg | 25 mg | 6 cp | 2 400 | 150 |
| Claradol-codéiné | 500 mg | 20 mg | 6 cp | 3 000 | 120 |
| Codoliprane | 400 mg | 20 mg | 6 cp | 2 400 | 120 |
| Dafalgan codéiné | 500 mg | 30 mg | 6 cp | 3 000 | 180 |
| Efferalgan codéiné | 500 mg | 30 mg | 6 cp | 3 000 | 180 |
| Klipal | 600 mg | 50 mg | 4 cp | 2 400 | 200 |
| Lindilane | 400 mg | 25 mg | 6 cp | 2 400 | 150 |
| Supadol | 500 mg | 20 mg | 6 cp | 3 000 | 120 |

## Antidépresseurs tricycliques

Les antidépresseurs sont les produits de référence dans les douleurs neurogènes, en particulier au cours des neuropathies périphériques. Ils semblent également efficaces dans les douleurs des rhumatismes inflammatoires et la fibromyalgie. Une méta-analyse de 40 études randomisées contre placebo dans les douleurs non cancéreuses variées, dont seize sont consacrées à des indications rhumatologiques (lombalgies ou cervicalgies chroniques, rhumatismes inflammatoires, fibromyalgie, arthrose), montre que bon nombre de douleurs chroniques rhumatologiques répondent aux antidépresseurs, en particulier l'amitriptyline (Laroxyl ®), à l'exception notable des lombalgies chroniques [23]. Le mécanisme de l'action analgésique est mal connu, et semble passer par le métabolisme de la sérotonine, neuromédiateur impliqué dans le système de contrôle de la douleur. L'efficacité des antidépresseurs n'est pas toujours lié à l'effet sur l'humeur : en effet, une action antalgique peut être notée chez des patients douloureux chroniques mais non déprimés, ou chez des patients douloureux déprimés sans amélioration de l'humeur [25]. Les doses analgésiques sont moins importantes que celles antidépressives, par exemple 75 mg/j pour l'amitriptyline contre 150 à 300 mg/j. Leur utilisation est limitée par les problèmes de tolérance (sécheresse buccale, prise de poids, hypotension,...) qui sont fréquents avec ces molécules, et qui sont diminués lorsque l'on débute le traitement avec une posologie faible augmentée progressivement. Les « nouveaux » antidépresseurs semblent avoir moins d'effets indésirables, mais leur efficacité est moins bien démontrée [25]. En France, seuls l'amitriptyline (Laroxyl ®) et l'imipramine (Tofranil ®) ont l'AMM dans l'indication « algies rebelles ».

## Anti-épileptiques

L'efficacité de la *carbamazépine* (Tégrétol ®) dans le traitement de la névralgie du trijumeau est bien établie et figure dans l'AMM de ce produit. L'intérêt des anti-épileptiques dans les douleurs des neuropathies périphériques est moins certain. Ils semblent surtout efficaces s'il existe une composante fulgurante à la douleur, une hyperesthésie ou des sensations de brûlures [26]. La toxicité de la carbamazépine justifie une surveillance biologique régulière des enzymes hépatiques. En France, le clonazépam (Rivotril ®) est la molécule la plus employée, en raison de sa présentation sous forme de solution buvable qui permet une adaptation précise des doses. Le valproate de sodium (Dépakine ®) et la phénytoïne (Dihydan ®) ont également été proposés. Bien que l'efficacité de ces molécules ait été largement démontrée, elles ne possèdent pas d'AMM dans l'indication « douleur ». L'action des anti-épileptiques passerait par un effet stabilisateur de membrane. Ce traitement ne doit pas être interrompu brutalement en raison du risque de survenue de crise convulsive [14].

## Mexilétine

La mexilétine (Mexitil ®) est un antiarythmique de la classe Ib de Vaughan-Williams, proche de la lidocaïne, indiqué dans les troubles du rythme ventriculaires (extrasystoles et tachycardie ventriculaires). Chez la souris, il s'oppose au relargage de la substance P par les nocicepteurs médullaires. Il s'est montré rapidement efficace dans le traitement des neuropathies périphériques, en particulier d'origine diabétique. Cependant, il n'existe pas d'études contrôlées et encore moins d'AMM dans cette indication. Ce médicament est contre-indiqué en cas de bloc auriculoventriculaire complet, de bradycardie importante, d'insuffisance cardiaque sévère, d'insuffisance rénale ou hépatique [10].

## INDICATIONS THÉRAPEUTIQUES

### Règles générales

Les paliers antalgiques classiques : palier 1 : douleurs de faible et moyenne intensité (antalgiques périphériques) ; palier 2 : analgésiques centraux faibles (dextropropoxyphène, tramadol, codéinés, associés ou non au paracétamol), palier 3 : opiacés majeurs (morphine), ont été définis pour le traitement des douleurs cancéreuses (fig. 1) [2]. Néanmoins, la plupart des règles appliquées aux douleurs cancéreuses peuvent être transposées aux autres malades : l'utilisation d'un antalgique de niveau supérieur est justifié par l'échec avéré des thérapeutiques du palier précédent, prescrites à dose correcte et métabolisées. L'association d'antalgiques de même niveau ne se justifie pas, alors que certaines associations synergiques (AINS, corticoïdes, antidépresseurs tricycliques, benzodiazépines), la rééducation ou la physiothérapie, peuvent avoir un effet adjuvant utile. Le traitement d'une douleur vise à prévenir sa réapparition, et les prescriptions « à la demande » doivent donc être évitées. Les doses antalgiques nécessaires doivent régulièrement être réévaluées par les soignants, et la recherche de la posologie minimale efficace être systématique. Le choix de la voie d'administration privilégiera la simplicité : voie orale en première intention, intraveineuse chez un malade perfusé ou ayant une intolérance digestive totale, les voies sous cutanées ou intramusculaires prolongées devant absolument être évitées, sauf sous formes de pompes dans les douleurs cancéreuses ou post-opératoires. Enfin, le traitement de la douleur doit être instauré précocement sans attendre le

**Niveau 3 :** opiacés majeurs (morphine) ± analgésiques non morphiniques

**Niveau 2 :** antalgiques opioïdes faibles (tramadol, codéine, dextropropoxyfène) ± analgésiques non morphiniques

**Niveau 1 :** analgésiques non morphiniques (paracétamol, salicylés ou autres AINS, etc)

**Fig. 1. – Paliers de l'OMS.**

diagnostic (hormis la prescription de morphiniques dans un syndrome abdominal inexpliqué), et être efficace rapidement pour éviter le développement de douleurs chroniques. La prescription d'une thérapeutique antalgique doit aussi tenir compte du mécanisme physiopathologique supposé : ainsi, les morphiniques s'adressent plutôt aux douleurs nociceptives.

## Douleurs aiguës

### Arthrites aiguës, pathologie abarticulaire

Les arthrites aiguës justifient bien évidemment d'un traitement étiologique adapté, qui impose une ponction en urgence. Il nous semble préférable d'éviter initialement la prescription d'antalgiques antipyrétiques, afin de surveiller la fièvre. Le dextropropoxyfène seul (Antalvic ®), la dihydrocodéine (Dicodin ®) ou les dérivés morphiniques (selon l'intensité de la douleur) n'ont pas cet inconvénient. Les mesures associées (repos, glaçage articulaire) ne doivent pas être oubliées. Les douleurs abarticulaires aiguës, outre le traitement étiologique, répondent souvent bien aux AINS ou aux corticoïdes.

### Pathologie rachidienne

La lombalgie ou la lombosciatique aiguë sont classiquement traitées – le plus souvent avec succès – par l'association antalgiques, AINS et myorelaxants, bien que l'intérêt de cette triple association n'ait pas été formellement démontrée. Les benzodiazépines présentent cependant l'intérêt d'avoir outre leur action décontracturante un effet anxiolytique. L'indication opératoire pour sciatique hyperalgique a pratiquement disparu, en raison de l'efficacité des antalgiques disponibles : ainsi, ne méritent réellement l'appellation « hyperalgique » que les sciatiques résistant aux morphiniques prescrits à dose suffisante. Par voie orale, la posologie initiale est de 30 mg de sulfate de morphine deux fois par jour (Skénan ®, Moscontin ®), avec une augmentation toutes les 48 h de 50 p. cent de la dose. Il faut surveiller attentivement l'absence de troubles sphinctériens en raison du risque propre de rétention urinaire des morphiniques. En principe, ces sciatiques très douloureuses redeviennent « banales » en quelques jours, ce qui permet le passage aux antalgiques de niveau inférieur.

## Douleurs chroniques « stables »

### Arthrose des membres, lombalgie chronique

Le traitement antalgique de pathologies chroniques bénignes doit avoir le meilleur rapport bénéfice-risque possible. Le paracétamol ou la floctafénine suffisent dans la plupart des cas à contrôler la douleur arthrosique [21]. Dans la négative, il paraît préférable d'utiliser un antalgique de niveau 2 plutôt qu'un

AINS en cure prolongée, la comparaison des antalgiques et des AINS dans l'arthrose ne semblant d'ailleurs pas montrer de supériorité de ces derniers, même utilisés à dose anti-inflammatoire [6]. L'usage des morphiniques apparaît limité dans cette indication, d'autant que la population concernée est souvent âgée, mais il n'est pas exclu que de faibles doses (10 à 20 mg/j de sulfate de morphine) puissent être efficaces et bien tolérées. Il est souhaitable que le patient apprenne à gérer sa douleur : un patient qui souffre en fin de journée ou qui doit faire un effort programmé (rééducation) doit prendre un antalgique sans attendre l'apparition de la douleur. Lors de poussées douloureuses, une mise en décharge de l'articulation pendant quelques jours a souvent un effet bénéfique [7, 17, 24]. La comparaison des antidépresseurs et des AINS dans l'arthrose est en faveur de la supériorité des AINS dans cette indication [23].

Ces règles thérapeutiques générales sont également valables dans la lombalgie chronique. Les antalgiques simples ou associés sont généralement efficaces [32]. L'efficacité des antidépresseurs tricycliques, souvent utilisés per os ou en perfusion, ne parait pas supérieure à celle du placebo, bien que certains paramètres soient susceptibles d'être améliorés (limitation de l'activité) [23]. Dans une étude randomisée en double aveugle avec cross over chez des douloureux chroniques (cervicalgies, lombalgies, coccygodynies), la morphine s'est montrée plus efficace que le placebo uniquement lorsqu'elle était utilisée avant lui. Aucun bénéfice fonctionnel ou psychologique n'était noté malgré la diminution de la douleur [27].

## Douleurs de désafférentation

Le traitement des douleurs de désafférentation a fait l'objet d'une mise au point dans *L'actualité rhumatologique 1997* par Fuster et coll. [14]. La principale caractéristique de la douleur de désafférentation est qu'elle est ressentie dans un territoire dont l'innervation est lésée. Outre les traitements électrophysiologiques (stimulation électrique transcutanée par exemple) et le soutien psychologique, un certain nombre de thérapeutiques médicamenteuses sont utilisées : les antidépresseurs semblent être les agents les plus efficaces, en particulier l'amitriptyline ou le clomipramine [25]. Les anti-épileptiques sont souvent utilisés dans cette indication. Compte tenu d'une susceptibilité interindividuelle très variable, la dose doit être adaptée à chaque malade. Les opiacés ont une place réduite en raison d'une efficacité antalgique médiocre, et les auteurs s'accordent à ne les essayer qu'en dernier recours.

## Fibromyalgie

La fréquence des troubles du sommeil au cours de la fibromyalgie a fait évoquer la possibilité de troubles du métabolisme de la sérotonine, ou de perturbations de l'axe hypothalamo-hypophysaire qui demandent à être confirmées. Une dépression est fréquemment trouvée dans les antécédents personnels ou familiaux. Le rôle éventuel de traumatismes sexuels est controversé. Les tricycliques, en particulier l'amitriptyline à des doses comprises entre 10 et 50 mg/j, permettent une amélioration, malheureusement souvent de courte durée [9], alors que les AINS, la cortisonothérapie et *a fortiori* les morphiniques sont inefficaces. La reconnaissance de la souffrance du patient et la prise en charge psychologique jouent sans doute également un rôle très positif [8, 18, 23].

## Douleurs chroniques « aiguës »

### Douleur des rhumatismes inflammatoires

Outre les traitements symptomatiques et étiologiques, les antidépresseurs tricycliques, par leur action facilitant le sommeil d'une part et antalgique d'autre part, ont fait l'objet de plusieurs études. La grande diversité des pathologies (polyarthrite rhumatoïde, pelvispondylite, mais aussi arthrose,...) dans certains travaux ne facilite pas leur analyse (revue in [23]). Une tendance significative se dessine cependant en faveur de l'efficacité antalgique de ces produits, en particulier l'amitriptyline à petite dose. Une étude randomisée récente en double aveugle sur 100 malades souffrant de pelvispondylite traités par cette molécule à la dose de 30 mg/j montre une amélioration très rapide portant sur la douleur, l'asthénie, la raideur matinale et la qualité de vie [20]. L'effet facilitateur du sommeil pourrait être le principal mécanisme. D'autres études à plus long terme sont nécessaires pour connaître la place de ce type de traitement ainsi que celle des morphiniques au cours des rhumatismes inflammatoires.

### Douleur cancéreuse

La douleur chez le cancéreux a deux grands aspects : la douleur aiguë iatrogène, liée au traitement ou aux actes diagnostiques ; la douleur persistante, endogène, liée à l'évolution de la maladie, particulièrement intense dans le cas des tumeurs osseuses malignes primitives ou secondaires. Le schéma thérapeutique est une triade dont les éléments doivent être appliqués simultanément : traitement spécifique du cancer (radiothérapie, chimiothérapie, chirurgie,...) ; traitement du symptôme « douleur » ; prise en charge globale du malade, visant à préserver son intégrité physique et sociale. Les paliers de l'OMS (fig. 1) doivent être respectés. Au palier 3, la prise orale doit être privilégiée, soit sous forme « rapide » de solution de chlorhydrate de morphine administrée en 6 prises sur la base de 1 mg/kg/j, soit sous forme de sulfate de morphine à libération prolongée débutés à 60 mg/j (comprimés de Moscontin ® ou gélules déconditionnables de Skénan ®). En cas d'insuffisance thérapeutique, on augmente de 50 p. cent la dose précédente toutes les deux demi-vies du produit, soit 8 heures pour la solution et 48 heures pour les formes LP. L'utilisation de solution orale ou d'injections sous-cutanées de « secours » pendant la période de titration par une forme retard permet d'atteindre la dose d'équilibre en 3 à 4 jours. La prévention des complications liées à l'emploi de la morphine, en particulier la constipation, doit être précoce et systématique. Les neuroleptiques à faible dose sont efficaces pour traiter les nausées. La plupart des patients sont équilibrés avec des doses de sulfate de morphine allant de 60 à 240 mg/j, mais il n'y a pas de limite supérieure de dose. Si la voie orale devient impossible, le recours à la voie parentérale (sous cutanée idéalement par pompe ou intraveineuse) est licite. La dose équianalgésique est divisée par 2 [13, 29]. Les AINS, la cortisonothérapie et les bisphosphonates sont des adjuvants très utiles dans ces situations.

## PERSPECTIVES THÉRAPEUTIQUES

### Nouvelles voies thérapeutiques

La meilleure connaissance de la physiopathologie de la douleur a ouvert de nombreuses voies de recherche qui vont permettre le développement de substances antalgiques pouvant agir à tous les niveaux d'intégration du message nociceptif [28].

#### En périphérie

*Analogues de la capsaïcine*

La capsaïcine n'était commercialisée en France que sous forme transdermique (Dolpyc® baume). Cette spécialité vient d'être retirée du marché en raison de la présence de chloroforme dans sa composition, une nouvelle présentation devant être commercialisée prochainement. On connaît depuis longtemps l'action toxique de la capsaïcine utilisée à forte dose sur les fibres C et son action antinociceptive à plus faible dose, par déplétion des fibres C en neuromédiateurs tels la substance P et le CGRP. Cette action très spécifique sur les fibres C en fait une voie de recherche particulièrement intéressante et de nouvelles molécules proches de la capsaïcine sont en cours de développement.

*Antagonistes des récepteurs de la bradykinine*

La bradykinine joue un rôle important dans la genèse de la réaction inflammatoire et de la sensibilisation des nocicepteurs périphériques. Cette action est médiée par deux types de récepteurs B1 et B2. Des antagonistes des récepteurs B2 ont été développés et ont une action anti-inflammatoire. Les récepteurs de type B1 participent à l'hyperalgésie primaire et apparaissent de plus en plus intéressants comme cible thérapeutique.

#### Au niveau central

*Antagonistes des récepteurs des tachykinines*

La substance P, la neurokinine A et la neurokinine B sont des neuropeptides de la classe des tachykinines dont l'action est médiée par les récepteurs de types

NK-1, NK-2 et NK-3. Le phénomène de « wind-up », médié par la libération de substance P au niveau médullaire est réduit par les antagonistes des récepteurs NK-1. Ils pourraient donc avoir un intérêt dans la prévention des douleurs chroniques.

*Antagonistes des récepteurs NMDA*

La kétamine, molécule utilisée depuis longtemps par les anesthésistes, est un antagoniste des récepteurs NMDA. Elle a été testée dans le traitement des douleurs neurogènes mais non poursuivie du fait d'effets indésirables trop importants. Des molécules analogues sont en voie de développement.

## Nouvelles voies d'administration

### Patch de fentanyl

Ce dérivé morphinique présenté sous forme de patch est maintenant disponible à la pharmacie centrale des hôpitaux. Il permet la délivrance de fentanyl (Durogésic ®) par voie transcutanée au long cours (72 h) et assure donc une analgésie continue avec un maximum de confort pour le patient. La cinétique du produit présente cependant l'inconvénient d'entraîner une période de titration parfois longue, qui peut nécessiter l'hospitalisation du patient, la dose équivalente avec la morphine orale étant parfois difficile à déterminer. Son indication principale demeure les patients cancéreux douloureux, stables sous morphine LP [13]. Il est en cours d'évaluation dans le traitement des douleurs chroniques non cancéreuses.

### Administration de morphine par voie intra-articulaire

L'existence de récepteurs de type mu, delta et kappa sur les fibres périphériques peut suggérer l'existence d'un mécanisme d'action de la morphine non seulement central mais également périphérique. Une action antalgique équivalente à celle des anesthésiques locaux a été obtenue après administration de morphine intra-articulaire après arthroscopie du genou [19]. Cependant, cette action reste limitée dans le temps et le mécanisme d'action de la morphine en périphérie n'est pas encore parfaitement élucidé. Une étude randomisée en cross over contre placebo dans la gonarthrose a montré également l'efficacité de ce type d'injection, mais le petit nombre de patients inclus [23] et l'absence d'autres études incite à attendre avant de proposer des infiltrations de morphiniques [22].

## CONCLUSION

La douleur aiguë est un symptôme qui nécessite une prise en charge adaptée précoce et efficace. Le risque est en effet la pérennisation des troubles, la douleur chronique devenant alors une maladie à part entière, avec un retentissement psychosocial important. Une prise en charge multidisciplinaire peut alors aider à la prise en charge de ces malades. Le démembrement des voies complexes de la douleur devrait permettre la mise au point de nouvelles familles d'antalgiques ou de nouvelles voies d'administration, permettant ainsi une amélioration de la prise en charge des patients. Il faut également souhaiter que de nouveaux essais contrôlés valident l'efficacité de produits largement prescrits et permettent ainsi une extension d'AMM.

## RÉFÉRENCES


1. Anonymous – Analgesic nephropathy. Proceeding of a symposium. *Am. J. Kidney Dis.* 1996 ; *28* (suppl 1) : S1-70.
2. Bannwarth B., Dehais J., Schaeverbeke T., Netter P. – Antalgiques (p. 3-10). *In :* Th. Bardin, D. Kuntz, *Thérapeutique Rhumatologique*. Paris, Flammarion Médecine-Science, 1995.
3. Bannwath B., Latreyte P., Lequen L., Dehais J. – L'association paracétamol-codéine en rhumatologie. *Rev. Rhum. (Ed. Fr.)* 1997 ; *64 :* 421-423.
4. Besson J.M. – La complexité des aspects physiopharmacologiques de la douleur. *Drugs* 1997 ; *53* (Suppl 2) : 1-9.
5. Besson J.M., Guilbaud G. – Mécanismes fondamentaux de la douleur. *Rev. Prat. (Paris)* 1994 ; *44 :* 1867-1873.
6. Bradley J., Brandt K., Katz B., Kalasinski L.A., Ryan S.I. – Comparison of an antiinflammatory dose of ibuprofen, an analgesic dose of ibuprofen, and acetaminophen in the treatment of patients with osteoarthritis of the knee. *N. Engl. J. Med.* 1991 ; *325 :* 87-91.
7. Brandt K. – Traitement anti-inflammatoire et antalgique de l'arthrose. *Rev. Prat. (Paris)* 1996 ; *46 :* S41-S47.
8. Carette S. – Chronic pain syndrome. *Ann. Rheum. Dis.* 1996 ; *55 :* 497-501.
9. Carette S., Bell M., Reynolds J., Haraoui B., McCain G.A., Bykerk V.P. et coll – Comparison of amitriptyline, cyclobenzaprine, and placebo in the treatment of fibromyalgia. *Arthritis Rheum.* 1994 ; *37 :* 32-40.
10. Colclough G., Carter A. – Mexiletine for chronic pain. *Lancet* 1993 ; *342 :* 1484-1485.
11. Dayer P., Desmeules J., Collart L. – Pharmacologie du tramadol. *Drugs* 1997 ; *53* (Suppl 2) : 18-24.
12. Eschalier A., Jourdan D., Courteix C. – Les médicaments de la douleur. *Rev. Prat. (Paris)* 1994 ; *44 :* 1903-1909.
13. Estève M. – Pharmacologie des morphiniques : voies orale et transdermique. *Méd. Thérapeutique* 1995 ; *1 :* 659-671.
14. Fuster J.B., Binoche T., Vitale C. – Le traitement des douleurs de désafférentation (p. 429-439). *In :* M.-F. Kahn, D. Kuntz, A. Dryll, O. Meyer, Th. Bardin, Cl. Guérin, *L'actualité rhumatologique 1997*. Paris, Expansion Scientifique Publications, 1997.
15. Guirimand F., Le Bars D. – Physiologie de la nociception. *Ann. Franc. Anesth. Réanim.* 1996 ; *15 :* 1048-1079.
16. Hubault A. – Les neuromédiateurs de la douleur (p. 219-231). *In :* S. de Sèze, A. Ryckewaert, M.-F. Kahn, V. Lemaire, *L'actualité rhumatologique 1984*. Paris, Expansion Scientifique Française, 1984.
17. Jones A., Doherty M. – The treatment of osteoarthritis. *Br. J. Clin. Pharmacol.* 1992 ; *33 :* 357-363.
18. Kahn M.F., Vitale C. – Les traitements de la fibromyalgie (syndrome polyalgique idiopathique diffus) sont-ils efficaces ? (p. 297-305). *In :* S. de Sèze, A. Ryckewaert, M.-F. Kahn et coll., *L'actualité rhumatologique 1995*. Paris, Expansion Scientifique Française, 1995.

19. Kalso E., Tramer M.R., Carroll D., McQuay H.J., Moore R.A. – Pain relief from intra-articular morphine after knee surgery : a qualitative systematic review. *Pain* 1997 ; *71* : 127-134.
20. Koh W.H., Pande I., Samuels A., Jones S., Calin A. – Low dose amitriptyline in ankylosing spondylitis : a short term, double blind, placebo controlled study. *J. Rheumatol.* 1997 ; *24* : 2158-2161.
21. Lequesne M., Fannius J., Reginster J.Y., Verdickt W., Vincent du Laurier M. – Essai comparatif de deux antalgiques, la floctafénine et le paracétamol, au cours de l'arthrose des membres inférieurs. *Rev. Rhum. [Ed Fr]* 1997 ; *64* : 349-355.
22. Likar R., Schafer M., Paulak F., Sittl R., Pipam W., Schalk H. et coll. – Intra-articular morphine analgesia in chronic pain patients with osteoarthritis. *Anesthesia & Analgesia* 1997 ; *84* : 1313-1317.
23. Magni G. – The use of antidepressants in the treatment of chronic pain. A review of the current evidence. *Drug* 1991 ; *42* : 730-748.
24. Maheu E. – Principes généraux de traitement des arthroses. *Rev. Prat. (Paris)* 1996 ; *46* : S2218-S2224.
25. McQuay H. – Antidepressants and chronic pain. *Br. Med. J.* 1997 ; *314* : 763-764.
26. McQuay H., Caroll D., Jadad A., Wiffen P., Moore A. – Anticonvulsivant drugs for management of pain : a systematic review. *Br. Med. J.* 1995 ; *311* : 1047-1052.
27. Moulin D., Iezzi A., Amireh R., Sharpe W., Boyd D., Merskey H. – Randomised trial of oral morphine for chronic non-cancer pain. *Lancet* 1996 ; *347* : 143-147.
28. Perrot S. – Nouveautés dans le domaine de la douleur : de la physiopathologie à la mise au point de traitements spécifiques. *Réflexions rhumatologiques* 1997 ; *1* : 11-13.
29. Pichard-Leandri E. – La douleur du malade cancéreux. *Rev. Prat. (Paris)* 1994 ; *44* : 1886-1891.
30. Porter J., Jick J. – Addiction rare in patients treated with narcotics. *N. Engl. J. Med.* 1980 ; *302* : 123.
31. Ribard P., Pajus I., Perrot S. – Substance P et neuropeptides (p. 291-302). *In :* S. de Sèze, A. Ryckewaert, M.-F. Kahn, D. Kuntz, A. Dryll, Cl. Guérin, *L'actualité rhumatologique 1991.* Paris, Expansion Scientifique Française, 1991.
32. Thurel C., Bardin T., Boccard E. – Analgesic efficacy of an association of 500 mg paracetamol plus 30 mg codeine versus 400 mg paracetamol plus 30 mg dextropropoxyphene in repeated doses for chronic lower back pain. *Curr. Therap. Res.* 1991 ; *50* : 463-473.
33. Willer J.C., Le Bars D. – Physiologie de la sensation douloureuse. *Encycl. Méd. Chir. (Paris-France), Anesthésie-Réanimation*, 36-020-A-10, 1993, 18 p.

# Traitements rhumatologiques autorisés chez la femme enceinte « Primum non nocere »

R.-L. DREISER, M. DE BANDT

La pathologie rhumatismale de la femme enceinte recouvre l'ensemble des pathologies rencontrées par le rhumatologue, depuis les affections bénignes (canal carpien, lombalgies, ...) jusqu'aux grands rhumatismes inflammatoires (lupus, polyarthrite rhumatoïde, ...). Chez la femme enceinte, le problème est de prescrire et manier les thérapeutiques avec prudence et discernement. Ici plus qu'ailleurs, le « primum non nocere » reste la loi. Comment adapter ces thérapeutiques sans dommage pour la mère et pour l'enfant ? Nous allons tenter de répondre à ces questions (sans prétendre être exhaustif) en faisant pour chaque médicament une revue de la littérature.

L'absence de consensus sur la prescription de ces médicaments sera soulignée, en comparant les résultats de cette revue, avec les recommandations de l'ACR * [1] et de l'Association Américaine de Pédiatrie (AAP). Notons que la révision de certaines recommandations du Vidal n'est pas encore harmonisée et que les classifications internationales font, elles aussi, l'objet de révisions et de débats. Il faut se souvenir que les risques évolutifs propres d'une maladie sont parfois supérieurs à ceux d'un traitement ; que le risque « naturel » de malformation à la naissance est de 2 à 4 p. cent et que parmi toutes les anomalies congénitales, 25 p. cent sont des aberrations chromosomiques, 65 p. cent sont d'origine multifactorielle et 10 p. cent sont d'origine environnementale (médicamenteuse, ...), ce qui n'est pas sans poser de délicats problèmes d'imputabilité [19].

* Les recommandations de l'ACR ont 4 degrés de risque. Risque « B » = absence de risque ; « C » = un risque ne peut pas être éliminé ; « D » = preuves directes de risque fœtal mais le bénéfice potentiel peut dépasser le risque théorique, « X » = contre-indication.

## ANTALGIQUES DE NIVEAU I

### Aspirine

Bien que son utilisation ait baissé depuis une décennie, l'aspirine reste très utilisée au cours de la grossesse (3e position après les vitamines et le fer). On estime que près de 10 p. cent des femmes y ont recours pendant la gestation comme analgésique ou antipyrétique.

Les effets des salicylés, à dose usuelle, sont représentés par l'inhibition de la cyclo-oxygénase (COX). A faibles doses (0,3 à 1,5 mg/kg/jour), l'aspirine inhibe la COX plaquettaire et non plus endothéliale. Des posologies de 60 à 80 mg/j sont suffisantes pour réduire la production de thromboxane A2 à 10 p. cent de sa valeur de base. A ces mêmes posologies, l'aspirine, administrée entre la 28e et la 32e semaine de gestation, diminue de façon significative la sensibilité des femmes à l'angiotensine, ce qui permet son utilisation dans la prévention de la toxémie gravidique [5 bis, 16, 24] qui reste une des causes principales de morbidité et de mortalité chez les mères et les nouveaux-nés. Ce syndrome apparaît chez 5 à 7 p. cent des femmes (primipares) et se caractérise par une élévation de la pression systolique maternelle, une altération de la fonction rénale et une insuffisance de perfusion placentaire.

L'utilisation de l'aspirine dans les jours précédant la délivrance est associée à des anomalies de la coagulation. Ces effets sont observés avec des posologies de 1,5 à 2,5 g/j. Il n'a pas été démontré que de petites doses d'aspirine (1 à 2 mg/kg/j) étaient associées à ce risque. Il est recommandé d'arrêter l'aspirine dans les jours précédant la délivrance.

L'aspirine franchit rapidement le placenta. Les concentrations plasmatiques fœtales étant jusqu'à 4 fois supérieures à celles de la mère, elles exposent à un risque hémorragique accru lorsque la mère est traitée à fortes posologies (1,5 à 4 g/j). Pour les posologies inférieures à 325 mg par jour, le risque hémorragique chez l'enfant semble nul. L'aspirine à forte dose et de façon chronique semble être associée à des retards de croissance.

Le risque relatif de malformation de l'aspirine à forte dose, au début de la grossesse, est de 1,07 (intervalle de confiance 0,8 à 1,11), donc très faible [32, 36].

**Conclusion :** l'aspirine à forte dose (supérieure à 1,5 g/j) est déconseillée au cours de la grossesse. Si elle est utilisée, elle doit être arrêtée dans les jours qui précèdent la délivrance. A des doses de 1 à 2 mg/kg/j elle semble efficace, dans la majorité des études, dans la prévention de l'hypertension artérielle, de l'éclampsie et de la toxémie gravidique, tout en étant dépourvue d'effet tératogène ou d'effet systémique sur l'endothélium vasculaire fœtal. **Recommandations de l'ACR [1] : risque « C » puis « D » durant le 3e trimestre.**

### Paracétamol

Comme il traverse le placenta, il peut (en théorie) exposer l'enfant à une toxicité hépatique. Une étude multicentrique américaine a suivi 113 femmes exposées volontairement à des doses très élevées de paracétamol durant la grossesse. Il n'a pas été constaté d'avortement spontané, d'anomalie congénitale ou d'effet tératogène. Le paracétamol est l'antalgique et l'antipyrétique de référence au cours de la grossesse [14, 16].

### Antalgiques de niveaux II et III

Les antalgiques de niveau II ne possèdent pas l'AMM au cours de la grossesse, mais le praticien peut être conduit à les utiliser. Aucun travail prospectif ne permet de connaître leurs risques propres s'il en est. Le dextropropoxyphène est plus souvent utilisé, les dérivés de la codéine sont entâchés d'un possible pouvoir tératogène (qui n'a jamais été prouvé) et sont à déconseiller en raison de la constipation qu'ils engendrent. Les opiacés peuvent être utilisés avec précaution. La morphine n'induit aucun risque tératogène (même utilisé longtemps), elle est responsable de retard de croissance et de prématurité. Son arrêt brutal peut entraîner un syndrome de sevrage mortel *in utero* aussi est-il préférable de décroître lentement les doses, ou un syndrome clinique chez 85 p. cent des enfants à la naissance.

## ANTI-INFLAMMATOIRES NON STÉROÏDIENS

Les AINS sont formellement contre-indiqués par l'Agence du Médicament dès le 6<sup>e</sup> mois de grossesse. Ces contre-indications sont communes à tous les AINS et en France toute prise d'AINS est formellement interdite au cours du 3<sup>e</sup> trimestre (RMO). Par leurs propriété d'inhibition des prostaglandines, ils peuvent prolonger le travail et majorer le risque hémorragique en post-partum. Ils sont responsables d'hypertension artérielle pulmonaire et d'anurie. Ces phénomènes ne sont pas dose-dépendants (un seul jour de traitement suffit, ...) mais « terme »-dépendants.

Par contre, le risque tératogène de ces médicaments semble nul sauf pour la phénylbutazone. **Les recommandations de l'ACR pour les AINS** [1] sont identiques pour tous : **risque « B » pendant les 6 premiers mois puis risque « C » en fin de grossesse.**

### Indométacine

L'intérêt essentiel de l'indométacine chez la femme enceinte est sa capacité à prolonger la gestation, c'est un agent tocolytique particulièrement puissant, efficace dans 80 p. cent des cas. Le transfert placentaire de l'indométacine a été démontré. L'indométacine est peu tératogène mais cet effet est dose-dépendant ; des fermetures prématurées du canal artériel *in utero* apparaissent même à de très faibles doses. Une réduction significative du flux sanguin placentaire est observée chez l'homme [14, 16].

Les effets secondaires chez l'enfant (diabète insipide néphrogénique, réduction du flux cérébral, atteinte neurologique centrale, entérocolite nécrosante, retard de croissance, fermeture prématurée du canal artériel) font que ce médicament doit être prohibé au cours de la grossesse [19, 24].

### Acide propionique (et ses dérivés), diclofénac, oxicams

Pour l'ibuprofène, dans une série de 105 femmes enceintes consommant 1 200 à 2 400 mg d'ibuprofène par jour, aucune malformation ne fut détectée mais 4 des 64 enfants exposés ont présenté une fermeture prématurée du canal artériel [19]. Pour le kétoprofène, des cas d'insuffisance rénale transitoire et d'hypertension artérielle pulmonaire ont été rapportés. En ce qui concerne le diclofénac (très largement prescrit), une courte série prospective de 9 femmes traitées par 75 à 150 mg/jour pendant de 3 à 45 jours ne retrouve aucune malformation. Mais il n'existe aucune étude épidémiologique prospective à large échelle démontrant cette inocuité de façon formelle [24, 25, 37]. Leur passage dans le lait maternel est bien documenté : le kétoprofène, le fénoprofène et les oxicams ne passent dans le lait qu'à des concentrations infimes, autorisant leur usage au cours de l'allaitement [25, 33, 37] pour les auteurs américains.

### AINS topiques

Les contre-indications des AINS à partir du 2e trimestre concernent toutes les formes galéniques y compris topiques. En effet, un faible passage systémique mais réitéré sur plusieurs jours peut entraîner (en théorie) les mêmes conséquences sur le fœtus que la voie orale.

En conclusion, les AINS ne sont pas formellement contre-indiqués au cours des six premiers mois et seule la phénylbutazone semble tératogène. On donnera la préférence aux formes à demi-vie courte, et aux posologies faibles pour des cures de durée brèves.

## DÉCONTRACTURANTS MUSCULAIRES

Aucune étude prospective ne permet d'affirmer l'innocuité des décontracturants musculaires au cours de la grossesse. Leur pouvoir tératogène est inconnu. De ce fait, ils sont à éviter au cours du premier trimestre. Cependant, les benzodiazépines utilisées à visée myorelaxante ont un risque considéré comme « extrêmement faible » mais les fortes doses sont déconseillées [2, 9] au cours du troisième trimestre (hypotonie fœtale, détresse respiratoire, syndrome de sevrage, ...).

## GLUCOCORTICOÏDES

En rhumatologie, leur usage est documenté au cours de la grossesse des PR et des lupus [5, 14, 15]. La prednisone est le médicament de référence en raison de son faible coût et de sa demi-vie courte [25, 37].

L'enfant est exposé aux corticoïdes. Si tous les glucocorticoïdes traversent le placenta, on ne sait pas précisément en quelle proportion, ni quel est le rapport de la concentration fœtale à la concentration maternelle. La prednisone est catabolisée dans le placenta (à l'inverse de la bêta- et de la déxaméthasone) et atteint donc moins le fœtus. Ceci explique le choix des glucocorticoïdes en fonction du but désiré : pour traiter l'enfant *in utero,* on utilise la bêta- ou la déxaméthasone ; pour la mère, la prednisone [3, 17].

En rhumatologie, l'expérience des glucocorticoïdes à doses moyennes ou fortes au cours du lupus et du syndrome des antiphospholipides [14, 16, 29, 35] est connue. On sait que l'augmentation systématique des doses est à éviter dès l'annonce de la grossesse : l'efficacité est incertaine et les effets secondaires multiples pour l'enfant (retard de croissance *in utero,* intolérance au glucose, HTA précoce de l'enfance, ...). L'accent est mis sur des associations d'anticoagulants (héparine de bas poids moléculaire, ...) et d'aspirine (100 à 150 mg/j) [21, 29]. La majoration des dosages est réservée aux poussées, avec des doses les plus faibles possibles (10 à 30 mg/j de prednisone). Ce schéma idéal n'est pas toujours possible. Au-delà de ces posologies ou pour des durées supérieures à deux mois de traitement, apparaissent deux risques pour la mère : une intolérance au glucose obligeant au recours à l'insuline (avec toutes les difficultés imaginables) et une élévation de la pression artérielle systolique majorant le risque d'éclampsie et de toxémie gravidique.

Il n'y a pas de risque tératogène particulier associé à l'usage des corticoïdes au cours de la grossesse en l'état actuel des connaissances. Deux risques pour l'enfant sont de plus en plus pris en considération, mais leur évaluation exacte reste à faire : le fœtus semble menacé de retard de croissance, en règle générale modéré, avec des différences de poids à la naissance variant de 500 à 800 g selon les séries. L'autre risque est celui d'une HTA de l'enfance. Les observations sont encores limitées. Plusieurs études prospectives s'attachent actuellement à préciser ce risque [3, 30]. Par contre, l'immunosuppression à la naissance semble négligeable et sans conséquence particulière, et les observations d'insuffisances surrénaliennes transitoires à la naissance sont suffisamment rares pour qu'on les considère comme anecdotiques. Enfin, il n'est pas fait mention de syndrome de Cushing chez l'enfant.

**Recommandations de l'ACR : prednisone, risque « B » et risque « C » pour bêta- et déxaméthasone.** Tous sont autorisés pendant l'allaitement.

## COLCHICINE

La maladie périodique (MP) est une affection génétique dont les manifestations apparaissent tôt dans la vie et conduisent à l'insuffisance rénale terminale. La colchicine a démontré son efficacité dans la prévention des accès et du risque rénal. Arrêter le traitement provoque une exacerbation de la maladie. Cent seize femmes atteintes de MP ont été étudiées prospectivement [28]. Elles recevaient entre 1 et 2 mg/jour de colchicine et furent suivies jusqu'à terme ; 295 grossesses ont été notées : 235 menées à terme, 25 interrompues volontairement, 35 se sont soldées par une fausse couche. Ces femmes étaient réparties en trois groupes : celles qui avaient interrompu la colchicine avant la grossesse, celles qui l'avaient arrêtée en moyenne deux mois après la conception et celles qui l'avaient continué pendant toute la gestation. La fréquence des avortements spontanés fut identique à celle de la population générale. Le poids moyen de naissance était de 3 100 g et le nombre de césariennes identique à la population générale ; tout ceci sans différence particulière si l'on considère le statut thérapeutique des mères. Aucune anomalie congénitale ni malformative ne fut détectée chez les enfants des mères qui continuaient la colchicine. Significativement plus de dégradations de la MP se rencontraient chez les femmes qui avait interrompu le traitement [28]. Le risque de trisomie 21 semble identique à celui de la population générale mais des amniocentèses sont proposées en Israël ; ceci ne semble pas devoir être appliqué en France.

**En conclusion,** la colchicine à la dose de 1 à 2 mg par jour ne doit pas être interrompue pendant la grossesse, *a fortiori* si elle est donnée pour traiter une affection aussi grave que la MP.

## TRAITEMENTS DE FOND DE LA PR

Les rhumatismes inflammatoires concernent souvent des femmes jeunes en âge de procréer. Il existe souvent une incompatibilité entre le traitement et la grossesse, mais il faut reconnaître que l'on manque de données satisfaisantes sur l'utilisation de ces traitements (en l'absence de travaux prospectifs corrects). Les séries publiées sont rares ou courtes et l'imputabilité de l'accident souvent difficile à faire. Il existe en outre un biais de description, qui veut qu'une expérience négative soit plus souvent rapportée qu'une expérience positive.

## Sels d'or injectables

Le passage transplacentaire des sels d'or est documenté par la présence de dépôts auriques dans les tissus fœtaux. Aucune anomalie congénitale n'a été observée chez 102 enfants nés de mères traitées durant la première moitié de leur grossesse. Dans un travail rapportant 26 femmes traitées pendant toute leur grossesse, aucune anomalie congénitale ne fut décelée. Quelques rares malformations sont rapportées. Une observation de malformations fœtales multiples a été signalée chez une femme ayant reçu 20 mg par semaine d'aurothiomalate pendant les 20 premières semaines de grossesse avec une imputabilité difficile à établir. Un travail a suivi des femmes recevant de l'or par voie orale tout au long de la grossesse sans noter de malformations [14, 15]. Pour de nombreux auteurs, une réduction des doses doit être tentée à tout prix, mais si la maladie est contrôlée, l'arrêt du médicament n'est pas impératif [17, 24]. **Recommandations de l'ACR : niveau de risque « C ».**

## Antipaludéens de synthèse (APS)

Il est habituellement considéré que les APS ne sont pas tératogènes *in vivo* aux posologies usuelles bien que des anomalies chromosomiques soient détectées *in vitro* [5, 17, 37]. De rares anomalies de l'audition sont rapportées lors d'une prise pendant le premier trimestre. Deux observations de la littérature rhumatologique font état de malformations : il s'agit de deux femmes lupiques traitées par 300 et 500 mg/j qui ont donné le jour à deux enfants atteints de syndrome polymalformatif et de dégénérescence rétinienne. L'imputabilité à la drogue est faible. La démonstration que les APS passent le placenta reste à faire.

Plusieurs travaux récents montrent que les APS ne provoquent pas d'anomalie congénitale ni de syndrome malformatif. Cette assertion repose sur des publications anglo-saxonnes de PR [4, 21] et de lupus [17, 26, 27], déjà traitées par APS et poursuivant le médicament, une fois la fécondation reconnue. Les femmes lupiques qui continuent les APS se portent mieux que les autres. L'intérêt des APS, au cours de la PR, est moins évident et par précaution il semble licite de les interrompre. Il n'est pas démontré que l'introduction des APS au début d'une grossesse s'accompagne d'un bénéfice particulier pour la mère. **Recommandations de l'ACR : niveau de risque « C ».**

## Sulfasalazine

L'expérience de la sulfasalazine au cours de la grossesse est issue des patientes atteintes d'entérocolopathies inflammatoires [5, 16]. Le médicament et ses métabolites traversent le placenta et donnent chez l'enfant un taux sérique identique au taux maternel. Plus de 2 000 grossesses menées chez des patientes présentant une entérocolopathie et traitées par sulfasalazine (seule ou en combinaison avec des corticoïdes) sont rapportées dans la littérature : il n'est pas décrit d'augmentation de la fréquence des syndromes malformatifs, ni d'atteinte hépatique ou hématologique. Il n'est pas rapporté de retard de croissance *in utero.* Une seule observation de syndrome polymalformatif chez un enfant dont la mère avait reçu la drogue pendant toute sa grossesse est notée mais son imputabilité est délicate.

Il semble que la salazopyrine ne soit pas contre-indiquée au cours de la grossesse, mais il manque une étude prospective recherchant les risques fœtaux et maternels des femmes avec une PR ; aussi il convient de rester très vigilant [23].

**Recommandations de l'ACR : risque niveau « B », mais niveau « D » juste avant le terme.**

A noter que chez l'homme désirant procréer, l'arrêt du médicament 3 mois avant est souhaitable en raison d'un risque d'infertilité transitoire sous traitement [24, 25].

## D-pénicillamine

L'exposition à la D-pénicillamine (D-P) a été rapportée chez 20 patientes atteintes de PR et ayant mené une grossesse à terme : 19 des enfants présentaient à la naissance une anomalie diffuse des tissus conjonctifs à type de cutis laxa [12, 17, 24]. Des séries importantes de femmes atteintes de maladie de Wilson (ou de cystinurie) et traitées par des posologies quotidiennes de D-P de 0,5 à 2 g par jour (pendant le premier trimestre ou pendant toute la grossesse) ont permis de décrire des anomalies congénitales à type de cutis laxa [12]. La D-P est dangereuse au cours de la grossesse, aussi est-il nécessaire de planifier son arrêt avant la conception. **Recommandations de l'ACR : risque niveau « D ».**

## Azathioprine

L'azathioprine est un anti-métabolite, largement utilisé comme drogue immunosuppressive. Les connaissances sur l'emploi de l'Imurel® au cours de la grossesse sont issues des populations de transplantées rénales avant l'emploi de la ciclosporine A [34]. Une expérience non négligeable est aussi apportée maintenant par le suivi des grandes cohortes de lupiques. Quelques observations au cours de la PR sont disponibles [8, 14, 16, 24].

L'azathioprine et son métabolite actif la 6-mercaptopurine sont détoxifiés dans le placenta (les taux sériques sont faibles, de l'ordre de 3 % de celui de la mère). De surcroît, le fœtus est « protégé » en début de grossesse, en raison d'un déficit hépatique en inosinate pyrophosphorylase qui convertit l'azathioprine en acide thiosinique, principal métabolite actif sur les divisions cellulaires.

De nombreux travaux ont, à l'heure actuelle, montré l'absence de toxicité de l'Imurel® au cours de la gestation (plus de 800 grossesses rapportées dans la littérature), même si des anomalies chromosomiques sans conséquence clinique sont rapportées. La plus importante série concerne 440 grossesses chez des transplantées rénales, toutes traitées par corticothérapie et azathioprine à la dose de 2 mg/kg/jour pendant toute la grossesse. Une étude portant sur 122 lupiques confirme l'absence de risque malformatif.

Le risque de leucopénie et de thrombopénie est théorique et semble nul si la dose est divisée par deux lorsque le taux des leucocytes de la mère est inférieur d'une déviation standard à la moyenne. Des observations d'infection à CMV au décours de l'accouchement sont mentionnées, mais on peut considérer au vu des très bons résultats de tolérance maternelle et fœtale, que l'azathioprine ne présente pas de toxicité fœtale, pas de risque tératogène et est vraisemblablement l'immunosuppresseur d'emploi possible chez les femmes enceintes. **Recommandations de l'ACR : risque niveau « D ».**

## Chlorambucil

Le chloraminophène est un alkylant utilisé avec succès dans la polyarthrite rhumatoïde, la maladie de Behçet, le lupus, l'arthrite chronique juvénile... Toutes les grossesses menées sous chlorambucil se sont soldées par des syndromes polymalformatifs sévères, le plus souvent incompatibles avec la vie (agénésie rénale, agénésie urétérale, malformations cardiovasculaires multiples, ...) [3, 16, 19].

La drogue est interdite au cours de la grossesse.

**Recommandations de l'ACR : niveau « D » (preuves directes de risque fétal, mais le bénéfice potentiel peut dépasser le risque théorique...).** On note curieusement que ce degré de risque est identique à celui de l'Imurel®.

## Méthotrexate

Le méthotrexate (MTX) est un anti-folique utilisé depuis de nombreuses années à faibles doses hebdomadaires dans le traitement des rhumatismes inflammatoires [15, 16, 24]. Beaucoup de données toxicologiques disponibles concernaient des posologies fortes, supérieures à celles utilisées en pratique rhumatologique. Chez la femme, le MTX est un excellent abortif utilisé dans une indication particulière : la grossesse extra-utérine tubaire non rompue. Une injection directe (5 à 10 mg) dans l'œuf évite le recours à la chirurgie.

Récemment, Kozlowski et coll. [19] ont rapporté 10 grossesses chez des femmes atteintes d'une PR et traitées par de faibles doses de MTX (7,5 mg par semaine). Trois avortements « spontanés » ont eu lieu, 2 femmes ont préféré un avortement thérapeutique, 5 enfants sont nés à terme sans aucune malformation congénitale et avec un développement physique et psychique normal avec un recul de plus de 12 ans, ... Les effets néfastes sur le développement sont plus marqués en début qu'en fin de grossesse. Si beaucoup d'arguments donnent à penser que le MTX à faibles doses hebdomadaires est toxique, cette toxicité n'est cependant pas totale et ne touche pas toutes les conceptions. Ceci laisse la porte ouverte à de difficiles débats mais il est illégitime de courir un tel risque. Toute malade sous MTX qui désire une grossesse doit arrêter la drogue avant la conception. **Recommandations de l'ACR : niveau de risque « X ».**

## Cyclophosphamide

La toxicité fœtale et embryonnaire du cyclophosphamide est clairement documentée. L'exposition d'enfants durant le premier trimestre conduit invariablement à des syndromes polymalformatifs graves [3, 4, 24]. Quelques rares observations font état d'un usage de la drogue de façon intermittente au second ou au troisième semestre de grossesse (vascularites systémiques graves, ...) et donnant naissance à un enfant normal, ces observations sont trop éparses pour constituer une exception : le médicament est interdit pendant la grossesse [11, 21, 22].

Il est intéressant de noter que les bolus de cyclophosphamide mensuels synchronisés avec les règles (chez les femmes lupiques en particulier) ne compromettent pas de façon définitive la fonction ovarienne et la possibilité de grossesse ultérieure d'enfants normaux. **Recommandations de l'ACR : risque de niveau « D ».**

## Ciclosporine-A

La ciclosporine A (CSA) est utilisée pour prévenir le rejet de greffe. Ses propriétés d'inhibition de la synthèse d'IL-2 ont amené à élargir ses indications aux PR graves, au lupus, à la maladie de Still de l'adulte, au psoriasis. Le taux plasmatique de CSA du fœtus est égal à la moitié de celui de la mère. Le retentissement de la CSA sur l'enfant a particulièrement été étudié chez 159 femmes (166 grossesses). Transplantées rénales, elles recevaient de la CSA à la dose moyenne de 320 mg/j. Chez 40 p. cent des enfants, des retards de croissance *in utero* et des prématurités ont été observées. Le poids moyen de naissance des enfants était de 2 kg. De multiples anomalies biologiques ont été relevées à la naissance (élévation de la créatininémie, modifications du bilan hépatique, ...) ; 4 enfants avaient des anomalies morphologiques (hypoplasie des membres, agénésie du corps calleux, hypoparathyroïdisme). En revanche le développement post-natal des enfants semble normal. Des séries plus récentes et limitées confirment ces données. La ciclosporine A n'est pas formellement contre-indiquée au cours d'une grossesse, mais son emploi encore récent reste réservé à des circonstances d'exception [6]. **Recommandations de l'ACR : niveau de risque « C ».**

En conclusion, les immunosuppresseurs sont à manipuler avec grande précaution chez la femme enceinte et certains : D-pénicillamine, chlorambucil, cyclophosphamide et MTX, sont tout à fait contre-indiqués. Le seul dont l'usage semble possible est l'Imurel®, mais sa toxicité hématologique au long cours est mal appréciée. Ainsi, est-il possible que l'emploi de la ciclosporine éventuellement associée aux corticoïdes soit plus sécurisant que celui de l'Imurel®.

## ALLOPURINOL

Peu de données sont disponibles concernant l'emploi de l'allopurinol. En fait les cas de goutte chez des femmes en âge de procréer sont exceptionnels ; il s'agit alors d'anomalies enzymatiques (parfois d'insuffisances rénales chroniques) et dans ces cas une grossesse est peu souhaitable à la fois pour la mère et pour l'enfant. Des observations de grossesses chez des insuffisantes rénales sont rapportées sans anomalies malformatives. L'hypouricémie est un des premiers signes de la grossesse, se normalisant au cours du troisième mois. L'insuffisance rénale de l'éclampsie s'accompagne d'une hyperuricémie. Il n'y a pas de travail rapportant une toxicité de la drogue au cours de la grossesse.

## TRAITEMENT DE L'OSTÉOPOROSE AU COURS DE LA GROSSESSE

L'ostéoporose fracturaire liée à la grossesse est rare mais sa fréquence probablement sous-estimée (voir p. 215). En effet les femmes enceintes font rarement l'objet d'explorations radiologiques ou métaboliques précises lorsqu'elles se plaignent de douleurs rachidiennes, ... Des observations d'ostéoporose avec tassements ont été rapportées, pour certaines révélatrices d'ostéopathies antérieures (hyperparathyroïdie, ...). Pour d'autres, c'est une affection liée aux perturbations métaboliques liée à la grossesse (dysrégulation de la synthèse de la 1-25dihydroxyvitamine D ou perturbation d'autres hormones calciotropes : PTH-rP, ...). Ainsi devant des rachialgies chez une femme enceinte la possibilité d'une ostéoporose compliquée doit être évoquée et conduire à des explorations biologiques et ostéodensitométriques sans danger, complétées par des radiographies en post-partum. La prévention par un traitement vitaminocalcique simple (1 g/j de calcium et 1 200 UI de vitamine D) semble pouvoir être proposé sans danger à titre préventif [1 bis].

34. Rudolph J.E., Schweitzer R.T., Bartus S.A. – Pregnancy in renal transplant patients. *Transplantation* 1979 ; *27* : 26-29.
35. Ruiz-Irastorza L., Buchanan N. – Increased rate of lupus flares during pregnancy and the puerperium : a prospective study of 78 pregnancies. *Br. J. Rheumatol.* 1996 ; *35* : 113-138.
36. Sloane D., Heinonen O., Kaufman D.W. – Aspirin and congenital malformations. *Lancet* 1973 ; *1* : 1373.
37. Witter F. – Clinical pharmacokinetics in the treatment of rheumatoid arthritis in pregnancy. *Clin. Pharmacokinet.* 1993 ; *27* : 444-449.

# Place de la corticothérapie orale dans la polyarthrite rhumatoïde

E. PALAZZO

La découverte de la cortisone valut à Kendall et Hench le prix Nobel de Médecine et de Physiologie en 1950. Après l'enthousiasme initial de la communauté scientifique, survinrent les premières complications en partie liées à une utilisation anarchique ; celles-ci furent responsables d'une limitation de son utilisation notamment dans les pays anglo-saxons. La meilleure connaissance actuelle des mécanismes d'action des glucocorticoïdes (GC), de leur efficacité sur les manifestations articulaires mais également sur les signes de progression radiologique ainsi que de leur tolérance permet de mieux préciser la place de la corticothérapie orale au cours de la polyarthrite rhumatoïde (PR) et d'en proposer une utilisation plus rationnelle sans pour autant en négliger les indispensables précautions d'utilisation.

## HISTORIQUE

En 1938, Philip Hench, consultant à la Mayo Clinic, publia les premiers travaux sur l'effet bénéfique de la grossesse et de la « jaunisse » sur la PR et envisagea qu'il puisse être dû à une sécrétion hormonale d'origine corticosurrénale commune à la grossesse et à l'ictère. Parallèlement, Kendall E.C., biochimiste travaillant à la Fondation Mayo en liaison avec la Compagnie Merck, synthétisa une quantité suffisante du composé E baptisé cortisone qu'il fournit à Philip Hench. Le 21 septembre 1948, une jeune femme âgée de 29 ans souffrant d'une polyarthrite rhumatoïde invalidante reçut une injection quotidienne intramusculaire de cortisone, 100 mg pendant trois jours, et fut spectaculairement améliorée. Cette observation fut illustrée par un film qui fit sensation au Congrès International des maladies rhumatismales de New York à laquelle assistaient des médecins français, qui exposèrent ensuite l'effet spectaculaire de ce produit. La découverte de la cortisone valut à Hench et Kendall le Prix Nobel de Médecine et de Physiologie en 1950 [9].

Au début des années 1950, les britanniques entreprirent des études contrôlées, comparant l'efficacité de la cortisone à l'aspirine et recherchèrent d'emblée à évaluer l'effet éventuel de ces traitements sur les signes de progression radiologique. En 1954, le Medical Research Council (MRC) et la Nuffield Foundation publièrent une étude contrôlée sur 61 patients (adultes et enfants) qui recevaient soit de la cortisone à la dose quotidienne de 80 mg, soit de l'aspirine à la dose quotidienne de 4,5 g. Le but de l'étude était d'évaluer, une semaine après l'arrêt du traitement, l'impression de bien-être et les signes inflammatoires tous les trois mois pendant un an. Aucune différence significative ne fut observée entre les deux groupes, les signes radiologiques n'avaient pas été évalués [in 32]. L'Empire Rheumatism Council (ERC) conduisit une étude pour préciser les résultats de la précédente. Cette étude portant sur 100 patients adultes suivis pendant un an et recevant soit de la cortisone à la dose de 69 mg, soit de l'aspirine à la dose de 4 g, conclut à l'absence de différence significative entre les deux groupes, avec cependant tendance à moins de signes de progression radiologique dans le groupe corticoïde que dans le groupe aspirine chez les 44 patients dont les radiographies avaient été étudiées [17].

## EFFICACITÉ DE LA CORTICOTHÉRAPIE À FAIBLE DOSE

Les études visant à évaluer au cours de la PR l'efficacité de la corticothérapie orale par les dérivés synthétiques à faible dose restent peu nombreuses.

En 1959 et 1960, le MRC et la Nuffield Foundation rapportèrent les résultats d'une étude portant sur des polyarthrites rhumatoïdes récentes évoluant depuis 3 à 24 mois traitées dans 36 cas par de l'aspirine ou de la phénylbutazone à la dose de 400 mg, et dans 41 cas par de la prednisolone à la dose initiale de 20 mg. Cette dose était progressivement diminuée à 12 mg au bout d'un an et 10 mg au bout de deux et trois ans. Dans le groupe prednisolone, une amélioration clinique et une diminution significative ($p = 0{,}03$ pour les mains, $p = 0{,}0001$ pour les pieds) des signes de progression radiologique étaient notées. L'étude fut poursuivie une troisième année où il ne fut pas alors observé de différence significative sur l'apparition des signes radiologiques entre les deux groupes. Pour Weiss, cette observation peut être liée à une diminution de l'activité des stéroïdes, à l'utilisation de doses plus faibles, ou à un biais de l'étude dû à l'inclusion dans le groupe prednisolone de patients récemment mis sous traitement au cours de la 3e année [18, 19].

La méta-analyse publiée par Saag [23] a recensé 34 études dont seulement 9 sont considérées comme satisfaisantes dans leur méthodologie ; 4 de ces études sont effectuées contre un placebo [8], 2 contre l'aspirine, 1 contre la chroloquine et les 2 autres contre le deflazacort. Il s'agit d' études de 420 PR traitées pendant plus de trois mois par une dose de prednisone inférieure ou égale à 15 mg par jour. Ce travail permit de retenir une plus grande efficacité des corticoïdes pour le contrôle des manifestations inflammatoires cliniques ou biologiques évaluées sur le nombre d'articulations gonflées, le nombre d'articulations douloureuses et la vitesse de sédimentation dans le groupe corticoïde et conclut à une efficacité égale des corticoïdes comparée au traitement de fond de la PR. L'utilisation des mesures de préférence est une méthode très différente qui permit de conclure à l'efficacité des GC au cours de la PR [7].

En 1995, Kirwan a comparé l'efficacité des corticoïdes à la dose de 7,5 mg par jour de prednisolone pendant 2 ans à celle d'un placebo dans une population de 128 patients atteints de polyarthrite rhumatoïde récente évoluant depuis moins de 2 ans qui recevaient par ailleurs un traitement de fond et des anti-inflammatoires non stéroïdiens. Le traitement de fond était les sels d'or dans 8 p. cent des cas, la D-pénicillamine dans 30 p. cent des cas, la salazopyrine dans 26 p. cent des cas, le méthotrexate dans 4 p. cent des cas, et un autre traitement dans 3 p. cent des cas. Il a observé la supériorité de la corticothérapie pour le contrôle de la douleur, évaluée sur l'échelle visuelle analogique, celui du handicap fonctionnel évalué par le questionnaire de qualité de vie (HAQ) [10]. De plus l'association aux AINS de GC à une dose $\leqslant$ 15 mg et de méthotrexate comparée au méthotrexate sans GC pendant une période de plus de 24 mois a permis dans l'étude de Bologna [3] d'observer une plus grande diminution du nombre d'articulations douloureuses ou d'articulations gonflées ($p = 0,04$) et un plus grand nombre de rémission ($p = 0,03$).

L'effet des corticoïdes à faibles doses sur les lésions radiologiques ostéocartilagineuses qui est un point essentiel pour préciser leur place dans le traitement de la PR a été évalué par un petit nombre d'études prospectives.

West [in 24] a étudié prospectivement 73 patients atteints de PR pendant une durée moyenne de 5, 6 ans. 34 patients prenaient de l'aspirine (5 g par jour) et 39 patients de la prednisone à la dose de 11 mg par jour. Le nombre moyen de nouvelles érosions par an et par malade aux pieds et aux mains était de 3,25 dans le groupe aspirine contre 0,77 dans le groupe prednisone.

Dans l'étude de Kirwan [10] l'étude des lésions radiologiques, avant traitement et après deux ans de traitement, a montré que le score de Larsen était significativement plus faible ($p = 0,004$) dans le groupe prednisolone (0,72) que dans le groupe placebo (5,37). Après deux ans de traitement, parmi les polyarthrites qui n'avaient pas de lésion radiologique au début de l'étude, 22,1 p. cent des patients sous corticoïdes développèrent des images érosives contre 45,6 p. cent des patients sous placebo ($p = 0,007$).

Les études les plus récentes montrent donc que la corticothérapie à faible dose permet un contrôle plus rapide des manifestations inflammatoires cliniques et une diminution des lésions érosives des articulations des mains et des pieds au cours des polyarthrites récentes. Cet effet est en général suspensif avec réapparition des symptômes à l'arrêt du traitement comme cela est observé avec certains traitements de fond de la PR, le méthotrexate notamment. Cette propriété nécessite donc la poursuite des GC au long cours avec le risque de survenue d'effets secondaires sans être sûr que le bénéfice initialement observé persiste chez les patients traités pendant plus de 10 ans [12].

La méta-analyse toute récente de Gotzsche et Johansen [7 bis] a concerné dix travaux. Leurs conclusions sont plutôt favorables à court terme.

## MÉCANISME D'ACTION DES GLUCOCORTICOÏDES

Les mécanismes qui permettent d'expliquer l'effet des corticoïdes au cours de la PR sont nombreux [15, 27]. Les glucocorticoïdes (GC) traversent librement les membranes cellulaires cytoplasmiques. Dans le cytoplasme, il se fixe sur un récepteur spécifique qui appartient à la super famille des récepteurs aux stéroïdes. Ce récepteur est habituellement occupé par une protéine du choc thermique HSP 90 qui doit être déplacée pour permettre la fixation du glucocorticoïde. Le complexe ainsi formé sous forme dimérique migre vers le noyau et va se fixer sur des sites précis de l'ADN, appelé élément de réponse aux stéroïdes. Ces séquences sont situées dans les régions régulatrices de nombreux gènes. Ces complexes vont donc moduler positivement ou négativement la transcription de ces gènes et la synthèse protéique. Les glucocorticoïdes ont une action sur la réaction inflammatoire et sur la réponse immune. Par l'activation du gène de la lipocortine, ils inhibent la phospholipase A2 et, de ce fait, la synthèse des prostaglandines et des leucotriènes. Les glucocorticoïdes diminuent la production des principales cytokines pro-inflammatoires : IL1, IL6, TNF-alpha, IL2 et interféron-gamma. Ils sont capables d'activer la production d'interleukine 4 (action anti-inflammatoire). Ils entraînent la répression de l'expression des molécules HLA de classe 2 et diminuent la fonction de présentation de l'antigène des macrophages, cellules dentritiques ou lymphocytes T. Aux doses utilisées dans la PR, ils ont peu d'action sur la production d'immunoglobulines. Ils permettent une redistribution des lymphocytes T du secteur vasculaire vers des tissus, ce qui peut entraîner une lymphopénie transitoire CD4+, et ils diminuent l'adhérence des leucocytes aux parois vasculaires. L'ensemble de ces différentes actions est responsable de l'effet anti-inflammatoire. L'inhibition de la synthèse des cytokines et des métalloprotéases peut expliquer la diminution des lésions destructrices ostéocartilagineuses.

Enfin, les GC modifient la réponse de l'axe hypothalamo-hypophysaire.

## MÉTABOLISME DES GLUCOCORTICOÏDES

A dose égale, l'efficacité et les effets secondaires des GC varient selon les individus. Ils dépendent de leur absorption, de leur vitesse de clairance et de l'affinité des récepteurs [25]. Administrées par voie orale, la prednisone et la prednisolone sont absorbées dans le haut jéjunum (80 %). La pharmacocinétique est linéaire, dépendant de la dose en raison de transformation dose dépendante de la prednisone en prednisolone, forme biologiquement active, par la 11-bêta-hydroxylase hépatique mais également de la fixation protéique réversible de ces substances aux protéines sériques de liaison (transcortine 90 % et albumine 10 %). Seule la forme libre est donc active. Le pic plasmatique est obtenu en une à deux heures. L'élimination est principalement rénale et varie en fonction de la dose, mais également d'un individu à l'autre.

## SCHÉMA THÉRAPEUTIQUE

La dose préconisée est inférieure à 10 mg d'équivalent prednisone, soit de l'ordre de 0,1 mg/kg de poids [4, 5, 11, 24, 27]. Les doses inférieures à 5 mg sont le plus souvent insuffisantes, même si l'arrêt des doses très faibles de l'ordre de 3,5 mg est susceptible d'entraîner une poussée inflammatoire de la maladie [in 11].

Pour certains, une dose initiale plus élevée de l'ordre de 15 mg d'équivalent prednisone peut être utilisée en association avec les traitements de fond, dans l'attente de leur efficacité, avec ensuite diminution progressive à la dose de l'ordre de 0,1 mg/kg à 0,2 mg/kg, voire à leur arrêt.

Le traitement à jours alternés, même s'il diminue certains effets secondaires, semble avoir peu d'intérêt au cours de la PR. Au contraire, la répartition de la dose quotidienne en deux prises permet chez certains patients d'atténuer la recrudescence matinale des symptômes vraisemblablement en limitant le pic matinal d'Il6 [14]. Cette attitude est préconisée, même si elle entraîne théoriquement une freination plus importante de l'axe hypothalamo-hypophysaire, et si elle peut chez certains entraîner des troubles du sommeil.

## TOXICITÉ DES FAIBLES DOSES DE CORTICOÏDES

L'engouement initial pour la cortisone dû à son efficacité spectaculaire a été diminué par la survenue d'effets secondaires d'autant plus sévères que les doses utilisées étaient élevées. La toxicité réelle des faibles doses faibles, inférieures à 10 mg par jour, actuellement préconisées a été rapportée dans la revue de la littérature de Belmatoug dans *L'actualité rhumatologique 1993* [2] et dans l'étude récente de Saag et coll. [22].

Certaines complications sont habituellement observées. Il s'agit des complications oculaires, cutanées et de l'intolérance au glucose.

La cataracte postérieure sous-scapulaire est une complication fréquente pour des doses supérieures à 10 mg administrées pendant plus d'un an. Cependant, elle est souvent observée au cours de la PR, même à faible dose. De plus, des petites doses de GC peuvent aussi favoriser la survenue d'un glaucome par diminution du débit aqueux. Ce phénomène semble quant à lui réversible à l'arrêt du traitement.

Les manifestations cutanées sont fréquentes et variées : acné, hirsutisme, vergetures, purpura, ecchymoses, atrophie cutanée avec pseudo-cicatrice stellaire. Elles surviennent pour des doses aussi faibles que 5 mg administrées pendant plus de deux à trois mois, et semblent plus fréquentes chez les sujets âgés ou chez les sujets sous anticoagulant.

Un diabète peut être déséquilibré par de faibles doses de GC, sans survenue d'acidocétose.

Certaines complications sont probables. Il s'agit de l'ostéoporose que nous détaillerons ultérieurement, de la myopathie, de la freination de l'axe hypothalo-hypophysaire, de l'athérosclérose [31].

La myopathie survient en général au moins après un an de traitement par prednisone à la dose de 10 mg, elle peut cependant être plus précoce et est mal appréciée au cours de la PR.

Pour des doses comprises entre 5 et 10 mg administrées pendant plusieurs années, le risque d'insuffisance surrénale semble infime et surévalué. La décroissance des GC doit être progressive pour éviter une rechute et surtout les manifestations du syndrome de sevrage.

D'autres complications sont discutées : complications infectieuses et digestives. Des infections sont observées avec une corticothérapie inférieure à 10 mg. Une susceptibilité aux infections n'est pas cependant démontrée à cette dose et dépend vraisemblablement de multiples facteurs : âge, durée de la maladie, traitement associé. Les faibles doses de GC n'augmentent pas significativement le risque de survenue d'ulcère gastroduodénal (2 % par rapport à 1 % dans la population générale). Cependant elles peuvent dans quelques rares cas provoquer des complications à type de perforation, de rupture de diverticule ou de pancréatite. Leur association aux anti-inflammatoires peut favoriser la survenue de complications digestives, notamment hémorragiques. D'autres complications sont en général absentes pour les faibles doses : ostéonécrose, troubles psychiatriques, et hypertension en l'absence d'autre facteur de risque.

L'étude de Saag et coll., en 1994, a étudié la survenue d'effets secondaires chez 112 PR traitées par corticoïdes et 112 PR n'en recevant pas. L'âge des patients (51,8 ans), le sexe, la durée de la maladie (4,9 ans) étaient identiques dans les deux groupes. Dans le groupe traité qui recevait en moyenne 6,1 $\pm$ 3,1 mg de prednisone par jour pendant une durée moyenne de 6,2 $\pm$ 4,6 années, il a été observé 92 effets secondaires contre 31 dans le groupe non traité. Le risque de survenue de ces complications était plus élevé en cas de doses comprises entre 10 et 15 mg (Odds Ratio (OR) 32,3, p = 0,001), comparées à une dose inférieure à 5 mg (OR 1,9, p = 0,15), ou à une dose comprise entre 5 et 10 mg (OR 4,9, p = 0,001). Les principaux effets secondaires observés étaient les fractures (OR à 3,9), les infections sévères (OR à 8), les troubles digestifs (OR à 3,3) et la cataracte [22].

## PROBLÈME PARTICULIER DE L'OSTÉOPOROSE CORTISONIQUE

La plupart des études montrent qu'une perte osseuse peut être observée au cours de la PR et que son origine est multifactorielle [6, 13, 20, 30]. Elle est observée chez la femme mais également chez l'homme. Elle est liée à l'activité de la maladie, à la perte d'autonomie, aux différents traitements et en particulier à la corticothérapie. La perte osseuse est précoce, survenant au cours de la 1re année ; elle est observée pour des doses supérieures à 5 mg, le plus souvent 7,5 mg, pendant une durée prolongée de 6 à 12 mois. Elle est d'autant plus importante que la dose journalière ou la dose cumulative (supérieure à 30 g) est élevée. Cette complication est peut-être sous-estimée au cours de la PR et nécessite des mesures préventives. Les recommandations actuellement préconisées sont les suivantes [1, 20] :

- évaluer au début du traitement les facteurs de risque d'ostéoporose et rechercher des antécédents de fracture ;
- mesurer la densité minérale osseuse (DMO) ;
- prescrire systématiquement une supplémentation par calcium (1 gramme) et vitamine D (800 unités) ;
- proposer un traitement hormonal substitutif chez la femme ménopausée ou chez l'homme en cas d'hypogonadisme ;
- recommander un régime peu salé en cas d'hypercalciurie puis, éventuellement, conseiller l'utilisation de diurétiques thiazidiques si l'hypercalciurie persiste (supérieure à 0,1 mg/kg/24h) et une supplémentation potassique en cas d'hypokaliémie ;
- préconiser une activité physique d'entretien.

Si la DMO est basse (T score $< -1$), un traitement par bisphosphonates est recommandé en cas d'impossibilité du traitement hormonal substitutif, si la dose de corticoïdes est supérieure ou égale à 15 mg ou si la DMO est très basse (T score $< -2{,}5$).

Il est recommandé de mesurer à nouveau la DMO au bout de 6 mois si la dose est supérieure ou égale à 15 mg et au bout de 12 mois si la dose est inférieure à 10 mg. En cas de diminution de cette mesure de 3 p. cent [20] à 5 p. cent [1], un traitement par bisphosphonates est alors préconisé. Il faut noter que les bisphosphonates viennent d'obtenir l'AMM pour la prévention de l'ostéoporose cortisonique en cas d'une corticothérapie maintenue pendant plus de 3 mois à une dose supérieure à 7,5 mg/jour.

## INDICATIONS

Depuis plus de 40 ans, les rhumatologues français considèrent que la corticothérapie orale à faible dose est utile au cours de la polyarthrite rhumatoïde (PR), et ne doit pas être uniquement réservée aux polyarthrites très sévères, contrairement à ce qui était préconisé dans les pays anglo-saxons, où la corticothérapie orale siégeait au sommet de la pyramide habituellement utilisée pour guider le traitement de la polyarthrite rhumatoïde. La place de la corticothérapie dans le traitement de la PR devient plus importante, vraisemblablement grâce à la publication d'études qui laissent envisager que les corticoïdes ne sont pas simplement un traitement capable d'améliorer les symptômes cliniques (Symptoms Modifying Anti-Rheumatic Drugs) (SMARDs), mais éventuellement un traitement capable d'influencer le cours de la maladie et de diminuer la progression radiologique (Disease Controlling Anti-Rheumatic Therapies) (DCART). De plus, il est actuellement admis par tous que la polyarthrite doit être traitée plus activement au cours des deux premières années qui semblent conditionner, dans la plupart des cas, l'évolution ultérieure de la maladie et la survenue d'un handicap fonctionnel.

La place de la corticothérapie orale au cours de la PR est donc encore source de débats passionnés.

Certaines indications sont reconnues par tous. Dans certains cas, les doses préconisées sont de l'ordre de 1/2 à 1 mg/kg/jour. Il s'agit de :

– la survenue de manifestations sytémiques de la PR (atteintes séreuses, vascularite, sclérite) ;

– certaines complications immuno-allergiques sévères des traitements dits de fond, tels la pneumopathie d'hypersensibilité au méthotrexate.

Dans les autres cas, de faibles doses sont utilisées. Il s'agit de :

– l'existence de contre-indication aux anti-inflammatoires non stéroïdiens, notamment en cas d'insuffisance rénale modérée, de risque important de complications gastroduodénales graves ;

– au cours de la grossesse ou en cas d'allaitement, où les corticoïdes semblent les produits anti-inflammatoires les moins toxiques pour l'enfant.

Dans les autres situations, aucune étude ne permet de définir des recommandations précises. A la lecture de la littérature, la corticothérapie orale à faible dose peut être proposée dans les situations suivantes [5, 11, 16, 21, 24, 27, 32, 33] :

– chez le sujet âgé, en cas d'échec, d'un traitement anti-inflammatoire, voire à la place des anti-inflammatoires non stéroïdiens, dont la toxicité gastroduodénale, rénale, semble plus importante sur ce terrain. De plus, elle peut améliorer de façon spectaculaire la qualité de vie de ces patients et peut même suffire dans certains cas à contrôler la maladie, sans prendre le risque supplémentaire d'une toxicité des traitements de fond [26, 29] ;

– chez le sujet jeune, la corticothérapie est, en général, évitée en première intention en cas de polyarthrite débutante (moins de six mois) n'ayant pas eu de traitement de fond et ne présentant pas de critère de sévérité. En effet, la PR est une affection hétérogène dont l'évolution peut être bénigne dans 20 à 30 p. cent des cas. En revanche, elle est proposée dans les formes agressives d'emblée qui représentent 10 à 20 p. cent des cas ou dans l'attente de l'efficacité des traitements de fond (bridging therapy) [24, 28]. Elle est également préconisée au cours de la première année d'évolution de la PR en cas d'échec ou en cas de réponse insuffisante au traitement de fond associé aux anti-inflammatoires non stéroïdiens.

## CONCLUSION

La corticothérapie est utile et bénéfique au cours de la PR. Elle diminue les signes inflammatoires, améliore le bien-être des patients et semble diminuer les signes de progression radiologique dans les polyarthrites récentes.

Elle peut être utilisée à tout âge et dans toutes les formes dans l'attente de l'efficacité du traitement de fond en cas de résistance aux seuls anti-inflammatoires non stéroïdiens. Elle peut être également utilisée de façon prolongée dans la PR de gravité moyenne ou sévère avec un bon rapport efficacité/effets secondaires à condition d'utiliser une dose d'entretien de l'ordre de 0,1 mg/kg, en tout cas inférieure à 10 mg par jour, et de respecter les mesures préventives notamment celles préconisées pour l'ostéoporose qui sont actuellement souvent négligées.

La place réelle de la corticothérapie comme traitement modifiant le cours de la PR (DCART) ou comme traitement anti-inflammatoire symptomatique (SMARDs) reste encore débattue.

## RÉFÉRENCES

1. American College of Rheumatology task force on osteoporosis guidelines – Recommendations for the prevention and treatment of glucocorticoid-induced osteoporosis. *Arthritis Rheum.* 1996 ; *39 :* 1791-1801.
2. Belmatoug N. – Toxicité réelle des faibles doses de corticoïdes (p. 361-370). *In :* S. de Sèze, A. Ryckewaert, M.-F. Kahn, et coll., *L'actualité Rhumatologique 1993.* Paris, Expansion Scientifique Française, 1993.
3. Bologna C., Jorgensen C., Sany J. – Association of methotrexate and corticosteroids in the treatment of patients with rheumatoid arthritis. *Clin. Exp. Rheumatol.* 1996 ; *14 :* 401-406.
4. Caldwell J.R., Furst D.E. – The efficacy and safety of low dose corticosteroids for rheumatoid arthritis. *Semin. Arthritis Rheum.* 1991 ; *21 :* 1-11.
5. Cantagrel A. – Traitement de la polyarthrite rhumatoïde : la corticothérapie par voie générale. *Rev. Rhum. (Suppl. Pédagogique)* 1997 ; *64 :* 129 SP-136 SP.
6. Deodhar A.A., Woolf A.D. – Bone mass measurement and bone metabolism in rheumatoid arthritis : a review. *Br. J. Rheumatol.* 1996 ; *35 :* 309-322.

7. Ferraz M.B., Quaresma M.R., Gholdsmith C.H., Bennett K., Atra E. – Estimation des bénéfices et des risques du traitement de la polyarthrite rhumatoïde par les glucocorticoïdes à l'aide de mesures des préférences. *Rev. Rhum. [Ed. Fr.]* 1994 ; *61 :* 255-259.

7 bis. Gotzsche P.C., Johansen H.K. – Metanalysis of short term low dose prednisolone versus placebo and non-steroidal anti-inflammatory drugs in rheumatoid arthritis. *Br. Med. J.* 1998 ; *316 :* 811-817.

8. Harris E.D., Emkey R.D., Nichols J.E. – Low dose prednisone therapy in rheumatoid arthritis : a double blind study. *J. Rheumatol.* 1983 ; *10 :* 713-721.

9. Kahn M.-F. – Les cortisoniques et la polyarthrite rhumatoïde. Évolution des idées. *Rev. Rhum. [Ed. Fr]* 1994 ; *61 :* 201S-204S.

10. Kirwan J.R. and the Arthritis and Rheumatism Council low-dose glucocorticoid study group. – The effect of glucocorticoids on joint destruction in rheumatoid arthritis. *N. Engl. J. Med.* 1995 ; *333 :* 142-146.

11. Laroche M., Arlet J. – Faut-il donner des corticoïdes au long cours dans la polyarthrite rhumatoïde ? *Rev. Rhum. [Ed. Fr]* 1993 ; *60 :* 317-320.

12. Mc Dougall R., Sibley J., Haga M., Russell A. – Outcome in patients with rheumatoid arthritis receiving prednisone compared to matched controls. *J. Rheumatol.* 1994 ; *21 :* 1207-1213.

13. Martin J.C., Munro R., Campbell M.K., Reid D.M. – Effects of disease and corticosteroids of appendicular bone mass postmenopausal women with rheumatoid arthritis : comparison with axial measurements. *Br. J. Rheumatol.* 1997 ; *36 :* 43-49.

14. Masi A.T., Chrousos G.P. – Dilemmas of low dosage glucocorticoid treatment in rheumatoid arthritis : considerations of timing. *Ann. Rheum. Dis.* 1997 ; *56 :* 1-4.

15. Morand E.F., Goulding N.J. – Glucocorticoids in rheumatoid arthritis. Mediators and mechanisms. *Br. J. Rheumatol.* 1993 ; *32 :* 816-819.

16. Morrison E., Capell H. – Corticosteroids in the management of rheumatoid arthritis. *Br. J. Rheumatol.* 1996 ; *35 :* 2-4.

17. MRC report. – A comparison of cortisone and aspirin in the treatment of early cases of rheumatoid arthritis : A second report by the Joint Committeee orf the Medical Research Council and Nuffield Fonundation on Clinical Trials of Cortisone, ACTH, and other therapeutic measures in chronic rheumatic diseases. *Br. Med. J.* 1955, *2 :* 695-700.

18. MRC report. – A comparison of prednisolone with aspirin and other analgesics in the treatment of rheumatoid arthritis. *Ann. Rheum. Dis.* 1959 ; *18 :* 173-187.

19. MRC report. – A comparison of prednisolone with aspirin or other analgesics in the treatment of rheumatoid arthritis : A second report by the joint Committee of the Medical Research Council and Nuffield Foundation on Clinical Trials of cortisone, ACTH, and other therapeutic measures in chronic rheumatic diseases. *Ann. Rheum. Dis.* 1960 ; *19 :* 331-337.

20. Orcel P. – Ostéoporose cortisonique : nouvelles approches. *Rev. Rhum. [Ed. Fr.]* 1997 ; *64 :* 717-726.

21. Ramos-Remus C., Sibley J., Russell A.S. – Steroid in rheumatoid arthritis : honeymoon revisited. *J. Rheumatol.* 1992 ; *19 :* 667-669.

22. Saag K.G., Koehneke R., Caldwell J.R., Brasington R., Burmeister L.F., Zimmerman B. et coll. – Low dose long-term corticosteroid therapy in rheumatoid arthritis : an analysis of serious adverse events. *Am. J. Med.* 1994 ; *96 :* 115-23.

23. Saag K.G., Criswell L.A., Sems K.M., Nettleman M.D., Kolluri S. – Low-dose corticosteroids in rheumatoid arthritis : a meta-analysis of their moderate-term effectiveness. *Arthritis Rheum.* 1996 ; *39 :* 1818-1825.

24. Saag K.G. – Low-dose corticosteroid therapy in rheumatoid arthritis : balancing evidence. *Am. J. Med.* 1997 ; *103 (6A) :* 31S-39S.

25. Schlaghecke R., Beuscher D., Kornely E., Specker C. – Effects of glucocorticoids in rheumatoid arthritis. Diminished glucocorticoid receptors do not result in glucocorticoid resistance. *Arthrtitis Rheum.* 1994 ; *37 :* 1127-1131.

26. Singh G., Fries J.F., Williams C.A. – Toxicity profiles of DMARDS in rheumatoid arthritis. *J. Rheumatol.* 1991 ; *18 :* 188-94.

27. Trèves R. – La corticothérapie à faible dose au cours de la polyarthrite rhumatoïde. *Rev. Rhum. [Ed. Fr.]* 1995 ; *62 :* 651-658.

28. Van Gestel A.M., Laan R.F.J.M., Haagsma C.J., Van de Putte L.B.A., Van Riel P.L.C.M. – Oral steroids as bridge therapy in rheumatoid arthritis patients starting with parenteral gold. A randomized double-blind placebo-controlled trial. *Br. J. Rheumatol.* 1995 ; *34 :* 347-351.

29. Van Schaardenburg D., Valkema R., Dijkmans Ben. A.C., Papapoulous S., Zwinderman A.H., Han H. et coll. – Prednisone treatment of elderly-onset rheumatoid arthritis. Disease activity and bone mass in comparison with chloroquine treatment. *Arthritis. Rheum.* 1995 ; *38 :* 334-342.

30. Verhoeven A.C., Boers M. – Limited bone loss due to corticosteroids ; a systematic review of prospective studies in rheumatoid arthritis and others disease. *J. Rheumatol.* 1997 ; *24 :* 1495-1503.
31. Wallberg-Jonsson S., Ohman M.L., Dahlwvist R.S. – Cardiovascular morbidity and mortality in patients with seropositive rheumatoid arthritis in northern Sweden. *J. Rheumatol.* 1997 ; *24 :* 445-451.
32. Weisman M.H. – Should steroids be used in the management of rheumatoid arthritis ? *Rheum. Dis. Clin. North. Am.* 1993 ; *19 :* 189-199.
33. Weiss M.M. – Corticosteroids in rheumatoid arthritis. *Semin. Arthritis Rheum.* 1989 ; *19 :* 9-21.

# Traitement d'une fracture vertébrale ostéoporotique récente

G. DUBOURG, Ph. ORCEL

L'apparition de tassements vertébraux symptomatiques est une expression clinique fréquente de l'ostéoporose, avec une incidence annuelle estimée à 145 pour 100 000 femmes et 73 pour 100 000 hommes [9]. En raison de l'âge élevé de leur survenue (en moyenne 70 ans), leur prise en charge thérapeutique initiale a pour objectif essentiel la reverticalisation rapide et indolente, afin d'éviter les complications de décubitus. Les moyens thérapeutiques à mettre en place dépendent du profil clinique de chaque patient, en sachant que l'évolution naturelle des fractures vertébrales symptomatiques est très variable d'un individu à l'autre, tant dans l'intensité que dans la durée des douleurs. Pour Lyritis [24], il est possible de distinguer deux types de profil évolutif, représentés en égale proportion. Dans le type I, l'épisode douloureux initial est de forte intensité en rapport avec un collapsus vertébral complet et s'améliore en 4 à 8 semaines, sans récidive douloureuse. Dans ce cas, les mesures antalgiques sont primordiales. Au cours du type II, l'épisode douloureux est d'intensité plus faible, mais peut se répéter de 2 à 4 fois dans les 6 à 18 mois suivants. Il correspond radiologiquement à la constitution en plusieurs étapes d'un collapsus vertébral et dans cette situation les mesures orthopédiques prennent toute leur importance.

Les différents moyens thérapeutiques classiques à la disposition des rhumatologues comme les antalgiques, la calcitonine ou les mesures kinésithérapiques et orthopédiques seront revus ainsi que la place des traitements moins courants comme la vertébroplastie ou la prise en charge chirurgicale.

## ANTALGIQUES

Aucune étude n'a comparé l'efficacité des différents antalgiques commercialisés chez les patients ayant un tassement vertébral ostéoporotique récent. Dans les revues générales, les auteurs recommandent l'utilisation en première intention d'antalgiques de palier I, selon la classification de l'OMS, de type paracétamol [14, 19, 31]. Ils peuvent permettre d'éviter l'utilisation de dérivés morphiniques dont les effets secondaires, notamment somnolence et vertiges, peuvent être des facteurs de chute ou de retard dans la mise en place de la rééducation. Le choix entre la prise à heures fixes ou à la demande n'est spécifié par aucun auteur.

Il est souvent nécessaire de recourir aux antalgiques de palier II (associations de dextropropoxyphène ou codéine avec le paracétamol) [12, 14, 16, 31]. Dans ce cas, il est indispensable de prévenir la constipation chez ces sujets alités, surtout dans les tassements de D10-L2 qui peuvent être, par eux-mêmes, responsables d'un iléus fonctionnel au 2-3e jour d'évolution [12]. Le choix entre la prise à heures fixes ou à la demande n'est spécifié que par Gerber [14] qui mentionne un meilleur contrôle antalgique en cas de prise à la demande. La morphine peut être nécessaire [12, 14, 31] en utilisant de préférence la morphine per os à libération prolongée (Moscontin®, Skénan®) plutôt que la voie injectable, afin d'éviter les pics de concentration sériques et de limiter les effets secondaires.

L'utilisation d'anti-inflammatoires non stéroïdiens ne paraît pas justifiée dans cette indication, même si une certaine efficacité et une bonne tolérance (acide acétylsalicylique, naproxène) ont été signalées [12, 31]. L'utilisation des myorelaxants est également rapportée. Ces médicaments pourraient avoir un intérêt antalgique adjuvant [14, 35].

## CALCITONINE

La seule indication officielle qui reste aux calcitonines dans l'ostéoporose en France est *« le traitement du syndrome fracturaire au cours du tassement vertébral ostéoporotique aigu, récent et douloureux »*. Toutes ont cette indication sauf la calcitonine de porc (Calcitar®). Bien qu'il n'existe aucune étude publiée concernant la calcitonine humaine (Cibacalcine®) celle-ci a l'autorisation de mise sur le marché dans cette indication.

Son utilisation dans le traitement des tassements ostéoporotiques repose d'une part sur son action antalgique et d'autre part sur son action anti-ostéoclastique.

### Action antalgique

Les mécanismes de l'action antalgique spécifique de la calcitonine sont encore discutés. Actuellement, quatre hypothèses essentielles sont retenues [7, 13, 29] : 1) effet de l'hypocalcémie induite par la calcitonine sur l'élévation du seuil nociceptif par une modification de la sensibilité des récepteurs de la douleur ; 2) réduction de la synthèse de facteurs dolorigènes humoraux tels que les prostaglandines ; 3) action directe sur les récepteurs douloureux centraux non morphiniques ; 4) augmentation de la sécrétion de β-endorphines.

Dans une étude ouverte chez 147 patients ayant un tassement vertébral récent, la calcitonine (Calsyn®, 50 UI/j en injections sous-cutanées pendant 14 jours) a amélioré significativement la douleur et la mobilité [23].

Quatre études contrôlées contre placebo ont ensuite évalué l'effet antalgique de la calcitonine de saumon dans les tassements vertébraux récents [1, 2, 23, 25] (tableau I). Toutes ont été réalisées chez des patients ayant des douleurs intenses (scores moyens de l'EVA à l'inclusion > 60 mm). Bien que les protocoles expérimentaux étaient différents par la durée d'évolution de la douleur avant l'inclusion, la durée du suivi, la posologie et le type de calcitonine de saumon, toutes allaient dans le sens d'une amélioration significative de la douleur au 14e jour chez les patients sous calcitonine par rapport à ceux sous placebo, particulièrement au cours de la deuxième semaine de traitement. L'efficacité sur la mobilité est plus diversement appréciée : reprise de la marche dès le 4e jour, sans douleur au 14e jour dans une étude [25], absence de différence significative de la distance main-sol et d'une échelle fonctionnelle semi-quantitative dans deux autres études [1, 2]. Aucune conclusion ne se dégage quant à la posologie optimale (50 ou 100 UI/j). Aucune de ces études n'a évalué la proportion de patients « non répondeurs » à la calcitonine.

La durée de traitement recommandée de la calcitonine dans le traitement antalgique des tassements vertébraux ostéoporotiques est de 15 jours. Or, dans la seule étude ayant évalué l'efficacité de la calcitonine pendant 28 jours, l'amélioration significative dans le groupe calcitonine se poursuivait à ce terme [2]. Ce résultat est en faveur d'une poursuite du traitement en cas de besoin. Toutefois, cette proposition doit être utilisée avec discernement en raison de l'évolution spontanée de la douleur fracturaire et du coût élevé de ces traitements par rapports aux antalgiques « conventionnels ».

Précisément, un seul essai clinique a comparé l'efficacité de la calcitonine de saumon (Miacalcic®) à celle d'un antalgique non spécifique chez 49 patientes ayant un tassement depuis moins de 8 jours [3]. Malgré la très faible posologie du traitement antalgique comparé (association dextropropoxyphéne 37,5 mg/j en IM-naproxène 250 mg/j per os), aucune différence significative n'était apparue entre les groupes tant sur la douleur que sur la mobilité.

La voie d'administration intra-nasale, non disponible en France, est efficace sur la douleur, dès le 7e jour de traitement pour une dose de 200 UI/j de calcitonine de saumon, d'après deux études contrôlées contre placebo [13, 30]. Il faut souligner que ces études portent sur de très faibles effectifs : 21 et 18 patients respectivement.

## Action anti-ostéoclastique

Chez un sujet sain, l'immobilisation complète, quelle qu'en soit la cause, entraîne dès la 1re semaine une perte osseuse de 0,1 à 1 p. cent par semaine selon les sites et/ou les techniques de mesures utilisées [22, 28]. Cette perte osseuse est la conséquence d'une hyperrésorption dont témoigne l'augmentation immédiate de

TABLEAU I. – **Effet antalgique de la calcitonine de saumon dans les tassements ostéoporotiques récents : Études randomisées versus placebo.**

| | *Levernieux, 1986 [23]* | *Attalli, 1987 [2]* | *Arinoviche, 1987 [1]* | *Lyritis, 1991 [25]* |
|---|---|---|---|---|
| Nombre de patients<br>*(n calcitonine/n placebo)*<br>% de femmes<br>Mode de vie des patients<br>Age (moyenne ± ET) | 34<br>*(15/17)*<br>?<br>ambulatoires<br>71 ± 6,9 | 92<br>*(46/46)*<br>100 %<br>institutionnalisés<br>83 ± 7 | 32<br>*(15/17)*<br>87 %<br>?<br>70 ± 8 | 56<br>*(28/28)*<br>100 %<br>hospitalisés<br>68 |
| Critères d'inclusion | Tassement vertébral symptomatique depuis moins de 15 j | Tassement vertébral symptomatique depuis moins de 15 j | Tassement vertébral symptomatique confirmé par la radiographie | Tassement vertébral symptomatique depuis moins de 3 j, confirmé par la radiographie |
| Sévérité de la douleur à l'inclusion | EVA moyenne :<br>63 ± 4 mm | EVA moyenne : 67 mm | Douleur moyenne sur échelle semi-quantitative :<br>4/5 | EVA moyenne : 85 mm |
| Type de calcitonine<br>Durée de traitement (jours) | Calsyn® 50 UI/j SC ou IM<br>28 | Calsyn® 50 UI/j SC ou IM<br>28 | Mialcalcic® 100 UI/j, SC<br>14 | Non précisé 100 UI/j, IM<br>14 |
| Critères d'évaluation<br>Temps | EVA<br>$J_0$, $J_{14}$ et $J_{28}$ | EVA<br>distance main sol (DMS)<br>J0, $J_{14}$ à $J_{28}$ | Échelles semi-quantitatives de douleur et de fonction, consommation paracétamol, efficacité globale<br>$J_0$, $J_3$, $J_7$, $J_{14}$ | EVA décubitus, position assise/debout et marche, consommation paracétamol<br>$J_0$ à $J_7$, $J_{14}$ |

EVA : échelle visuelle analogique de 0 (absence de douleur) à 100 mm (douleur intolérable).
SC : injection sous-cutanée, IM : intramusculaire.

→

TABLEAU I. – ***(suite).***

| | *Levernieux, 1986 [23]* | *Attalli, 1987 [2]* | *Arinoviche, 1987 [1]* | *Lyritis, 1991 [25]* |
|---|---|---|---|---|
| Résultats | | | $J_3$, $J_7$ : pas d'amélioration significative dans les 2 groupes | $J_0$ à $J_7$ : différence significative en faveur de la calcitonine dès $J_4$ sur la douleur en position assise et debout et à la marche, dès $J_6$ sur la douleur en décubitus, dès $J_3$ sur la consommation paracétamol |
| | $J_{14}$ : diminution de la douleur dans le groupe calcitonine significative par rapport à l'inclusion | $J_{14}$ : diminution de la douleur significative dans les 2 groupes par rapport à l'inclusion ; diminution plus importante dans le groupe calcitonine ($p < 0,05$) ; pas d'effet sur la DMS | $J_{14}$ : dans les 2 groupes amélioration significative de tous les critères d'évaluation par rapport à l'inclusion sans différence significative entre les 2 groupes sauf pour l'efficacité globale qui est statistiquement plus importante dans le groupe calcitonine ($p < 0,05$) | $J_{14}$ : différence significative sur tous les paramètres en faveur de la calcitonine |
| | $J_{28}$ : dans les 2 groupes diminution significative de la douleur par rapport à l'inclusion | $J_{14}$ à $J_{28}$ : résultats identiques à ceux de $J_{14}$ | | |

la calciurie et retardée de l'hydroxyprolinurie [28]. La vitesse de la perte osseuse des patients alités ostéoporotiques n'a pas été évaluée. L'évolution de marqueurs biochimiques de la résorption osseuse a été suivie chez des patients traités par calcitonine ou placebo [23, 25]. Les données de ces travaux ne permettent pas de conclure de façon certaine à une diminution du remodelage osseux sous l'effet de la calcitonine (tableau II), mais l'utilisation de nouveaux marqueurs plus sensibles serait nécessaire.

## PRISE EN CHARGE KINÉSITHÉRAPIQUE ET ORTHOPÉDIQUE

Il est très difficile de se faire une idée précise sur l'intérêt des mesures kinésithérapiques ou orthopédiques en raison de l'absence d'évaluation contrôlée. Quelques « principes » peuvent être dégagés pour ce type de prise en charge, d'après l'analyse de l'expérience et des conseils de différents auteurs.

### Prise en charge kinésithérapique

Le repos au lit initial strict en décubitus dorsal est préconisé par tous [12, 14, 19, 26, 31, 33, 35, 36]. Sa durée doit être limitée au temps nécessaire pour contrôler la douleur, en général 1 semaine, au maximum 2 semaines. L'inclinaison maximale du lit est de 20-30°, seulement initialement au moment des repas [31]. Une prévention passive et active des escarres est indispensable [14, 36], notamment par l'apprentissage au patient des changements réguliers de position en roulant [31, 33]. Les tensions musculaires rachidiennes peuvent être limitées par un oreiller fin sous la tête et sous les genoux. La posture en décubitus latéral peut être moins douloureuse, genoux et hanches modérément fléchis avec un coussin fin sous le flanc afin de limiter son creusement et un autre entre les genoux afin de limiter la tension musculaire lombaire basse due à l'adduction de hanche [14, 33]. La physiothérapie avec application de chaleur (parafangothérapie, pack chaud, infrarouge) ou de froid [14, 19, 31, 33, 35], de même que les massages doux [31], peuvent aider au contrôle de la douleur en limitant les contractures musculaires.

La reverticalisation doit être précoce, dès l'amélioration des douleurs. Chez les patients anxieux, qui appréhendent l'apparition d'une nouvelle fracture déclenchée par la remise en charge, elle peut être précédée par l'apprentissage au lit des micro-mouvements rachidiens réalisés par des mouvements des racines : ces mouvements mobilisent de façon minime le rachis, ne déclenchent pas de douleur et permettent la reprise de confiance [14]. La balnéothérapie peut faciliter une reverticalisation plus précoce [14, 26]. Elle débute par la mise en position assise [12, 14, 31], si besoin avec un coussin derrière la tête en cas de cyphose [31],

TABLEAU III. – ***(suite).***

| | *Deramond [10]* | *Lapras [21]* | *Buchsenschutz-Neme, Weill, Sola-Martinez, Chiras J.* * | *Jensen [17]* |
|---|---|---|---|---|
| Efficacité | – Disparition rapide des douleurs chez tous les patients<br>– Absence de douleurs à 12 et 18 mois (suivi de 5 patientes ***)<br>– Absence de modification de la vertèbre injectée et des vertèbres adjacentes | – Absence de douleur à 2, 5 et 18 mois (n = 3)<br>– Amélioration nette à 2 mois (n = 1) | • *Court terme :*<br>– 81,5 % : amélioration franche dans les 24-48h<br>– 18,5 % : amélioration partielle de la douleur<br>• *Moyen terme :*<br>(suivi moyen = 13 mois)<br>– 74 % : amélioration franche ou partielle<br>– 18,5 % : récidive douloureuse (tassement vertèbre adjacente : 7,4 %)<br>– 7,4 % : perdus de vue | • *Court terme :*<br>– 6,8 % : disparition immédiate de la douleur<br>– 72,4 % : amélioration de la douleur dans les 24h<br>– 10,3 % : pas de modification de la douleur<br>– 10,3 % : perdus de vue<br>• *Moyen et long terme :*<br>pas d'évaluation |
| Incidents | 0 **** | 0 | – 1 décès à 3 semaines<br>– 1 radiculalgie bilatérale par fuite épidurale<br>– 1 recrudescence douloureuse immédiate | – 2 fuites asymptomatiques dans la veine cave inférieure<br>– 9 effractions discales asymptomatiques<br>– 1 fuite asymptomatique dans le plexus veineux antéro-interne<br>– 2 fractures costales |

* série non publiée actuellement, rapportée ici après accord du Pr. J. Chiras.
** au cours d'un congrès en 1991, cette série a été rapportée, étendue à 15 patients (publiée sous forme d'abstract) [11]
*** indolence à 12 mois pour 12 des 15 patients mentionnés ci-dessus (2 patients : recul insuffisant ; 1 patient : inefficacité).
**** résultat identique pour l'extension aux 15 patients

Chiras. L'effondrement d'un plateau vertébral, fréquent dans les fractures vertébrales ostéoporotiques, ne contre-indique pas la vertébroplastie et l'existence éventuelle d'un passage transdiscal est asymptomatique [6, 17]. Le volume de ciment injecté est variable, de 1 à 11 ml, adapté au cas par cas selon la qualité remplissage lors du suivi par contrôle radiologique ou scanographique. Le nombre de vertèbres traitées en un temps est le plus souvent 1 ou 2 [21].

L'efficacité antalgique à court terme est jugée excellente. En regroupant les études, une amélioration très nette de la douleur est constatée dans 88 p. cent des cas (66 patients sur 75), avec, pour certains, une disparition complète des douleurs aiguës. Aucun patient n'a eu d'exacerbation douloureuse au décours de la vertébroplastie. A moyen terme, l'évolution de la douleur reste très satisfaisante pour Deramond avec 80 p. cent des patients (12/15) sans douleur après 12 mois au moins de recul de la vertébroplastie [11], et pour Chiras avec une amélioration persistante sur une durée moyenne d'observation de 13 mois (extrêmes de 1 à 38 mois) chez 80 p. cent des patients (20/25). Chiras est le seul à rapporter des rechutes douloureuses survenant chez 20 p. cent des patients (5/25) de sa série : 3 patientes avaient des rachialgies diffuses sans nouvelle fracture vertébrale mais 2 patientes (8 %) avaient des douleurs en rapport avec la récidive d'un tassement adjacent à la vertèbre.

Si les premières études ne mentionnaient aucune complication de la technique [10, 21], Jensen rapporte 2 fractures costales survenues au cours de cimentoplasties de vertèbres dorsales ainsi que des fuites de ciment (3 veineuses, 9 dans le disque vertébral adjacent à la vertèbre traitée) sans expression clinique [17]. Par ailleurs, Chiras et Deramond ont évalué les incidents et les complications de la vertébroplastie au cours d'une étude rétrospective de 258 patients ayant bénéficié de 274 vertébroplasties [5]. Quelle que soit l'indication de la vertébroplastie, la fuite veineuse était l'incident le plus souvent observé (tableau IV). Elle est plus fréquente dans l'indication « tassement ostéoporotique » : 31 p. cent contre 13 et 22 p. cent respectivement pour les angiomes et les métastases. Elle est asymptomatique, à l'exception d'un cas, dans les pathologies bénignes et responsable de radiculalgies dans 25 p. cent des métastases (6/27). Aucune fuite discale ou dans les parties molles n'était rapportée au cours des cimentoplasties pour fractures vertébrales ostéoporotiques. Elles surviennent par contre une fois sur 7 à 8 vertébroplasties au cours des localisations secondaires, peut-être favorisées par la lyse corticale tumorale.

Les contre-indications de la vertébroplastie sont la présence d'un foyer septique sur le trajet de la ponction, les troubles de la coagulation, les contre-indications à la neuroleptanalgésie et au procubitus prolongé, en particulier un mauvais état respiratoire et un état général précaire avec risque de décompensation des fonctions vitales à l'occasion du geste.

L'analyse critique de ces données permet de penser que cette technique a une place pour obtenir l'antalgie à court terme et moyen terme chez des patients ayant un tassement ostéoporotique localisé avec des douleurs rebelles au traitement médical. En cas de tassements multiples, il est indispensable de préciser le tassement responsable des douleurs pour envisager ce geste. Cependant, les résultats sont

TABLEAU IV. – **Fréquence des incidents techniques et complications des vertébroplasties en fonction de l'indication (série rétrospective de Chiras et Deramond, [5]).**

| **Indication de la vertébroplastie** (nombre) | **Angiome** (n=70) | | | **Métastase** (n=120) | | | **Tassement ostéoporotique** (n=76) | | |
|---|---|---|---|---|---|---|---|---|---|
| **Incident** | Sympto-matique | Asympto-matique | *global* | Sympto-matique | Asympto-matique | *global* | Sympto-matique | Asympto-matique | *global* |
| Fuite veineuse<br>Périrachidienne<br>Intrarachidienne | 1 (1,5 %)<br>0<br>1 (1,5 %) | 8 (11 %)<br>2 (3 %)<br>6 (8,5 % | *13 %*<br>*3 %*<br>*10 %* | 6 (5 %)<br>0<br>6 (5 %) | 21 (17 %)<br>5 (4,1 %)<br>16 (13 %) | *22 %*<br>*5 %*<br>*18 %* | 1 (1,5 %)<br>0<br>1 (1,5 %) | 23 (30 %)<br>10 (13 %)<br>13 (17 %) | *31,5 %*<br>*13 %*<br>*18,5 %* |
| Fuites dans les parties molles | 1 (1,5 %) | 0 | *1,5 %* | 4 (3 %) | 13 (11 %) | *14 %* | 0 | 0 | *0* |
| Fuites discales | 0 | 0 | *0* | 0 | 14 | *12 %* | 0 | 0 | *0* |
| **Complications** | 2 radiculalgies guéries après marcaïnisation | | | – 1 embolie pulmonaire<br>– 1 aggravation pneumopathie<br>– 1 compression médullaire<br>– 1 discite<br>– 10 compressions radiculaires | | | – 1 radiculalgie guérie après marcaïnisation<br>– 2 tassements au décours de la vertébroplastie | | |

très préliminaires et doivent être confirmés par des études prospectives avec des critères d'inclusion bien définis, des critères de suivi quantitatif ou semi-quantitatif de la douleur et de la qualité de vie et une évaluation précise de l'évolution à long terme des vertèbres adjacentes à la vertèbre traitée.

## CHIRURGIE

La seule indication d'une prise en charge chirurgicale, délicate chez des sujets âgés ostéoporotiques, est l'existence ou l'apparition progressive de troubles neurologiques sévères : syndrome de la queue de cheval, déficit moteur sévère [15, 27, 18, 32]. La technique chirurgicale repose le plus souvent sur un abord antérieur [15,18, 27] avec corporectomie et reconstruction par autogreffe iliaque ou allogreffe fémorale en raison de la nature porotique des greffons iliaques ou encore mise en place d'un espace céramique à laquelle peut être associée une stabilisation postérieure. Un abord postérieur avec fixation de type Harrington ou plaque vissées de Roy-Camille est utilisé par certains [27, 32]. La récupération neurologique est de règle.

## AUTRES TRAITEMENTS

Plusieurs auteurs [12, 14, 16, 35] insistent sur l'aspect fondamental d'une prise en charge psychologique et éducative précoce : certains patients pensent que la douleur et le handicap fonctionnel seront permanents, qu'ils resteront douloureux et dépendants et qu'ils risquent une paralysie. Toutes ces craintes peuvent entraver la reverticalisation. Rassurer les patients, leur expliquer l'évolution naturelle de la douleur mais également commencer la prévention des chutes fait donc partie de la prise en charge thérapeutique précoce des tassements ostéoporotiques.

Les infiltrations épidurales ne sont mentionnées que par Tamayo-Orozco [36] pour rappeler leur non-indication dans cette pathologie, mais Marcelli et Simon signalent l'effet antalgique des infiltrations inter-épineuses profondes, à un ou plusieurs niveaux, avec une solution de corticoïde et de lidocaïne [26].

La mise en place d'un cathéter épidural pour injections de morphine pourrait permettre l'administration locale de doses faibles de morphine, évitant les effets secondaires centraux [14].

## CONCLUSION

La prise en charge d'un tassement vertébral symptomatique récent fait appel à l'association de plusieurs mesures thérapeutiques : traitement antalgique si possible non sédatif, repos au lit de courte durée, le plus souvent en décubitus dorsal, avec mesures préventives des complications de décubitus, notamment apprentissage des changements de position, et prise en charge psychologique avec information des patients sur l'évolution spontanément résolutive des douleurs. L'utilisation de la calcitonine peut être discutée dans les 15 premiers jours pour son action antalgique et peut-être surtout pour son action anti-ostéoclastique à une période où l'immobilisation aggrave la résorption osseuse. La reverticalisation doit être débutée dès le contrôle des douleurs, en général après 1 à 2 semaines d'alitement, en veillant au maintien de l'extension du rachis et à l'éviction des cyphoses posturales. L'intérêt de la mise en place d'un corset n'a pas été évalué. En dehors des rares complications neurologiques modérées, sa place semble donc limitée aux patients ayant une mauvaise tolérance de la reverticalisation et aux tassements cunéiformes de la charnière dorsolombaire avec développement rapide d'une cyphose. La vertébroplastie percutanée peut-être indiquée en cas de résistance des douleurs au traitement médical en raison de son effet antalgique à court et moyen terme et de sa très faible morbidité, mais en sachant que ses effets à long terme ne sont pas évalués. La chirurgie, délicate chez ces sujets âgés ostéoporotiques, est à réserver aux exceptionnels cas de compression neurologique déficitaire.

## RÉFÉRENCES


1. Arinoviche R., Arriagada A., Jacobelli S., Massardo L., Rivero S., Aris H. et coll. – Calcitonia en dolor agudo por fractura vertebral en osteoporosis. *Rev. Med. Chile* 1987 ; *115 :* 1039-1043.
2. Attalli G., Caulin F. – Effet de la calcitonine sur la douleur osseuse secondaire à un tassement vertébral récent. Résultats d'une étude en double aveugle. *Rhumatologie* 1987 ; *17 :* 61-64.
3. Chan K. C., Fang D. – Miacalcic® (synthetic salmon calcitonin) in osteoporotic bone pain (p. 89-93). *In :* C.H. Chesnut C.H., *Osteoporosis-epidemiology, clinical presentation, diagnosis and treatment.* Hong-Kong, Excerpta Medica Asia, 1988.
4. Chiras J., Depriester C., Weill A., Sola-Martinez M.T., Deramond H. – Vertébroplasties percutanées, technique et indications. *J. Neuroradiol.* 1997 ; *24 :* 45-49.
5. Chiras J., Deramond H. – Complications des vertébroplastie (p. 149-153). *In :* G. Saillant, C. Laville, *Échecs et complications de la chirurgie du rachis. Chirurgie de reprise.* Paris, Sauramps médical, 1995.
6. Chiras J., Sola-Martinez M.T., Weill A., Rose M., Martin-Duverneuil N. – Vertébroplasties percutanées. *Rev. Méd. Int.* 1995 ; *16 :* 854-859.
7. Civitelli R. – Calcitonin, analgesic action (p. 1250-1252). *In :* R. Marcus, D. Feldman, J. Kelsey, *Osteoporosis 1996.* Londres, Academic Press, 1996.
8. Cohen L. D. – Fractures of the osteoporotic spine. *Orthop. Clin. North Am.* 1990 ; *21 :* 143-150.
9. Cooper C., Atkinson E. J., O'Fallon W. M., Melton L. J. – Incidence of clinically diagnosed vertebral fractures : a population based study in Rochester. *J. Bone Miner. Res.* 1992 a *7 :* 221-227.
10. Deramond H., Debussche C. Pruvo J.P., Galibert P. – La vertébroplastie. *Feuillets Radiol.* 1990 ; *30 :* 262-268.
11. Deramond H., Galibert P., Debussche C. – Vertebroplasty. *Neuroradiology* 1991 ; *33 :* S177-S178.
12. Frost H. M. – Clinical management of the symptomatic osteoporotic patient. *Orthop. Clin. North. Am.* 1981 ; *12 :* 671-681.

13. Gennari C., Agnusdei D., Camporeale A. – Use of calcitonin in the treatment of bone pain associated with osteoporosis. *Calcif. Tissue Int.* 1991 ; *49 (suppl 2)* : S9-S13.
14. Gerber N.J. – Prophylaxis of falls and treatment of fractures. *Baillère's Clin. Rheumatol.* 1993 ; *7* : 561-571.
15. Heggeness M.H. – Spine fractures with neurological deficit in osteoporosis. *Osteoporosis Int.* 1993 ; *3* : 215-221.
16. Heggeness M-H., Mathis K-B. – An orthopedic perspective of osteoporosis (p. 1103-1111). *In* : R. Marcus, D. Feldman, J. Kelsey, *Osteoporosis 1996*. Londres, Academic Press, 1996.
17. Jensen M.E. – Percutaneous polymethylmethacrylate vertebroplasty in the treatment of osteoporotic vertebral body compression : technical aspects. *Am. J. Neuroradiol.* 1997 ; *18* : 1897-1904.
18. Kaneda K., Asano S., Hashimoto T., Satoh S., Fujiya M. – The treatment of osteoporotic-posttraumatic vertebral collapse using the Kaneda device and a bioreactive ceramic vertebral prosthesis. *Spine* 1992 ; *17 ( suppl)* : 295-303.
19. Kanis J.A. – Management of established osteoporosis (p. 222-227). *In* : J.A. Kanis, *Osteoporosis*. Londres, Blackwell Science, 1994.
20. Koeger A.C., Chaibi P., Rozenberg S., Roche B., Oberlin F. Moser G. et coll. – Complications neurologiques des tassements vertébraux ostéoporotiques, à propos de huit observations. *Rev. Rhum. [Ed. Fr.]* 1993 ; *60* : 879-890.
21. Lapras C., Mottolese C., Deruty R., Lapras Ch, Remond J., Duquesnel J. – Injection percutanée de méthylméthacrylate dans le traitement de l'ostéoporose et ostéolyse vertébrale grave. *Ann. Chir.* 1989 ; *43* : 371-376.
22. Leblanc A.D., Schneider V.S., Evans H.J., Engelbretson D. A. – Bone mineral loss and recovery after 17 weeks of reduction. *J. Bone Miner. Res.* 1990 ; *5* : 843-850.
23. Levernieux J., Julien D., Caulin F. – The effect of calcitonin on bone pain and acute resorption related to recent osteoporotic crush fractures. Result of a bouble-blind and an open study (p. 171-178). *In* : M. Cecchettin, G. Segre, *Calciotropic hormones and calcium metabolism 1986*. Amsterdam, Elsevier Science Publishers, 1986.
24. Lyritis G.P. – The natural history of the osteoporotic vertebral fracture. *Clin. Rheumatol.* 1989 ; *8 (suppl 2)* : 66-69.
25. Lyritis G.P., Tsakalakos N., Magiasis B., Karachalios T. Yiatzides A., Tsekoura M. – Analgesic effects of salmon calcitonin in osteoporotic vertebral fractures : a double-blind placebo-controlled clinical study. *Calcif. Tissue Int.* 1991 ; *49* : 369-372.
26. Marcelli C., Simon L. – Syndrome fracturaire vertébral d'origine ostéoporotique (p. 283-287). *In* : L. Simon, C. Hérisson, B. Biot, *Le rachis vieillissant*. Paris, Masson, 1992.
27. Mazel Ch., Roy-Camille R., Lazennec J. Y. Saillant G. – Fractures ostéoporotiques du rachis avec signes neurologiques, problèmes diagnostiques et thérapeutiques, à propos de deux cas. *Rachis* 1989 ; *1* : 163-167.
28. Minaire P. – Immobilization osteoporosis : a review. *Clin. Rheumatol.* 1989 ; *8* : 95-103.
29. Pecile A. – Calcitonine et sédation de la douleur. *Triangle* 1984 ; *24* : 95-103.
30. Pun K.K., Chan L.W. – Analgesic effect of intra-nasal salmon calcitonin in the treatment of osteoporotic vertebral fractures. *Clin. Ther.* 1989 ; *11* : 205-209.
31. Rapado A. – General management of vertebral fractures. *Bone* 1996 ; *18 (suppl 3)* : 191S-196S.
32. Shikata J., Yamamuro T., Iida H., Shimizu K., Yoshikawa J. – Surgical treatment for paraplegia resulting from vertebral fractures in senile osteoporosis. *Spine* 1990 ; *15* : 485-489.
33. Sinaki M. – Exercise and physical therapy (p. 457-479). *In* : B.L. Riggs, L.J. Melton, *Osteoporosis, etiology, diagnosis and management*. New-York, Raven Press, 1988.
34. Sinaki M., Mikkelsen B. A. – Postmenopausal spinal osteoporosis : flexion versus extension exercises. *Arch. Phys. Med. Rehabil.* 1984 ; *65* : 593-596.
35. Tamayo-Orozco J. T., Arzac-Palumbo P., Peon-Vidales H., Mota-Bolfeta R., Fuentes F. – Vertebral fractures associated with osteoporosis : patient management. *Am. J. Med.* 1997 ; *103 (2A)* : 44S-50S.
36. Urist – Orthopedic management of osteoporosis in post menopausal women. *Clin. Endocrinol. Metab.* 1973 ; *2* : 159-176.

# Physiopathologie et rééducation des lésions de la coiffe des rotateurs

J. BEAUDREUIL, M. REVEL, H. DORFMANN

La physiopathologie des lésions de la coiffe des rotateurs de l'épaule, dont les aspects radiocliniques se trouvent détaillés dans de récents exposés de L'*actualité rhumatologique* [3, 8], a été de longue date et reste discutée [48]. La plupart des auteurs s'accordent cependant sur la part essentielle revenant aux processus dégénératifs aux confins desquels se situent les tendinopathies calcifiantes et micro-traumatiques [5, 43, 45, 46, 48]. La meilleure connaissance de la pathologie dégénérative de la coiffe des rotateurs permet une approche thérapeutique rationnelle mais toujours partagée entre chirurgie et rééducation première [9, 48, 50]. Les atouts de celle-ci, au premier rang desquels sa relative simplicité, sont pourtant nombreux [9, 50] et leur revue la plus objective possible paraît être utile à la décision du thérapeute.

## ANATOMIE DE LA COIFFE DES ROTATEURS DE L'ÉPAULE

L'épaule est un complexe fonctionnel constitué de 3 articulations vraies et de 2 espaces de glissements [39]. Il s'agit des articulations sternoclaviculaire, acromioclaviculaire et scapulohumérale d'une part et des espaces omothoracique et sous-acromiodeltoïdien d'autre part. La faible congruence de l'articulation scapulohumérale confère à l'épaule une grande mobilité mais aussi un risque d'instabililté multidirectionnelle majeur [7]. La coiffe des rotateurs en est l'élément stabilisateur actif essentiel [7, 15]. Elle comprend, d'arrière en avant, à leur insertion capsulaire sur le trochiter et sur le trochin, respectivement, les muscles petit rond, sous-épineux, sus-épineux, et sous-scapulaire [39]. Les tendons des 3 muscles les plus postérieurs ont une insertion commune séparée de celle du sous-scapulaire par le ligament coraco-huméral limitant en superficie l'intervalle des rotateurs. La coiffe des rotateurs est traversée par le chef long du biceps brachial qui, lui, s'insère au bord supérieur de la glène de l'omoplate. Muscles et tendons sont, à leur face supérieure, au contact de la bourse sous-acromiodeltoïdienne, séparation virtuelle permettant le glissement entre ce plan musculotendineux profond et le plan musculaire, osseux et ligamentaire formé par le deltoïde, l'acromion, la coracoïde et le ligament acromiocoracoïdien. Ainsi, la voûte constituée en haut, en avant et en dedans, par les éléments ostéoligamentaires superficiels, limite un espace sous-acromiocoracoïdien inextensible, que traverse la coiffe des rotateurs de l'épaule.

## PHYSIOLOGIE DE LA COIFFE DES ROTATEURS DE L'ÉPAULE

Les muscles de la coiffe des rotateurs et le chef long du biceps brachial font partie de l'appareil moteur de l'épaule [7]. Ils sont impliqués dans les mouvements de rotations, d'élévations latérale et antérieure [7, 20, 24, 39]. Ces actions ont été documentées par de nombreuses études électrophysiologiques et biomécaniques [7, 11, 20, 24]. Celles-ci concourent à donner une part effectrice prépondérante au muscle sus-épineux lors de l'élévation latérale, aux muscles sous-épineux et petit rond lors de la rotation externe, au muscle sous-scapulaire lors de la rotation interne et au chef long du biceps brachial lors de l'élévation antérieure.

En dépit de leur diversité, il apparaît remarquable que les mouvements de l'épaule se traduisent, quels qu'ils soient, au site articulaire scapulohuméral, par une rotation centrée de la tête humérale dans la glène de l'omoplate [39]. Il apparaît de plus, qu'à cette rotation ne suffit pas le seul jeu des muscles effecteurs [7]. Le mouvement d'élévation latérale repose en effet, initialement, sur une rotation de la tête humérale dans le plan frontal dont les effecteurs sont le deltoïde et le sus-épineux [39]. L'action isolée du deltoïde n'entraîne cependant qu'une ascension de la tête humérale qui ne peut être totalement compensée par le sus-épineux (actions motrice et mécanique de butée élastique) et l'élément passif et rigide acromiocoracoïdien [7]. La mise en jeu concomitante des muscles abaisseurs de la tête humérale, dits courts, sous-épineux, sous-scapulaire, et longs, grand pectoral et grand dorsal, démontrée expérimentalement, rendrait alors possible la rotation frontale scapulohumérale et le mouvement d'épaule en résultant (fig. 1) [24, 38, 43]. L'activité simultanée de muscles effecteurs et de muscles non impliqués directement dans le mouvement imprimé ou antagonistes a également été mise en évidence pour d'autres secteurs de mobilité [24]. Ces actions musculaires synchrones dans lesquelles la coiffe des rotateurs est impliquée, pourraient ainsi jouer un rôle de stabilisation ou centrage actif de l'articulation scapulohumérale essentiel au mouvement [25]. Elles définissent des couples de rotation, au nombre de 25 pour 19 muscles péri-articulaires et constituent la base du concept de « centrage dynamique rotatoire tridimensionnel de l'épaule ».

anatomopathologiques, leur siège non exceptionnel à la face profonde ou dans le corps du tendon lorsqu'ils sont présents, et l'existence d'un taux irréductible d'échec de l'acromioplastie antérieure préconisée par Neer [30, 48].

La description arthroscopique d'un conflit glénoïdien postéro-supérieur permet d'expliquer certaines tendinopathies profondes [49]. La rupture tendineuse résulterait alors d'un contact itératif entre la face inférieure du sus-épineux à son insertion trochitérienne et le bord postéro-supérieur de la glène, se produisant lors de l'armé, au cours de la pratique intensive de certains sports de lancer. Les secteurs d'amplitudes antérieurs de l'épaule, utilisés plus couramment et incriminés lors du conflit sous acromial antéro-supérieur semble pouvoir générer une troisième zone de souffrance tissulaire [16, 30]. L'élévation antérieure ou latérale combinée à la rotation interne du bras s'accompagne d'une diminution maximale de l'espace coracohuméral. Son caractère traumatisant pour tout ou partie du tendon des sus-épineux, long biceps et sous-scapulaire traversant cet espace, dépend significativement de la longueur et de l'orientation coracoïdiennes, elles-mêmes d'une très grande variabilité inter-individuelle [1, 16].

## Théories intrinsèques

La diversification des mécanismes et des zones conflictuelles a permis d'élargir le champ d'application potentiel des théories extrinsèques. Un certain nombre d'arguments expérimentaux discordants persistent néanmoins, indiquant qu'il est peu probable que celles-ci aient l'exclusivité des 95 p. cent de tendinopathies et ruptures estimés par Neer [30]. L'existence de modifications tendineuses fragilisantes intrinsèques survenant au cours du temps est suggérée par de nombreux travaux anatomopathologiques et radiologiques [28, 33, 34, 36, 41, 42]. Quelles que soient la méthodologie et la population étudiée, il ressort que l'âge moyen de début des signes se situe entre 50 et 60 ans et que la prévalence et la gravité des lésions augmentent significativement avec l'âge. L'existence physiologique d'une zone dite critique pauvrement vascularisée au site initial des ruptures du tendon du sus-épineux et à un moindre degré, des sous-épineux et chef long du biceps brachial, apporte un substratum anatomopathologique et physiopathologique à ces constatations [5, 34, 37].

Il est ainsi possible de supposer qu'une tendinopathie autonome puisse aggraver les conséquences d'un conflit mécanique et expliquer l'inconstance des signes inflammatoires locaux. A l'inverse, elle pourrait également être à l'origine d'une insuffisance de la coiffe des rotateurs dans sa fonction de stabilisation dynamique de la tête humérale et favoriser l'apparition de ce même conflit. Le rôle d'un déséquilibre musculaire a en effet été suggéré par la constatation, chez des patients ayant des signes cliniques de conflit antéro-supérieur, d'un rapport de force entre les muscles rotateurs internes et rotateurs externes de l'épaule différent de celui de témoins indemnes [27].

Théories extrinsèques et théories intrinsèques étayées chacune par des faits incontestables font par conséquent de la pathologie dégénérative de la coiffe des rotateurs de l'épaule, un vaste cadre nosologique multifactoriel. Les éléments physiopathologiques clefs y sont : 1) le conflit ostéo- ou ligamento-tendineux sous dépendance variable de particularités anatomiques et dynamiques ; 2) la tendinopathie autonome s'aggravant avec le temps, favorisée par une hypovascularisation locale ; 3) les contraintes imposées aux tendons inhérentes aux sollicitations diverses de l'épaule.

## RÉÉDUCATION DE LA COIFFE DES ROTATEURS DE L'ÉPAULE

### Bases et principes

Ces mécanismes physiopathologiques sont autant de cibles potentielles pour le traitement des lésions dégénératives de la coiffe des rotateurs. A ce jour cependant, seule la considération du conflit antéro-supérieur a permis en pratique de développer une approche thérapeutique rationnelle tant chirurgicale avec l'acromioplastie [30] que médicale ou conservatrice [9, 50]. En dépit de l'absence de démonstration formelle, eu égard au faible nombre d'essais cliniques rigoureux, l'importance du traitement conservateur semble actuellement faire l'objet d'un consensus. Y sont reconnus, la part prépondérante nécessaire de la rééducation fonctionnelle de l'épaule, véritable traitement médical étiologique du conflit sous-acromial antéro-supérieur et ses principes généraux. Il s'agit d'une rééducation progressive initialement guidée, que le patient éduqué au terme de 10 à 15 séances, devra réaliser seul de façon régulière et prolongée. Les modalités proposées ne sont pas différentes selon le stade ou l'étendue anatomique de la lésion tendineuse. Les objectifs thérapeutiques communs en sont la sédation première des douleurs puis la réduction de l'impotence fonctionnelle par des mesures visant à éviter le conflit sous-acromiocoracoïdien lors du mouvement.

Certaines mesures rééducatives sont donc considérées comme partie intégrante du traitement de la douleur au même titre que les moyens symptomatiques médicamenteux antalgiques, anti-inflammatoires non stéroïdiens généraux et cortisoniques locaux. Elles consistent en une mise au repos sélectif évitant les activités douloureuses : élévation antérieure de l'épaule, efforts prolongés et répétitifs au dessus du plan de la ceinture scapulaire le plus souvent. Il s'agit par conséquent d'une éducation recherchant l'adaptation au handicap. Son applicabilité durable est variable et dépend de l'âge, des impératifs socio-professionnels et des motivations du patient. Ce n'est qu'après cette phase préliminaire, associée à un travail passif d'entretien ou de restitution des différents secteurs de mobilité scapulohuméraux, que la partie plus spécifique du concept mécaniste est envisagée.

Malgré sa nécessité compréhensible et reconnue, la réduction du conflit antéro-supérieur lors des mouvements le générant et par là même de l'impotence fonctionnelle qui lui incombe restent l'objet d'approches différentes [23, 38, 50]. Les méthodes globales reposent sur un renforcement progressif isométrique, actif aidé, actif puis contre résistance des muscles de l'épaule encore fonctionnels à travers une série de mouvements simples sollicitant préférentiellement une partie de la coiffe des rotateurs et les stabilisateurs de l'omoplate [50]. Une attention particulière est en effet portée à l'épargne relative des muscles sus-épineux et deltoïde tous deux élévateurs de la tête humérale. Il est à noter que ces méthodes globales sont également utilisées en rééducation postopératoire après intervention décompressive ou réparatrice [9]. Leurs conditions d'applications dans ces indications diffèrent néanmoins sensiblement. Elles succèdent à une phase de mobilisation passive précoce et prolongée dont la durée est guidée par le geste thérapeutique préalablement réalisé et maximum en cas de réparation de rupture étendue (6 à 8 semaines). Après cette période, les exercices actifs sont progressivement introduits sur une durée pouvant aller de 6 à 12 mois. En cas de tendinopathie rompue et étendue, le renforcement musculaire dynamique clôturant la phase active de la rééducation postopératoire est en effet différé afin de garantir la qualité de la réparation anatomique.

Des approches rééducatives plus sélectives ont également été développées dans la prise en charge médicale initiale de la pathologie de la coiffe des rotateurs [23, 38]. Certaines privilégient la coordination de la mobilisation scapulothoracique et scapulohuméral lors de l'élévation latérale du bras [23]. Ces 2 articulations y sont mises en jeu de façon successive et l'élévation scapulaire contribue alors à préserver l'espace entre l'humérus et la voûte acromiocoracoïdienne. Elle pourrait également compenser la perte d'un secteur d'amplitude scapulohuméral. La rotation nécessaire du plan de glissement scapulothoracique est sous dépendance du couple musculaire grand dentelé/trapèze sollicité lors des mouvements d'élévation latérale au dessus du plan de la ceinture scapulaire [17]. Le concept physiopathologique théorique selon lequel un défaut d'élévation scapulaire par insuffisance musculaire serait à l'origine d'un conflit sous-acromiocoracoïdien, a donc fait proposer par certains un renforcement spécifique des muscles stabilisateurs de l'omoplate. Il semble néanmoins, de par le type d'activité physique sportive qu'il sous-entend, ne pouvoir intéresser qu'une fraction restreinte de la population habituellement atteinte de lésions dégénératives de la coiffe des rotateurs.

La reprogrammation de l'élévation antéro-latérale de l'épaule est issue, quant à elle, du concept mécaniste tel qu'il est le plus communément admis et dépasse le cadre du renforcement musculaire [30, 38]. Elle fait appel à une phase d'apprentissage de l'abaissement volontaire de la tête humérale lors du mouvement, suivie d'une phase de mémorisation et d'automatisation. Ce type de rééducation fonctionnelle sollicite préférentiellement les muscles abaisseurs de la tête humérale dits longs ou extrinsèques que sont le grand dorsal et le grand pectoral [30]. Son but est de suppléer la coiffe des rotateurs de l'épaule dans sa fonction de stabilisation et de la protéger en maintenant la tête humérale en position centrée et basse lors de l'élévation antéro-latérale (fig. 1). Physiologiquement, grand dorsal et grand pectoral sont mis en jeu lors de l'élévation latérale à partir d'un angle de 50 degrés. La reprogrammation se doit par conséquent d'en obtenir la contraction volontaire puis automatique plus précocément (tableau I). Rééducation en décoaptation, dénomination initialement proposée, est donc impropre et lui

TABLEAU I. – **Éducation de l'abaissement de la tête humérale (d'après Revel et coll. [38]).**

| |
|---|
| 1) **Perception puis contrôle du travail simultané des grand pectoral et grand dorsal :**<br>– sollicitation isométrique de l'adduction,<br>– le bras écarté du corps de 20-30°,<br>– résistance appliquée à la partie inférieure de l'avant-bras. |
| 2) **Écartement progressif du bras du corps jusqu'à proximité de la zone de conflit douloureux :**<br>– sollicitation isométrique de l'adduction,<br>– résistance déplacée de la partie inférieure de l'avant-bras à la partie supéro-interne du bras. |
| 3) **Abaissement volontaire de la tête humérale :**<br>– lors de l'élévation passive du bras,<br>– lors de l'élévation active combinée à un effort d'allongement axial. |

Intégration du nouveau schéma d'élévation en 2 à 3 mois.

paraît préférable celle de rééducation en recentrage de la tête humérale. La réalité de cet effet dynamique est suggérée par la diminution des déplacements du centre instantané de rotation de l'épaule lors de l'élévation antéro-latérale chez des patients ayant une rupture de coiffe authentifiée par arthrographie et ayant suivi un programme de rééducation en recentrage [25]. Outre le maintien de la tête humérale en position basse, des données électromyographiques indiquent que la sollicitation des grand dorsal et grand pectoral pourrait aussi renforcer la stabilité scapulohumérale antéro-postérieure [17].

## Évaluation clinique

L'effet clinique de la rééducation fonctionnelle de l'épaule chez des patients atteints de lésions dégénératives de la coiffe des rotateurs n'a été évalué que dans des études quasi-exclusivement rétrospectives et d'une grande diversité méthodologique [2, 6, 10, 12, 14, 19, 21, 26, 29, 32, 35, 40, 44, 50, 51]. A ce jour, seuls deux essais contrôlés concordants témoignent de l'intérêt à court terme de la rééducation [10, 26]. Dans une étude prospective, randomisée incluant 125 patients souffrant d'une tendinopathie non rompue (stade II de Neer) diagnostiquée cliniquement, rééducation d'au moins 3 mois visant à renforcer les muscles de la coiffe et stabilisateurs de l'omoplate d'une part et traitement arthroscopique (bursectomie et acromioplastie) d'autre part, se voient attribuer à 6 mois, un effet similaire supérieur à celui du placebo, en terme de douleur, amplitude et fonction globale (score de Neer) [10]. L'atout supplémentaire de la rééducation, souligné, était le coût du traitement conservateur de près de 2 fois moindre comparativement à celui de l'arthroscopie et de ses suites. Ces résultats sont confortés par l'étude rétrospective de 60 cas de rupture complète démontrée arthrographiquement dont seulement deux tiers avaient suivi un programme homogène de rééducation en recentrage, supervisé pendant 15 jours [26]. Au terme d'un suivi moyen de 4 mois, seuls les patients rééduqués étaient améliorés. Cette amélioration moyenne significative était de 54 p. cent pour la douleur, 35 p. cent pour les amplitudes

TABLEAU II. – **Pathologie de la coiffe des rotateurs : résultats du traitement médical.**

| *Études* | *Nombre de cas* | *Age moyen (ans)* | *Diagnostic* | *Traitements signalés* | *Suivi (ans)* | *Scores d'évaluation* | *TB et B résultats* |
|---|---|---|---|---|---|---|---|
| *Tendinopathies non rompues* * | | | | | | | |
| Davies 1993 | 36 | 27 | clinique | Rééd. | 2,5 | Davies | 89 % |
| Bartolozzi 1994 | 68 | 52 | clinique ° | IF, AINS, Rééd. | 1,5 | UCLA | 76 % |
| Morrisson 1997 | 636 | 42 | clinique | AINS, Rééd. | 2,2 | UCLA | 67 % |
| *Tendinopathies rompues* ** | | | | | | | |
| Wolfgang 1974 | 9 | d.m. | arthrographie | IF, AINS, Rééd. | 3,5 | Wolfgang | 33 % |
| Samilson 1975 | 194 | 60 | clinique °° | IF, AINS, Rééd. | 1,3 | Samilson | 59 % |
| Takagischi 1978 | 33 | 59 | arthrographie | IF, AINS, Rééd. | 1-11 | subjectif | 44 % |
| Patte 1988 | 28 | 66 | d.m. | d.m | 7 | d.m. | 50 % |
| Caroit 1989 | 71 | 61 | clinique °° | d.m. | 6 | Patte | 41 % |
| Itoi 1992 | 62 | 64 | arthrographie | IF, AINS, Rééd. | 3,4 | Wolfgang | 82 % |
| Bokor 1993 | 34 | 62 | arthrographie | IF, AINS, Rééd. | 7,6 | UCLA | 56 % |
| Howkins 1995 | 33 | 60 | arthrographie | Rééd. | 3,8 | Constant | 57 % |
| Noël 1996 | 114 | 57 | arthrographie | IF, AINS, Rééd. | 4,7 | Constant | 40 % |
| Wirth 1997 | 71 | 64 | arthrographie | Rééd. | > 2 | UCLA | 62 % |

* Davies : conflit sous-acromial par instabilité scapulohumérale antérieure ; Bartolozzi : tendinopathies rompues (n = 21) ou non (n = 47).
** Ruptures totales excepté Wolfgang : type de rupture non précisé.
° ou IRM ; °° ou arthrographie.
d.m. : donnée manquante ; IF : infiltration ; Rééd. : rééducation ; UCLA : University of California at Los Angeles Shoulder Rating Scale.

TABLEAU III. – **Facteurs initiaux de réponse défavorable au traitement médical.**

| *Études* | *Mauvais statut algo-fonctionnel* | *Étendue de la rupture* | *Délai préthérapeutique* > 6-12 mois | *Accident de travail* |
|---|---|---|---|---|
| *Tendinopathies non rompues* * | | | | |
| Bartolozzi 1994 | X | X | X | X |
| Morrisson 1997 | | | X | |
| *Tendinopathies rompues* ** | | | | |
| Takagischi 1978 | | X | | |
| Itoi 1992 | X | | | |
| Bokor 1993 | | | X | |
| Howkins 1995 | X | | | |
| Noël 1996 | | X | | X |
| Wirth 1997 | X | | | |

* Bartolozzi : tendinopathies rompues (n = 21) ou non (n = 47).
** Ruptures totales.

et 43 p. cent pour la fonction globale de l'épaule. L'évaluation de ces paramètres selon des critères propres à l'étude dans 2 populations dont les caractéristiques respectives initiales n'étaient pas précisées en limite néanmoins la portée. Ces deux essais suggèrent par ailleurs que les traitements médicamenteux oraux et locaux, reçus dans les groupes rééduqués comme dans les groupes contrôles, ne permettent pas, à eux seuls, d'infléchir significativement le cours évolutif des tendinopathies qu'elles soient ou non rompues.

Les études longitudinales non comparatives, toutes rétrospectives, sont plus nombreuses mais n'apportent que des informations partielles sur l'effet de la rééducation à plus long terme (tableau II) [2, 6, 12, 14, 19, 21, 29, 32, 35, 40, 44, 50, 51]. Elles évaluent le traitement conservateur dans son ensemble et mentionnent pour la plupart [11/13] la part faite à la rééducation [2, 6, 14, 19, 21, 29, 32, 40, 44, 50, 51]. Cependant, le pourcentage d'excellents ou très bons et bons résultats estimé entre 33 et 89 p. cent traduit une grande hétérogénéité de populations, stades anatomopathologiques, moyens diagnostiques, thérapeutiques et d'évaluation. Il ne permet donc pas de chiffrer de façon fiable le bénéfice attendu du traitement médical et plus encore de la rééducation fonctionnelle à moyen et long terme. Toutefois, des facteurs influant sur la réponse au traitement médical peuvent être individualisés (tableau III). Certaines données disponibles convergent sur le caractère défavorable du délai de prise en charge thérapeutique supérieur à 6 mois [2, 6, 29], du mauvais statut algo-fonctionnel initial quel que soit son mode d'évaluation [2, 19, 21, 50], de l'étendue anatomique de la rupture tendineuse lorsqu'elle existe et de la recherche de bénéfices secondaires d'ordre socio-professionnel [2, 32, 44]. L'absence de traumatisme initial, la présence d'un type acromial agressif pour la coiffe des rotateurs, de signes radiologiques standard indirects de rupture tendineuse et le sexe féminin ont été retrouvés occasionnellement [29, 32, 50]. L'âge et la durée du suivi restent, quant à eux, l'objet de résultats contradictoires [6, 21, 29, 32].

## Place de la rééducation dans la stratégie thérapeutique

Il est ainsi possible d'admettre l'intérêt de la rééducation fonctionnelle de l'épaule à court terme (6 mois) dans le traitement de la pathologie dégénérative de la coiffe des rotateurs. Pour les tendinopathies non rompues, elle constitue de plus, une alternative à la chirurgie décompressive économiquement avantageuse. L'intérêt de la rééducation fonctionnelle au-delà de 6 mois ne peut être affirmé de façon certaine. Il est néanmoins possible de définir une population ayant les meilleurs chances de répondre durablement à ce traitement. Quel que soit le stade anatomique, ces critères de sélection sont la durée d'évolution préthérapeutique, le retentissement algo-fonctionnel initial et le contexte socio-professionnel. S'y ajoutent pour des raisons pratiques, la capacité du patient lui-même à intégrer un programme de rééducation et sa tolérance au handicap résiduel prévisible. Pour les ruptures tendineuses, plus spécifiquement, les éléments à considérer sont en outre, la taille des lésions, leur situation, une atteinte étendue ou postérieure (sous-épineux) étant considérée comme plus difficile à suppléer fonctionnellement, et les chances de succès d'un éventuel traitement chirurgical réparateur. L'extension au cours du temps d'une rupture tendineuse traitée médicalement, indépendamment de l'évolution clinique, et l'apparition d'une dégénérescence graisseuse des muscles de la coiffe des rotateurs peuvent en effet compromettre la qualité d'une réparation anatomique et ne doivent donc pas non plus être négligées [18, 52]. L'involution adipeuse musculaire, démontrée par tomodensitométrie, paraît électivement associée aux lésions étendues et survient préférentiellement après 6 mois d'évolution [18].

Par conséquent, la rééducation fonctionnelle de l'épaule peut être considérée comme un traitement de première intention des tendinopathies dégénératives de la coiffe des rotateurs non rompues. Elle constitue la part essentielle du traitement conservateur où anti-inflammatoires non stéroïdiens et infiltrations ne sont que des mesures adjuvantes utiles mais non suffisantes. Passée la phase douloureuse initiale, le choix objectif de ses modalités reste difficile. En absence d'études suffisantes et sur la base unique de deux essais contrôlés, renforcement global, recentrage huméral ou leur association paraissent être les méthodes rééducatives de références. Toute prescription antérieure de mesures rééducatives d'épaule chez un patient se doit donc d'être contrôlée afin de ne pas conclure à tort à un échec de la rééducation si celle-ci n'était pas adaptée. De même, un suivi en cours de traitement est nécessaire pour vérifier la réalisation effective du programme proposé (contrôle au terme de 5 à 8 des 15 séances habituellement prescrites).

En cas de tendinopathie rompue, indication chirurgicale consensuelle telle que la rupture tendineuse récente de l'adulte jeune exceptée, la rééducation fonctionnelle peut également être proposée. Cependant, dans cette indication, et, qui plus est, en présence de facteurs présageant d'une évolution défavorable sous traitement médical, la non réponse thérapeutique précoce ne doit pas faire prolonger cette prise en charge au-delà de 6 mois. Le respect de cette limite devrait permettre de ne pas compromettre les chances de succès d'une intervention chirurgicale réparatrice lorsque celle-ci est par ailleurs envisageable.

## CONCLUSION

Les lésions dégénératives de la coiffe des rotateurs de l'épaule rendent compte d'une pathologie multifactorielle encore controversée et partiellement comprise. Y prennent part de façon variable à l'échelon individuel différents conflits ostéo ou ligamento-tendineux dont le mieux connu est le conflit sous-acromial antéro-supérieur, une tendinopathie autonome et les contraintes sur le tendon imposées par le patient lui-même. La meilleure compréhension de ces mécanismes physiopathologiques et plus particulièrement du conflit antéro-supérieur, a permis de proposer des approches thérapeutiques rationnelles. La rééducation fonctionnelle de l'épaule en est un exemple. Elle constitue une part essentielle unanimement reconnue du traitement médical des lésions dégénératives de la coiffe des rotateurs. Le but des différentes méthodes rééducatives utilisées est d'obtenir l'indolence et de limiter l'impotence fonctionnelle de l'épaule par des mesures permettant d'éviter le conflit antéro-supérieur lors des mouvements le générant. Ces mesures ont en commun la recherche du maintien de la tête humérale dans la glène scapulaire en position basse. Néanmoins, en raison d'études méthodologiquement trop souvent critiquables et de leurs résultats discordants, aucune réponse objective ne peut être apportée sur la réalité de l'efficacité de la rééducation fonctionnelle de l'épaule au-delà de 6 mois. Le développement de moyens diagnostiques non invasifs et performants, rendant possible la sélection de populations homogènes, devrait à l'avenir permettre la réalisation d'études rigoureuses pour répondre à cette question persistante.

## RÉFÉRENCES

1. Apoil A., Monet J.L., Collin M., Pupin P., Gasc J.P., Jouffroy F.K. – La voûte acromio-coracoïdienne. *Rev. Chir. Orthop.* 1988 ; *74* : 269-272.
2. Bartolozzi A., Andreychik D., Ahmad S. – Determinants of outcome in the treatment of rotator cuff disease. *Clin. Orthop.* 1994 ; *308* : 90-97.
3. Bernageau J., Bard M., Goutallier D. – Exploration de la coiffe des rotateurs en 1991. Place de l'arthrographie, du scanner et de l'IRM (p. 228-239). *In* : S. de Sèze, A. Ryckewaert, M.-F. Kahn, D. Kuntz, A. Dryll, O. Meyer, Th. Bardin, Cl. Guérin, *L'actualité rhumatologique 1991*. Paris, Expansion Scientifique Française, 1991.
4. Bigliani L.U., Morrison D.S., April E.W. – Morphology of the acromion and its relationship to rotator cuff tears. *Orthop. Trans.* 1986 ; *10* : 459-460.
5. Blevins F.T., Djurasovic M., Flatow E.L., Vogel K.G. – Biology of the rotator cuff tendon. *Orthop. Clin. North Am.* 1997 ; *28* : 1-16.

6. Bokor D.J., Hawkins R.J., Huckell G.H., Angelo R.L., Schikendantz M. – Results of nonoperative management of full-thickness tears of the rotator cuff. *Clin. Orthop.* 1993 ; *294* : 103-110.
7. Bonnel F. – L'épaule musculaire (de l'anatomie à la biomécanique) (p. 1-7). *In* : L. Simon, J. Rodineau, *Épaule et médecine de rééducation.* Paris, Masson, 1984.
8. Boyer T., Vitale C. – Les manœuvres cliniques d'exploration de l'épaule (p. 249-260). *In* : S. de Sèze, A. Ryckewaert, M.-F. Kahn, D. Kuntz, A. Dryll, O. Meyer et coll., *L'actualité rhumatologique 1996*. Paris, Expansion Scientifique Française, 1996.
9. Breazle N.M., Craig E.V. – Partial-thickness rotator cuff tears. Pathogenesis and treatment. *Orthop. Clin. North Am.* 1997 ; *28* : 145-155.
10. Brox J.I., Staff P.H., Ljunggren A.E., Brevik J.I. – Arthroscopic surgery compared with supervised exercises in patients with rotator cuff disease (stage II impingement syndrome). *Br. J. Med.* 1993 ; *307* : 899-902.
11. Cain P.R., Mutschler T.A., Fu F.H., Lee S.K. – Anterior stability of the glenohumeral joint. A dynamic model. *Am. J. Sports Med.* 1987 ; *15* : 144-148.
12. Caroit M., Rouaud J.P., Texier T., Gaudouen Y., Delcambre B., Deloose F. – Le devenir des ruptures et des perforations complètes de la coiffe des rotateurs de l'épaule non opérées. *Rev. Rhum.* 1989 ; *56* : 815-821.
13. Codman E.A. – Rupture of the supraspinatus tendon and other lesions in or about the subacromial bursa (p. 65-177). *In* : E.A. Codman, *The shoulder*, Boston, Themas Todd Company. 1934.
14. Davies G.J., Dickoff-Hoffman S. – Neuromuscular testing and rehabilitation of the shoulder complex. *J. Orthop. Sports Phys. Ther.* 1993 ; *18* : 449-458.
15. Gagey O., Arcache J., Welby F., Gagey N. – Le squelette fibreux de la coiffe des rotateurs. La notion de verrou fibreux. *Rev. Chir. Orthop.* 1993 ; *79* : 452-455.
16. Gerber C., Terrier F., Zehnder R., Ganz R. – The subcoracoid space. An anatomic study. *Clin. Orthop.* 1987 ; *215* : 132-138.
17. Glousman R. – Electromyographic analysis and its role in the athletic shoulder. *Clin. Orthop.* 1993 ; *288* : 27-34.
18. Goutallier D., Postel J.M., Bernageau J., Lavau L., Voisin M.C. – Fatty muscle degeneration in cuff ruptures. Pre-and postoperative evaluation by CT scan. *Clin. Orthop.* 1994 ; *304* : 78-83.
19. Hawkins R.H., Dunlop R. – Nonoperative treatment of rotator cuff tears. *Clin. Orthop.* 1995 ; *321* : 178-188.
20. Howell S.M., Imobersteg A.M., Seger D.H., Marone P.J. – Clarification of the role of the supraspinatus muscle in shoulder function. *J. Bone Joint Surg.* 1986 ; 68 : *398*-404.
21. Itoi E., Tabata S. – Conservative treatment of rotator cuff tears. *Clin. Orthop.* 1992 ; *275* : 165-173.
22. Jarjavay J.F. – Sur la luxation du tendon de la longue portion du muscle biceps huméral ; sur la luxation des tendons des muscles péroniers latéraux. *Gaz. Hebd. Med. Chir.* 1867 ; *21* : 325-327.
23. Kamkar A., Irrang J.J., Withney S.L. – Nonoperative management of secondary shoulder impingement syndrome. *J. Orthop. Sports Phys. Ther.* 1993 ; *5* : 212-224.
24. Kronberg M., Nemeth G., Broström L.A. – Muscle activity and coordination in the normal shoulder. An electromyographic study. *Clin. Orthop.* 1990 ; *257* : 76-85.
25. Leroux J.L., Guiraud D., Micallef J.P., Devillers S., Thomas E., Blotman F. et coll. – Détermination du centre instantané de rotation de l'épaule par le système élite. Application à l'étude de l'abduction normale et pathologique. *Rev. Rhum.* [Ed. Fr.] 1993 ; *60* : 212-216.
26. Leroux J.L., Thomas E., Azema M.J., Bonnel F., Blotman. – Functionnal pattern of 115 rotator cuff tears. *Eur. J. Phys. Med. Rehabil.* 1993 ; *3* : 242-247.
27. Leroux J.L., Codine P. Thomas E., Pocholle M., Mailhe D., Blotman F. – Isokinetic evaluation of rotational strength in normal shoulders and shoulders with impingement syndrome. *Clin. Orthop.* 1994 ; *304* : 108-115.
28. Milgrom C., Schaffler M., Gilbert S., Holsbeeck M. van – Rotator-cuff changes in asymptomatic adults. The effect of age, hand dominance and gender. *J. Bone Joint Surg.* 1995 ; *77 B* : 296-298.
29. Morrison D.S., Frogameni A.D., Woodworth P. – Non-operative treatment of subacromial impingement syndrome. *J. Bone Joint Surg.* 1997 ; *79 A* : 732-737.
30. Neer C.S. – Impingement lesions. *Clin. Orthop.* 1983 ; *173* : 70-77.
31. Neer C.S., Craig E.V., Fukuda H. – Cuff-tear arthropathy. *J. Bone Joint Surg.* 1983 ; *65 A* : 1232-1244.
32. Noël E., Walch G., Tavernier T., Carrillon Y., Liotard J.P. – Résultats du traitement conservateur des ruptures de la coiffe des rotateurs (p. 287-294) ; *In* : J.D. Laredo, H. Bard, *La coiffe des rotateurs et son environnement.* Montpellier, Sauramps médical, 1996.
33. Ozaki J., Fujimoto S., Nakagawa Y., Masuhara K., Tamai S. – Tears of the rotator cuff of the shoulder associated with pathological changes in the acromion. A study in cadavers. *J. Bone Joint Surg.* 1988 ; *70 A* : 1224-1230.

34. Palma A.F. de – Surgical anatomy of the rotator cuff and the natural history of degenerative periarthritis. *Surg. Clin. North Am.* 1967 ; *43* : 1507-1520.
35. Patte D., Debeyre J. – Essai comparatif de deux séries de ruptures de coiffe opérées et non opérées. *Rev. Chir. Orthop.* 1988 ; *74* : 327-328.
36. Petersson C.J. – Ruptures of the supraspinatus tendon. Cadaver dissection. *Acta Orthop. Scand.* 1984 ; *55* : 52-56.
37. Rathbun J.B., Macnab I. – The microvascular pattern of the rotator cuff. *J. Bone Joint Surg.* 1970 ; *52 B* : 540-553.
38. Revel M., Amor B., Corail R., Anctil R. – Étude électrokinésiologique du sous-scapulaire, du grand dorsal et du grand pectoral au cours de l'abduction (p. 333-338). *In* : L. Simon, J. Rodineau, *Épaule et médecine de rééducation*. Paris, Masson, 1984.
39. Rouvière H., Delmas A. – Anatomie des membres. Les membres et leur ceinture (p. 3-270). *In* : H. Rouvière, A. Delmas, *Anatomie humaine descriptive, topographique et fonctionnelle*, tome 3. *Membres, système nerveux central*, Paris, Masson, 1991.
40. Samilson R.L., Binder W.F. – Symptomatic full thickness tears of the rotator cuff. An analysis of 292 shoulders in 276 patients. *Orthop. Clin. North Am.* 1975 ; *6* : 449-466.
41. Sèze S. de, Ryckewaert A., Welfling J., Hubault A., Renier J.C., Caroit M. et coll. – Études sur l'épaule douloureuse. *Rev. Rhum.* 1961 ; *3* : 85-94.
42. Sher J.S., Uribe J.W., Posada A., Murphy B.J., Zlatkin M.B. – Abnormal findings on magnetic resonance images of asymptomatic shoulders. *J. Bone Joint Surg.* 1995 ; *77A* : 10-15.
43. Soslowsky L.J., Carpenter J.E., Bucchieri J., Flatow E.L. – Biomechanics of the rotator cuff. *Orthop. Clin. North Am.* 1997 ; *28* : 17-30.
44. Takagishi N. – Conservative treatment of the ruptures of the rotator cuff. *J. Jap. Orthop. Assoc.* 1978 ; *52* : 781-787.
45. Uhthoff H., Sarkar K., Maynard J.A. – Calcifying tendinitis. A new concept of its pathogenesis. *Clin. Orthop.* 1976 ; *118* : 164-168.
46. Uhthoff H.K., Sano H. – Pathology of failure of the rotator cuff tendon. *Orthop. Clin. North Am.* 1997 ; *28* : 31-41.
47. Voisin M.C., Amouroux J. – Anatomo-pathologie des lésions de la coiffe (p. 18-27). *In* : J.D. Laredo, H. Bard, *La coiffe des rotateurs et son environnement*. Montpellier, Sauramps médical, 1996.
48. Walch G., Boileau P., Noël E., Liotard J.P., Dejour H. – Traitement chirurgical des épaules douloureuses par lésions de la coiffe et du long biceps en fonction des lésions. Réflexions sur le concept de Neer. *Rev. Rhum.* 1991 ; *58* : 247-257.
49. Walch G., Liotard J.P., Boileau P., Noël E. – Le conflit glénoïdien postéro-supérieur : un autre conflit de l'épaule. *Rev. Chir. Orthop.* 1991 ; *77* : 571-574.
50. Wirth M.A., Basamania C., Rockwood C.A. – Nonoperative management of full-thickness tears of the rotator cuff. *Orthop. Clin. North Am.* 1997 ; *28* : 59-67.
51. Wolfgang G.L. – Surgical repair of tears of the rotator cuff of the shoulder. Factors influencing the result. *J. Bone Joint Surg.* 1974 ; *56 A* : 14-26.
52. Yamanaka K., Matsumoto T. – The joint side tear of the rotator cuff. A follow-up study by arthrography. *Clin. Orthop.* 1994 ; *304* : 68-73.

# Méningites médicamenteuses

C. VITALE

La recherche d'une cause bactérienne est évidemment prioritaire devant tout syndrome méningé, une fois l'hémorragie éliminée par la ponction lombaire ; l'examen du liquide céphalorachidien (LCR) permet habituellement un diagnostic rapide et la mise en route immédiate du traitement antibactérien. Devant une méningite aseptique, à côté des causes virales qui restent les plus fréquentes, on sait aujourd'hui la multiplicité et la diversité des autres étiologies infectieuses (bactériennes à cultures négatives, fongiques, parasitaires) dont le diagnostic a largement bénéficié des progrès technologiques mais aussi des causes tumorales ou inflammatoires. A cette liste déjà longue vient s'ajouter la connaissance depuis une vingtaine d'années de causes médicamenteuses, au premier rang desquelles certains anti-inflammatoires non stéroïdiens (AINS) et certains agents antibactériens. Ces méningites médicamenteuses sont de deux types que distinguent les circonstances de survenue, le contexte et le mécanisme incriminé : d'une part, des méningites aseptiques liées à une réaction d'hypersensibilité dont le mécanisme exact n'est que très incomplètement élucidé ; d'autre part, des méningites aseptiques par toxicité directe. Les premières succèdent à bref délai à l'administration par voie générale de divers médicaments. Un contexte de pathologie auto-immune semble un terrain particulièrement favorable à leur survenue. Leur fréquence est difficile à évaluer précisément, parce que le syndrome méningé d'évolution rapidement favorable et d'intensité variable peut être méconnu et que le médicament en cause peut ne pas être soupçonné, notamment s'il n'y a pas la notion de prises répétées. Depuis vingt ans, une centaine d'observations bien documentées ont été rapportées concernant des AINS et des antibiotiques (respectivement l'ibuprofène [1] et le cotrimoxazole [2] pour l'essentiel) ; c'est dire que ces réactions sont rares, en regard de l'importance de la consommation mondiale de ces médicaments. Mais la liste des médicaments responsables s'allonge au fil des publications, ne concernant, il est vrai, qu'une ou quelques observations. Par contre, cette complication semble loin d'être exceptionnelle au cours de

1. Brufen®
2. Bactrim®

thérapeutiques nouvelles telles que les immunoglobulines intraveineuses et les anticorps monoclonaux. Les secondes sont des méningites aseptiques liées à la toxicité directe sur les méninges de certaines drogues administrées par voie intrathécale telles que les produits de contraste utilisés en radiologie, à titre très exceptionnel les corticoïdes injectés par voie intra-rachidienne et les agents anti-mitotiques dont la toxicité méningée peut se manifester aussi par voie générale.

Insistons sur la relative rareté de ces complications, sur la difficulté de faire la preuve de leur origine médicamenteuse, la préoccupation prioritaire étant évidemment de ne pas méconnaître une cause infectieuse : le diagnostic d'une méningite médicamenteuse repose sur la confrontation d'une enquête très rigoureuse souvent longue et difficile et d'un ensemble d'investigations cliniques et paracliniques. C'est finalement un diagnostic d'exclusion.

## LES MÉNINGITES MÉDICAMENTEUSES D'HYPERSENSIBILITÉ

### Les médicaments incriminés

#### Les AINS

Les AINS ont fait l'objet des premières observations rapportées, singulièrement l'ibuprofène dans 31 des 38 cas colligés par Marinac [15] depuis le premier cas publié en 1978 par Widener et Litman [in 10] qui comporte déjà tous les éléments rapportés ultérieurement : il s'agissait d'une femme de 26 ans souffrant d'une maladie lupique et qui présenta à quatre reprises après la prise d'ibuprofène [1] une méningite aseptique d'évolution rapidement régressive. La responsabilité du médicament put être formellement établie par sa reproduction en milieu hospitalier : l'absorption d'une dose unique de 400 mg d'ibuprofène entraîna dans les heures qui suivirent l'apparition d'un syndrome méningé fébrile comparable aux épisodes précédents, confirmé par les modifications du LCR caractéristiques d'une méningite aseptique qui guérit spontanément en 36 heures. Près d'une quarantaine d'observations impliquant l'ibuprofène [1] seront ultérieurement rapportées, quelques cas seulement impliquant d'autres AINS : sulindac [3], naproxène [4], tolmétine, diclofénac [5] [11, 15]. Dans la moitié des cas environ les patients sont atteints d'une pathologie auto-immune : LED le plus souvent mais aussi MCTD, syndrome de Sjögren, présence d'anticorps antinucléaires sans symptomatologie clinique [15], polyarthrite rhumatoïde [11]. Cette réaction d'hypersensibilité n'apparaît liée ni à une classe chimique d'AINS ni à leur action inhibitrice sur

3. Arthrocine®
4. Naprosyne®
5. Voltarène®

les prostaglandines, puisque les patients concernés ont pu prendre d'autres AINS sans dommage. Cette absence de réactivité croisée n'est cependant pas absolue, comme le rapportent certains (Ruppert in [15]).

## Les antibiotiques

On connaissait de longue date la survenue de céphalées, d'obnubilation, de « méningisme » lors des traitements par les sulfonamides. Après l'observation initiale de Kremer en 1983, on a rapporté près d'une vingtaine de cas de méningite aseptique après la prise de cotrimoxazole [2] (association triméthoprime, sulfaméthoxazole) ayant les mêmes caractères sémiologiques et évolutifs qu'avec les AINS [12, 15]. Chacune des deux molécules peut être responsable isolément, comme cela a été montré dans quelques observations ; dans une observation récente [7], la méningite aseptique provoquée par triméthoprime seul était associée à une uvéïte bilatérale, premier cas rapporté avec cette molécule, alors que la survenue d'une uvéïte avec le sulfaméthoxazole avait déjà été publiée. Comme pour les AINS, la fréquence des cas observés chez des patients souffrant d'une pathologie auto-immune est frappante : 6 des 17 cas colligés par Marinac [15]. D'autres antibiotiques ont été incriminés dans la survenue d'une méningite aseptique, à titre beaucoup plus exceptionnel : un cas avec la ciprofloxacine [6] particulier par la réaction éosinophilique dans le LCR, un cas avec l'isoniazide [7] [15], deux cas très démonstratifs l'un avec une pénicilline [17], l'autre avec une céphalosporine [4] où chacune des patientes ne présenta pas moins de sept épisodes méningés avant qu'on identifie l'agent causal, un cas avec la pyrazinamide [8] chez une patiente lupique [2]. Enfin le métronidazole [9], dont la neurotoxicité directe à fortes doses est connue, a été incriminé dans la survenue de deux cas de méningite aseptique quelques heures après la prise d'une faible dose (respectivement 250 et 400 mg) [3].

## Autres médicaments

De façon anecdotique – une à quatre observations, pas davantage – une méningite aseptique a pu être attribuée à des médicaments très divers. Citons d'abord la sulfasalazine [10] qui nous est familière : à coté des troubles digestifs, les plus fréquents de ses effets secondaires, elle entraîne des troubles neurologiques mineurs – céphalées, vertige, troubles du sommeil – dans environ 10 p. cent des cas ; ces troubles surviennent au début du traitement le plus souvent et disparaissent habituellement avec une diminution des posologies, n'obligeant à l'arrêt du traitement qu'une fois sur quatre ; une dizaine d'accidents neurologiques majeurs ont été rapportés survenant aussi le plus souvent dans les trois premiers mois du traitement, indépendant de la dose absorbée, régressifs à l'arrêt en quelques

6. Ciflox®
7. Rimifon®
8. Pirilène®
9. Flagyl®
10. Salazopyrine®

semaines, récidivant en cas de reprise du traitement et suggérant un mécanisme d'hypersensibilité ; parmi ces accidents, trois syndromes méningés survenus dans le premier mois de traitement chez trois patients respectivement traités pour une maladie de Crohn, un syndrome de Sjögren, une polyarthrite rhumatoïde ; dans ce dernier cas, le syndrome méningé consécutif à la prise de 500 mg de sulfasalazine, a été résolutif en 24 h à l'arrêt du traitement et a récidivé 1 h après la reprise d'une même dose permettant ainsi de reconnaître sa responsabilité. Une méningite aseptique a été observée avec des thérapeutiques aussi diverses que l'azathioprine chez quatre patients lupiques où la responsabilité du médicament semblait indiscutable dans deux cas [15], la carbamazépine [11] [5], la phénazopyridine [15], la ranitidine [12] [6] et, tout récemment, avec le vaccin de l'hépatite B [9]. Dans deux types de traitements cependant la fréquence de cette réaction méningée semble nettement plus élevée : les immunoglobulines intraveineuses et les anticorps monoclonaux. L'administration d'immunoglobulines intraveineuses entraîne très fréquemment des réactions céphalalgiques et fébriles, des nausées, des vomissements, des arthralgies ; les cas de méningite aseptique documentée concernent essentiellement des patients traités pour un purpura thrombopénique idiopathique [20]. Le traitement des crises de rejet des greffés par les anticorps monoclonaux peut entraîner une méningite aseptique avec une fréquence variant de 2 à 10 p. cent selon les séries ; elle semble avoir quelques particularités : son apparition au début du traitement parfois même dès la première injection, le caractère habituellement lymphocytaire de la réaction cellulaire dans le LCR. Son évolution est régressive malgré la poursuite du traitement, au prix d'un traitement symptomatique [15] (tableau I).

TABLEAU I. – **Récapitulatif des médicaments responsables de méningite aseptique par réaction d'hypersensibilité.**

| *Anti-inflammatoires non stéroïdiens* | | *Médicaments antibactériens* | | *Divers* | |
|---|---|---|---|---|---|
| Ibuprofen | (31) | Sulfonamides<br>Trimethoprim | (3)<br>(7) | Sulfasalazine | (4) |
| Sulindac | (4) | Cotrimoxazole | (20) | Azathioprine | (4) |
| Tolmetin | (1) | Ciprofloxacine | (1) | Carbamazépine | (4) |
| Naproxen | (2) | Pénicilline<br>Isoniazide | (2)<br>(1) | Ranitidine | (1) |
| Diclofénac | (1) | Pyrazinamide<br>Céphalosporine<br>Métronidazole | (1)<br>(1)<br>(2) | Anticorps monoclonaux<br>Immunoglobulines IV | |

*Entre parenthèses, le chiffre indique le nombre des cas publiés.*

11. Tégrétol®
12. Raniplex®

## Caractères communs aux méningites médicamenteuses d'hypersensibilité

Les médicaments incriminés dans la survenue de méningites médicamenteuses d'hypersensibilité n'ont rien de commun ; mais la réaction qu'ils entraînent est par contre relativement uniforme dans sa symptomatologie, qui n'a cependant aucune spécificité : la suspicion de l'origine médicamenteuse d'une méningite aseptique ne peut être faite que sur le recueil rigoureux de l'anamnèse, le contexte et la négativité de l'enquête infectieuse.

### Les signes cliniques et paracliniques

Le syndrome méningé observé dans les méningites médicamenteuses est sans particularité. Il est de gravité variable, associant fièvre, céphalées, raideur méningée et les signes caractéristiques de Kernig et de Brudzinski. Il peut être discret ou dissocié – la photophobie, la raideur méningée peuvent même manquer comme dans l'observation de Horn [11] – ou s'accompagner de troubles de la conscience inquiétants (somnolence, léthargie, confusion). Les modifications du LCR permettent d'affirmer la méningite. Bien sûr, par définition, les recherches bactériologiques resteront négatives. Mais les anomalies du LCR sont très variables y compris pour un même médicament, comme on le constate dans les méningites de l'ibuprofène ou du cotrimoxazole, les mieux documentées et aucune n'est évocatrice de l'origine médicamenteuse de cette méningite : le LCR est parfois hypertendu, la protéinorrachie habituellement élevée peut dépasser 5 g/l mais elle est souvent inférieure à 1 g/l parfois même normale ; de même, l'hypercytose peut varier de quelques éléments à plusieurs milliers/$mm^3$, elle est plus souvent à prédominance polynucléaire que lymphocytaire, le LCR peut même être normocytaire et l'hyperprotéinorachie isolée [12]. Si la glycorachie est habituellement normale, l'hypoglycorachie n'est pas exceptionnelle : cette anomalie considérée comme un argument en faveur de l'origine infectieuse d'une méningite est une difficulté diagnostique supplémentaire [17] ; certains ont proposé, pour la résoudre, le dosage du D(-) lactate dont l'élévation dans le LCR serait un marqueur précoce et fiable d'une infection bactérienne [19]. L'évolution clinique et biologique vers la guérison sans séquelle est la règle, très rapide en un à trois jours, dès l'arrêt de la drogue responsable, sans préjuger de l'évolution propre de la maladie souvent associée, on l'a vu, à ces réactions d'hypersensibilité : un des cas rapporté par River [17] présenta au cours d'une méningite au cotrimoxazole dont il guérit, des troubles neurologiques qui se révélèrent ultérieurement être les premières manifestations d'une maladie lupique ; dans ce contexte, l'évolution spontanément et très rapidement favorable de la méningite est un bon élément pour différencier cette méningite médicamenteuse d'une méningite lupique.

### Les arguments en faveur d'une réaction d'hypersensibilité

Certaines manifestations cliniques accompagnant le syndrome méningé telles que prurit, rash, conjonctivite, arthralgies peuvent suggérer une réaction de type allergique [4, 12] ; l'interrogatoire en retrouve parfois la notion, sans syndrome méningé, lors de premiers contacts avec la drogue incriminée. Mais elles sont inconstantes. L'éosinophilie sanguine n'est jamais signalée, à une exception près [in 12], non plus que dans le LCR. La notion de prise médicamenteuse précédant la survenue du syndrome méningé doit être systématiquement recherchée à l'interrogatoire ; lorsqu'il s'agit d'épisodes récurrents, on est frappé par le délai de plus en plus bref séparant la prise du médicament de la survenue des symptômes et par leur intensité croissante, pour des doses souvent très faibles [3, 17] : ce sont des arguments très évocateurs d'une réaction d'hypersensibilité. L'agent causal soupçonné, la preuve de sa responsabilité, si elle paraît nécessaire aux choix thérapeutiques ultérieurs, peut être apportée par l'observation en milieu hospitalier des effets de sa réintroduction à faible dose, ce d'autant qu'il s'agit d'une réaction bénigne et d'évolution rapidement favorable [10]. Quant au mécanisme exact de cette réaction d'hypersensibilité, elle reste mal élucidée même si un certain nombre de faits plaident pour une réaction immunitaire à médiation cellulaire [12, 15] : fréquence de la survenue des méningites médicamenteuses chez des patients souffrant d'une affection auto-immune on l'a vu ; réponse spécifique du test d'inhibition de la migration des macrophages chez un patient lupique ayant fait une méningite à l'ibuprofène ; mise en évidence d'une synthèse d'IgG intrathécales et non sériques avec formation d'immuns complexes, arguments expérimentaux chez la souris NZB chez laquelle on provoque une méningite à l'ibuprofène et non chez la souris témoin. L'agent de cette réaction immunitaire est-il un antigène soluble ? Fait-il intervenir une réaction d'immunité croisée avec un antigène du système nerveux central ? Y a-t-il une anomalie de la barrière méningée ? Il n'y a pas actuellement de réponses claires à ces questions.

## LES MÉNINGITES MÉDICAMENTEUSES PAR TOXICITÉ DIRECTE

Il est admis que l'injection intrathécale d'une substance chimique ou médicamenteuse entraîne une réaction méningée pouvant avoir une expression clinique. Elle est liée pour une part aux caractéristiques physico-chimiques du produit injecté : concentration, liposolubilité, volume moléculaire, pouvoir ionisant, vitesse de résorption dans le LCR. De plus, il semble que certaines substances puissent avoir aussi une toxicité méningée, même si elles sont administrée par voie générale.

### Les produits incriminés

#### Les produits de contraste

Les produits de contraste utilisés en radiologie, aussi bien liposolubles qu'hydrosolubles, ont été souvent responsables de réactions méningées apparaissant dans les jours mais parfois plus de deux semaines suivant l'injection ; une réaction éosinophilique du LCR a été plusieurs fois mentionnée [15]. L'amélioration des produits utilisés d'une part, la forte diminution des examens de contraste du fait des progrès technologiques de l'imagerie non invasive d'autre part, ont évidemment beaucoup diminué la fréquence de ces accidents.

## Les drogues cytotoxiques

On a rapporté quelques cas de méningite médicamenteuse après injection intrathécale de méthotrexate [15]. La cytarabine est neurotoxique et susceptible d'entraîner notamment une méningite aseptique aussi bien par voie générale qu'intrathécale ; cette toxicité semble dépendre davantage des doses cumulées que de la durée du traitement ; le solvant incriminé par certains ne semble pas en cause. Une radiothérapie antérieure est peut-être un élément favorisant la survenue de cette complication [15]. On rapprochera de ces constatations le fait que la fréquence des méningites carcinomateuses semble en augmentation : certains discutent le rôle des chimiothérapies anticancéreuses par le biais des modifications démontrées de la perméabilité de la barrière hémoméningée dont elles sont responsables [8].

## Les corticostéroïdes

On ne saurait trop répéter que la survenue d'un syndrome méningé au décours d'une injection intrarachidienne de corticostéroïdes doit être considérée, jusqu'à preuve du contraire, comme un accident septique, l'inoculation pouvant se produire lorsque l'injection coïncide avec une bactériémie (et la règle est évidemment de ne jamais infiltrer un patient fébrile ou tout juste guéri d'une infection) ou par inoculation d'un germe cutané : le choix du matériel, les précautions rigoureuses d'asepsie, la qualité du geste technique doivent limiter le risque de ces accidents septiques ; par exemple, quelques observations d'infection méningée par des germes commensaux après injection intrathécale [13, 21] incitent à proposer le port peu contraignant d'un masque par l'opérateur. Cela étant, quelques cas exceptionnels d'authentiques méningites aseptiques après injection intrarachidienne de corticostéroïdes ont été publiés : avec l'acétate de méthylprednisolone [13] injecté chez trois patients respectivement traités pour une sclérose en plaques, une arachnoïdite, une radiculopathie (l'excipient de ce dérivé corticoïde est le propyléthylèneglycol et son utilisation par voie intrarachidienne n'est pas autorisée en France) ; avec le succinate d'hydrocortisone, produit soluble dont le pouvoir rapidement ionisant dans le LCR a pu expliquer la toxicité méningée [15] ; l'acétate de prednisolone [14] très largement utilisé en France a fait l'objet d'une publication [14] : la méningite est survenue dans les heures suivant une deuxième injection intradurale, elle a guéri en moins de trois jours, malgré l'arrêt à la 12e heure d'une antibiothérapie débutée immédiatement après la ponction lombaire.

13. Dépomédrol®
14. Hydrocortancyl®

Enfin pour la première fois, un cas de méningite aseptique a été rapporté après injection intrathécale de baclofen [15] préconisé dans le traitement de certaines paraplégies spasmodiques [16].

Les cas de méningite aseptique rapportés après rachianesthésie ont été attribués aux désinfectants utilisés pour la stérilisation du matériel ; rappelons la neurotoxité de la chlorexidine qui ne doit pas être utilisée, malgré sa rapidité d'action pour désinfecter la peau avant une infiltration [13]. Et même le talc des gants chirurgicaux a été impliqué dans la survenue d'un syndrome méningé deux semaines après une intervention pour épendymome ! (Dunkley in [15]).

### Caractères communs aux méningites médicamenteuses toxiques

Quelques éléments distinguent ces méningites aseptiques des méningites médicamenteuses attribuées à une réaction d'hypersensibilité : elles surviennent dans des délais nettement plus longs qui peuvent atteindre quelques semaines ; elles sont pour l'essentiel consécutives à une injection intrathécale ; elles guérissent habituellement sans séquelle dans des délais variables, probablement fonction de la durée d'exposition à l'agent causal ; elles ne sont associées à aucune pathologie sous-jacente, on ne retrouve pas notamment la fréquence d'association aux pathologies auto-immunes des méningites par réaction d'hypersensibilité.

## CONCLUSION

Les méningites médicamenteuses sont des accidents exceptionnels ; connaître leur existence peut parfois, au prix d'une enquête rigoureuse, permettre un diagnostic rapide et éviter des thérapeutiques inutiles, mais elle reste un diagnostic d'exclusion : devant une méningite aseptique, on souhaiterait que les progrès technologiques nous apportent (par les tests sérologiques, la PCR, le dosage du D(-) lactate etc.) des arguments pour identifier rapidement une méningite bactérienne décapitée, à cultures négatives. Tant que le doute subsiste, l'antibiothérapie est indispensable ; si comme cela a été rapporté dans un cas tout à fait démonstratif on craint que l'antibiotique lui-même soit en cause dans la réaction méningée [3], il faut en attendant les résultats bactériologiques poursuivre l'antibiothérapie en changeant de classe chimique. La publication récente d'un cas de méningite récurrente de Mollaret [18] où après sept épisodes méningés on identifia, comme responsable, l'inhalation d'un produit de traitement du bois, illustre combien connaissance et sagacité sont nécessaires pour arriver au diagnostic. Et l'on ne saurait trop recommander au praticien, confronté au diagnostic d'une méningite aseptique et suspectant un produit jusqu'ici non identifié comme responsable de cet effet secondaire, de le signaler à la pharmacovigilance.

15. Liorésal®

Il faut signaler que ce dernier germe ne peut plus être identifié après quelques mois d'évolution alors que la polyarthrite continue. Dans la PR, on assiste à une controverse sur l'isolement de mycoplasmes dans le liquide ou le tissu synovial qui tient peut être à un phénomène étiopathogénique en deux temps : phase infectieuse initiale au cours de laquelle un micro-organisme peut être isolé, phase d'auto-entretien où l'antigène (ou le super-antigène) bactérien n'est plus identifiable.

## Action anti-inflammatoire

Cet effet a été observé par les dermatologues dans le traitement de nombreuses dermatoses comme l'acné au cours de laquelle l'activité anti-inflammatoire apparaît indépendante de l'activité antibactérienne.

Les tétracyclines ont un effet inhibiteur sur plusieurs fonctions de polynucléaires (PN) :

– *in vivo*, réduction de l'inflammation et de la formation de pustules cutanées créées par le iodure de potassium expliquée par un défaut de migration ou d'adhérence des PN neutrophiles, diminution de leur capacité de phagocytose ;

– *in vitro*, inhibition de la migration dirigée et aléatoire, du chimiotactisme des PN ; inhibition de la production de radicaux libres et de phospholipase A2 par les PN.

Le mécanisme précis de ces effets est encore mal connu.

## Action immunomodulatrice

Les données expérimentales sont encore parcellaires. Au cours de l'essai européen comparant des PR traitées par minocycline versus placebo, des prélèvements sériques ont montré une diminution corrélée de la C-réactive protéine (CRP) et de l'IL-6. Il en est de même du titre d'immunoglobulines IgM et IgA et des facteurs rhumatoïdes, non seulement IgM-RF mais aussi IgA-RF [18].

## Action régulatrice sur les activités enzymatiques

Les tétracyclines comme la doxycycline et la minocycline inhibent les activités des métalloprotéinases, en particulier les collagénases [12].

Cet effet a été suspecté sur la réduction de l'activité collagénasique dans le tissu gingival inflammatoire [12]. Un effet comparable a été observé dans le tissu synovial rhumatoïde après traitement par 200 mg de minocycline orale [14]. L'effet inhibiteur sur l'activité des collagénases semble dépendre d'une chélation d'ions calcium car l'effet est partiellement réversible par l'addition de calcium [12].

Seules certaines métalloprotéases sont sensibles à l'action des cyclines comme la collagénase de type 1 ou MMP-1 et la collagénase de type 2 ou MMP-8 alors que la collagénase de type 3 ou MMP-13 spécifiquement exprimée dans le tissu articulaire y est partiellement résistante [21].

*In vitro*, les travaux ont porté principalement sur la doxycycline qui bloque la différenciation chondrocytaire et inhibe la dégradation de la matrice cartilagineuse [9]. Cet effet est confirmé *in vivo* dans des modèles d'arthrose expérimentale par section des ligaments croisés chez le chien [4, 33, 34] : la doxycycline administrée préventivement réduit la sévérité de l'arthrose fémorale. L'effet curatif n'est pas encore établi.

La doxycycline et la minocycline inhibent aussi les monoxyde d'azote (NO) synthétases [1], enzymes responsables de la production de NO qui peut léser le cartilage articulaire. Ces deux antibiotiques inhibent la production spontanée et stimulée par l'interleukine 1 de NO synthétase d'origine arthrosique *ex vivo*. Cet effet est aussi retrouvé *in vitro* sur des cellules de lignée RAW 264.7. L'effet des deux antibiotiques s'exerce sur l'expression de l'ARNm et sur l'étape de translation de l'enzyme.

Ces effets antiprotéasiques ont fait envisager deux effets plus globaux en physiologie : un effet anti-angiogénique et un effet protecteur sur l'os trabéculaire.

## Action anti-angiogénique

Un effet anti-angiogénique *in vivo* et *in vitro* a été établi à la fois pour la doxycycline et la minocycline [11]. L'effet observé *in vivo* semblait dû à la réduction d'activité des métalloprotéases et donc de la dégradation des membranes basales et de la matrice extracellulaire. *In vitro*, certains travaux encore préliminaires suggèrent que cet effet pourrait dépendre d'autres mécanismes. Cet effet des cyclines les a fait choisir avec succès comme traitement anti-angiogénique dans les tumeurs expérimentales.

## Action osseuse

Chez la rate ovariectomisée, la minocycline seule corrige la perte osseuse liée à la castration. La minocycline induit à la fois une augmentation de l'ostéoformation et une diminution de la résorption osseuse [32]. Ces effets étaient notables sur l'os trabéculaire mais manquaient sur l'os cortical. Dans un autre travail réalisé chez la rate *in vivo*, l'effet d'une autre tétracycline était comparable et majorée en présence de flurbiprofène [2]. Le mécanisme de cette augmentation de densité osseuse n'est pas clair mais pourrait faire intervenir une réduction de l'activité des ostéoclastes [22].

## QUELS RÉSULTATS DANS LE TRAITEMENT DE LA PR ?

Les travaux publiés concernent trois séries ouvertes avec la tétracycline [5, 7, 27], plusieurs essais ouverts [5, 16, 20] et contrôlés contre placebo [17, 20, 24, 29] avec la minocycline en monothérapie et déjà deux essais ouverts combinant la minocycline et un autre traitement de fond [10]. A notre connaissance, la doxycycline n'a pas encore fait l'objet d'essai thérapeutique.

Nous ne reviendrons pas sur les tétracyclines dont les résultats controversés ont déjà été mentionnés. A cela s'ajoute la nécessité des quatre prises quotidiennes du médicament.

La minocycline a fait l'objet d'essais ouverts et contrôlés dont les résultats sont globalement encourageants (tableau I). Les premiers essais ouverts ont montré que la posologie efficace était de 200 mg/j soit en monothérapie [5, 7] soit en bithérapie [10, 29] avec le méthotrexate. A cette posologie, la minocycline permet globalement une amélioration clinique et biologique supérieure à celle du placebo [17, 24, 29]. La concentration sérique de minocycline déterminée par une méthode de diffusion dans l'agar montre seulement une corrélation avec le nombre d'articulations gonflées (p = 0,04) [19]. Le taux de répondeurs est supérieur avec la minocycline, réponse qui est observée dès la 12e semaine pour l'index de Ritchie et la 4e semaine pour la vitesse de sédimentation globulaire (VSG) [17]. Il n'y a pas, à l'heure actuelle, d'effet observé sur les érosions [3, 17].

L'analyse détaillée de quelques essais est nécessaire pour apprécier la réalité de l'effet thérapeutique de la minocycline.

Dans l'essai de Kloppenburg et coll. [17], deux groupes de 40 malades atteints de PR active ayant échappé à un traitement de fond au moins ont été traités pendant 26 semaines. Soixante cinq malades ont terminé l'essai. La différence d'arrêts prématurés est en faveur de la minocycline : 5 arrêts prématurés pour intolérance contre 10 arrêts dans le groupe placebo (8 cas d'inefficacité, un cas d'intolérance et une sortie d'essai pour cancer du sein). Les répondeurs sont significativement plus nombreux dans le groupe minocycline : 15 répondeurs à la minocycline vs 7 répondeurs au placebo (p < 0,05). Pour une amélioration clinique supérieure à 25 p. cent des paramètres initiaux, la différence n'est plus que de 6 malades dans le groupe minocycline vs 2 malades dans le groupe placebo.

L'analyse globale (analyse de variance) est en faveur de la minocycline (p < 0,001) lorsque sont pris en compte les 14 paramètres étudiés ; toutefois cette différence intergroupe disparaît dans l'analyse des seuls critères cliniques. La réponse biologique est significativement plus marquée sur la CRP, le taux d'hémoglobine, le compte plaquettaire mais ne diffère pas pour la VSG et le taux de facteur rhumatoïde.

Le travail de Tilley et coll. [29], rapporté sous le nom d'essai MIRA (minocycline in rheumatoid arthritis), est un essai multicentrique qui montre aussi un résultat favorable de la minocycline sur le placebo. Les critiques ont fait remarquer que le taux de réponse était de 55 p. cent dans le groupe minocycline contre

TABLEAU I. – **Cyclines et résultats résumés des essais thérapeutiques dans la PR.**

| *Auteurs* | *Médicament Type d'essai* | *Durée de l'essai* | *Nombre de malades* | *Type de malades* | *Résultats* | *Tolérance* |
|---|---|---|---|---|---|---|
| Skinner [27] | tétracycline 250 mg/j | 50 semaines | M : 15<br>P : 15 | | pas de différence | |
| Breedveld 1990 [5] | minocycline<br>E. ouvert<br>effet-dose<br>(100-300 mg) | 36 semaines | 10 | PR résistantes | effet dose à 200 mg/j et poussées après arrêt | |
| Langevitz 1992 [20] | minocycline<br>E. ouvert<br>(100 mg/j) | | 18 | PR résistantes anciennes | efficacité | |
| Kloppenburg 1994 [17] | minocycline<br>E. contrôlé<br>placebo | 26 semaines | M : 40<br>P : 40 | PR actives<br>⩾ échec d'un traitement de fond <u>maintenu</u> | M > P<br>15 répondeurs/<br>7 répondeurs<br>(p = 0,05) | M : 5 arrêts (40 % vertiges et 2 fractures)<br>P : 1 arrêt |
| Tilley 1994 [29] « MIRA » | minocycline<br>E. contrôlé<br>placebo | 48 semaines | M : 109<br>P : 110 | PR actives<br>⩾ 1 échec d'un traitement de fond | M > P<br>synovites et Ritchie<br>(p = 0,02) | |
| O'Dell 1997 [24] | minocycline<br>E. contrôlé<br>placebo | 24 semaines | M : 23<br>P : 23 | PR <u>précoces</u><br>(< 1 an d'évolution) | M > P<br>15 répondeurs/<br>3 répondeurs | M : 0 arrêt<br>P : 1 arrêt |

E. = essai ; M = minocycline ; P = placebo.

40 p. cent dans le groupe placebo. Cette bonne réponse au placebo a déjà été observée au cours d'essais thérapeutiques dans la PR. Elle peut tenir, entre autre, à l'évolution spontanée de la PR et à la qualité de la prise en charge psychologique de malades très entourés. Elle pose aussi la question de la validité des critères de réponse choisis [26] : l'utilisation d'autres critères comme les critères de Paulus (20 % d'amélioration) et de l'ACR (20 % d'amélioration sur le nombres de synovites et l'index de Ritchie associés à 3 de 5 autres mesures) a montré une diminution de l'effet placebo.

L'amélioration des critères biologiques usuels (VSG et CRP) est très spectaculaire et précoce. En revanche, l'effet sur le développement des érosions articulaires n'est pas établi [3]. Pour ces auteurs, la minocycline se comporte comme un traitement d'action lente de faible activité mais doté d'une excellente tolérance, ce qui les opposent aux constatations de Kloppenburg et coll. [17] et Trentham et coll. [31].

Enfin le travail le plus récent a porté sur des PR avec facteur rhumatoïde IgM évoluant depuis moins d'un an [24]. Cette étude comportait deux groupes de 23 malades traités par minocycline ou par placebo pendant une durée de 6 mois puis le traitement était interrompu. Le choix des critères d'efficacité était de finir l'essai sans effet secondaire en améliorant de 50 p. cent les critères composites d'efficacité. Quinze malades du groupe minocycline et seulement 3 malades du groupe placebo ont satisfait à ces critères plus stricts que ceux des études précédentes (différence significative, p = 0,001). Les 15 malades répondeurs ont été suivis pendant 3,3 ans en moyenne après l'arrêt programmé de la minocycline. Tous ont rechuté dans un délai variable, de 2 semaines à 2 ans ; 13 des 15 malades ont répondu à nouveau à la minocycline [24 bis].

## QUELLES AUTRES INDICATIONS RHUMATOLOGIQUES (AUTOUR DE LA PR) ?

Des observations isolées suggèrent une activité de la minocycline dans un cas de rhumatisme hypogammaglobulinémique [28] et dans un cas de vascularite leucocytoclasique au cours de la PR [15].

## QUELS EFFETS SECONDAIRES CONNAÎTRE ET RECHERCHER ?

De nombreux effets sont communs aux tétracyclines, d'autres (fort nombreux) sont spécifiques à la minocycline qui, curieusement, a été choisie dans le traitement de la PR (tableau II). Les effets secondaires de la minocycline ne dépendent pas de la concentration plasmatique [19] mais sont principalement dus à des effets toxiques ou immuno-allergiques.

TABLEAU II. – **Effets secondaires de la minocycline au cours du traitement de la PR (d'après Trentham, Breedveld, MIRA).**

| | |
|---|---|
| **Effets secondaires précoces** | |
| – Nausées et/ou diarhhée | 30 % |
| – Sensations vertigineuses ou vertiges vrais | 30 % |
| (et leurs conséquences : chute et fracture) | (2 cas) |
| – Céphalée | 10 % |
| – Perturbation du goût | 10 % |
| **Effets secondaires tardifs** | |
| – Hyperpigmentation ardoisée des téguments, de l'os, de la thyroïde | 5-10 %* |
| – Dyschromie dentaire | 5 % |
| **Réactions allergiques** | |
| – Syndrome d'hypersensibilité | plusieurs cas |
| – Maladie sérique | plusieurs cas |
| – Urticaire | < 5 % |
| – Autres éruptions | < 5 % |
| – Pneumopathie | plusieurs cas |
| – Eosinophilie isolée | |
| • Hépatites auto-immunes | nombreux cas |
| • Lupus induit | > 50 cas** |
| • Induction d'auto-anticorps (AAN, ANCA) | ? |

* cet effet secondaire est le plus fréquent dans notre expérience et dans celle de Trentham [31] ;
** aucun cas de lupus induit n'a encore été publié dans la PR contrairement au traitement de l'acné.

## « Syndrome d'hypersensibilité » (SHS) et « Maladie sérique » (MS)

Ces deux effets secondaires sont précoces et graves. Ils surviennent en moins d'un mois de traitement par la minocycline. Ils comportent fièvre, éruption plus ou moins diffuse, atteinte hématologique sans anticorps antinucléaires. Ils imposent l'arrêt définitif de la minocycline.

Des rash cutanés ou une photosensibilité sont aussi possibles et doivent rendre prudents dans l'hypothèse d'une réintroduction.

## Effets gastro-intestinaux

Les nausées sont fréquentes et peuvent conduire à des arrêts thérapeutiques.

## Hépatite

Plusieurs cas d'hépatites cytolytiques avec ictère, élévation des transaminases sont décrites après traitement de durée variable [13]. Au moins trois cas d'hépatite fulminante doivent être signalés ; elles répondent à des mécanismes différents, toxique et dépendant de la dose mais aussi allergique. Ces formes pouvaient comporter des signes de gravité sous la forme d'une encéphalopathie. Leur évolution peut être fatale malgré la transplantation hépatique.

Ces hépatites ont la particularité de comporter des signes extra-hépatiques, cutanés ou articulaires associés aux anticorps antinucléaires. Elles peuvent être rapprochées en partie des manifestations lupiques décrites ci-après.

## Troubles de la coloration de la peau et des dents

La *dyschromie ou des hypoplasies dentaires* définitives peuvent avoir lieu *in utero*. Elles sont à craindre lorsque la mère est traitée après le 5e mois de grossesse. Le traitement est donc à suspendre dès le début de la grossesse.

Une *pigmentation cutanéomuqueuse ardoisée* s'observe après quelques mois de prescription de minocycline chez la majorité des patients. Cette pigmentation apparaît progressivement, touche surtout les régions jambières, les bras et avant-bras. L'hyperpigmentation peut être diffuse et s'observer dans l'os (« blackbone disease »), la thyroïde et les muqueuses (langue ardoisée). La conséquence à long terme est inconnue. L'arrêt de la minocycline s'accompagne de la résolution lente du phénomène. Certains patients réclament la réintroduction du médicament malgré cet effet indésirable en raison de la rechute de la PR. La survenue de lésions ulcérées évocatrices de vascularite a été signalée.

## Effets neurosensoriels

Des *troubles vestibulaires* (vertiges avec nausées) sont fréquents (jusqu'à 50 %) chez les malades traités par minocycline. Ils sont réversibles à l'arrêt de la prise. Ils ne s'observent pas avec les autres cyclines. Au cours de l'essai européen, ces vertiges ont conduit à des chutes compliquées de fractures chez deux malades [17]. L'augmentation progressive des doses (100 puis 200 mg/j) peut se justifier pour tester sa tolérance chez des malades un peu âgés.

## Pleuropneumopathie à éosinophiles

Plusieurs observations de pneumopathie aiguë à éosinophile avec hypoxie sévère survenues après quelques jours de minocycline ont déjà été rapportées [8, 25]. Elles comportent une éosinophilie sanguine et alvéolaire. Elles diffèrent des manifestations respiratoires aiguës du lupus induit qui n'ont pas encore été signalées. L'arrêt du médicament et l'emploi de glucocorticoïdes permettent un retour *ad integrum*.

## Lupus induit

Cette complication a été décrite désormais chez plus d'une cinquantaine de patients en retenant des critères sémiologiques rigoureux [23] : au moins un signe clinique de lupus, une positivité des anticorps antinucléaires, une relation chronologique entre la prise de minocycline et la survenue du lupus d'une part, la régression des signes après arrêt de l'antibiotique d'autre part et enfin l'absence de signes de lupus avant le début du traitement. Seule la minocycline est incriminée (il n'y a pas encore d'observation de lupus induit avec la doxycycline). La minocycline est le plus souvent prescrite depuis plus d'une année, à une dose habituellement de 100 mg/j, rarement 50 mg ou 200 mg/j. La majorité des patients sont des femmes. Ils ont souffert d'arthralgies ou d'arthrite associées à une sensation de malaise, de myalgies, de fièvre ou plus rarement d'une éruption cutanée. Une hépatite auto-immune est parfois associée. Une douleur pleurale, une atteinte pulmonaire est signalée dans quelques cas, une atteinte neurologique une fois. Il n'y a pas d'atteinte rénale.

Les signes paracliniques sont assez caractéristiques : élévation de la VSG, hypergammaglobulinémie polyclonale, présence d'anticorps antinucléaires sans spécificité, absence d'hypocomplémentémie. La présence d'anticorps anti-ADN natif n'exclue pas le diagnostic : quelques observations en ont été rapportées. Les anticorps antihistones sont exceptionnels. Comme dans d'autres lupus induits, certains patients ont des ANCA de spécificité inconnue ou antimyéloperoxydase et/ou des anticorps anticardiolipine ou antiphospholipides sans thrombose associée. La régression des signes a été obtenue à l'arrêt de l'antibiotique, parfois en quelques jours mais ailleurs en quelques semaines à quelques mois, avec pour certains patients le recours à une cortisonothérapie transitoire. La réintroduction médicamenteuse qui permet d'assurer le diagnostic de lupus induit a été réalisée « avec succès » par les malades eux-mêmes dans plus d'une dizaine de cas. Une de nos malades [23] a d'ailleurs reçu 4 fois de la minocycline avec rechute des signes à chaque fois. L'imputabilité de la minocycline est donc certaine.

A notre connaissance, aucun cas de lupus induit n'a encore été publié au cours de la PR ainsi traitée ; toutefois, une première observation vient de nous être signalée (Le Goff, communication personnelle). La vigilance est de mise car les lupus induits semblent survenir chez des patients plus souvent HLA-DR4. Le problème pratique va être de distinguer les manifestations articulaires propres au lupus de celles d'une poussée de PR. La recherche des anticorps antinucléaires est donc nécessaire avant mise en route du traitement par la minocycline.

## Infection

Il existe un risque théorique jusqu'à ce jour de sélection de bactéries résistantes aux tétracyclines. La crainte serait de voir survenir de telles infections chez des malades immunodéprimés et traités aussi par cortisoniques.

TABLEAU III. – **Principales formes commercialisées de minocycline (mise à jour Vidal 1998).**

| *Nom commercial (Laboratoires)* | *Dosage Présentation* | *Coût journalier (200 mg/j)* |
|---|---|---|
| Mynocine® (Wyeth-Lederlé) | (50) 100 mg gélules | 14,40 F |
| Mynolos® | 100 mg cp sécables | 13,16 F |
| Mestacine® (Novalis) | 100 mg cp sécables | 14,40 F |
| Logryx® (SCAT) | 100 mg cp sécables | 13,16 F |
| Minolis® (Noviderm) | (50), 100 mg gélules | 10,66 F |

## UTILISATION PRATIQUE

La posologie recommandable de minocycline est de 100 mg deux fois par jour à distance des repas et des prises de médications susceptibles d'interférer comme le calcium. Il faut redire que cette posologie peut être atteinte après une première semaine à la dose de 100 mg/jour seulement pour atténuer les effets neurosensoriels et digestifs. Le choix de la spécialité peut se faire selon le tableau III.

La durée initiale de prescription est d'au moins trois mois à pleine dose, comme pour la plupart des traitements de fond, avant de conclure à un échec thérapeutique.

La surveillance est essentiellement clinique. Une surveillance biologique des transaminases est logique mais le rythme des prélèvements n'est pas défini. La survenue d'une pigmentation cutanée ne doit pas faire interrompre de principe le traitement du fait de sa fréquence mais cet effet secondaire doit être expliqué au patient et la poursuite ou l'arrêt du traitement discutés de la même façon.

La place de ce traitement est plus difficile à cerner : certains l'utilisent de façon pragmatique en cas d'échec de nombreux autres traitements de fond pour éviter le recours aux immunosuppresseurs, d'autres le proposent en bithérapie, d'autres enfin le proposent précocement. Son efficacité est réelle comme en témoignent de nombreuses poussées évolutives après son interruption, par exemple pour les troubles de la pigmentation cutanée, poussées régressives après réintroduction. C'est notre expérience et celle de plusieurs auteurs [31].

## CONCLUSION

Les tétracyclines commencent à avoir une (petite) place dans les traitements symptomatiques ou d'action plus lente de la PR. Cette classe thérapeutique semble dépasser sa simple activité antibactérienne au profit d'effets anti-inflammatoires, antiprotéasiques, voire anti-angiogène et immunomodulateur.

Le rhumatologue doit aussi être averti des complications de type lupique déclenchées par la minocycline prescrite au long cours dans le traitement de l'acné et... (peut-être) de la PR.

## RÉFÉRENCES


1. Amin A.R., Attur M.G., Thakker G.D., Patel P.D., Vyas P.R., Patel R.N., et coll. – A novel mechanism of action of tetracyclines : effects on nitric oxide synthases. *Proc. NY Acad. Sci. (New York)* 1996 ; *93* : 14014-14019.
2. Ayoagi M., Saski T., Ramamurthy N.S., Golub L.M. – Tetracycline/flurbiprofen combination therapy modulates bone remodeling in ovariectomized rats : preliminary observations. *Bone* 1996 ; *9* : 629-635.
3. Bluhm G.B., Sharp J.T., Tilley B.C., Alarcon G.S., Cooper S.M., Pillemer S.R., et coll. – Radiographic results from the minocycline in rheumatoid arthritis (MIRA) trial. *J. Rheumatol.* 1997 ; *24* : 1295-1302.
4. Brandt K.D. – Modification by oral doxycycline administration of articular cartilage breakdown in osteoarthritis. *J. Rheumatol.* 1995 ; *22*(Suppl43) : 149-151.
5. Breedveld F.S., Dijkmans B.A.C., Mattie H. – Minocycline treatment for rheumatoid arthritis : an open dose finding study. *J. Rheumatol.* 1990 ; *17* : 43-46.
6. Brown T.M., Clark H.W., Bailey J.S., Gray C.W. – A mechanistic approach of rheumatoid arthritis type arthritis naturally occurring in a gorilla. *Trans. Am. Clin. Climatol. Assoc.* 1970 ; *81* : 227-247.
7. Brown T.M., Hochberg M.C., Hicks J.T., Clark H.W. – Antibiotic therapy of rheumatoid arthritis : a retrospective cohort study of 98 patients with 451 patient-years of follow-up (Abstract). *Proceedings of the XVI International Congress of Rheumatology*, 19-25 May, Sidney, Australia, 1985.
8. Cellerin L., Canfrere I., Ordonneau J., Chailleux E. – Pneumopathie aiguë à éosinophile induite par la minocycline. *Rev. Pneum. Clin.* 1994 ; *50* : 325-328.
9. Cole A.A., Chubinskaya S., Luchene L.J., Chlebek K., Orth M.W., Grennwald R.A. – Doxycycline disrupts chondrocyte differentiation and inhibits cartilage matrix degradation. *Arthritis Rheum.* 1994 ; *37* : 1727-1734.
10. Elkayam O., Yaron M., Zhukovsky G., Segal R., Caspi D. – Toxicity profile of dual methotrexate combination with gold, hydroxychloroquine, sulphasalazine and minocycline in rheumatoid arthritis patients. *Rheumatol Int.* 1997 ; *17* : 49-53.
11. Gilbertson-Beadling S, Powers E.A., Stamp-Cole M., Scott P.S., Wallace T.L., Copleand J., et coll. – The tetracycline analogs minocycline and doxycycline inhibits angiogenesis in vitro by a non-metalloproteinase-dependent mechanism. *Cancer Chim. Pharm.* 1995 ; *36* : 418-424.
12. Golub L.M., Ramamurthy N.S., McNamara T.F., Gomes B., Wolff M., Cianco A. et coll. – Tetracyclines inhibit tissue collagenase activity. *J. Periodont. Res.* 1984 ; *19* : 651-695.
13. Gough A., Chapman S., Wagstaff K., Emery P., Elias E. – Minocycline induced autoimmune hepatitis and systemic lupus erythematosus-like syndrome. *Br. Med. J.* 1996 ; *312* : 169-172.
14. Greenwald R.A., Golub L.M., Lavietes B., Ramamurthy N.S., Gruber B., Laskin R.S., et coll. – Tetracyclines inhibit human synovial collagenase in vivo and in vitro. *J. Rheumatol.* 1987 ; *14* : 28-32.
15. Houck H.E., Kauffman C.L., Casey D.L. – Minocycline treatment for leukocytoclastic vasculitis associated with rheumatoid arthritis. *Arch. dermatol.* 1997 ; *133* : 15-16.
16. Kloppenburg M., Breedveld F.C., Miltenburg A.M.M., Dijkmans B.A.C. – Antibiotics as disease modifiers in arthritis. *Clin. Exp. Rheumatol.* 1993 ; *11*(suppl) : S113-S115.

17. Kloppenburg M., Breedveld F.C., Terwiel J.-Ph., Mallee C., Dijkmans B.A.C. – Minocycline in active rheumatoid arthritis : a double blind, placebo-controlled trial. *Arthritis Rheum.* 1994 ; *37* : 629-636.
18. Kloppenburg M., Dijkmans B.A.C., Verweij C.L., Breedveld F.C. – Inflammatory and immunological parameters of disease activity in rheumatoid arthritis patients treated with minocycline. *Immunopharmacology* 1996 ; *31* : 163-169.
19. Kloppenburg M., Mattie H., Douwes N., Dijkmans B.A.C., Breedveld F.C. – Minocycline in the serum of rheumatoid arthritis : relationship of serum concentrations and efficacy. *J. Rheumatol.* 1995 ; *22* : 611-616.
20. Langewitz P., Zemer D., Book M., Pras M. – Treatment of resistant rheumatoid arthritis with minocycline. An open study. *J. Rheumatol.* 1992 ; *19* : 1502-1504.
21. Lindy O., Konttinen Y.T., Sorsa T., Ding Y., Santavirta S., Cepois A., et coll. – Matrix metalloproteinase 13 (collagenase 3) in human rheumatoid synovium. *Arthritis Rheum.* 1997 ; *40* : 1391-1399.
22. Marcus A. – Antibiotics may be effective against osteoporosis. *Nature Med* 1997 ; 3 : 260.
23. Masson Ch., Chevailler A., Pascaretti C., Legrand E., Brégeon Ch., Audran M. – Minocycline related lupus. *J. Rheumatol.* 1996 ; *23* : 2160-2161.
24. O'Dell J.R., Haire C.E., Palmer W., Drymalski W., Wees S., Blakely K., et coll. – Treatment of early rheumatoid arthritis with minocycline or placebo. *Arthritis Rheum.* 1997 ; *40* : 842-848.
24 bis. O'Dell J., Haire C.E., Palmer W., Churchill M., Blakely K., Wees S., et coll. – Minocycline therapy for early rheumatoid arthritis (RA) : Continued efficacy at three years. *Arthritis Rheum.* 1997 ; *40* : (suppl), S219.
25. Otero M., Goodpasture H.C. – Pulmonary infiltrates and eosinophilia from minocycline. *JAMA* 1983 ; *250* : 2602-2604.
26. Pillemer S.R., Fowler S.E., Tilley B.C., Alarcon G.S., Heyse S.P., Trentham D.E., et coll. – Meaningful improvement criteria sets in a rheumatoid arthritis trial. MIRA trial group. *Arthritis Rheum.* 1997 ; *40* : 419-425.
27. Skinner M., Cathart E.S., Mills J.A., Pinals R.S. – Tetracycline in the treatment of rheumatoid arthritis. A double blind controlled study. *Arthritis Rheum.* 1971 ; *17* : 727-732.
28. Soubrier M., Dubost J.J., Micheau V., Zmantar C., Ristori J.M., Bussière J.L. – Efficacité de la minocycline dans un rhumatisme agammaglobulinémique. *Rev. Rhum. [Ed. Fr.]* 1997 ; *64* : 209-211.
29. Tilley B.C., Alarcon G.S., Heyse S.P., Trentham D.E., Neuner R., Kaplan D.A., et coll. – Minocycline in rheumatoid arthritis. A 48-week, double-blind, placebo-controlled trial. *Ann. Intern. Med.* 1995 ; *122* : 81-89.
30. Toussirot E., Despaux J., Wendling D. – La minocycline et les autres tétracyclines ont-elles une place en rhumatologie ? *Rev. Rhum. [Ed. Fr.]* 1997 ; *64* : 555-561.
31. Trentham D., Dynesius-Trentham R.A. – Antibiotic therapy for rheumatoid arthritis. Scientific and anecdotal appraisals. *Rheum. Dis. Clin. North Am.* 1995 ; *21* : 817-834.
32. Williams S., Wakisaka A., Zeng Q.Q. – Minocycline prevents the decrease in bone mineral density and trabecular bone in ovariectomized aged rats. *Bone* 1996 ; *6* : 637-644.
33. Yu L.P., Burr D.B., Brandt K.D., O'Connor B.L., Rubinow A., Albrecht M. – Effects of oral doxycycline administration on histomorphometry and dynamics of subchondral bone in a canine model of osteoarthritis. *J. Rheumatol.* 1996 ; *23* : 137-142.
34. Yu L.P., Smith G.N., Brandt K.D., Myers S.L., O'Connor B.L., Brandt D.A. – Reduction of the severity of canine osteoarthritis by prophylactic treatment with oral doxycycline. *Arthritis Rheum.* 1992 ; *35* : 1150-1159.

# CHIRURGIE DU RHUMATISME

# L'articulation radio-ulnaire distale chez l'adulte
# Pathologies et orientations thérapeutiques

J.-Y. ALNOT

L'articulation radiocubitale inférieure ou radio-ulnaire distale fait partie du complexe anatomique antibrachial qui permet la rotation du poignet et de la main, sous forme de mouvements de pronation et de supination.

## ANATOMIE

L'articulation radio-ulnaire distale (RUD) est une trochoïde de congruence globalement faible et variable en fonction de la position en pronosupination (fig. 1). Cette congruence variable est due à une concordance géométrique particulière entre les deux surfaces articulaires, dont les rayons de courbure sont différents (fig. 2). Il en résulte des positions d'instabilité, notamment en pronation extrême et pour assurer sa stabilité en toute position, la RUD fait appel à la membrane interosseuse, aux ligaments radiocubitaux antérieur et postérieur, au ligament annulaire dorsal, au carré pronateur et enfin au tendon du cubital postérieur (FCU) et, au ligament triangulaire.

Triangulaire comme son nom l'indique, le ligament tendu entre la styloïde cubitale et la cavité sigmoïde radiale assure une coaptation de la tête cubitale et constitue en outre une structure unitive des différents éléments fibreux convergents sur lui. Il existe, par ailleurs, au niveau du bord interne du poignet et plus particulièrement du carrefour radio-ulnaire distale, une fronde bien décrite par Kuhlmann et coll. [20] issue des ligaments radiocarpiens et intercarpiens qui participent à la stabilisation de la région. Le tendon du cubital postérieur, quant à lui est un puissant stabilisateur dynamique dorsal surtout dans la position d'instabilité potentielle en hyperpronation et maintenu dans sa gaine fibreuse, il s'oppose à toute tendance à la subluxation dorsale.

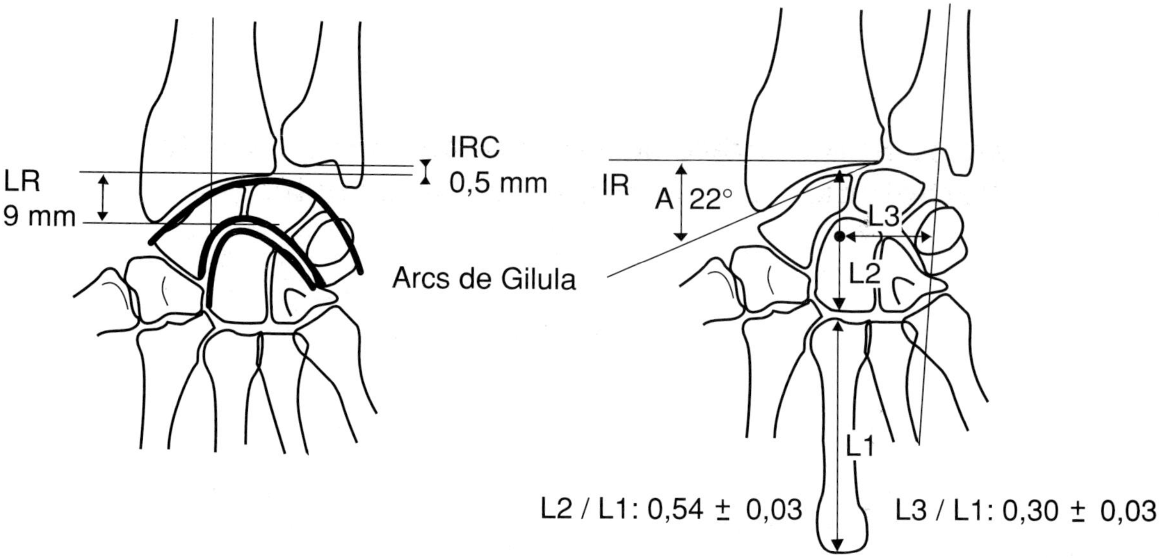


**Fig. 1 a. – Les arcs de Gilula et les mesures de l'indice radio-ulnaire distal ou radiocubital inférieur (IRC) et de la longueur et de la hauteur de la styloïde radiale (LR) corrélée à l'indice d'inclinaison radiale (IR).**

**Fig. 1 b. – La mesure de la hauteur du carpe L2/L1 et de la distance cubitocarpienne L3/L1 de Youm et Mc Murtry.**

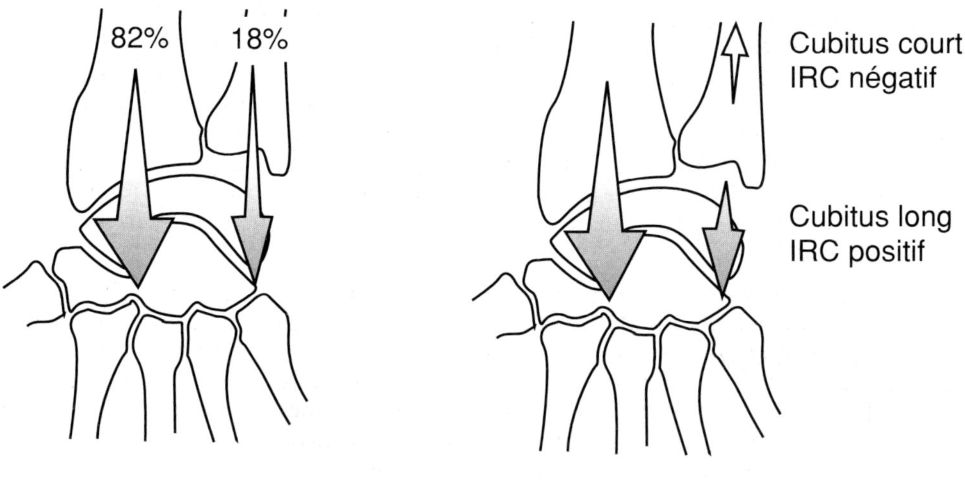


**Fig. 1 c. – Diagramme des forces s'exerçant au niveau de la glène radiale sur la première rangée des os du carpe et de même au niveau du carrefour radiocubital inférieur avec les modifications de l'index ulnaire distal (IRC).**

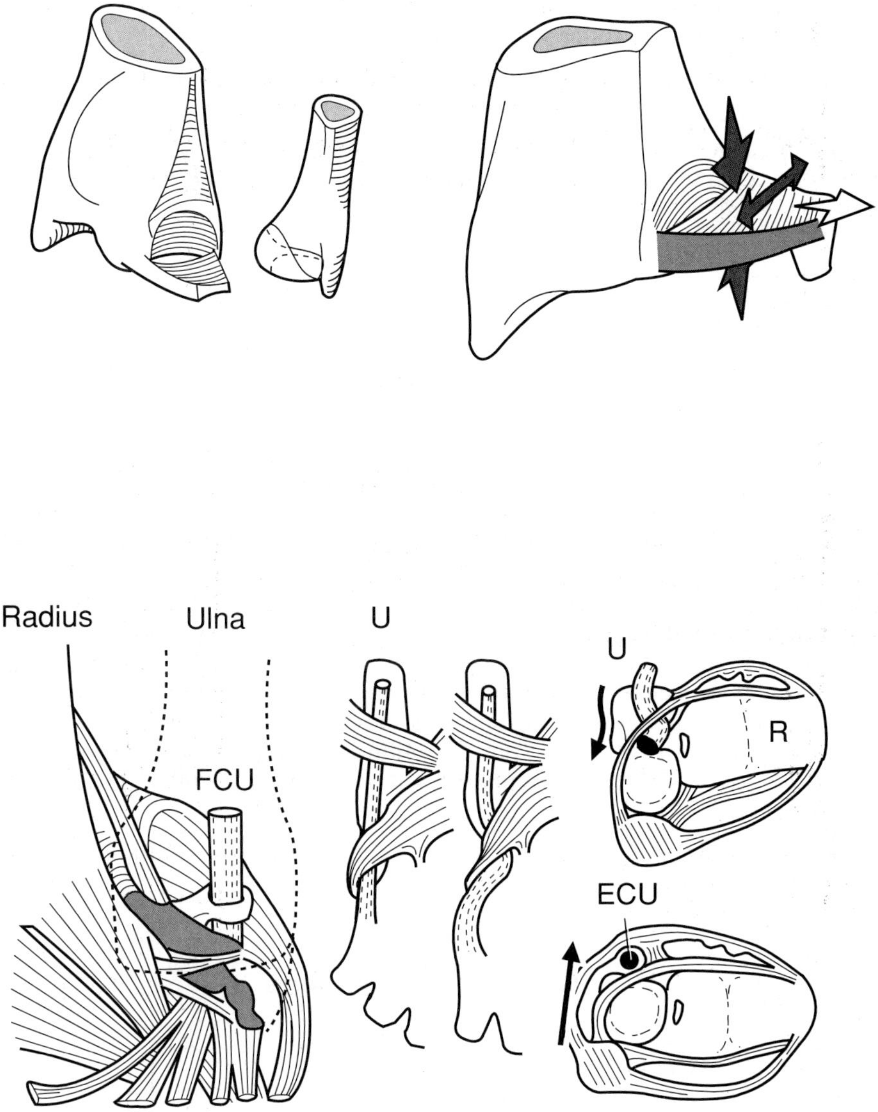


**Fig. 2. – L'anatomie de la radio-ulnaire distale et ses moyens de stabilisation (d'après Kuhlmmann et Kapandji).**

La tête cubitale normalement située en face de la cavité sigmoïde peut être légèrement plus haute ou plus basse et l'on définit ainsi un index ulnaire distal (fig. 1). Les radiographies standard doivent être faites selon des techniques précises face-paume plaque et profil sur planchette.

Les différentes imageries modernes et les données de l'arthroscopie ont permis de mieux connaître les problèmes anatomopathologiques [8, 17, 33, 36].

L'arthroscanner et l'IRM permettent de visualiser les lésions ostéoarticulaires, les lésions ligamentaires et leur fiabilité a fait reculer les indications de l'arthroscopie diagnostique.

## PATHOLOGIES

Sur le plan fonctionnel, toutes distorsions au niveau de la RUD entraînent des douleurs lors des mouvements et perturbent la mobilité notamment en pronation et supination à des degrés cependant très variables tenant compte de l'importance de l'instabilité, notamment dorsale. Les problèmes post-traumatiques limitent assez souvent le secteur de mobilité et si le défaut de pronation peut être compensé par l'épaule, il n'en est pas de même de la supination. Les douleurs dominent le tableau dans le syndrome d'hyperpression interne et la maladie de Kienböck. Les douleurs et l'instabilité dorsale, dans la majorité des cas, avec le risque de ruptures des tendons extenseurs, dominent le tableau dans les maladies inflammatoires et arthropathies microcristallines et l'importance de l'instabilité fait que la mobilité, si elle est douloureuse, est souvent peu limitée en pronation et en supination.

Les pathologies atteignant la radio-ulnaire distale sont multiples [3, 7] et 5 chapitres peuvent être individualisés.

### Pathologies congénitales

#### La maladie de Madelung

Sans entrer dans la description de toutes les déformations atteignant le membre supérieur, nous décrirons essentiellement la maladie de Madelung qui est une anomalie congénitale du poignet due à un développement anormal du squelette de l'avant-bras et du poignet. Décrite par Madelung en 1879, elle présente encore des aspects controversés notamment concernant la pathogénie et les liens qui pourrait l'unir à la dyschondrostéose [13, 18].

Quatre éléments caractérisent la déformation de Madelung :

- une agénésie antéro-interne de l'épiphyse radiale inférieure,

- une double courbure du radius dans le plan antéropostérieur et transversal et le radius est souvent un peu court,

- une luxation dorsale de la tête cubitale,

- une ascension du carpe déformé en arc ogival dans le plan frontal.

L'élément constant est l'atteinte de l'épiphyse radiale (déformation avec tous les intermédiaires entre déformation mineure et déformation majeure où la pente du radius est très accentuée) qui induit les degrés de la luxation ulnaire distale, l'ascension et la déformation du carpe. Cliniquement, la déformation est d'importance variable, mais caractérisée par deux faits, un déjettement en avant et en dedans de la main par rapport à l'avant-bras donnant l'aspect d'une luxation du carpe sur le radius et une saillie exagérée de la tête cubitale. Cette main bote s'accompagne d'un accourcissement de l'avant-bras parfois incurvé et d'une limitation de la pronosupination avec souvent des douleurs et une diminution de force.

La radiographie des deux os de l'avant-bras en entier, de face et de profil, ainsi que des radiographies centrées sur le poignet permettent d'affirmer le diagnostic.

A côté de l'origine congénitale de la maladie de Madelung et de ses liens avec la dyschondrostéose dont la transmission est autosomique dominante, il faut souligner que toutes les atteintes de la partie interne du cartilage de croissance de l'extrémité inférieure du radius peuvent aboutir à une déformation de Madelung. Cette atteinte peut être d'origine traumatique, infectieuse ou dystrophique et le diagnostic repose alors sur l'anamnèse, l'examen clinique et radiographique.

Sur le plan thérapeutique, il ne faut bien sûr envisager un acte chirurgical que sur les formes symptomatiques et si dans l'enfance, il est possible d'envisager une ostéotomie de réaxation du radius, à l'âge adulte, les malades viennent essentiellement consulter pour une symptomatologie douloureuse au niveau de la radio-ulnaire distale avec des troubles de la pronosupination. Des lésions des tendons extenseurs ont également été décrites lors de l'évolution. Le geste doit donc être localisé à la radio-ulnaire distale, soit résection de la tête cubitale avec stabilisation du moignon cubital, soit opération de Sauvé-Kapandji.

## Le syndrome d'hyperpression interne de la jeune fille

Cet autre chapitre concerne soit une pathologie congénitale, soit une pathologie acquise, avec une symptomatologie douloureuse au niveau du carrefour radiocubital inférieur et de la colonne interne. Les radiographies montrent souvent de façon bilatérale un cubitus long par rapport au radius avec une déformation uniquement dans le plan frontal et un index radio-ulnaire positif (fig. 3). Ceci induit un syndrome d'hyperpression interne qui, à l'âge adulte, évolue vers des lésions du ligament triangulaire, du cartilage du pyramidal et du ligament semi-lunaire pyramidal [15].

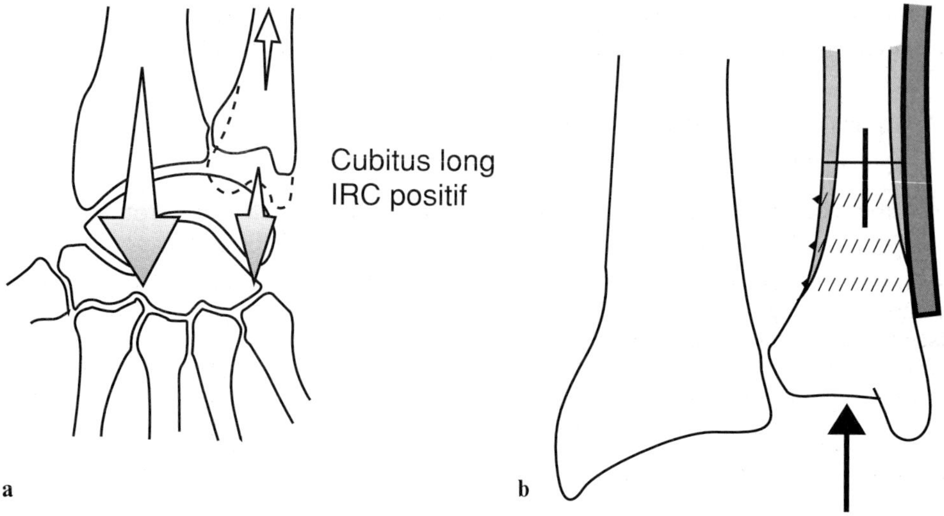


a b

**Fig. 3. – Un cubitus long entraîne un syndrome d'hyperpression interne avec, par ailleurs, de possibles lésions du ligament triangulaire, du cartilage du semi-lunaire et du pyramidal ainsi que des lésions du ligament pyramido-lunaire (a) et le traitement en est l'ostéotomie d'accourcissement du cubitus (b).**

Cette pathologie qui pourrait être secondaire à une agénésie complète du cartilage de conjugaison ou à un développement dysharmonieux en ce qui concerne la longueur du radius par rapport au cubitus pourrait aussi être acquis, secondaire à un décollement épiphysaire ou une fracture tassement dans l'enfance.

Le traitement en est l'ostéotomie d'accourcissement du cubitus permettant de rétablir un index radiocubital à 0 ou légèrement négatif et de faire disparaître l'hyperpression interne responsable des douleurs.

## Etiologies traumatiques

Nous ne parlerons que des instabilités d'origine ligamentaire ou tendineuse qu'elles soient isolées ou associées à une lésion fracturaire antibrachiale.

### Instabilité radio-ulnaire distale et fracture du squelette antibrachial

L'association d'une fracture diaphysaire du radius et d'une luxation radio-ulnaire distale définit la fracture de Galeazzi [16, 24, 27, 28]. Cette lésion est la parfaite illustration de l'aphorisme « dans un segment de membre dont le squelette est formé de deux os parallèles, toute fracture avec chevauchement d'un seul des deux os implique une luxation de l'autre à l'une de ses extrémités ». La fracture du radius est en général transversale au tiers moyen et la lésion radio-ulnaire distale est polymorphe avec 44 p. cent de luxations, 18 p. cent de subluxations et 25 à 30 p. cent de fractures de la styloïde cubitale.

En urgence, l'ostéosynthèse par plaque du radius doit rendre l'anatomie à cet os, ce qui réduit, dans un grand nombre de cas, la subluxation radio-ulnaire distale. Si celle-ci reste instable, notamment en pronation, il faudra selon les cas, soit simplement la brocher, soit y associer un abord chirurgical pour resuturer les ligaments et surtout remettre en place le tendon du cubital postérieur.

Dans les lésions vues plus tardivement si le délai est court, 6 semaines à 2 mois, il est possible de faire une ostéotomie du radius pour rétablir l'anatomie, mais dans le cas contraire avec des délais plus longs, la seule possibilité sera d'agir au niveau de la radiocubitale inférieure, avec soit résection de la tête cubitale et stabilisation du moignon cubital, soit opération de Sauvé-Kapandji.

## Fractures de l'extrémité du radius

Dans les fractures de l'extrémité inférieure du radius [3, 27, 34], la participation de la RUD est fréquente et les radiographies vont permettre de faire le bilan exact des lésions, soit fracture sus-articulaire à déplacement postérieur ou à déplacement antérieur, soit fracture articulaire avec notamment un fragment postéro-externe désorganisant la cavité sigmoïde avec des lésions du carrefour radio-ulnaire distal, ligamentaire et notamment du ligament triangulaire ou son équivalent que constitue la fracture de la styloïde cubitale.

En urgence, tout le problème est de rétablir l'anatomie du radius [23] et d'obtenir la cicatrisation des lésions ligamentaires radio-ulnaires distales par l'immobilisation. Dans les cas anciens avec cal vicieux de l'extrémité inférieure du radius, à la fois dans le plan frontal avec ascension de l'extrémité inférieure du radius et dans le plan sagittal avec bascule postérieure et plus rarement antérieure, il faut, là encore, dans la majorité des cas, s'orienter vers le rétablissement de l'anatomie du radius par ostéotomie correctrice avec le plus souvent greffe osseuse. Des gestes spécifiques sur la radiocubitale inférieure seront parfois nécessaires.

## Instabilité isolée dans la radio-ulnaire distale

Dans la majorité des cas, il s'agit d'une instabilité dorsale avec une classification en trois degrés de gravité croissante, les lésions du degré 3 étant des luxations vraies, les lésions du degré 2 des subluxations et les lésions du degré 1 des dérangements internes par lésions du fibrocartilage triangulaire [31]. Dans ce dernier cas, le diagnostic n'est fait que par l'arthroscan, l'IRM ou l'arthroscopie [26]. Ces lésions isolées de la radiocubitale inférieure peuvent survenir à la suite d'un mouvement forcé en extension-inclinaison cubitale et hyperpronation. Elles peuvent aussi se voir à la suite de microtraumatismes répétitifs, notamment dans le cadre de certains sports, tennis, squash, aviron.

Sur le plan clinique, la symptomatologie douloureuse est interne, avec, dans les luxations ou subluxations, une saillie de la tête cubitale et une touche de piano lorsque la lésion est réductible.

Sur le plan thérapeutique, le problème est difficile en notant que dans les lésions de type I ou II, il est tout à fait possible de stabiliser la radiocubitale inférieure par ligamentoplastie et surtout, réaxation du tendon du cubital postérieur qui ne joue plus son rôle du fait de la déchirure de sa gaine. Dans les lésions de type III, surtout si elles sont anciennes, il faut s'orienter vers une résection de la tête cubitale avec stabilisation du moignon cubital [12] ou opération de Sauvé-Kapandji.

## Pathologie rhumatoïde

### Polyarthrite rhumatoïde à l'âge adulte

Dans la polyarthrite rhumatoïde débutant à l'âge adulte, la physiopathologie des déformations du poignet rhumatoïde peut être abordée en étudiant les conséquences de la synovite tendineuse et articulaire [1, 40]. Les lésions siègent à plusieurs niveaux :

*Atteinte du carrefour ostéo-ligamentaire radio-ulnaire distal associant :*

– Une synovite du tendon du cubital postérieur avec distension progressive de sa gaine et déplacement palmaire du tendon qui perd ainsi son rôle dans la stabilisation de la tête cubitale et son contrôle de l'inclinaison cubitale du poignet.

– Une synovite radio-ulnaire distale, aboutissant par distension capsulaire et ligamentaire notamment du ligament triangulaire associée à la lésion précédente du cubital postérieur à une subluxation ou une luxation dorsale de la tête cubitale. *Les tendons extenseurs* du 5^e^ et du 4^e^ doigt, sont alors directement menacés par la saillie de la tête cubitale.

Les lésions tendineuses par le pannus synovial sont alors majorées par les phénomènes mécaniques aboutissant à des ruptures.

*Synovite radiocarpienne et surtout intercarpienne évoluant vers des destructions ostéo-articulaires et ligamentaires*

Instabilité intracarpienne avec notamment disjonction scapholunaire et horizontalisation du scaphoïde dont le pôle antérieur fait saillie dans le canal carpien et possibles lésions des tendons fléchisseurs.

Instabilité antéro-interne par éculement prédominant au niveau de la cavité sigmoïde du radius.

Les lésions ostéo-articulaires seront classées selon Larsen et coll. [22] avec certaines modifications faisant intervenir l'instabilité intracarpienne et cette instabilité intracarpienne est plus ou moins marquée dans les stades II et III

TABLEAU I. – **Classification de Larsen modifiée Bichat en fonction des critères d'instabilité.**

| | | | |
|---|---|---|---|
| **STADE 0** | Pas de modification radiologique visible | **STADE 4** | Disparition d'un ou plusieurs interlignes radiocarpiens ou médiocarpiens<br>Luxation radiocubitale inférieure<br>4 a : forme distale<br>* ++ plan frontal<br>* degrés d'importance croissante dans le plan sagittal<br>4 b : forme « stable » avec soit fusion spontanée radio-semi-lunaire, soit impaction scaphoïde dans radius |
| **STADE 1** | Gonflement articulaire des parties molles<br>Déminéralisation<br>Pincement débutant de l'interligne | **STADE 5** | Disparition de tous les interlignes avec destruction articulaire<br>Luxation radiocubitale inférieure<br>5 a : forme instable avec dislocation<br>5 b : forme « stable » avec fusion spontanée radiocarpienne. |
| **STADE 2** | Pincement minimum des interlignes<br>Érosions marginales → carpite avec instabilité intracarpienne<br>Tendance à l'inclinaison radiale<br>Radiocubitale inférieure subluxée ou luxée | | |
| **STADE 3** | Pincements articulaires nets sans disparition des interlignes → carpite radiocarpienne et médiocarpienne avec géodes<br>Instabilité dans le plan frontal (glissement cubital et inclinaison radiale) mais pas ou peu d'instabilité sagittale<br>Luxation radiocubitale inférieure | | |

(tableau I). Aux stades IV et V apparaît une instabilité dans le plan sagittal en notant que certaines formes peuvent se stabiliser spontanément par fusion radio-semi-lunaire ou par impaction du scaphoïde dans le radius. Ces différentes atteintes vont induire des désaxations dans les plans frontal et sagittal avec en plus une composante de rotation (fig. 4).

• Dans le plan frontal

– La déstabilisation du carrefour radio-ulnaire distal va permettre la *translation cubitale du carpe*. Ce déplacement va augmenter les contraintes au niveau de la partie interne du radius aggravant les lésions ostéo-articulaires et accentuant le glissement cubital.

**Fig. 4. – Les déformations du poignet rhumatoïde et leurs conséquences.**

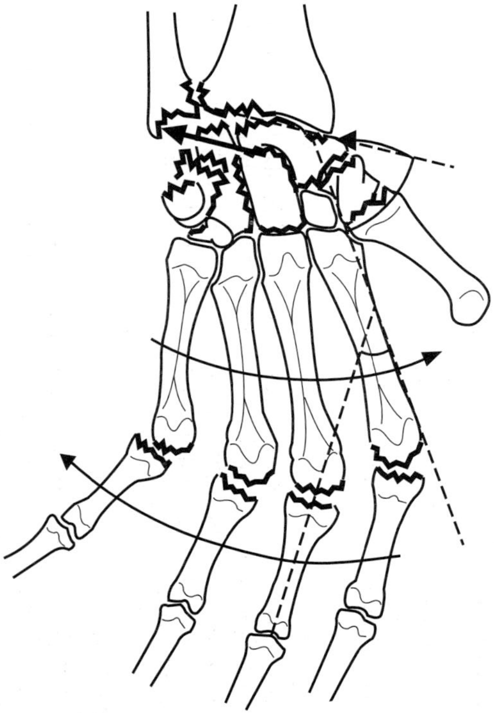

**Fig. 4 a. – Dans le plan frontal : inclinaison radiale et glissement cubital du carpe par destruction et déstabilisation du carrefour RUD.**

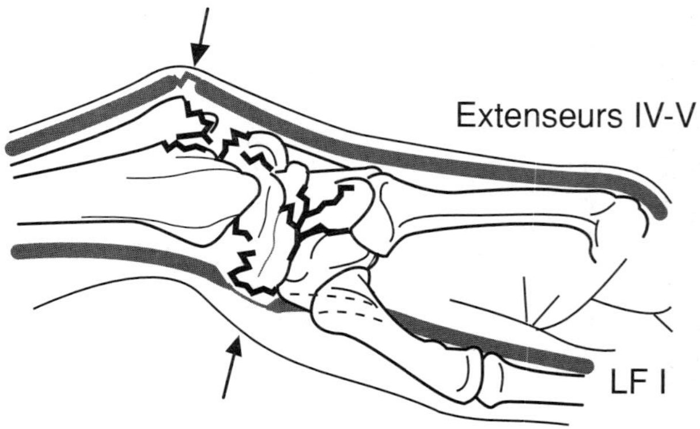


**Fig. 4 b. – Dans le plan saggital :**
**– Subluxation puis luxation dorsale de la tête cubitale et lésions des tendons extenseurs IV-V.**
**– Horizontalisation de la 1re rangée avec saillie du pôle antérieur du scaphoïde et du trapèze et lésions du LF I et FCP II.**

– La perte du contrôle de l'inclinaison cubitale due au glissement fait que les muscles radiaux deviennent prédominant et induisent *une inclinaison radiale*.

– La carpite avec instabilité intra carpienne et collapsus plus ou moins important, joue également un rôle dans les modifications de la dynamique carpienne.

La désaxation sur le plan frontal associe : une translation cubitale du carpe qui peut être chiffrée selon les critères de Mac Murtry et Youm [in 42], une inclinaison radiale du carpe qui peut être chiffrée selon les indices de Shapiro [in 40].

• Dans le plan sagittal

La synovite articulaire entraîne une distension capsuloligamentaire. La capsule et les ligaments radiocarpiens et cubitocarpiens postérieurs sont moins résistants que les éléments antérieurs. Les destructions ostéo-articulaires prédominent en avant avec augmentation de la pente du radius. Enfin, la force des fléchisseurs est plus grande que celle des extenseurs et elle est encore accentuée par le cubital postérieur qui en position palmaire devient dans une certaine mesure fléchisseur du carpe. L'instabilité intracarpienne est plus difficile à apprécier avec une flexion de la première rangée et une extension de la deuxième qui se dorsalise ainsi que la base des métacarpiens.

L'aggravation de la luxation palmaire met en contact les tendons extenseurs des doigts et les radiaux avec le rebord postérieur du radius expliquant dans certains cas la rupture de tous ces éléments tendineux. Le long extenseur du pouce voit son trajet modifié par la désaxation à la fois frontale et sagittale expliquant sa rupture au niveau du tubercule de Lister.

Les déformations du poignet rhumatoïde sont la conséquence de l'atteinte des tendons extenseurs et fléchisseurs et de l'atteinte synoviale articulaire. L'atteinte du carrefour radio-ulnaire distal est souvent le phénomène initial et dans la classification de Larsen, cette atteinte est toujours présente quel que soit le stade.

Sur le plan clinique, ces lésions ont une expression dorsale correspondant à la synovite des tendons extenseurs et articulaire radiocarpienne et radio-ulnaire distale alors que la synovite des tendons fléchisseurs entraîne un tableau clinique à expression palmaire.

Sur le plan thérapeutique, le poignet, clef de la fonction de la main, doit être stabilisé et réaxé avant toute action sur les segments digitaux et les différentes possibilités dépendent de la symptomatologie clinique et des stades anatomopathologiques.

– L'arthrodèse ou l'arthroplastie totale [2, 3, 4] s'adresse aux stades IV et V de Larsen et, en ce qui concerne le carrefour radio-ulnaire distal, c'est la résection de la tête cubitale qui est indiquée.

– La synovectomie-réaxation-stabilisation représente par ailleurs 70 p. cent des indications actuelles de la chirurgie du poignet rhumatoïde et s'adresse aux stades II et III à partir du moment où le poignet reste douloureux et instable avec aggravation malgré le traitement médical. Le point essentiel est que la

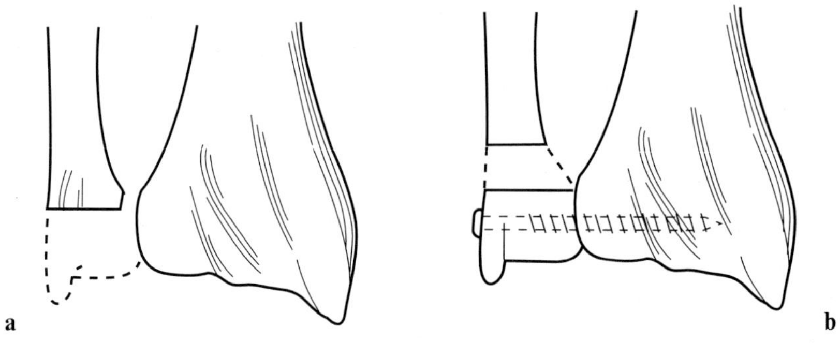


**Fig. 5. – Schéma de la résection de la tête cubitale selon Darrach et de l'opération de Sauvé-Kapandji (5 b).**

synovectomie ne doit pas être isolée mais associée à des gestes de réaxation et de stabilisation qui associent des transferts tendineux et une stabilisation du carrefour radio-ulnaire distal (fig. 5).

La résection de la tête cubitale est une technique très utilisée, mais si elle est réalisée isolément, on trouve, dans la littérature, 30 p. cent d'instabilités accrues par accentuation du glissement cubital du carpe et 10 p. cent de dislocations possibles surtout lorsque la mobilité pré-opératoire est conservée. C'est la raison pour laquelle, actuellement, les auteurs qui font une résection de la tête cubitale ou opération de Darrach y associent une stabilisation interne : soit par arthrodèse radio-semi-lunaire comme le préconisent Chamay et coll. [11], soit par stabilisation ligamentaire avec plastie tendineuse.

Pour notre part, nous nous sommes orientés vers la stabilisation du carrefour radio-ulnaire distal par l'opération de Sauvé-Kapandji [5, 19, 35] avec arthrodèse radio-ulnaire distale et résection osseuse sus-jacente au niveau de la diaphyse cubitale. La résection osseuse sur le cubitus doit rester limitée, 0,5 cm, et être la plus basse possible pour éviter la saillie du moignon cubital. Cette intervention doit être bien comprise comme faisant partie de la synovectomie-réaxation-stabilisation qui, par ailleurs, associe par une incision cutanée dorsale rectiligne en évitant les angles facteurs de nécrose sur une peau toujours fragilisée :
- une synovectomie tendineuse au niveau des extenseurs puis articulaire radiocarpienne, médiocarpienne et radiocubitale inférieure ;
- un transfert du tendon du premier radial sur le deuxième radial pour diminuer les forces d'inclinaison radiale ;
- une réaxation du cubital postérieur avec plastie du ligament annulaire dorsal.

La stabilisation du carrefour radiocubital inférieur est donc une part et seulement un temps de la synovectomie réaxation stabilisation. Globalement, les résultats [1, 5, 14] sont bons et l'on peut dire que si la synovectomie est associée à des gestes de réaxation-stabilisation, elle assure l'indolence, la conservation dans la majorité des cas de la mobilité préexistante et enfin, une stabilité à long terme dans le plan frontal et sagittal, fonction, bien entendu, du stade anatomopathologique préopératoire.

## Polyarthrite rhumatoïde juvénile

Dans les séquelles de polyarthrite juvénile le problème est complètement différent avec des troubles ostéogéniques, une raideur et non une instabilité, et des attitudes vicieuses avec une inclinaison radiale du poignet. Il n'y a plus d'indication de synovectomie-réaxation-stabilisation et le problème de la pronosupination se règle le plus souvent par la résection de la tête cubitale associée ou non à une résection de la tête radiale.

## Nécrose du semi-lunaire

Sans revenir sur les nombreuses hypothèses physiopathologiques concernant la maladie de Kienböck, nous insisterons sur la survenue de cette nécrose dans une population de malades présentant un cubitus court. Hulten (in [7, 41]) a, le premier, insisté sur le fait qu'il existait dans une population de Kienböck une proportion de cubitus courts plus élevée que dans une population normale. L'indice radio-ulnaire distal moyen normal dans une population témoin est de – 0,5 à – 0,6 mm. Les mesures, cependant, nécessitent d'avoir une technique radiologique stricte et notamment le cliché standard de face doit être pris en position neutre de pronation et de supination de l'avant bras avec un rayon incident vertical. Il faut donc mettre le bras en abduction de 90 degrés, le coude à 90 degrés, l'avant-bras reposant sur la table par sa face palmaire et l'on obtient ainsi une incidence de face dorsopalmaire ou paume plaque avec la main posée à plat sur la cassette, le pouce en abduction et les doigts étendus. Dans cette position la styloïde cubitale prolonge le bord interne du cubitus. Quant aux clichés de profil, ils nécessitent de fixer une planchette à la face dorsale du poignet et de la main.

Sur le cliché de face, comparatif, on pourra donc calculer l'indice radio-ulnaire distal et savoir si l'on a à faire à une variété 0, une variété courte qui se voit dans 60 p. cent des Kienböck avec un index de – 1,30 – 1,40.

Si dans la nécrose avasculaire idiopathique, le facteur prédisposant le plus évident est la précarité de l'apport vasculaire du semi-lunaire, il faut retenir la négativité de l'index radiocubital inférieur qui déplace les forces s'exerçant au niveau de l'articulation du poignet, augmentant celles-ci dans la partie externe du semi-lunaire (fig. 6).

Un autre facteur à analyser, est la situation anatomique particulière du semi-lunaire, par rapport à l'extrémité distale du radius, d'une part, et au ligament triangulaire d'autre part, avec là encore, augmentation des charges dans la partie externe du semi-lunaire lorsque la partie interne de celui-ci déborde sur le ligament triangulaire.

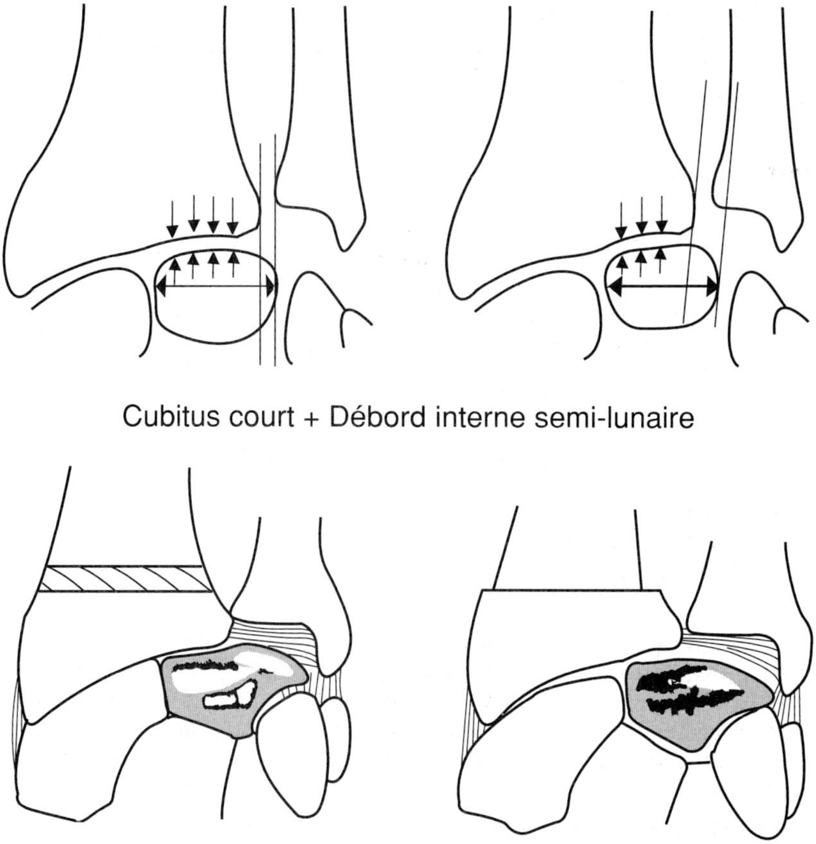


**Fig. 6. – Nécrose du semi-lunaire par cubitus court et modification des forces encore augmentées dans la partie externe du semi-lunaire par le débord de l'osselet en dedans. L'ostéotomie d'accourcisssement du radius harmonise le transfert des forces sur la première rangée et en particulier sur le semi-lunaire.**

En fonction du stade anatomopathologique de la classification de Decoulx complétée par la classification de Litchman et de Stahl [7, 34], il est possible de proposer une intervention permettant d'harmoniser la transmission des forces au niveau du poignet et plus particulièrement du semi-lunaire, à savoir une ostéotomie d'accourcissement du radius.

### Arthrose non traumatique et arthropathies microcristallines

La destruction ostéo-articulaire et l'atteinte des ligaments radiocubitaux font que, compte tenu de la physiologie de l'articulation radio-ulnaire distale, il se produit progressivement une subluxation, voire une luxation dorsale.

Nous ne parlerons pas ici des arthroses post-traumatiques qui surviennent à la longue sur des articulations subluxées par le traumatisme initial, mais des arthroses se voyant chez les sujets âgés avec, sur le plan clinique, des douleurs localisées sur le bord ulnaire du poignet réveillées par l'inclinaison cubitale forcée, par la pronosupination et par la pression sur la tête cubitale, avec une limitation de la pronosupination et de la force. La subluxation dorsale de la tête cubitale est, par ailleurs, un obstacle mécanique sur lesquels les tendons extenseurs du 5$^{e}$ et du 4$^{e}$ doigt peuvent s'user et se rompre [43].

L'arthrose primitive [29, 30], peut-être en rapport avec des anomalies anatomiques, mais surtout l'arthrose secondaire à une pathologie rhumatismale et notamment aux arthropathies microcristallines [38], peuvent se voir au niveau de la radiocubitale inférieure. La chondrocalcinose représente alors l'étiologie de loin la plus fréquente avec un diagnostic assuré, soit par la calcification du ligament triangulaire, soit par l'existence d'autres localisations, genou, symphyse pubienne, soit par la ponction articulaire, mettant en évidence des cristaux de pyrophosphate de calcium [10, 25, 43, 44]. La découverte de cristaux d'urate fera rechercher une goutte et celle de cristaux d'hydroxyapatite [9, 21], l'arthropathie correspondante en sachant, cependant, que ces cristaux peuvent avoir une double origine, d'une part à partir de l'os sous-chondral mis à nu lorsque l'arthrose a atteint un degré d'évolution importante au point d'atteindre les couches profondes, mais aussi, semble-t-il, par une synthèse locale.

Sur le plan thérapeutique, l'existence d'une complication comme la rupture des tendons extenseurs est une indication chirurgicale et il faudra, outre la réparation tendineuse par greffe, traiter la cause de la rupture, c'est-à-dire supprimer la saillie de la tête cubitale, soit par une résection de la tête cubitale associée à une stabilisation du moignon cubital, soit par une opération de Sauvé-Kapandji.

Dans les subluxations avec une symptomatologie modérée, le traitement médical conserve toutes ses prérogatives associées à des infiltrations locales de corticoïdes.

## Pathologie tumorale

Ces pathologies sont très rares au niveau de la radiocubitale inférieure et peuvent être séparées en deux groupes :

– Les tumeurs osseuses de la tête du cubitus, dont il existe quelques cas dans la littérature, par exemple, les tumeurs à cellules géantes qui seront traitées par résection de la tête cubitale.

– Les tumeurs articulaires et dans la majorité des cas, des tumeurs bénignes comme l'ostéochondromatose [6], là encore, localisation extrêmement rare, pour lesquelles une synovectomie est indiquée, soit synovectomie chimique, soit synovectomie arthroscopique ou chirurgicale.

## CONCLUSION

Les pathologies de l'articulation radio-ulnaire distale sont multiples et très diversifiées. Sans revenir sur les différentes étiologies et les lésions anatomopathologiques, il est notable que les chirurgiens dont les efforts ont amené à la réalisation de multiples arthroplasties n'aient pas trouvé d'arthroplastie idéale pour cette articulation. Les implants de Swanson [39] ont été abandonnés en raison de leur instabilité, les fractures à long terme et les réactions au silicone.

Des expériences récentes ont envisagé la possibilité d'arthroplastie totale RUD, mais sans suite.

Le rétablissement du secteur de pronation et de supination sera donc assuré, soit par la reposition et la stabilisation la tête cubitale, soit par une résection de la tête cubitale associée à une stabilisation ligamentaire et tendineuse locale, soit par une opération de Sauvé-Kapandji, arthrodèse radiocubitale inférieure et pseudarthrose intentionnelle sus-jacente et il faut de nouveau insister sur l'importance de la stabilité du carrefour radio-ulnaire distal qui participe à la stabilité globale du carpe.

## RÉFÉRENCES


1. Allieu Y. – *La main et le poignet rhumatoïdes*. Monographie de la Société Française de Chirurgie de la Main (GEM). Paris, Expansion Scientifique Française, 1996.
2. Alnot J.Y. – Guepar total wrist arthroplasty in rheumatoid arthritis (p. 205-214). *In* : B.R. Simmen, F.W. Hagena, *The wrist in rheumatoid arthritis*. Basel, Edition Karger, 1992.
3. Alnot J.Y. – Guepar wrist prosthesis in rheumatoid arthritis (p. 229-237). *In* : *Recent advances in upper extremity arthroplasty*. Singapore, World Scientific Publishing Co, 1997.
4. Alnot J.Y., Le Breton L. – Les arthroplasties totales du poignet (p. 48-57). *In* : Y. Allieu, *La main et le poignet rhumatoïdes*, Monographie de la Société Française de Chirurgie de la Main (GEM). Paris, Expansion Scientifique Française, 1996.
5. Alnot J.Y., Leroux D. – La synovectomie réaxation stabilisation du poignet rhumatoïde : à propos de 25 cas. *Ann. Chir. Main* 1985 ; *4* : 294-305.
6. Ballet F.I., Watson H.K., Ryu J. – Synovial chondromatosis of the distal radio ulnar joint. *J. Bone Joint Surg.* 1984 ; *66A* : 590-591.
7. Buchler U. – Nécrose avasculaire du semi lunaire (p. 1-21). *In : Monographie des Annales de Chirurgie de la Main et du Membre Supérieur*, Cahier d'Enseignement de la Société Française de Chirurgie de la Main. Paris, Expansion Scientifique Française, 1993.
8. Burk D.L., Karsick D., Wechler R.J. – Imaging of the distal radio-ulnar joint. *Hand Clin.* 1991 ; *7* : 263-281.
9. Caroll G., Stuart R.A., Armstrong J.A., Breidahl P.D., Laing B.A. – Hydroxyapatite crystals are a frequent finding in osteoarthritic synovial fluid, but are not related to increased concentrations of keratan sulfate or interleukin 1 β. *J. Rheumatol.* 1991 ; *18* : 861-866.
10. Carr A.F., Burge P.D. – Rupture of extensor tendons due to osteoarthritis of the distal radio ulnar joint. *J. Hand Surg.* 1992 ; *17 B* : 694-696.
11. Chamay A., Della Santa D., Vilaseca A. – Arthrodèse radio-ulnaire, facteur de stabilité du poignet rhumatoïde. *Ann. Chir. Main* 1983 ; *2* : 5-17.
12. Darrach W. – Partial excision of lower shaft of ulna for deformity following Colles fracture. *Ann. Surg.* 1913 ; *57* : 764-765.
13. Ducloyer Ph., Saffar Ph. – La maladie de Madelung. Revue générale à propos de 17 cas (p. 51-91). *In* : A. Gilbert, D. Buck Gramcko, G. Lister, *Les malformations congénitales du membre supérieur*. Monographies du Groupe d'Etudes de la Main, Paris, Expansion Scientifique Française, 1991.

14. Dumontier Ch. – Les synovectomies de la face dorsale du poignet dans la polyarthrite rhumatoïde de l'adulte (p. 33-44). *In : Monographie des Annales de Chirurgie de la Main.* Paris, Expansion Scientifique Française, 1990.
15. Friedman S.L., Palmer A.K. – The ulnar impaction syndrome. *Hand Clin.* 1991 ; *7* : 295-310.
16. Galeazzi R. – Uber ein besonderes Syndrom bei ver letzungen im bereich der Unterarm Knochen. *Arch. Orthop. Unfall. Chir.* 1935 ; *35* : 557-562.
17. Gilula L.I., Hardy D.C., Totti W.C. – Distal radio ulnar joint arthrography. *Am. J. Roentgenol.* 1988 ; *150* : 864-866.
18. Herbaux B., Martinot V., Alimi P., Maisonneuve B. – Malformation congénitale du membre supérieur. *Encycl. Méd.-Chir.* (Elsevier Paris), Appareil Locomoteur, 1996, 15218A.
19. Kapandji I.A. – Opération de Kapandji Sauvé. Techniques et indications dans les affections rhumatismales. *Ann. Chir. Main* 1986 ; *5* : 181-193.
20. Kuhlmmann J.N, Fahrer M., Kapandji I.A., Tubiana R. – Stabilité du poignet normal (p. 808-821). *In : Traité de Chirurgie de la Main.* Paris, Masson, 1984.
21. Lagier R., Baud C.A., Lacotte D., Gerster J.C. – Osteoarthrosis and apatite synovitis. *Virchows Arch. A Pathol. Anat.* 1989 ; *416* : 91-96.
22. Larsen A., Dahle K., Eck M. – Radiographic evaluation of rheumatoid arthritis and related conditions by standard reference films. *Acta Radiol.* 1977 ; *18* : 481.
23. Mansat M., Gay R., Mansat C.H., Martinez C.H. – Cals vicieux de l'extrémité inférieure du radius et dérangements de l'articulation radiocubitale inférieure. *Ann. Chir.* 1977 ; *31* : 297-301.
24. Mansat M., Martinez C.H., Gay R. – La luxation fracture de Galéazzi. *Rev.Chir. Orthop.* 1977 ; *46(suppl II)* : 50-55.
25. Menkès L., Chouraki L. – Manifestations cliniques de la chondrocalcinose articulaire. *Rev. Prat. (Paris)* 1994 ; *44* : 183-188.
26. Menon J., Wood V.E., Shoene H.R., Frikman G.K., Hohl J.C., Bestard E.A. – Isolated tears of the triangular fibrocartilage of the wrist : results of partial excision. *J. Hand Surg.* 1984 ; *9A* : 527-530.
27. Mestdagh H., Duquenoy A., Letendart J., Sensey J.J., Fontaine C. – Résultats à long terme du traitement des fractures luxations de Galeazzi chez l'adulte. *Ann. Chir. Main* 1983 ; *2* : 125-133.
28. Mikinc Z. – Galeazzi fracture dislocation. *J. Bone Joint Surg.* 1975 ; *57 A* : 1071-1080.
29. Minami A., Katho H., Miyake A. – Extensor tendon rupture due to ostearthrosis of the distal radio ulnar joint. *J. Hand Surg.* 1991 ; *16B* : 450-453.
30. Moskowitz R.W. – Primary osteoarthritis : epidemiology, clinical aspects and general management. *Am. J. Med.* 1987 ; *83* : 5-10.
31. Nathan R., Schneider L.H. – Classification of distal radio ulnar joint disorders. *Hand Clin.* 1991 ; *7* : 239-247
32. Pequignot J.P.O., Giboin P., Argenson C., Allieu Y. – Les atteintes de la radiocubitale inférieure dans les traumatismes du poignet. *Ann. Chir. Main* 1985 ; *4* : 273-285.
33. Railhac J.J., Mansat M., Mansat Ch. – L'arthrographie du poignet (p. 38-44). *In* : L. Simon, *Poignet et médecine de rééducation.* Paris, Masson, 1981.
34. Razemon J.P., Fisk G.R. et coll. – *Le poignet,* Monographie de la Société Française de Chirurgie de la Main (GEM). Paris, Expansion Scientifique Française, 1996.
35. Sauvé L., Kapandji M. – Une nouvelle technique de traitement chirurgical des luxations récidivantes de l'extrémité inférieure du cubitus. *J. Chir.* 1936 ; *47* : 589-594.
36. Schernberg F. – *Le poignet. Anatomie radiologique et chirurgie.* Paris, Masson, 1992.
37. Schneider L.H. et coll. – Problems of the distal radio ulnar joint. *Hand Clin.* 1991 ; *7* : 239-405.
38. Schumacher H.R. – Crystals inflammation and osteoarthritis. *Am. J. Med.* 1987 ; *83(suppl A)* : 11-16.
39. Swanson A.B. – Implant arthroplasty for stabilities of the distal radio ulnar joint. Use of a silicone rubber capping implant following resection of the ulnar head. *Orthop. Clin. North Am.* 1973 ; 4 : 373-382.
40. Tubiana R. – *La main rhumatoïde,* Monographie de la Société Française de Chirurgie de la Main (GEM). Paris, Expansion Scientifique Française, 1969.
41. Weiland A.J. et coll. – Kienbock's disease. *Hand Clin.* 1993 ; *9* : 385-527.
42. Youm Y., Flatt A. : Kinematics of the wrist. *Clin. Orthop.* 1980 ; *149* : 21-32.
43. Zenklusen C., Alnot J.Y., Bocquet L., Kahn M.F. – Extensor tendon rupture related to destructive changes of the inferior radio ulnar joint : a newly recognized manifestation of chondrocalcinosis. *J. Orthop. Rheumatol.* 1989 ; *2* : 235-240.
44. Zitnan D., Sitaj S. – Natural course of articular chondrocalcinosis. *Arthritis Rheum.* 1976 ; *19* : 363-390.

# Le traitement chirurgical de l'avant-pied rhumatoïde

Ch. PIAT, Cl. HUBER-LEVERNIEUX, D. GOUTALLIER

La polyarthrite rhumatoïde se localise à l'avant-pied chez 90 p. cent des patients, elle peut même être révélatrice de la maladie dans 30 p. cent des cas et 200 000 patients seraient atteints de polyarthrite en France [8, 11, 24]. Ces chiffres donnent un idée de l'ampleur du problème.

L'atteinte du pied dans la polyarthrite rhumatoïde se traduit par des déformations et des destructions, malgré le traitement médical [2], qui nécessitent le recours à des interventions réalisées souvent à un stade évolué. La polyarthrite touche progressivement l'arrière- et l'avant-pied avec des déformations parfois très marquées [6] qui vont progressivement se fixer, et qui ne sont à ce stade accessibles qu'à des interventions palliatives dont on connaît les bons résultats relatifs à court terme, mais aussi les limites [17]. La fréquence et la gravité de l'atteinte incitent à une prise en charge du pied rhumatoïde pendant toute la durée de la maladie.

## ORIGINE DES DÉFORMATIONS

C'est la synovite inflammatoire téno-articulaire qui est responsable de l'atteinte destructrice capsuloligamentaire articulaire et ténosynoviale [5, 6]. La polyarthrite touche très fréquemment l'avant-pied, en particulier les métatarsophalangiennes (MTP), mais aussi les formations ténosynoviales et synoviales des muscles longs, et des espaces inter- et sous-métatarsiens. Elle est également capable de s'attaquer aux ligaments, aux tendons et à certains muscles intrinsèques du pied. On observe un affaiblissement des structures de soutien du pied : capsules articulaires, ligaments, tendons, muscles extrinsèques et intrinsèques. Cette fragilisation des structures capsuloligamentaires évolue vers la subluxation puis la luxation articulaire associée secondairement à une destruction cartilagineuse et osseuse qui prédomine sur les têtes métatarsiennes latérales [17].

Cette fragilisation des structures de soutien du pied rend le pied particulièrement vulnérable aux déformations statiques liées à des désaxations constitutionnelles ou inflammatoires de l'avant-pied, mais aussi de l'arrière-pied ainsi que du genou ou de la hanche. La déformation observée est le plus souvent celle d'un avant-pied de type statique habituel associant un hallux valgus et un avant-pied triangulaire. Sa particularité est son évolution rapide comme si la polyarthrite n'avait fait qu'accélérer une déformation statique inéluctable.

## MÉCANISME DES DÉFORMATIONS

Rendu vulnérable par la destruction rhumatoïde, le pied se déforme selon les principes de la biomécanique [3].

La paralysie des muscles intrinsèques et l'hypertonie des muscles extrinsèques peuvent être à l'origine de la déformation, puisque celle-ci est de type intrinsèque avec hypertonie des muscles longs, et hypotonie des muscles courts. On assiste en particulier à un affaiblissement de la capacité fonctionnelle des interosseux et lombricaux plantaires déstabilisant la chaîne articulaire des orteils. Il est difficile de savoir si cette parésie des intrinsèques est secondaire à la déformation du pied et des orteils, ou primitive liée à une myopathie peut-être cortisonique.

Les déformations en valgus de l'arrière-pied, qu'elles soient d'origine mécanique ou inflammatoire liée à une tarsite rhumatoïde, augmentent les contraintes antéro-internes de l'avant-pied en allongeant son bord médial, augmentant l'équin tibiotalien et provoquant la déviation en dehors du gros orteil [19, 20].

L'étalement du clavier métatarsien favorise les déformations de l'avant-pied. Cet élargissement de l'angle M1 M5 est lié à l'oedème péri-articulaire et aux bursites intermétatarsiennes qui vont repousser progressivement les têtes métatarsiennes ainsi qu'à l'arthrite tarso-métatarsienne rhumatoïde. La plus grande mobilité des métatarsiens extrêmes ainsi que la forme des surfaces articulaires du Lisfranc, facilitent également cette déformation.

Le rôle du chaussage est certain, sa forme triangulaire repousse le gros orteil en dehors ce d'autant qu'il existe une hallomégalie (pied égyptien). Sur le bord latéral, le cinquième orteil est repoussé en dedans expliquant la déviation en varus de ce dernier.

Le rôle du muscle pédieux a été évoqué pouvant favoriser la déviation en coup de vent péronier des orteils par une action excentrée valgisante et susceptible d'entraîner une hyper-extension des métatarsophalangiennes. Son action expliquerait également la déviation en varus du cinquième orteil sur lequel il n'a pas d'insertion. Cependant, sa puissance très modeste semble nettement insuffisante pour expliquer l'origine des déformations.

En pratique, les anomalies du tonus musculaire, les contraintes mécaniques de la marche, l'hyperlaxité liée à la polyarthrite et au traitement, ainsi que l'usage de chaussures inadaptées sont les éléments prédominants à l'origine de la déformation [2, 3, 4, 6].

## DÉFORMATIONS OBSERVÉES

L'atteinte des rayons externes est fréquente et précoce alors que celle du premier rayon est plus rare et tardive.

La polyarthrite débute généralement sur les métatarsophalangiennes, traduite par un gonflement dorsal en regard des métatarsophalangiennes, plus rarement au niveau des espaces intermétatarsiens avec un diastasis des orteils. Plus rarement encore, la tuméfaction peut avoir un développement plantaire réalisant un aspect d'avant-pied rond unilatéral lié au développement d'une bursite inter-ou sous-métatarsienne.

On observe une hyperextension dorsale, puis une subluxation et une luxation articulaire des métatarsophalangiennes [4]. L'hyperextension s'accompagne d'une disparition de l'appui pulpaire des orteils, et d'une augmentation de l'appui dorsal sur les têtes métatarsiennes, source de métatarsalgies qui prédominent sur les métatarsiens les plus longs et les moins mobiles (M2, M3). Les articulations interphalangiennes se déforment en griffe de l'interphalangienne proximale, plus rarement en col de cygne ou en griffe totale. L'articulation interphalangienne distale peut également se déformer en griffe, source de digitalgies pulpaires [5].

Le gros orteil se déforme le plus souvent en valgus, en conservant longtemps la mobilité métatarsophalangienne. Plus rarement, on peut observer des déformations en flexum (par arthrite métatarsosésamoïdienne) et plus rarement encore un pseudo-hallux rigidus, accompagné exceptionnellement d'une ankylose articulaire totale. L'hallux varus isolé et spontané est exceptionnel. L'articulation interphalangienne de l'hallux [4] peut également se déformer à un stade beaucoup plus tardif de la maladie, généralement en hyperextension et valgus.

Les rayons externes se déforment le plus souvent en coup de vent péronier épargnant le cinquième rayon qui se déforme en quintus varus. Plus rarement, on peut observer un coup de vent tibial. Enfin, on peut observer une déformation anarchique des orteils, certains en valgus, d'autres en varus échappant à toute description.

Les déformations sont presque toujours bilatérales mais souvent asymétriques, aussi bien dans leur localisation que dans leur date d'apparition et leur gravité.

## ÉVOLUTION

L'évolution de la polyarthrite se fait par l'aggravation progressive des déformations par destruction successive des structures de contention articulaire. Malgré cela, on observe une fixation progressive des déformations qui deviennent de moins en moins réductibles associées à un enraidissement articulaire en position vicieuse et à une rétraction tendineuse et cutanée [1, 4, 6]. La décompensation douloureuse et fonctionnelle de ces déformations est rapide. La disparition de l'appui pulpaire des orteils et la verticalisation des métatarsiens s'accompagnent d'un aspect d'avant-pied rond acquis à l'origine de métatarsalgies qui touchent le plus souvent les métatarsiens médians. L'hyperpression métatarsienne se complique d'une atrophie du capiton plantaire et de l'apparition de callosités très douloureuses au niveau des zones d'appui. De même, sur les orteils, les déformations progressives et leur fixation entraînent des conflits douloureux dorsaux avec la chaussure, et latéraux avec les autres orteils associés à des cors et à des durillons particulièrement fréquents aux articulations interphalangiennes proximales. Toutes ces déformations, en plus de leur caractère inesthétique, entraînent donc des douleurs très vives au niveau des zones d'appui et de frottement, obligeant à une modification du chaussage difficilement compatible avec une marche normale. Ces manifestations génèrent une réduction progressive de l'autonomie des patients au même titre que l'atteinte d'articulations portantes comme la hanche ou le genou. Enfin, les hyper-appuis peuvent être à l'origine d'infection dangereuse pour une prothèse de hanche ou de genou sus-jacente [2, 6, 8].

## TRAITEMENT CHIRURGICAL

Le traitement chirurgical est réservé aux échecs ou mieux encore aux insuffisances du traitement conservateur, même si les déformations ne sont pas majeures. Le but des interventions est de diminuer les douleurs, augmenter l'autonomie, améliorer le chaussage. Les interventions proposées doivent tendre à redresser le plus possible les déformations de l'avant- et de l'arrière-pied, afin de redonner une forme la plus proche possible de la normale à défaut de sa forme initiale.

*Les synovectomies articulaires ou des formations ténosynoviales* sont rarement indiquées car l'exérèse de la synoviale est souvent incomplète et le résultat limité dans le temps. Les synovites sont plus facilement accessibles à un traitement par synoviorthèse. Dans de rares cas de synovite géante résistant au traitement général et local, une synovectomie chirurgicale peut être indiquée. Une exploration par IRM est, dans ce cas, utile pour déterminer la ou les localisations ainsi que les prolongements de la lésion.

*Sur les rayons externes*, le traitement classique est la résection des têtes métatarsiennes effectuée par un abord dorsal ou plantaire [10]. L'utilisation de la voie d'abord dorsale permet un allongement des tendons extenseurs, minimise le risque cutané et en diminue les conséquences fonctionnelles en cas de complication [26, 28]. C'est l'intervention la plus pratiquée dans le monde, les variantes portent sur la résection des seules têtes métatarsiennes médianes ou de la totalité des têtes métatarsiennes latérales, ou sur la résection complémentaire des bases des phalanges [7, 16]. C'est Lelièvre qui a le mieux précisé la technique de la résection-alignement des métatarsiens afin de rétablir un « canon idéal » [12]. Il propose une résection de l'ensemble des têtes métatarsiennes au col avec un trait oblique en bas et en arrière afin d'élargir la zone d'appui. Il faut, en fin d'intervention, obtenir un canon métatarsien idéal avec une longueur M1 = M2 > M3 > M4 > M5. Le raccourcissement permet une détente articulaire et tendineuse, mais aussi cutanée et des pédicules vasculonerveux des orteils. Il faut, en revanche, se garder d'un raccourcissement excessif, source d'instabilité, et même de métatarsalgies secondaires. On pratique également une synovectomie des métatarsophalangiennes, mais généralement la synoviale est de type atrophique. Dans le même temps, on réalise un allongement des tendons extenseurs et une résection arthroplastique des articulations interphalangiennes déformées et fixées.

Quand les déformations ne sont pas majeures, certains ont proposé des interventions classiquement utilisées dans les métatarsalgies statiques [18]. La conservation des têtes métatarsiennes qui ont un rôle important dans le déroulé du pas et la transmission des contraintes, peut apparaître intéressante. Leur rôle dans la stabililité articulaire et la diminution des hyperpressions est également un argument théorique pour tenter de les conserver. Enfin, elle permet d'éviter la perte de la longueur du pied dont on connaît les conséquences esthétiques, psychologiques, mais aussi fonctionnelles en terme de récidive des douleurs, des déformations et d'instabilité à la marche [11, 16, 27]. Les ostéotomies proposées ont pour principe le relèvement et le recul modéré des têtes métatarsiennes. Les ostéotomies baso-métatarsiennes en chevron, rétrocapitales et transcervicales ont été utilisées dans ce sens. Elles permettent d'espérer le rétablissement de l'appui pulpaire des rayons externes.

Sur les orteils, en cas d'échec du traitement conservateur, les griffes des articulations interphalangiennes proximales et interphalangiennes distales sont traitées par plastie articulaire cutanée et tendineuse.

Seules les déformations encore souples peuvent être améliorées par une ostéotomie de recul et de relèvement des métatarsiens.

**Sur le premier rayon**, la discussion est beaucoup plus ouverte. Certains proposent la résection arthroplastique de type Keller-Brandès, d'autres l'arthrodèse métatarsophalangienne. L'arthroplastie de Swanson en silicone [23] n'a pas donné les résultats escomptés. La fréquence des complications infectieuses, des fractures de l'implant, des luxations et des synovites destructrices ont fait que cette intervention est maintenant abandonnée [1, 5, 8, 26, 29].

## Intervention de Keller-Brandès

*L'intervention de Keller-Brandès* est basée sur le même principe que l'arthroplastie modelante de Lelièvre. Elle réalise une arthroplastie de la première métatarsophalangienne par résection de la base de P1 et partielle de la tête de M1 pour retrouver le canon métatarsien M1 = M2. La conservation de la mobilité articulaire paraît très intéressante [8, 29]. Malheureusement, les conséquences de la résection de la base de P1 sont nombreuses induisant la perte de la fonction sésamoïdienne et des courts fléchisseurs plantaires avec diminution de la pression pulpaire de l'hallux, source de transfert des pressions sur les rayons externes [22]. A long terme, les récidives de déformation sont très fréquentes, parfois même plus importantes que la déformation pré-opératoire associant un valgus et une hyperextension de P1 du gros orteil, et une griffe de l'interphalangienne qui va rapidement se fixer avec un durillon douloureux dorsal dont le traitement chirurgical est très difficile [9, 14, 17, 27].

## Arthrodèse

*L'arthrodèse* n'a pas cet inconvénient. Elle réalise une fusion osseuse en bonne position de la première MTP [13, 15, 25]. Elle aboutit à une perte de la longueur du premier rayon qui est compensée par l'alignement métatarsien. Elle entraîne cependant un recul sésamoïdien qui n'a pas de conséquence fonctionnelle dans la mesure où le canon métatarsien est respecté. Elle donne un hallux stable, solide et en principe indolore assumant son rôle de transfert des charges à la phase finale du pas. La stabilisation en bonne position de la première MTP va décharger les autres têtes métatarsiennes ou le produit de leur résection. L'intervention est menée par une voie d'abord interne. La réalisation pratique de l'intervention est difficile. Les coupes osseuses doivent être réalisées de façon très précise, idéalement à la scie oscillante en zone métaphysaire favorable à la consolidation. L'ostéosynthèse constitue la difficulté principale de cette intervention sur un os de mauvaise qualité mécanique, source de pseudarthrose ou pire, d'arthrodèse en position vicieuse.

La consolidation est obtenue de façon relativement tardive, en moyenne à la onzième semaine avec un taux de réussite de 90 p. cent [14]. Les pseudarthroses forment le plus souvent une ankylose fibreuse suffisamment stable pour autoriser un appui correct, et surtout indolore ne nécessitant généralement pas de réintervention. Le bon résultat de l'arthrodèse dépend de la position donnée à celle-ci, un excès de flexion dorsale produit une insuffisance d'appui pulpaire et une griffe de l'interphalangienne rapidement irréductible et très douloureuse. Un excès de flexion plantaire produit un hyper-appui sous P1, et une déformation de l'interphalangienne en valgus et hyperextension. La disparition de la mobilité de la première MTP a peu de conséquence fonctionnelle à la condition les articulations synergiques tibiotarsiennes et interphalangiennes restent stables, mobiles et indolores au jour de l'intervention, mais aussi en dépit de l'évolution de la maladie ce qui est plus difficile à prévoir.

### Intervention conservatrice du premier rayon

Les arthroplasties par prothèse ou de type Keller-Brandès se détériorant rapidement et l'arthrodèse étant de réalisation délicate, certains ont proposé l'utilisation de techniques conservant l'articulation métatarsophalangienne comme dans l'hallux valgus statique habituel [18]. Ce type d'intervention est licite, dans la mesure où le cartilage de la première MTP est pendant longtemps conservé. Seules les interventions comportant des ostéotomies de ré-orientation métatarsienne et/ou phalangienne semblent capables d'assurer la pérennité du résultat [18]. Les ostéotomies de M1 de soustraction externe, d'addition interne ou de translation interne de type Scarf ainsi que les ostéotomies de varisation et/ou de raccourcissement de phalange peuvent ainsi être proposées dans l'hallux valgus rhumatoïde dans les mêmes conditions que s'il s'agissait d'une déformation statique banale.

## RÉSULTATS

Les résultats de la chirurgie de l'avant-pied quelle que soit la technique, appréciés sur l'action antalgique, l'augmentation du périmètre de marche, l'amélioration du chaussage, l'autonomie des patients et l'aspect esthétique du pied sont excellents dans 90 p. cent des cas, à un an dans toutes les séries publiées [1, 11, 21, 28]. Les échecs précoces sont liés à une infection, à une insuffisance technique par non respect du canon métatarsien ou par réalisation de coupe à biseau court ou à pointe inversée, enfin par raccourcissement excessif du pied, source d'instabilité et de métatarsalgie.

Ces interventions nécessitent une hospitalisation de trois à cinq jours, un différé d'appui sur l'avant-pied de quatre semaines. La marche sans canne est cependant possible à l'aide de chaussures spéciales postopératoires qui autorisent l'appui talonnier. Quant à l'oedème et aux difficultés de chaussage, ils persistent généralement jusqu'au deuxième mois postopératoire. Le traitement local en particulier orthétique, est repris après le quatrième mois postopératoire quand l'oedème postopératoire a disparu. Le chaussage doit être changé, adapté à la nouvelle forme du pied suivant les règles habituelles du pied rhumatoïde [3]. A plus long terme, c'est à dire après trois à cinq ans d'évolution postopératoire, on observe une détérioration du résultat anatomique dans 30 à 70 p. cent des cas, surtout pour l'intervention de Keller-alignement [8, 11, 17]. Les métatarsalgies peuvent réapparaître associées à de nouveaux durillons plantaires sous les diaphyses réséquées des métatarsiens médians. Les arthrodèses de la métatarsophalangienne du premier rayon correctement fusionnées semblent limiter le risque de récidive : biomécaniquement, l'arthrodèse est capable de diminuer les contraintes sur les métatarsiens médians. En revanche, la détérioration d'articulation synergique peut avoir des conséquences fonctionnelles importantes, la panarthrodèse des articulations sagittales du pied étant mal tolérée [8, 14, 16]. La récidive de métatarsalgie peut être liée à un alignement métatarsien incorrect conservant un excès de longueur d'un ou deux métatarsiens, ou par absence d'alignement du cinquième rayon. Ces récidives douloureuses peuvent être accessibles à un alignement itératif ou une ostéotomie de relèvement afin de rétablir un canon idéal si la longueur métatarsienne le permet. Les métatarsalgies peuvent aussi être liées à la présence d'un pied creux, à des douleurs sous le sésamoïde interne, ou à la présence d'ossification sous les cols métatarsiens réséqués. Cette détérioration à long terme est d'autant plus fréquente que la durée de la maladie avant l'intervention était supérieure à dix ans ou que la polyarthrite continue d'évoluer en dépit du traitement médical [21].

Dans l'alignement métatarsien, beaucoup de pertes de correction ne s'accompagnent pas de récidive douloureuse et n'ont pas toujours de traduction en terme d'hyperkératose ou de durillons [8]. Quant au résultat fonctionnel, il va se dégrader mais d'une façon moins importante que ne le voudrait le résultat anatomique, l'atteinte successive d'autres articulations portantes ou la bilatéralisation des lésions rhumatoïdes expliquant pour partie la détérioration fonctionnelle. Quant au résultat subjectif, il reste à long terme paradoxalement satisfaisant en dépit de cette détérioration surtout anatomique peut-être en raison de la résignation des patients. Les résultats des interventions conservatrices semblent à court et moyen terme tout à fait favorable [18]. Ces résultats nécessitent de vérifier la pérennité de l'action antalgique et anatomique, de ces interventions.

## INDICATION CHIRURGICALE

Les interventions sont proposées en cas de mauvaise tolérance fonctionnelle des déformations. Le choix de l'intervention est fonction de l'importance des déformations, des destructions ostéocartilagineuses, de la gravité, et du contrôle par le traitement de fond de la polyarthrite ainsi que des rétractions tendineuses, cutanées et de l'âge des patients. L'indication chirurgicale est réservée aux échecs douloureux du traitement conservateur mais pas obligatoirement à un stade ultime de l'affection. En cas d'atteinte bilatérale, l'intervention peut être menée des deux côtés en même temps, si la durée de chaque intervention est inférieure à une heure. En pratique, il s'agit souvent d'interventions longues (supérieure à 1 heure 15) pour lesquelles il est préférable de faire les deux côtés séparément à quelques mois d'intervalle. En cas de déformation associée de l'arrière-pied, il est préférable de débuter par la correction des déviations péri-taliennes.

Dans les lésions peu évoluées, la destruction est modérée ou absente, la déformation est généralement souple. La chirurgie conservatrice des têtes métatarsiennes latérale et médiale ainsi que l'ostéotomie de redressement du premier rayon peuvent être proposées. Sur les rayons externes, il faut chercher à rétablir un canon métatarsien idéal par des ostéotomies métatarsiennes de relèvement et/ou de raccourcissement, surtout s'il existe un pied creux.

Dans les lésions évoluées, la destruction articulaire paraît irréversible, les rétractions tendineuse et cutanée sont plus inquiétantes, ainsi que l'âge et l'état vasculaire du patient. L'alignement des têtes métatarsiennes associé à l'arthrodèse de la première métatarsophalangienne est l'intervention de choix.

## CONCLUSION

Le traitement chirurgical du pied rhumatoïde doit être une chirurgie fonctionnelle. Elle doit obéir aux règles de la chirurgie du membre inférieur et des articulations portantes tout en se rappelant que la polyarthrite est une maladie d'évolution lente, progressive, polyarticulaire et que les patients auront à subir de nombreuses interventions au cours de leur vie.

L'atteinte du pied ne doit pas être artificiellement séparée de l'atteinte des autres articulations du membre inférieur. Des désaxations en valgus de l'arrière-pied ont un retentissement sur le genou, sur le médio- et l'avant-pied de même que la correction de déformation fémorale ou tibiale a un retentissement sur l'arrière- et l'avant-pied. Inversement, les déformations observées peuvent être source d'infection dont l'évolution peut être catastrophique en cas de migration bactérienne vers une prothèse sus-jacente. La détérioration de la fonction portante, propulsive et stabilisante du pied semble constante au cours de l'évolution en dépit d'un traitement médical bien conduit. Il faut garder à l'esprit le fait que la chirurgie de l'avant-pied peut être considérée comme une bonne chirurgie donnant près de 90 p. cent de bons et très bons résultats du moins à court et moyen terme. Mais, c'est peut-être à un stade de début de la maladie qu'il paraît important de pouvoir redonner au patient une certaine autonomie même si elle n'est que provisoire. En tout état de cause, elle doit être réservée aux échecs du traitement conservateur et pas uniquement à un stade ultime de la maladie. L'utilisation de nouvelles techniques chirurgicales conservatrices et la fiabilité des interventions non conservatrices font qu'une prise en charge médicochirurgicale régulière au cours de la maladie paraît souhaitable.

## RÉFÉRENCES


1. Allieu Y., Asencio G., Gomis R. – Chirurgie de l'avant-pied rhumatoïde (p. 229-231). *In : Le pied en pratique rhumatologique*. Paris, Masson, 1983.
2. Amor B., Herson D., Chevrot A., Delbarre F. – Polyarthrite rhumatoïde évoluant depuis plus de dix ans. *Ann. Méd. Interne* 1981 ; *132 :* 168-173.
3. Bouysset M. – Le pied rhumatoïde (p. 133-150). *In :* M. Bouysset, *Le pied en rhumatologie*. Paris, Springer, 1998.
4. Braun S. – Le pied dans les grands rhumatismes inflammatoires chroniques. *Rhumatologie* 1975 ; *27 :* 47-56.
5. Burra G., Katchis S. – Rheumatoid arthritis of the forefoot. *Rheum. Dis. Clin. North Am.* 1998 ; *24 :* 173-180.

6. Claustre J. – Pied rhumatoïde : aspect radio-clinique (p. 17-23). *In : Le pied en pratique rhumatologique*. Paris, Masson, 1983.
7. Clayton M.L. – Surgery of the forefoot in rheumatoid arthritis. *Clin. Orthop.* 1960 ; *16 :* 136-140.
8. Denis A., Debeyre J., Goutallier D. – Chirurgie de l'avant-pied rhumatoïde. *Rev. Chir. Orthop.* 1981 ; *67 :* 747-752.
9. Graham C.E. – Rheumatoid forefoot metatarsal head resection without first metatarso-phalangeal arthrodesis. *Foot Ankle* 1994 ; *15 :* 689-690.
10. Hoffmann P. – An operation for severe grades of contracted or clawed toes. *Am. J. Orthop. Surg.* 1912 ; *9 :* 441-449.
11. Klenerman L. – The foot and ankle in rheumatoid arthritis. *Br. J. Rheumatol.* 1995 ; *34 :* 443-448.
12. Lelièvre J. – Mille alignements articulaires métatarso-phalangiens. *In : Podologie 1968*. Paris, Expansion Scientifique Française, 1968.
13. Lipscomb P.R. – Surgery of the rheumatoid foot. Preferable procedure. *Rev. Chir. Orthop.* 1981 ; *67 :* 375-382.
14. Mann R.A., Schakel M.E. – Surgical correction of rheumatoid forefoot deformities. *Foot Ankle* 1995 ; *16 :* 1-6.
15. Mann R.A., Thompson F.M. – Arthrodesis of first metatarso-phalangeal joint for hallux valgus in rheumatoid arthritis. *J. Bone Joint Surg.* 1984 ; *66 A :* 687-692.
16. Newman R.J., Fitton J.M. – Conservation of metatarsal heads in surgery of rheumatoid arthritis of the forefoot. *Acta Orthop. Scand.* 1983 ; *54 :* 417-421.
17. Piat Ch., Denis A., Goutallier D., Huber-Levernieux Cl. - Chirurgie de l'avant-pied rhumatoïde vingt années d'expérience. *Med. Chir. Pied.*1991 ; *7 :* 165-169.
18. Piat Ch., Goutallier D., Bardin Th. – Traitement chirurgical conservateur de l'avant-pied rhumatoïde (résumé). *Rev. Rhum.* [Ed. Fr. ] 1996 ; *63 :* 824.
19. Piat Ch., Goutallier D. – L'hallux valgus unilatéral. Rôle du valgus de l'arrière-pied (p. 127-130). *In :* J.P. Delagoutte, J.B. Piera, D. Vial, B. Doutaud, *Podologie 1995*. Paris, Expansion Scientifique Française, 1995.
20. Piat Ch., Goutallier D. – Pied plat valgus et synostose du tarse (p. 181-196). *In :* M. Bouysset, *Le pied en rhumatologie*. Paris, Springer, 1998.
21. Saltzman C.L., Johnson K.A., Donnelly R.E. – Surgical treatment for mild deformities of the rheumatoid forefoot by partial phalangectomy and syndactylization. *Foot Ankle* 1993 ; *14 :* 325-329.
22. Stokes I.A.F., Hutton W.C., Mech M.I., Stott J.R.R., Lowe L.W. – Forces under the hallux before and after surgery. *Clin. Orthop.* 1979 ; *142 :* 64-72.
23. Swanson A.B., Lumdsen R.M., De Groot G. – Silicone implant arthroplasty of the great toe. *Clin. Orthop.* 1979 ; *142 :* 30-43.
24. Vainio K. – The rheumatoid foot : a clinical study with pathological and roentgenological comments. *Am. Chir. Gynae Fenn.* 1956 ; *45 :* 1-40.
25. Valtin B., Alnot J.Y., Houvet P. – La chirurgie de l'avant-pied rhumatoïde, intérêt de l'arthrodèse métatarso-phalangienne associée à l'alignement des têtes métatarsiennes. *Méd. Chir. Pied* 1990 ; *6 :* 163-169.
26. Valtin B., Houvet P., Alnot J.Y. – La chirurgie de l'avant-pied humatoïde. *Méd. Chir. Pied* 1991 ; *7 :* 177-84.
27. Van Der Heijden W.A.P., Rasker J.J., Jacobs J.W.G., Dey K. – Kates forefoot arthroplasty in rheumatoid arthritis. A 5 year follow-up study. *J. Rheumatol.* 1992 ; *19 :* 1545-1550.
28. Van Loon P.J.M., Aries R.P., Karthaus R.P., Steenaert B.J.J.M. – Metatarsal head resection in the deformed symptomatic rheumatic foot a comparaison of two methods. *Acta Orthop. Belg.* 1992 ; *58 :* 11-15.
29. Viladot R., Viladot A., Ubierna T. – Traitement chirurgical de l'avant-pied rhumatoïde (p. 245-248). *In : Le pied en pratique rhumatologique*. Paris, Masson, 1983.

# Les prothèses d'épaule quand la coiffe des rotateurs est détruite

D. GOUTALLIER, J.-M. POSTEL, Th. BARDIN

L'arthroplastie totale dans le traitement des arthropathies glénohumérales est devenue depuis quelques années une intervention presque courante. Les orthopédistes la pensent suffisamment fiable à condition que la coiffe des rotateurs soit normale, que le stock osseux glénoïdien soit suffisant pour que la glène prothétique ait une bonne tenue et que la prothèse soit non contrainte [8]. Mais que peut-on faire s'il est nécessaire de soulager un malade dont l'arthropathie glénohumérale invalidante s'accompagne d'une coiffe détruite ? Doit-on réparer la coiffe des rotateurs et implanter une prothèse totale classique, faut-il utiliser des implants spéciaux sans réparer complètement la coiffe ou faut-il abandonner les prothèses et penser aux interventions anciennes comme l'arthrodèse ou l'arthroplastie modelante ?

## RAPPEL DE LA PHYSIOMÉCANIQUE DE L'ÉPAULE

L'épaule reçoit des forces considérables (jusqu'à 360 kilos). Ceci est dû à la différence de longueur entre le bras de levier main-centre de rotation de la glénohumérale (très long) et celui des muscles mobilisateurs de la glénohumérale (très court) [8].

Le deltoïde, muscle mobilisateur essentiel de l'épaule, induit des forces cisaillantes parallèles à la glène lorsque le membre supérieur est près du corps. Il attire la tête humérale vers le haut. La coiffe des rotateurs est indispensable pour faire du deltoïde un muscle élévateur du membre supérieur. La coiffe des rotateurs permet aussi de réduire les forces intra-articulaires par son effet de butée souple et elle transforme une partie des forces cisaillantes en forces de compression.

La coiffe des rotateurs assure aussi le centrage de la tête humérale sur la glène, non seulement dans le plan frontal mais aussi dans le plan antéropostérieur grâce au sous-épineux et au sous-scapulaire : elle dirige à chaque moment le centre de rotation de l'articulation en un point où l'action musculaire est la plus performante pour assurer la meilleure stabilité et la meilleure mobilité possibles à l'épaule. Enfin, la coiffe des rotateurs participe à la rotation interne de l'épaule (par le sous-scapulaire) et surtout à sa rotation externe (par le sous-épineux qui est le rotateur externe principal).

## PHYSIOPATHOLOGIE DE L'ÉPAULE DONT LA COIFFE EST DÉTRUITE

La contraction du deltoïde ne peut, lorsque le bras est le long du corps, que d'abord élever la tête humérale qui se réfugie sous l'auvent acromiocoracoïdien. Grâce à ce contact, le deltoïde peut alors se transformer en élévateur du membre supérieur ; la tête alors n'appuie que sur la partie supérieure de la glène (fig. 1). Les muscles mobilisateurs restants de l'épaule, du fait de la perte des centres de rotation physiologique de la glénohumérale, ont une mauvaise fonction.

Une épaule sans coiffe est théoriquement une épaule de mobilité active et de force diminuées par perte de sa stabilisation et par perte des centres de rotations normaux.

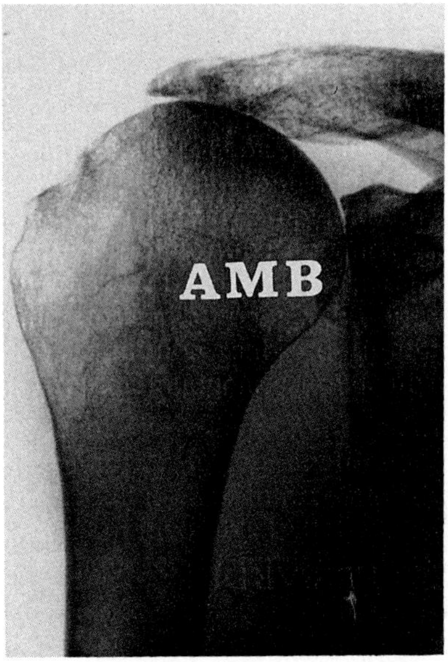


**Fig. 1. – Exemple d'une arthrose excentrée. Lorsque la coiffe est détruite, la tête humérale monte sous l'arche acromiocoracoïdienne et n'appuie que sur la partie supérieure de la glène.**

## CONSÉQUENCES DE LA DESTRUCTION DE LA COIFFE SUR L'ARTHROPLASTIE TOTALE DE L'ÉPAULE

Une prothèse non contrainte ne peut s'opposer à l'ascension de la tête humérale. La fonction d'une telle épaule prothésée ne peut donc être correcte.

Les forces de compression qui s'appliquent sur la glène, une fois que la tête humérale est bloquée sous l'auvent acromiocoracoïdien et que le deltoïde peut devenir un élévateur du membre supérieur, se localisent à la partie haute de la glène prothétique, au-dessus de son ancrage. La glène prothétique ne peut que basculer vers le haut. Dans les épaules sans coiffe des rotateurs, la glène ne peut donc, en théorie, que se desceller. C'est ce qui, en pratique, a été noté par Franklin et coll. en 1986 [6]. Parmi les 7 prothèses sur lesquelles était noté, avec un recul moyen de trente mois, un liséré glénoïdien important ou un descellement glénoïdien, 6 avaient été posées sur des épaules à coiffe rompue non réparable et une épaule avait acquis une rupture de coiffe un an après l'intervention. Deux séries françaises, l'une multicentrique rapportée par Apoil et coll. [1] et l'autre provenant de l'hôpital Henri Mondor [7] permettent de faire les mêmes constatations : globalement sur les 18 prothèses totales posées sur des épaules excentrées à distance sous-acromiales inférieures à 5 mm, il a été noté, à un recul moyen de 4 ans, 5 descellements glénoïdiens, 5 lisérés glénoïdiens complets supérieurs ou égaux à 2 mm, et 3 lisérés incomplets (alors qu'aucun descellement et aucun liséré supérieur à 2 mm n'avaient été notés au même recul sur les 18 prothèses posées à l'hôpital Henri Mondor sur des épaules centrées).

## QUELLES ARTHROPLASTIES UTILISER DANS LES ARTHROPATHIES D'ÉPAULE À COIFFE DÉTRUITE ?

Les prothèses ne peuvent logiquement comporter de composant glénoïdien fixé sur l'omoplate. L'expérience de Grammont, avec sa prothèse contrainte inversée (fig. 2), pourrait battre en brèche cette idée. En 1995 [3], cette prothèse lui avait donné sur 16 cas d'omarthrose à coiffe détruite, à un recul moyen de 27 mois, 13 épaules indolores (les 3 autres n'avaient que des douleurs modérées), 15 épaules dont l'élévation active dépassait 90° (dont 10 atteignaient ou dépassaient 120°) et 15 épaules dont la force atteignait ou dépassait quinze livres. Le score de Constant moyen atteignait 69 points sur 100. Aucun descellement, aucun liséré n'avait été noté. Mais, à la réunion du Groupe d'Étude de l'Épaule et du Coude (GEEC), en 1997, Mestdagh et coll. rapportaient des résultats beaucoup moins flatteurs de cette prothèse (communication orale).

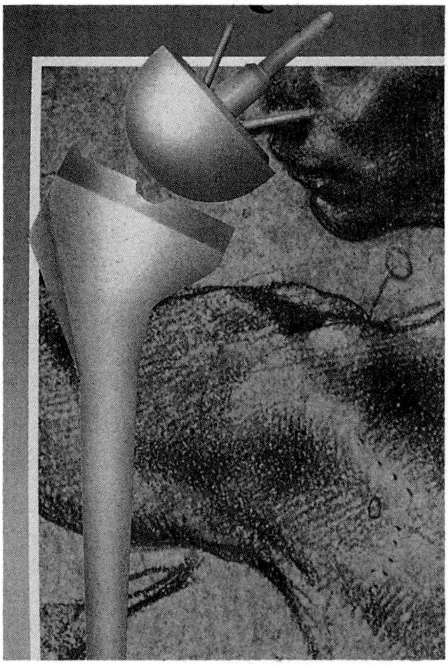

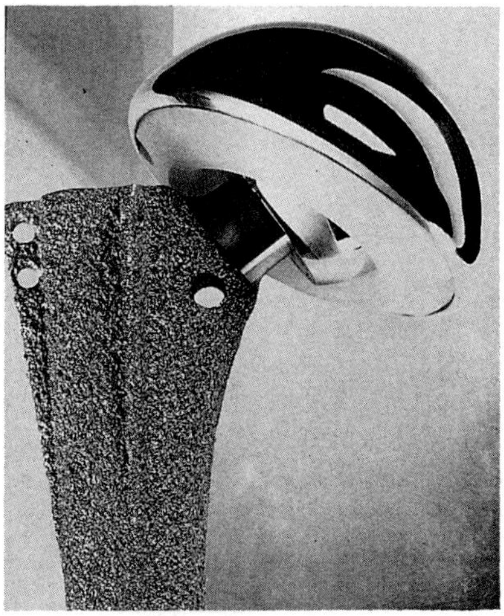

**Fig. 3. – Une prothèse humérale bipolaire.**

◀ **Fig. 2. – La prothèse inversée de Grammont.**

Deux types de prothèses humérales sont logiquement proposés :

– une prothèse humérale à grosse tête prothétique (fig. 4 a) ;

– une prothèse humérale dite intermédiaire ou bipolaire (fig. 3). Cette prothèse comporte, comme les prothèses intermédiaires de hanche, une cupule qui s'articule sur la partie supérieure de la glène et l'auvent acromiocoracoïdien et qui peut se mobiliser sur ces surfaces et une prothèse humérale de petit diamètre (généralement 22 mm) qui tourne dans la cupule. Cette double articulation permet en théorie de réduire, pour une même mobilité d'épaule, la mobilité entre la cupule et les surfaces osseuses acromioglénoïdiennes.

Ces deux prothèses obéissent à un même principe : être suffisamment volumineuse pour pouvoir s'appuyer à la fois sur l'auvent acromiocoracoïdien et la glène, sans être cependant parfaitement emboîtée dans ces surfaces pour permettre un certain centrage actif de l'implant. Le large appui limite l'usure osseuse qui est inévitable lorsqu'une arthroplastie unipolaire est opposée à une surface articulaire dépourvue de cartilage. L'important volume de l'implant a aussi l'avantage d'abaisser le centre de rotation de la néo-articulation et ainsi de favoriser l'action des muscles mobilisateurs encore présents. Mais il faut essayer de réinsérer sur l'humérus le maximum possible de sous-épineux et de sous-scapulaire.

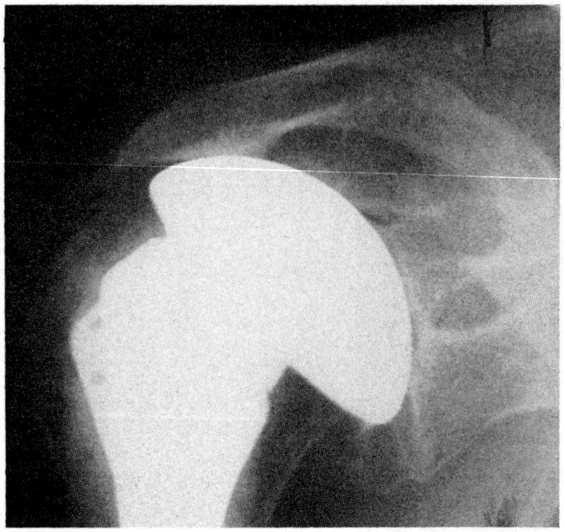

a

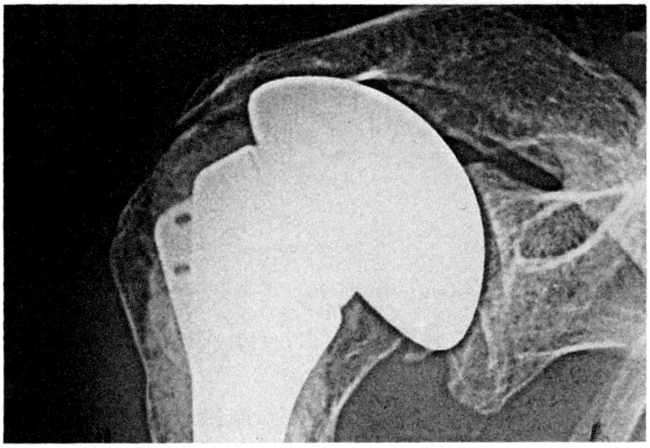

b

**Fig. 4. – Exemple d'une usure acromiale au contact d'une prothèse humérale « à grosse tête » :**
**a) 9-1994,**
**b) 7-1995.**

## RÉSULTATS DES PROTHÈSES HUMÉRALES À GROSSE TÊTE ET BIPOLAIRES

### Les prothèses humérales à grosse tête

Trois séries anglo-saxonnes ont été analysées : celle de Williams et coll. [14], Field et coll. [5], et Arntz et coll. [2]. Sur les 55 prothèses implantées pour arthrose avec coiffe détruite revues à un recul moyen de quatre ans (de deux à dix ans)

78 p. cent des épaules étaient indolores ou peu douloureuses. L'élévation latérale atteignait 110 à 120° alors qu'elle n'était que de 70° en pré-opératoire et la rotation externe active était de 40° contre 25° en pré-opératoire. Ces résultats fonctionnels satisfaisants doivent cependant être relativisés : 1) ils sont appréciés en fonction du score « à but limité de Neer » (un mauvais résultat sur la douleur, en particulier, n'est compté que si les douleurs surviennent pour des activités inhabituelles) ; 2) il n'est pas certain que toutes les épaules opérées aient été excentrées avec une distance sous-acromiale très réduite. L'évolution radiologique n'a été notée que par Field et Arntz. Parmi les 34 prothèses étudiées radiologiquement, 3 usures de glène (toutes inférieures à 4 mm) et une fracture d'un acromion usé étaient survenues.

Une série française multicentrique a été analysée et exposée à Nice en 1996. Elle concerne les prothèses « Aequalis » qui ont été toujours posées sur des épaules arthrosiques vierges de toute chirurgie dont la tête humérale était décentrée avec une distance sous-acromiale inférieure à 5 mm. Six prothèses totales et 17 prothèses humérales avaient été utilisées. Deux fois seulement une réparation de la coiffe, toujours difficile, avait été tentée. Le recul moyen était court (19 mois) allant de un an à deux ans et demi. Globalement les résultats étaient relativement satisfaisants. Le score de Constant était passé de 16 en pré-opératoire à 43. Les douleurs selon Constant étaient passées de 2 sur 15 à 10 sur 15, mais la moitié des opérés restaient nettement douloureux (cotation inférieure à 10). Les mobilités avaient vu leur amplitude doublée (obtenant 19 points sur 40 selon la cotation de Constant) mais elles restaient faibles. La force n'était pas améliorée (2 livres). Les plus mauvais résultats fonctionnels avaient été donnés par les prothèses totales où déjà, à ce court recul, étaient notés deux lisérés glénoïdiens complets et deux lisérés partiels. Les prothèses humérales n'avaient pas encore entraîné d'érosion de la glène osseuse mais une usure acromiale nette était déjà notée (fig. 4). Il n'était pas apparu, dans cette série, que les prothèses humérales à grosse tête donnaient de meilleurs résultats que les prothèses humérales à tête plus petite.

## Les prothèses bipolaires

Trois séries peuvent être étudiées, celles de Vrettos et coll. [13], de Thomazeau et coll. [12] et de Lee et coll. [9]. Les séries de Vrettos et de Thomazeau avaient un court recul (11 mois). Pour le premier auteur qui étudiait les résultats obtenus sur 7 omarthroses à coiffe détruite, les résultats étaient mauvais : 1 seul bon résultat sur la douleur et aucune amélioration des mobilités. La série de Thomazeau était plus optimiste : elle comportait 25 épaules dont 5 avaient des coiffes continues. Les résultats antalgiques étaient meilleurs passant, selon la cotation de Constant, de 4 en préopératoire à 10/15 en postopératoire. Mais les mobilités n'étaient pas améliorées et le score de Constant final restait très faible (33,5/100). Deux luxations antérieures, une luxation postérieure de la prothèse bipolaire et deux usures acromiales étaient notées après 16 et 30 mois. Pour ces deux séries, la mobilité de l'articulation se faisait essentiellement entre les implants prothétiques puisque la cupule semblait se coincer assez rapidement sous l'auvent acromiocoracoïdien et la glène supérieure.

La série de Lee comportait 14 prothèses toutes posées sur des ruptures de coiffe non réparables. Les patients avaient été revus avec un recul de 2 à 5 ans. Pour 7 épaules, la prothèse bipolaire était le premier acte chirurgical sur l'épaule. Six résultats étaient bons sur la douleur. Les mobilités actives postopératoires étaient doublées pour l'élévation du membre supérieur (atteignant 79°) et légèrement améliorées pour la rotation externe (atteignant 20°). Aucune luxation de prothèse n'avait été notée. Les 7 autres prothèses avaient été posées sur des épaules déjà opérées par acromioplastie et résection du ligament acromiocoracoïdien et 3 gardaient une insuffisance du deltoïde. Seulement deux épaules avaient été améliorées sur le plan douloureux. Les mobilités avaient été faiblement augmentées n'atteignant que 40° d'élévation et 12° de rotation externe. Deux luxations et une instabilité récidivante étaient survenues.

Pour les américains, les plus mauvais résultats des prothèses humérales à grosse tête ou bipolaire sont trouvés sur les épaules déjà opérées dont l'arche acromiocoracoïdienne (rempart à la remontée de la prothèse) avait été détruite par une acromioplastie et une résection du ligament acromiocoracoïdien ou qui avait une insuffisance deltoïdienne. Ces causes de mauvais résultat ne semblent pas avoir été retrouvées dans la série des prothèses bipolaires de Thomazeau : 19 des 25 épaules de sa série avaient une arche acromiocoracoïdienne intacte.

## DISCUSSION

Tout ce qui précède concerne essentiellement des omarthroses évoluées, mais les épaules des rhumatismes inflammatoires posent vraisemblablement les mêmes problèmes.

Si on exclut la série de Vrattos, les prothèses humérales à grosse tête et les prothèses bipolaires posées sur des épaules vierges semblent donner les mêmes résultats. Les douleurs sont améliorées (sans pouvoir donner une antalgie complète ou presque complète) et les mobilités sont suffisantes (bien que restant faibles) pour que les activités journalières soient relativement faciles. Mais les résultats fonctionnels, si on les étudie épaule par épaule, sont malheureusement imprévisibles et d'étonnants succès voisinent avec des mauvais résultats. Le grand mérite des prothèses humérales est d'avoir éliminé les problèmes glénoïdiens et donc essentiellement une réintervention pour retirer le composant glénoïdien (qui du reste n'est pas toujours une nécessité sur le plan fonctionnel).

Lorsque le deltoïde est affaibli par une intervention antérieure et lorsque l'arche acromiocoracoïdienne n'est plus capable de retenir l'ascension de la tête humérale, non seulement les résultats fonctionnels des prothèses humérales sont mauvais mais des complications mécaniques à type de luxation de la prothèse surviennent.

Faut-il alors préférer les anciennes interventions d'arthroplastie modelante ou d'arthrodèse ? Les arthroplasties modelantes sont trop dépendantes de l'opérateur pour pouvoir actuellement être reproposées. Par contre, les arthrodèses dont les résultats satisfaisants ont été récemment rappelés lors d'une étude du GEEC [4] ne sont pas à éliminer. Les arthrodèses en effet donnent des résultats stables dans le temps. Les épaules sont presque indolores et la main touche aisément le front et vient sans difficulté à la poche du pantalon et parfois même à la poche révolver.

A l'opposé, lorsque la coiffe est détruite mais que l'épaule n'est pas encore décentrée avec une distance sous-acromiale supérieure à 5 mm et sans subluxation antérieure, peut-on dans ces coiffes dites non réparables essayer de refaire une coiffe par des plasties musculotendineuses et mettre une prothèse de grosseur normale. Cela n'est peut-être pas illogique. Dans la série de l'Hôpital Henri Mondor de prothèses totales de Neer étudiées en 1994 [7], sur 19 prothèses qui avaient été posées sur des épaules centrées, 7 l'avaient été sur des épaules dont les coiffes rompues (une rupture du sous-scapulaire, une rupture du sus-épineux et du sous-épineux, une rupture des trois tendons et quatre ruptures du sus-épineux) avaient dû être réparées six fois par un geste plastique (avancement musculotendineux du supra-spinatus) car la coiffe n'était pas suturable par les techniques classiques. A trois ans de recul moyen (d'un an et demi à huit ans) les résultats obtenus sur les épaules dont les coiffes étaient intactes et sur celles où la coiffe avait été réparée étaient semblables. Les douleurs étaient passées dans les deux groupes d'une cotation de 1 à une cotation de 11 selon l'échelle de Constant, l'élévation était passée de 75° à 110° et la rotation externe de 15 à 25°. La seule différence entre les deux groupes était radiologique : des lisérés glénoïdiens étaient apparus sur toutes les épaules à coiffe réparée et seulement sur la moitié des épaules à coiffe intacte. Aussi, il semble possible dans le traitement des arthropathies avec coiffe détruite sans excentration de poser une prothèse de grosseur normale à condition de réparer la coiffe avec des gestes plastiques ; étant donné la très grande fréquence des lisérés glénoïdiens des prothèses totales qui font redouter de trop nombreux descellements de la glène prothétique, la prothèse humérale semble devoir être préférée à la prothèse totale même si la plupart des auteurs pensent que les prothèses humérales donnent de moins bons résultats antalgiques que les prothèses totales [11]. Cette attitude sera peut-être à modifier si, à plus long recul, les usures osseuses opposées à des prothèses humérales apparaissent plus préoccupantes que les descellements des glènes prothètiques des prothèses totales.

Récemment Mestdagh et coll. [10] ont aussi montré que les prothèses de grosseur normale posées sur des épaules à coiffe non rompue (28 prothèses) ou rompue mais sans excentration supérieure (10 prothèses) donnaient des résultats fonctionnels non statistiquement différents à un recul moyen de trois ans (de 1 à 8 ans). Mais il n'a pas étudié le devenir radiologique des épaules prothésées.

## CONCLUSION

Le traitement des arthropathies glénohumérales à coiffe détruite reste bien, comme le disent les anglo-saxons, un défi chirurgical. Les prothèses glénoïdiennes sont certainement à éliminer. Si l'articulation glénohumérale est décentrée avec une distance sous-acromiale inférieure à 5 mm, et si le deltoïde et l'arche acromiocoracoïdienne sont normaux, il est actuellement logique de poursuivre l'expérience des implantations de prothèses humérales soit à grosse tête soit bipolaires en sachant que les résultats fonctionnels à moyen terme sont loin d'être parfaits et qu'ils se dégraderont peut-être à plus long terme sous l'effet de l'usure de l'arche acromiohumérale et/ou de la glène. Si l'articulation glénohumérale est décentrée avec un deltoïde affaibli et/ou une arche acromiocoracoïdienne détruite, l'arthrodèse est peut-être la solution thérapeutique à proposer si l'invalidité douloureuse est très importante. A l'opposé, si l'épaule est non décentrée et le deltoïde est normal, il est logique d'implanter une prothèse humérale de grosseur normale en fermant la coiffe dite non réparable par des gestes musculotendineux plastiques.

Enfin, il apparaît que les gestes de décompression, trop souvent proposés pour traiter des épaules non décentrées et douloureuses par rupture de coiffe jugées difficilement réparables, ne sont peut-être pas logiques pour préserver l'avenir et éventuellement l'avenir prothétique.

## RÉFÉRENCES


1. Apoil A., Candelier G., Collin M., Sautet A. – Prothèse de Neer dans l'omarthrose excentrée. *Rev. Chir. Orthop.* 1995 ; *81* (suppl. II) : 115-118.
2. Arntz C., Jackins S., Matsen F. – Prosthetic replacement of the shoulder for the treatment of defects in rotator cuff and the surface of the gleno humeral joint. *J. Bone Joint Surg.* 1993 ; *75-A :* 485-491.
3. Baulot E., Chabernaud D., Grammont P.-M. – Résultats de la prothèse inversée de Grammont pour des omarthroses associées à de grandes destructions de la coiffe (16 cas). *Acta Orthop. Belg.* 1995 ; *61* (suppl. 1) : 112-119.
4. Coudane H. – Les arthroses de l'épaule. *In :* D.F. Gazielli, D. Goutallier. Montpellier, Sauramps Medical, 1997, 121 p.
5. Field L., Dinos D., Zabinski S., Warren R. – Hemiarthroplasty of the shoulder for rotator cuff arthropathy. *J. Shoulder Elbow Surg.* 1997 ; *6 :* 18-23.
6. Franklin J.L., Barret W.P., Jackins S.E., Flatsen F.A. – Glenoid loosening in total shoulder arthroplasty. Association with rotator cuff deficiency. *J. Arthroplasty* 1998 ; *3 :* 39-45.
7. Goutallier D., Postel J.-M., Tamames M. – Résultat à moyen terme des prothèses totales d'épaule non contrainte de Neer dans les arthropathies gléno-humérales d'origine arthrosique ou arthritique. *Acta Orthop. Belg.* 1995 ; *61* (suppl. 1) : 104-108.
8. Goutallier D., Postel J.-M., Tamames M., Lavau L. – Traitement chirurgical de l'articulation gléno-humérale (p. 352-360). *In :* S. de Sèze, A. Ryckewaert, M.-F. Kahn, D. Kuntz, A. Dryll, O. Meyer et coll, *L'actualité rhumatologique 1995.* Paris, Expansion Scientifique Française, 1995.
9. Lee D., Niemann K.W. – Bipolar shoulder arthroplasty. *Clin. Orthop.* 1994 ; *304 :* 97-107.
10. Mestdagh H., Petroff E., Maynov C., Forgeois P., Singer B. – Influence de l'état de la coiffe des rotateurs sur les résultats de l'arthroplastie d'épaule. *Rev. Chir. Orthop.* 1997 ; *83 :* 522-530.
11. Rodosky M., Bigliani L. – Indications for glenoid resurfacing in shoulder arthroplasty. *J. Shoulder Elbow Surg.* 1996 ; *5 :* 231-248.

12. Thomazeau H., Guillo S., Lebellec Y., Alnot J.-Y., Augereau B. – Shoulder bipolar prosthesis ; a preliminary report of 25 cases. Congrès de la Société Européenne de chirurgie de l'épaule et du coude – Salzbourg 1997. *J. Shoulder Elbow Surg.* 1998 ; *7* : Abstract 201.
13. Vrettos B.C., Taylor A., Wallace A., Neumann L. – Bipolar hemiarthroplasty of the shoulder for the elderly patient with rotator cuff arthropathy (Poster). *Congrès de la société européenne de chirurgie de l'épaule et du coude* (SECEC). Salzbourg, 1997.
14. Williams G., Rockwood C. – Hemiarthroplasty in rotator cuff deficient shoulders. *J. Shoulder Elbow Surg.* 1996 ; *5* : 362-367.

# Traitement des descellements aseptiques des prothèses totales de genou

R. NIZARD, J. WITVOËT

Le descellement aseptique peut être défini comme un échec de la fixation d'un ou des éléments prothétiques à l'os. Cette éventualité est rare au genou comme en attestent les excellents résultats en terme de survie. En effet, à long terme, un taux de 5 à 10 p. cent de descellements aseptiques est observé avec des prothèses au dessin devenu classique [11]. Nous ne parlons pas ici des prothèses charnières pour lesquelles il est reconnu, compte tenu du système mécanique qui les compose et qui sollicite fortement les ancrages, que le taux de descellements aseptiques est plus important.

Parmi les causes identifiables d'échecs mécaniques de la fixation, on peut citer :

– le dessin du plateau tibial, selon que celui-ci dispose ou non d'une fixation par plot central ;

– le défaut du rétablissement d'un axe mécanique postopératoire du membre inférieur proche de 0°. Ce fait n'a été démontré de façon certaine que dans une seule étude [15] ;

– l'utilisation d'une embase métallique, en particulier sur la rotule ;

– l'enfoncement du plateau tibial prothétique dans un os spongieux de qualité médiocre. Il existe une diminution de densité osseuse sous l'implant tibial survenant dans les mois suivant la pose de la prothèse. Cette perte de qualité mécanique peut être à l'origine d'un effondrement de l'assise tibiale de la prothèse.

## ÉVALUATION PRÉ-OPÉRATOIRE

Elle consistera en une évaluation de l'état clinique et du retentissement de cet état sur la fonction, et en une évaluation radiographique. Des scintigraphies et/ou des prélèvements d'un éventuel épanchement permettront d'éliminer une infection. Ces différents éléments permettront de déterminer la demande fonctionnelle du patient, les causes éventuelles de l'échec et la stratégie de reprise.

### Evaluation clinique

Elle ne revêt aucun caractère particulier, car outre l'état général du patient, seront analysés successivement :

- L'histoire précise de la première prothèse, en insistant sur la recherche de phénomènes infectieux.

- Les signes amenant le patient à consulter, il s'agit en règle générale de la réapparition de douleurs sur un genou ayant assuré une fonction satisfaisante pendant quelques années. Plus rarement, le patient se plaint ou a remarqué l'apparition d'une déformation progressive en varus ou valgus de son membre inférieur.

- L'examen clinique qui recherche :

– la présence d'un épanchement. S'il existe, il doit être ponctionné afin d'éliminer formellement une infection ;

– les mobilités en flexion et en extension. Elles permettent d'anticiper une partie des difficultés techniques per-opératoires ;

– l'existence de laxités. Celles-ci peuvent être dues à une usure du plateau tibial prothétique ou osseux, à une mobilité entre prothèse et os ou à une détente ligamentaire. L'analyse précise reposera sur la réalisation de clichés dynamiques en varus et valgus.

### Evaluation radiologique

Elle repose comme d'habitude sur des clichés de face, de profil en charge ainsi que sur une incidence fémoropatellaire. Une gonométrie en charge apprécie la déviation angulaire. Ces éléments de base permettent :

– de faire le diagnostic de descellement. Celui-ci est certain quand il existe une mobilisation des pièces. Des liserés évolutifs et d'une largeur de plus de 2 mm sont également très évocateurs. Parfois, les signes sont plus discrets se résumant à un liseré incomplet. La comparaison des radiographies successives est souvent d'une grande aide diagnostique ;

– de préparer une stratégie opératoire en particulier en fonction des pertes de substances osseuses.

Parmi les autres clichés utiles on peut citer les clichés en varus/valgus forcé pour les raisons évoquées dans le chapitre précédent, et les clichés per-opératoires après ablation des éléments prothétiques qui permettent de mieux évaluer les dégâts osseux.

## Autres examens

Le recours à d'autres examens peut être utile dans certains contextes difficiles. La scintigraphie au technetium est très sensible, mais sa faible spécificité la rend dans les faits peu utile ; l'utilisation d'autres radio-marqueurs tels que l'indium ou le gallium ou de polynucléaires marqués permettant d'authentifier une infection, sont plus utiles car plus spécifiques.

La ponction articulaire doit être proposée à chaque fois qu'il existe un épanchement et que le moindre doute sur une origine septique du descellement existe. Elle permet l'isolement d'un germe, et si tel n'est pas le cas l'analyse de la cellularité de l'épanchement. Une numération à plus de 10000 cellules/$mm^3$ est très évocatrice d'une infection surtout si les polynucléaires sont prédominants.

## Conclusion

Après cette évaluation, les possibilités techniques peuvent être résumées comme suit :

• La réimplantation d'une prothèse à glissement est quelquefois possible si les dégâts osseux et ligamentaires sont minimes. La difficulté technique est dans ces cas de réaliser une ablation des pièces descellées aussi peu traumatique que possible.

• L'implantation d'une prothèse à glissement de reprise plus contrainte avec tiges intramédullaires (exemples : Insall-Burstein CCK, Genesis, Wallaby III) est actuellement la possibilité technique la plus souvent utilisée et qui a la préférence de nombreux chirurgiens. La sollicitation des ancrages est faible et la stabilité peut être obtenue pour une partie par le dessin prothétique.

• L'implantation d'une prothèse charnière (Guepar, Kinematic rotating hinge, ...) a l'avantage de résoudre le problème de stabilité. La technique chirurgicale plus sommaire est de réalisation rapide. Toutefois, la sollicitation des ancrages est maximale et conduit au descellement (7 % pour Cameron, [4]). Les résultats cliniques sont régulièrement moins bons que ceux des prothèses à glissement [4]. Sur 51 prothèses Guepar (une majorité posées dans les cas de reprise) avec un recul de 2 à 13 ans le résultat clinique n'est excellent que dans 18 p. cent des cas, bon dans 20 p. cent, moyen dans 20 et mauvais dans 42 p. cent.

• L'arthrodèse peut constituer une solution de sauvetage [19]. Mais elle est de réalisation technique difficile et se fait aux dépens d'une inégalité de longueur qui est rarement inférieure à 2 ou 3 centimètres. Une méta-analyse récente a montré la supériorité d'une synthèse par long clou centro-médullaire dans cette indication [5].

• L'amputation peut être évoquée, elle est l'intervention très exceptionnelle de dernier recours.

## TECHNIQUE CHIRURGICALE DE LA REPRISE PAR PROTHÈSE

Nous ne décrirons que cette technique car elle correspond à l'indication la plus fréquente.

### Choix des voies d'abord

Lors de la reprise, l'ancienne incision est utilisée autant que faire se peut. Cette attitude évite les risques de complications cutanées avec nécrose entre ancienne et nouvelle incision.

L'exposition du genou, indispensable pour réaliser l'ablation des pièces et plus tard la reconstruction, nécessite le retournement de la rotule. Lors d'une reprise, la rétraction des parties molles (du tendon rotulien en particulier) peut rendre ce geste difficile avec le risque d'arrachement de l'appareil extenseur sur la tubérosité tibiale. Pour pallier ce problème, deux solutions principales existent :

- le relèvement par ostéotomie de la tubérosité tibiale antérieure, la synthèse sera réalisée en fin d'intervention soit par vis soit par fils horizontaux comme cela a été décrit par Whitesides [20] ;
- ou une section et plastie du quadriceps [9].

Le choix de l'une ou l'autre de ces techniques dépend des habitudes du chirurgien ou de conditions locales particulières comme une importante ostéoporose qui rendrait toute synthèse de la tubérosité tibiale aléatoire. En tout état de cause, si l'on veut obtenir un résultat acceptable sur la mobilité, il est indispensable de pouvoir rééduquer le patient immédiatement après l'intervention.

### Ablation des composants descellés

Elle se doit d'être prudente et progressive.

En effet, parfois elle est facile et la pièce prothétique vient sans difficulté, l'os sous-jacent restant dans un bon état. Parfois, l'ablation d'une pièce prothétique accrochée à l'os restant est susceptible de provoquer des dégâts osseux supplémentaires lors des manœuvres d'extraction. Des artifices techniques permettent de limiter au maximum cette éventualité.

### Reconstruction articulaire

#### Evaluation et prise en charge des défects osseux

Cette étape est essentielle. Plusieurs types de classifications existent. Les plus pertinentes prennent en compte la persistance ou non de corticales périphériques en bon état, et l'existence de pertes de substances dites contenues (fig. 1). De cette évaluation dépendent les techniques de reconstruction.

Les pertes de substances minimes et contenues peuvent être traitées simplement par un comblement par des fragments corticospongieux ou du ciment.

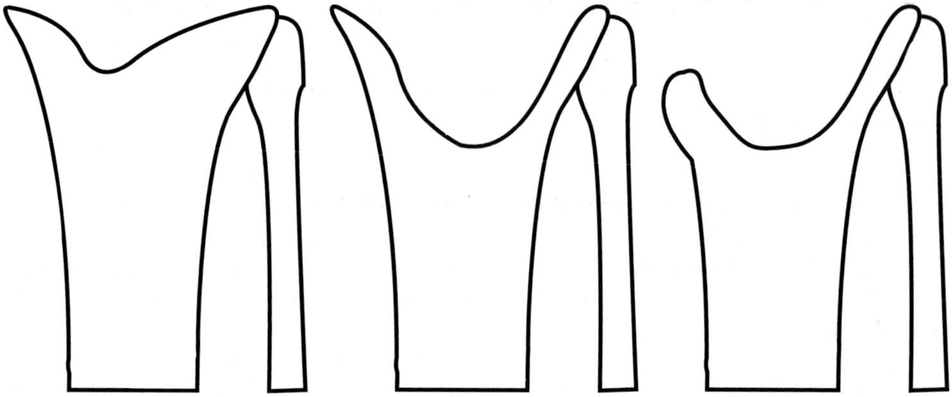

**Perte de substance minime** | **Perte de substance contenue** | **Perte de substance périphérique**

**Fig. 1. – Classification des pertes de substance au tibia.**

Les pertes de substances périphériques peuvent être reconstruites par des greffes plus massives ou plus habituellement par des pièces métalliques modulaires de taille variable.

Les grandes destructions ne peuvent être reconstruites que par des allogreffes massives.

## Choix de la prothèse de reprise

Le descellement aseptique d'une prothèse de première intention est par définition une perte de fixation au niveau épiphysaire et métaphysaire.

Aussi, un ancrage de bonne qualité ne peut être retrouvé secondairement que dans les zones diaphysaires. C'est pourquoi pour la grande majorité des reprises, une prothèse à queue diaphysaire est utilisée, elle a pour but de rechercher un ancrage dans une zone saine.

Les dégâts osseux peuvent s'accompagner de lésions ligamentaires périphériques. La remise en tension de ces ligaments lésés peut parfois s'avérer impossible. Ces cas représentent les indications de prothèse-charnière. La stabilité du genou est alors confiée au dessin prothétique. Ce type de prothèse a, dans tous les cas, une fixation diaphysaire. Pour les autres cas, où une tension ligamentaire permet d'obtenir une certaine stabilité du genou, le choix se fait vers des prothèses à glissement contraintes sacrifiant le ligament croisé postérieur. De nombreux modèles existent sur le marché, ils ont pour point commun de disposer de nombreux éléments modulaires permettant de s'adapter à des situations opératoires pas toujours standardisées. Le dessin des composants est fortement contraint avec des condyles fémoraux convexes s'inscrivant dans des plateaux tibiaux concaves congruents. Une stabilité supplémentaire est obtenue par l'existence d'une came centrale qui, en flexion, pallie l'absence du ligament croisé postérieur et dont la grande hauteur permet de contrôler une partie de la stabilité en valgus et varus. La fixation de ces pièces de reprise est souvent mixte, cimentée en zone épiphysométaphysaire et non cimentée en zone diaphysaire où un accrochage en ajustement serré (press-fit) est recherché.

### Restitution de l'axe

Elle est obtenue plus difficilement dans ces prothèses de reprise que dans les prothèses de première intention. Elle est pourtant, pour une grande majorité des auteurs, un garant de longévité d'une prothèse de genou. L'utilisation de tiges diaphysaires ajustées permet en théorie de limiter ces défauts.

### Restitution de la stabilité

Elle est obtenue par le dessin de la prothèse et une technique chirurgicale qui rétablit une tension ligamentaire correcte en flexion et en extension.

La stabilité est généralement obtenue au cours des étapes suivantes :

- Restitution première de la plateforme tibiale qui constitue le premier point de référence.
- Obtention de la stabilité du genou en flexion par comblement de l'espace en flexion à 90°. C'est au cours de cette étape que sont évaluées la taille de l'implant fémoral et la nécessité de reconstruction de la partie postérieure des condyles.
- Obtention de la stabilité du genou en extension par comblement de l'espace en extension. C'est au cours de cette étape qu'est évaluée la nécessité de la reconstruction de la partie distale du fémur.

De ces différents choix vont dépendre, outre la stabilité fémorotibiale, la hauteur de l'interligne et les rapports entre la rotule et la trochlée fémorale. Par exemple, l'utilisation d'un plateau tibial trop épais, lui-même dû à un choix de prothèse fémorale trop petite ou à un défaut de reconstruction de la partie distale du fémur, conduit à un déplacement crânial de l'interligne articulaire et donc à une rotule basse avec ses conséquences sur la mobilité du genou.

### Conduite à tenir sur l'implant rotulien

Ce point particulier mérite un développement. L'attitude dépend de l'existence ou non d'un descellement, du stock osseux restant, de la première prothèse utilisée.

Si le composant rotulien n'est pas descellé et si la congruence entre ce composant et la prothèse implantée est acceptable, celui-ci ne sera pas changé. Si la congruence n'est pas bonne, il faudra enlever ce composant en veillant à ne pas aggraver les dégâts osseux pour en implanter un nouveau mieux adapté.

La rotule osseuse après un descellement est souvent amincie, évidée, avec un os de mauvaise qualité. La réimplantation d'une rotule prothétique dans ces conditions est difficile car exposant à une fracture per-opératoire, ou à un descellement itératif précoce. Le meilleur choix dans ces cas est alors de ne pas réimplanter de prothèse en connaissant le risque de syndrome fémoropatellaire postopératoire.

Le risque d'instabilité fémoropatellaire est également accru au cours de ces prothèses de reprise car la position en rotation de l'implant fémoral et de l'implant tibial est plus difficile à déterminer, ceci expose par conséquent à un mauvais alignement de l'appareil extenseur.

Ces difficultés de reprise des composants rotuliens ont été exposées par Berry et coll. [1]. Sur 41 genoux repris pour échec rotulien isolé 14 ont eu des complications postopératoires. Les risques principaux étaient effectivement la survenue de fracture secondaire, de descellement itératif et d'instabilité fémoropatellaire.

### Suites opératoires

Elles doivent être idéalement les mêmes que les suites des prothèses de première intention avec reprise d'appui et mobilisation immédiate. Cette mobilisation peut se faire soit manuellement soit à l'aide d'appareils motorisés ; l'idéal est d'obtenir 90° dans un délai de 15 jours après l'intervention. Toutefois, une interruption volontaire ou non de l'appareil extenseur au cours de l'intervention peut amener à différer la mobilisation de quelques semaines. De même, les reconstructions osseuses extensives nécessitent des suites opératoires plus prudentes qu'à l'habitude avec un délai de remise en charge de quelques semaines. L'antibioprophylaxie et la prévention des accidents thrombo-emboliques restent la règle.

## RÉSULTATS DES REPRISES DE PTG

L'analyse de la littérature en ce domaine est particulièrement difficile car les séries présentées sont hétérogènes soit dans la cause de reprise, soit dans la technique de reprise, soit dans le type de prothèse utilisée, soit dans l'étiologie ayant conduit au remplacement articulaire. Ainsi donc, aucune donnée formellement établie ne peut se dégager et les conclusions de ces différentes études ne peuvent être considérées comme preuve scientifique. Par ailleurs, il faut noter un biais important dans l'analyse de cette littérature car l'immense majorité, si ce n'est la totalité des études, proviennent de l'expérience américaine.

Les premières séries de reprise de prothèse de genoux datent de 1982. Insall et Dethmers rapportaient 89 p. cent de bons et excellents résultats [10] alors que Bryan et Rand ne retrouvaient que 67 p. cent de bons résultats et un taux de reprise de 22 p. cent [3]. Le délai d'observation de ces différentes séries était court et les méthodes d'analyse sommaires.

Bertin et coll. [2] ont été les premiers à donner des résultats de reprise de prothèse utilisant un système avec des tiges intra-médullaires non cimentées. Cinquante-trois genoux constituaient la série. Parmi les 48 genoux revus avec un recul moyen de 18 mois, 91 p. cent n'avaient que peu ou pas de douleurs,

80 p. cent pouvaient marcher plus de 30 minutes et 84 p. cent avaient 90° de flexion au moins.

Plus récemment, Goldberg et coll. [8] dans une série de 65 genoux repris pour échec mécanique ont retrouvé des taux de bons résultats cliniques de 46 p. cent, alors que le taux d'échec atteignait 42 p. cent. Le taux d'infection était de 4,5 p. cent. Les échecs étaient principalement liés à des phénomènes douloureux ou d'instabilité de l'appareil extenseur, et à des défauts de mobilité en flexion (la moyenne de cette série étant de 84 %). D'autre part, il était noté sur les radiographies un taux de 44 p. cent de lisérés.

Ritter et coll. ont été les rares auteurs à utiliser une technique d'analyse de survie [14]. Sur 37 arthroplasties de reprise, la survie était de 97 p. cent à 6 ans si un nouveau changement prothétique définissait l'échec. Mais ce chiffre plutôt favorable ne représente pas la réalité ; en effet, si l'échec est défini par une douleur importante, un liséré complet ou la nécessité d'un changement de prothèse, la survie à 6 ans n'est plus que de 56,9 p. cent $\pm$ 9. Ce dernier chiffre était significativement différent d'une série témoin de prothèse de première intention en prenant la même définition d'échec (84,1 %).

Les causes d'échec de ces prothèses de reprise ont été étudiées par Friedman et coll. [6]. Sur 137 arthroplasties de reprises suivies pendant une durée moyenne de 5,2 ans, 63 p. cent avaient des résultats cliniques et radiologiques acceptables. Soixante-treize p. cent des causes d'échec étaient dus à un descellement aseptique, 13 p. cent à des complications de l'appareil extenseur, et 10 p. cent à une instabilité fémorotibiale. Ces auteurs montrent bien la difficulté en outre à obtenir un alignement correct du membre inférieur, car si 90 p. cent sont incorrectement alignés avant la reprise, 73 p. cent le restent après l'intervention, ce qui constitue une hypothèque sur l'avenir. Ces résultats décevants sur la qualité de l'acte chirurgical doivent être tempérés par le fait qu'il s'agit d'un article déjà ancien, les nouveaux matériels ancillaires permettent une amélioration de ce point particulier. En effet, dans la série de Takahashi et coll. qui utilise une prothèse à glissement modulaire moderne, 71 p. cent des genoux sont alignés correctement [18].

Rooser et coll. ont rapporté leur expérience sur les reprises de prothèses de genou dans la polyarthrite rhumatoïde [16]. Avec un recul moyen de 5 ans, 21 des 76 arthroplasties de départ ont été retirées soit pour la réalisation d'une nouvelle arthroplastie, soit pour la réalisation d'une arthrodèse. Si 15 échecs étaient des complications mécaniques, les 6 autres étaient des infections sur prothèse. Ce taux élevé d'échec septique peut être expliqué bien sûr par le terrain, mais également par le type de prothèse utilisé (majorité de prothèse charnière de première génération), par l'absence d'utilisation systématique de l'antibioprophylaxie et de ciment aux antibiotiques. La survie globale dans cette série était de 70 p. cent quand la reprise chirurgicale définissait l'échec.

Le devenir des greffes osseuses en particulier massives a récemment été exposé dans deux séries [7, 13]. Mow et coll. ont trouvé sur 15 greffes réalisées et suivies en moyenne 4 ans, 1 seule fracture de greffon, aucune infection n'est venue compliquer l'évolution. La fusion, toujours difficile à affirmer, était considérée comme acquise dans 13 cas [13]. Ghazavi et coll. ont trouvé sur 30 genoux, 7 complications sous la forme de 3 infections, 2 descellements tibiaux, 1 fracture de greffe et 1 pseudarthrose à l'interface greffon-hôte ; la survie de la greffe à 5 ans était de 67 p. cent [7]. Ces résultats sont concordants avec ceux d'autres séries plus anciennes comme celle de Mnaymneh et coll. ou de Stockley et coll. [12, 17].

## CONCLUSION

Les reprises de prothèses totales de genou sont des interventions difficiles. Le résultat clinique est, en règle générale, moins bon tant sur les phénomènes douloureux que sur la mobilité. La difficulté de la reconstruction dépend essentiellement du degré de destruction osseuse et de la possibilité de retrouver un équilibre ligamentaire satisfaisant. Un nouveau scellement dans un os de mauvaise qualité détruit par l'échec d'une précédente prothèse ou dans une greffe massive est susceptible de donner un résultat plus aléatoire à long terme. Les prothèses modernes permettent toutefois de restituer un axe du membre inférieur le plus souvent acceptable. Les progrès du matériel et de la technique chirurgicale rendent la nécessité de recourir à une prothèse charnière de plus en plus rarement.

## RÉFÉRENCES

1. Berry D.J., Rand J.A. – Isolated patellar component revision of total knee arthroplasty. *Clin. Orthop.* 1993 ; *26* : 110-115.
2. Bertin K.C., Freeman M.A., Samuelson K.M., Ratcliffe S.S., Todd R.C. – Stemmed revision arthroplasty for aseptic loosening of total knee replacement. *J. Bone Joint Surg.* 1985 ; *67B* : 242-248.
3. Bryan R.S., Rand J.A. – Revision total knee arthroplasty. *Clin. Orthop.* 1982 ; *170* : 116-122.
4. Cameron H.U., Hu C., Vyamont D. – Hinge total knee replacement revisited. *Can. J. Surg.* 1997 ; *40* : 278-283.
5. Damron T.A., McBeath A.A. – Arthrodesis following failed total knee arthroplasty comprehensive review and meta-analysis of recent literature. *Orthopedics* 1995 ; *18* : 361-368.
6. Friedman R.D., Hirst P., Poss R., Kelley K., Sledge C.B. – Results of revision total knee arthroplasty performed for aseptic loosening. *Clin. Orthop.* 1990 ; *255* : 235-241.
7. Ghazavi M.T., Stockley I., Yee G., Davis A., Gross A.E. – Reconstruction of massive bone defects with allograft in revision total knee arthroplasty. *J. Bone Joint Surg.* 1997 ; *79A* : 17-25.
8. Goldberg V.M., Figgie M.P., Figgie H.D., Sobel M. – The results of revision total knee arthroplasty. *Clin. Orthop.* 1988 ; *226* : 86-92.
9. Insall J., Windsor R., Scott W., Kelly M., Aglietti P. – *Surgery of the knee*. New-York, Churchill Livingstone, 1993.
10. Insall J.N., Dethmers D.A. – Revision of total knee arthroplasty. *Clin. Orthop.* 1982 ; *170* : 123-130.
11. Knutson K., Lindstrand A., Lidgren L. – Survival of knee arthroplasties. A nation-wide multicentre investigation of 8000 cases. *J. Bone Joint Surg.* 1986 ; *68B* : 795-803.
12. Mnaymneh W., Emerson R., Borja F., Head W., Malinin T. – Massive allografts in salvage revisions of failed total knee arthroplasties. *Clin. Orthop.* 1990 ; *260* : 144-153.
13. Mow C.S., Wiedel J.D. – Structural allografting in revision total knee arthroplasty. *J. Arthroplasty* 1996 ; *11* : 235-241.

14. Ritter M.A., Eizember L.E., Fechtman R.W., Keating E.M., Faris P.M. – Revision total knee arthroplasty. A survival analysis. *J. Arthroplasty* 1991 ; *6* : 351-356.
15. Ritter M.A., Faris P.M., Keating E.M., Meding J.B. – Postoperative alignment of total knee replacement. Its effect on survival. *Clin. Orthop.* 1994 ; *299* : 153-156.
16. Rooser B., Boegard T., Knutson K., Rydholm U., Lidgren L. – Revision knee arthroplasty in rheumatoid arthritis. *Clin. Orthop.* 1987 ; *219* : 169-173.
17. Stockley I., McAuley J., Gross A. – Allograft reconstruction in total knee arthroplasty. *J. Bone Joint Surg.* 1992 ; *74B* : 393-397.
18. Takahashi Y., Gustilo R.B. – Nonconstrained implants in revision total knee arthroplasty. *Clin. Orthop.* 1994 ; *309* : 156-162.
19. Vlasak R., Gearen P.F., Petty W. – Knee arthrodesis in the treatment of failed total knee replacement. *Clin. Orthop.* 1995 ; *321* : 138-144.
20. Whiteside L.A. – Exposure in difficult total knee arthroplasty using tibial tubercle osteotomy. *Clin. Orthop.* 1995 ; *321* : 32-35.

# RÉPERTOIRE DES AUTEURS AYANT PARTICIPÉ À CE VOLUME


ALNOT J.-Y., 461
ANGOTTI P., 48

BARDIN Th., 28, 488
BEAUDREUIL J., 422
BELMATOUG N., 19
BENACERRAF R., 249
BOUCHAUD-CHABOT A., 364
BOURGEOIS P., 353
BOYER Th., 118
BRISSAUD Ph., 179

CERF-PAYRASTRE I., 155
CHAZERAIN P., 167
COHEN-SOLAL M.-E., 237
COLLANGE C., 203
CORNÉLIS F., 59
COUTAUX A., 364

DE BANDT M., 310, 381
DÉGIEUX P., 104
DORFMANN H., 422
DREISER R.-L., 381
DRYLL A., 339
DUBOURG G., 406

FUSTER J.-M., 118

GOUTALLIER D., 478, 488
GRASLAND A., 138
GUÉRIN Cl., 155

HADDAD A., 118
HAYEM F., 94
HAYEM G., 19
HUBER-LEVERNIEUX Cl., 478
HUTEN D., 48

KAHN M.-F., 39
KAPLAN G., 11
KOEGER A.-Cl., 215
KUNTZ D., 237, 267

LAMOTTE J., 104
LAREDO J.-D., 78, 327
LASBLEIZ S., 28
LAUGIER P., 280
LE BAIL-DARNÉ J.-L., 203
LE GARS L., 11
LEMAIRE V., 327
LEQUESNE M., 104
LIOTÉ F., 445

M'BAPPÉ P., 167
MASSON Ch., 445
MEININGER V., 167
MEYER O., 310
MOYSAN Ph., 249

NAVEAU B., 229
NIZARD R., 498

ORCEL Ph., 297, 406

PALAZZO E., 395
PARLIER-CUAU C., 78
PERTUISET E., 339
PIAT Ch., 478
PIZZUTI Ph., 267
POSTEL J.-M., 488
POUCHOT J., 138

REVEL M., 422
ROUCOULÈS J., 364
ROUX S., 59, 297
ROZENBERG S., 353

SAUVERZAC C. de, 353
SERMET-GAUDELUS I., 94
SILBERMANN O., 249

TIMSIT M.-A., 215
TUBIANA-HULIN M., 327

VERNEJOUL M.-Ch. de, 237, 280
VIGNERON A.-M., 229
VINCENEUX Ph., 138
VITALE C., 436

WITVOËT J., 498
WODECKI Ph., 48
WYBIER M., 78

# INDEX ALPHABÉTIQUE

## « L'ACTUALITÉ RHUMATOLOGIQUE 1998 »

### A


Absorptiométrie, 280.
Achondroplasie, 64.
Activité physique et pic de masse osseuse, 233.
Affections hépatobiliaires et pancréatiques, 241.
Algodystrophie de la hanche (grossesse), 225.
Alimentation et pic de masse ossseuse, 232.
Allaitement, 224.
Allogreffe de moelle osseuse, 346.
Aluminium, 242.
Amor (critères d'), 17.
Amyotrophies opinales progressives, 194.
Anorexie mentale, 41.
Antalgiques morphiniques, 367.
Antélisthésis, 53.
Anti-inflammatoires non stéroïdiens, 383.
Antibiothérapie, 353.
Anticonvulsivants, 243.
Anticorps monoclonaux, 439.
Antidépresseurs tricycliques, 372.
Antipaludéens de synthèse, 387.
Arlet et Ficat (critères d'), 110.
Arthrite chronique juvénile, 102.
Arthrites septiques à germes banals (traitement), 353.
Articulation radiocubitale inférieure, 461.
Articulation radioulnaire distale, 461.
Aspirine, 382.
Autogreffes, 343.
Avant-pied rhumatoïde (traitement), 478.
Azathioprine, 388.


### B


Baclofen, 443.
Baker (kyste de), 88.
Balnéothérapie, 411.
Bassin (syndrome du pyramidal du), 130.
Beals (syndrome de), 95.
Becker (dystrophie musculaire de), 192.
Behçet (syndromes de, factices), 42.
Bisphosphonates dans le myélome, 347.
Bisphosphonates, 244.
Blau (syndrome de), 101.
« Bone morphogenic proteins », 208.
BUA (« broadband ultrasonic attenuation »), 289.
Buprénorphine, 368.
Bursite ischiatique, 136.
Bursites synoviales, 89.


### C


C-réactive protéine en rhumatologie, 267.
Cadmium, 244.
Calcitonine, 407.
Calcium extracellulaire (récepteur), 297.
Calcium ionisé, 297.
Camptodactylie (syndromes), 94.
Canal carpien (syndrome du), 146.
Canaux lombaires rétrécis (indications thérapeutiques, résultats), 48.
Capital osseux, 229.
Capsaïcine, 377.
Carbamazépine, 372.
Carnitine palmytil transférase (déficit en), 186.
CDMP-1, 68.
Cellules C de la thyroïde, 303.
Cellules spumeuses, 32.
Chlorambucil, 389.
Chondrocalcinose articulaire, 140.
Chondrodysplasies (le point sur), 59.

Chylomicrons, 28.
Cimentoplastie vertébrale, 348.
CINCA (syndrome), 26.
Cisclosporine-A, 390.
Classification de Fredrickson, 28.
Claudication intermittente, 49.
« Clenched fist », 41.
Coiffe des rotateurs détruite (prothèses d'épaule), 488.
Coiffe des rotateurs. Lésions : physiopathologie et rééducation, 422.
Colchicine, 386.
Collagène de type II, 71.
Collagène de type IX, X, XI, 73.
Collimation, 252.
COMP protéine, 74.
Complexes immuns circulants à IgD, 22.
Compression du nerf honteux interne, 136.
Considérations médicolégales, 108.
Contenu minéral osseux, 280.
Contractures, 185.
Contusion simple, 108.
Corset, 413.
Corticostéroïdes, 442.
Corticothérapie orale (polyarthrite rhumatoïde), 395.
Cotrimoxazole, 436.
Courbatures, 184.
COX II, 323.
Coxarthrose destructrice rapide, 272.
Coxarthroses (post-traumatiques), 104.
Crampe du golfeur, 187.
Crampes de chaleur, 186.
Crampes de l'écrivain, 186.
Crampes des musiciens, 187.
Crampes, 179.
Critères d'Amor, 17.
Critères d'Arlet et Ficat, 110.
Critères de Lequesne et Cassan, 110.
Critères de New York, 17.
Cyclines, 445.
Cycliste (pathologie rhumatismale), 118.
Cyclophosphamide, 390.

**D**

D-pénicillamine, 388.
Déficit en carnitine palmytil transférase, 186.
Déficit en phosphofructokinase, 186.
Deflazacort, 397.
Densité minérale osseuse, 280.
Déstabilisation post-opératoire, 55.
Dextropropoxyphène, 368.
Dose d'irradiation, 256.
Douleurs de désafférentation, 375.
Doxycycline, 448.
Drainage articulaire, 357.
Drogues cytotoxiques, 442.
DSM 4, 40.
DTDST, 74.
Duchenne de Boulogne (maladie de), 192.
Durogésic, 378.
DXA, 281.
Dyschromie, 454.
Dyskinésies, 180.
Dysplasie diastrophique, 65.
Dysplasie épiphyso-métaphysaire, 64.
Dysplasie métaphysaire de Janssen, 64.
Dysplasie métaphysaire dominante de Schmid, 64.
Dysplasie poly-épiphysaire de Fairbank, 60.
Dysplasie spondylo-épiphysaire congénitale, 64.
Dysplasie spondylo-épiphysaire tardive, 60.
Dystrophie musculaire de Becker, 192.

**E**

Endofibrose iliaque externe, 135.
Entérocolopathies, 239.
Épitope partagé, 319.
Escobar (syndrome d'), 95.

**F**

FAPA (syndrome), 25.
Femme enceinte (traitements rhumatologiques autorisés), 381.
Fentanyl, 378.
FGFs, 70.
Fibromatose hyaline juvénile, 101.
Fibromyalgie, 145.
Ficat (stades de), 106.
Fièvre irlandaise familiale, 25.
Floctafénine, 370.
Fluor, 243.
Fortal, 368.
Fracture de Galeazzi, 466.
Fracture vertébrale ostéoporotique récente (traitement), 406.
Fredrickson (classification de), 28.

**G**

« Ganglion cysts », 79.
« Gate-control », 366.
Galeazzi (fracture de), 466.
Gardner-Diamond (syndrome de), 42.
Gastrectomie, 240.
Gène autosomique SOX9, 68.
Gène codant pour la superoxyde dismutase, 175.

Gène du procollagène COL2A1, 71.
Gène du récepteur de la vitamine D, 231.
Gène SRY, 68.
Gène transporteur du sulfate, 74.
Genou (descellements aseptiques des prothèses totales), 498.
Genou : kystes synoviaux, 78.
Glucocorticoïdes, 385.
Glutamate, 176.
Glycogénose de type VII, 193.
Goutte, 141.
Graisse de Hoffa, 80.
Grand dentelé (surmenage du), 123.
Grand pectoral (syndrome du), 123.
Grossesse : algodystrophie de la hanche, 225.
Grossesse : ostéoporose, 215.
Grossesse : traitements autorisés, 381.
Groupe B27, 16.
Groupe B7, 16.
Guyon (loge de), 125.

**H**

Hanche (algodystrophie, grossesse), 225.
Hashimoto (thyroïdite de), 139.
Hémodialyse, 188.
Hercule (syndrome d'), 143.
Hodgkin (maladie de), 160.
Hoffa (graisse de), 80.
Hoffman (syndrome d'), 143.
Homéostasie calcique, 297.
Hounsfield (nombres de), 283.
Hypercalcémie hypocalciurique familiale, 304.
Hypercholestérolémie, 28.
Hyperlipémies (manifestations articulaires), 28.
Hyperlipoprotéinémies, 28.
Hyperparathyroïdie sévère néonatale, 304.
Hyperparathyroïdie, 306.
Hyperthermie maligne, 193.
Hypertriglycéridémie, 28.
Hypocalcémie autosomique dominante, 306.
Hypoparathyroïdie, 307.
Hypoplasies dentaires, 454.
Hypothyroïdie (manifestations rhumatologiques), 138.
Hypovitaminose D, 237.
Hystérie, 44.

**I**

Ibuprofène, 436.
Idarac, 370.
IgD, 19.
Imagerie multidimensionnelle, 257.
Immobilisation, 358.
Immunoglobulines intra-veineuses, 439.
Immunothérapie dans le myélome, 348.
Imputabilité, 109.
Instabilité lombaire, 50.
Instabilité radioulnaire distale, 466.
Insuffisants rénaux chroniques, 242.
Interféron alpha, 346.
Intervention de Keller-Brandès, 483.
IRM, 288.
Irradiation en flash, 331.
Itaï-Itaï (syndrome), 244.

**J**

Janssen (dysplasie métaphysaire de), 64.

**K**

Keller-Brandès (intervention de), 483.
Kennedy (syndrome de), 194.
Kienböck (maladie de), 473.
King-Denborough (syndrome de), 193.
Kniest (maladie de), 65.
KO génique, 314.
Kocher-Debré-Semelaigne (syndrome de), 143.
Kyste de Baker, 88.
Kyste poplité, 88.
Kystes des ligaments croisés, 85.
Kystes méniscaux, 83.
Kystes mucoïdes, 79.
Kystes synoviaux et pseudosynoviaux du genou, 78.

**L**

Lactation, 215.
Lasthénie de Ferjol (syndrome de), 43.
« Late onset peripheral spondylarthropathy », 12.
Laxatifs, 42.
LDL, 28.
Lequesne et Cassan (critères de), 110.
Lésions de la coiffe des rotateurs (physiopathologie et rééducation), 422.
Lésions xanthomateuses, 33.
Loge de Guyon, 125.
LOPS, 12.
Lupus induit à la minocycline, 455.

**M**

Mac Ardle (maladie de), 186.
Madelung (maladie de), 464.

Maladie de Duchenne de Boulogne, 192.
Maladie de Hodgkin, 160.
Maladie de Kienböck, 473.
Maladie de Kniest, 65.
Maladie de Mac Ardle, 186.
Maladie de Madelung, 464.
Maladie de Marfan, 95.
Maladie de Münchmeyer, 203.
Maladie de Steinert, 191.
Maladie de Still, 25.
Maladie de Tarui, 193.
Maladie périodique, 20, 23.
Marfan (maladie de), 95.
Médicaments antalgiques (maniement), 364.
Méningites médicamenteuses d'hypersensibilité, 440.
Méningites médicamenteuses par toxicité directe, 441.
Méningites médicamenteuses, 436.
Messages nociceptifs, 366.
Métamizole, 371.
Métastases vertébrales (traitements locaux), 327.
Méthodes ultrasonores quantitatives, 289.
Méthotrexate, 389.
Mexilétine, 372.
Mexitil, 372.
Micro-imagerie par résonance magnétique, 288.
Microarchitecture, 280.
Minocycline (lupus induit à la), 455.
Minocycline, 447.
Morphométrie vertébrale, 283.
Moscontin, 376.
Münchhausen (syndrome de), 43.
Münchmeyer (maladie de), 203.
Muscle piriformis, 131.
MXA, 281.
Mycobacterium xenopi, 275.
Myélome (bisphosphonates dans le), 347.
Myélome (immunothérapie dans le), 348.
Myélome multiple (traitement), 339.
Myélopathie par cervicarthrose, 169.
Myoclonies, 180.
Myopathie de Duchenne, 192.
Myopathie hypertrophique, 143.
Myosite ossifiante progressive, 203.
Myotonie autosomique de Thomsen, 191.
Myxœdémateux (rhumatisme), 139.

## N

Nalbuphine, 368.
Nécrose du semi-lumaire, 473.
Nécrose fémorocapitale post-traumatique, 104.
Nerf honteux interne (compression), 136.
Neuromyotonie, 191.
New York (critères de), 17.
Nombres de Hounsfield, 283.
Noramidopyrine, 371.
Nubain, 368.
Nutrition parentérale, 241.

## O

Œdème bleu hystérique des jeunes filles, 41.
Organismes génétiquement modifiés, 310.
Os : techniques non invasives de l'étude, 280.
Ossification endochondrale, 67.
Ostéochondromatose, 475.
Ostéodystrophie rénale, 242.
Ostéomalacie dite d'apport (physiopathologie), 237.
Ostéoporose cortisonique, 401.
Ostéoporose de la grossesse et du post-partum, 215.
Ostéosarcomes radio-induits, 155.

## P

Paracétamol, 370.
Paracétamol, 383.
Patch de fentanyl, 378.
Pathologies auto-induites, 39.
Pathologies factices, 39.
Pathomimies, 40.
Pentazocine, 368.
Péricardite, 98.
Personnalités multiples, 44.
Phosphofructokinase (déficit en), 186.
Phospholipase C, 300.
Pic de masse osseuse et activité physique, 233.
Pic de masse osseuse, 229.
Pic de masse osseuse et alimentation, 232.
« Pierre de piété », 89.
Pitch, 253.
Plateau, 343.
Pleuropneumopathie à éosinophiles, 454.
Poignet (syndromes canalaires du), 125.
Polyarthrite rhumatoïde (du sujet âgé), 16.
Polyarthrite rhumatoïde (place de la corticothérapie orale), 395.
Polyarthrite rhumatoïde : traitement par cyclines, 445.
Polyarthrite rhumatoïde, 445.
Polychimiothérapie, 342.
Post-partum : ostéoporose, 215.
Procollagène COL2A1 (gène du), 71.
Produits de contraste, 441.
Protéine COMP, 74.
Prothèse de reprise, 502.

Prothèses d'épaule (coiffe détruite), 488.
Prothèses totales de genou (descellements aseptiques), 498.
Protocole VAD, 343.
PRP à VSG normale, 275.
Pseudo-achondroplasie, 64.
Pseudopolyarthrite rhizomélique, 16.
PTHrp, 70, 222.
Pyramidal du bassin (syndrome du), 130.

**Q**

Quinine, 197.

**R**

Radiogammétrie, 286.
Radiologie : représentations 2 et 3 D, 249.
Radiothérapie, 330.
Récepteur sensible au calcium extracellulaire, 297.
Recombinaison homologue, 314.
Représentations 2 et 3 D (radiologie), 249.
Reprogrammation, 428.
Résection des têtes métatarsiennes, 482.
Reverticalisation, 411.
Rhabdomyolyse, 143.
Rhumatisme chondrodysplasique, 60.
Rhumatisme myxœdémateux, 139.
Rilutek, 176.
Riluzole, 176.

**S**

Sauvé-Kapandji (opération de), 472.
Scanographie hélicoïdale, 249.
Schmid (dysplasie métaphysaire dominante de), 64.
Sclérose latérale amyothrophique, 167.
Scoliose, 49.
Sels d'or, 387.
Semi-lunaire (nécrose du), 473.
Sevrage, 221.
Skénan, 376.
SLA, 167.
Souris KRN/NOD, 317.
Souris SCID, 315.
Souris transgéniques, 310.
Spondylarthrite ankylosante, 11.
Spondylarthropathies (à début tardif), 11.
Spondylolisthésis dégénératif, 49.
Stades de Ficat, 106.
Steinert (maladie de), 191.
Sténose canalaire lombaire, 48.
Stickler (syndrome de), 60.
Still (maladie de), 25.
Sulfasalazine, 387.
Superoxyde dismutase (gène codant pour la), 175.
Surmenage du grand dentelé, 123.
Syndrome de Beals, 95.
- de Blau, 101.
- camptodactylie-arthrites-iridocyclite, 99.
- du canal carpien, 146.
- CINCA, 26.
- crampe-fasciculation, 195.
- d'Escobar, 95.
- FAPA, 25.
- de Gardner-Diamond, 42.
- du grand pectoral, 123.
- d'Hercule, 143.
- d'Hoffman, 143.
- de l'homme raide, 191.
- hyper IgD, 19.
- Itaï-Itaï, 244.
- de Kennedy, 194.
- de King-Denborough, 193.
- de Kocher-Debré-Semelaigne, 143.
- de Lasthénie de Ferjol, 43.
- de Münchhausen, 43.
- du pyramidal du bassin, 130.
- RS3PE, 13.
- de Stickler, 60.
- de Tel-Hashomer, 101.
- de Weaver, 95.
Syndromes de Behçet factices, 42.
Syndromes camptodactylie-arthropathies, 94.
Syndromes canalaires du poignet, 125.
Syndromes myotoniques, 190.

**T**

Tarui (maladie de), 193.
Techniques non invasives d'étude de l'os, 280.
Tégrétol, 372.
Tel-Hashomer (syndrome de), 101.
Temgésic, 368.
Temps de reconstruction, 253.
Tendinites de la « patte d'oie », 132.
Tétracyclines, 446.
TGF b, 208.
Thomsen (myotonie autosomique de), 191.
Thyroïde (cellules C de la), 303.
Thyroïdite de Hashimoto, 139.
Thyroïdites auto-immunes, 139.
Tiapride, 198.
Tomodensitométrie périphérique, 285.
Tomodensitométrie volumique, 284.
Tomodensitométrie, 283.
Topalgic, 368.
Toxine botulique, 199.

Traitement par cyclines, 445.
Tramadol, 368.
Transfection, 311.
Transgenèse, 311.
Traumatismes (nécroses et coxarthroses), 104.
« Troisième testicule » du cycliste, 136.

**V**

Vertébroplastie percutanée, 327.
Vertébroplastie, 413.
Vitamine D (gène du récepteur de la), 231.
Vitesse de sédimentation globulaire en rhumatologie, 267.
VLDL, 28.

**W**

Weaver (syndrome de), 95.

**X**

Xanthomes cutanés, 31.
Xanthomes tendineux, 32.
Xiphodynies, 124.

**Y**

« Yips », 187.

# INDEX CUMULATIF DES 35 VOLUMES DE LA COLLECTION « L'ACTUALITÉ RHUMATOLOGIQUE PRÉSENTÉE AU PRATICIEN »

ISSN : 0065-1818

Cahier
nº **1** = 1964-65
nº **2** = 1965-66
nº **3** = 1966
nº **4** = 1967
nº **5** = 1968
nº **6** = 1969
nº **7** = 1970
nº **8** = 1971
nº **9** = 1972
nº **10** = 1973
nº **11** = 1974
nº **12** = 1975
nº **13** = 1976
nº **14** = 1977
nº **15** = 1978
nº **16** = 1979
nº **17** = 1980
nº **18** = 1981
nº **19** = 1982
nº **20** = 1983
nº **21** = 1984
nº **22** = 1985
nº **23** = 1986
nº **24** = 1987
nº **25** = 1988
nº **26** = 1989
nº **27** = 1990
nº **28** = 1991
nº **29** = 1992
nº **30** = 1993
nº **31** = 1994
nº **32** = 1995
nº **33** = 1996
nº **34** = 1997
nº **35** = 1998

**Les chiffres en gras renvoient à l'année.**

**Les chiffres en maigre renvoient à la première page de l'article.**

**A**


Aberrations chromosomiques : **1969,** 128.
Absorptiométrie osseuse (étude critique) : **1991,** 207.
Absorption calcique intestinale et cortisone : **1979,** 121.
Accidents :
- d'automobile, complications cervicales : **1967,** 233.
- iatrogènes en rhumatologie : **1975,** 281 ; **1981,** 233, 238 ; **1982,** 268 ; **1984,** 295.
- osseux de plongée : **1980,** 127.
- pulmonaires des sels d'or : **1982,** 268.

Acide folique (et méthotrexate) : **1996,** 317.
Acide hyaluronique et gonarthrose : **1994,** 324.
Acide osmique : **1975,** 150.
Acide urique : **1972,** 288.
- effets des diurétiques : **1977,** 131.
- excrétion rénale : **1972,** 288.
- inhibiteurs de la synthèse : **1966,** 195.
- substances hyperuricémiantes : **1966,** 203.
- uricémie : **1964/65,** 284.

Acné conglobata : **1978,** 23.
Acromégalie (manifestations rhumatologiques de l') : **1997,** 164.
Acromioclaviculaire (Articulation) : **1968,** 113.
Acromioclaviculaires (pathologies) : **1997,** 85.
Acromioplastie : **1984,** 329.
Acro-ostéolyses : **1976,** 70.
- professionnelles : **1968,** 67.

Acroparesthésies : **1964/65,** 153.
Acropathies ulcéro-mutilantes : **1967,** 133.
ACTH : **1972,** 185.
Acupuncture : **1971,** 173 ; **1978,** 167.
Adamantinome (des os longs) : **1988,** 65.
Agammaglobulinémie : **1967,** 13.
Aïnhum : **1984,** 103.
Albers-Schönberg (maladie d') : **1992,** 261.

Alcoolisme :
- (et appareil locomoteur) : **1997,** 152.
- métabolisme phosphocalcique : **1979,** 105.
Algies cervico-brachiales, syringomyélie : **1977,** 118.
Algodystrophie :
- décalcifiante, extensive : **1975,** 78.
- décalcifiante, partielle : **1975,** 71.
- de la hanche : **1968,** 57.
- - (grossesse) : **1998,** 225.
- iatrogène : **1967,** 78.
- vertébrale décalcifiante : **1991,** 115.
Allopurinol : **1980,** 248.
- (manifestations d'intolérance) : **1996,** 328.
Aluminium : **1980,** 100.
Amplification génique : **1994,** 222.
Amylose : **1973,** 117.
- articulaire : **1988,** 30.
- articulaire sénile : **1983,** 164.
- au cours de la polyarthrite rhumatoïde : **1966,** 59.
Amyotrophie névralgique : **1967,** 90.
Androgènes :
- traitement du lupus érythémateux disséminé : **1985,** 257.
Anesthésie (Mobilisation articulaire sous) : **1968,** 139.
Anévrisme de l'aorte abdominale : **1978,** 101.
Angéites d'hypersensibilité : **1977,** 11.
Angiogenèse synoviale : **1990,** 233.
Angiomatose :
- bacillaire : **1995,** 129.
- des os : **1984,** 55.
Angiome :
- musculaire et angiome synovial : **1986,** 104.
- des os : **1984,** 55.
- vertébraux : **1976,** 60.
- - isolés : **1988,** 163.
Angio-œdème, urticaire et arthrite : **1989,** 65.
Animaux transgéniques : **1992,** 281.
Anomalies périostées (diagnostic) : **1994,** 123.
Anomalies de la torsion des os (membres inférieurs) : **1987,** 90.
Antalgiques :
- banals (toxicité) : **1968,** 152.
- chez les diabétiques : **1979,** 197.
- (emploi des antidépresseurs) : **1980,** 236.
- et grossesse : **1998,** 382.
- hépatites : **1985,** 251.
- majeurs (pathologie ostéo-articulaire maligne) : **1986,** 273.
- non salicylés : **1979,** 228.
Anti-acides, ostéomalacie : **1973,** 278.
Antibiotiques : **1975,** 141 ; **1984,** 284.
Anticoagulants (Accidents des) : **1973,** 204.
- lupus : **1985,** 11.
- neuropathie : **1976,** 127.
Anticonvulsivants, ostéomalacie : **1973,** 278.
Anticorps :
- anti-ARN : **1987,** 255.
- anticellules endothéliales : **1990,** 256.
- anti-collagène de type II : **1984,** 239.
- anticytoplasme de polynucléaires : **1992,** 247.
- anti-ECT : **1974,** 30.
- antikératine (et connectivite) : **1986,** 47
- - (et polyarthrite rhumatoïde) : **1986,** 47.
- antilymphocytes : **1979,** 177.
- antinucléaires : **1965/66,** 256.
- - oligoarthrite de l'adulte : **1992,** 11.
- anti-phospholipides : **1985,** 11 ; **1993,** 213.
- anti-ribonucléoprotéines : **1987,** 255.
- anti-Ro et La : **1991,** 254.
- antistreptococciques : **1976,** 41.
- monoclonaux : **1983,** 225 ; **1987,** 317.
- spécifiques d'antigènes nucléaires solubles : **1978,** 222 ; **1983,** 213.
Antidépresseurs, emploi comme antalgiques : **1980,** 236.
Antigènes :
- Australia : **1979,** 149.
Antigènes :
- carcino-embryonnaire : **1979,** 156.
- Dw4 : **1978,** 230.
- HBs : **1979,** 147, 149.
- HLA et rhumatismes : **1976,** 27 ; **1978,** 43 ; **1979,** 171 ; **1982,** 246.
- HLA Dw ou DR et polyarthrite rhumatoïde : **1985,** 196.
- nucléaires solubles : **1978,** 222 ; **1983,** 213.
- HLA B27 et spondylarthrite ankylosante : **1974,** 39.
- (super-) et maladies auto-immunes : **1993,** 239.
Anti-idiotypes : **1990,** 289.
Anti-inflammatoires : **1979,** 197.
- (aggravation de coxarthrose) : **1990,** 311.
- interactions médicamenteuses : **1984,** 302.
- mode d'action : **1974,** 154.
Anti-inflammatoires non stéroïdiens : **1973,** 103 ; **1976,** 137 ; **1981,** 284 ; **1982,** 259 ; **1984,** 302 ; **1985,** 251 ; **1987,** 326 ; **1989,** 278.
- et gastropathies : **1988,** 339.
- et grossesse : **1998,** 383.
- et hypertension artérielle : **1992,** 293.
Antilymphocytes : **1979,** 177.
Antimalariques : **1981,** 247.
- neuromyopathie : **1970,** 291.
- (et œil) : **1997,** 355.
- toxicité : **1964/65,** 255.

Antinucléaires (facteurs) : **1970,** 78.
Anti-œstrogènes :
- traitement du lupus érythémateux disséminé : **1985,** 257.
Antituberculeux : **1973,** 230.
Aorte abdominale, anévrisme : **1978,** 101.
Aponévrosite plantaire du sportif : **1990**, 172.
Aponévrotomie à l'aiguille : **1996,** 312.
Apophyse odontoïde (pathologie) : **1992,** 88.
Apophysite : **1968,** 104.
Apoptose (mort cellulaire programmée) : **1995,** 247.
Appareil locomoteur (et alcoolisme) : **1997,** 152.
Arachnoïdite lombaire : **1979,** 92.
Arnold (névralgie d') : **1973,** 242.
Arrachement musculaire, bassin : **1978,** 292.
Arrière-pied : **1964/65,** 165.
Artères piégées (des sportifs) : **1990**, 97.
- temporale (biopsie) : **1985,** 46.
Artérites à cellules géantes : **1966,** 40.
Arthrites :
- à Candida albicans : **1977,** 51.
- expérimentales au collagène II : **1984,** 239.
- gonococciques : **1976,** 74.
- infectieuses de la polyarthrite rhumatoïde : **1971,** 32.
- leucoses : **1974,** 56.
- de Lyme : **1980,** 20 ; **1985,** 20.
- du Whipple : **1984,** 19.
- méningococciques : **1979,** 11.
- « microcristallines » : **1965/66,** 222 ; **1984,** 232.
- à microcristaux lipidiques : **1990**, 35.
- pauci-articulaires juvéniles : **1992,** 15.
- à piquants : **1979,** 18.
- après piqûres de tiques « Lyme arthritis » : **1980,** 20 ; **1985,** 20.
- à pyogènes : **1974,** 139.
- réactionnelles (nouveau sur) : **1990**, 68.
- – (traitements) : **1993,** 55.
- à salmonelles : **1975,** 90.
- septiques à germe banals (traitement) : **1998,** 353.
- des toxicomanes : **1982,** 127.
- virales (du nouveau dans les) : **1986,** 41.
Arthrodèse(s) :
- des doigts : **1995,** 337.
- lombosacrée : **1969,** 203.
- du pied : **1995,** 325.
Arthrographie : **1977,** 182.
- arthro-pneumographie de l'épaule : **1975,** 234.
Arthrogrypose : **1986,** 71 ; **1992**, 375.
Arthropathies :
- destructive de l'épaule : **1983,** 89.
- et entérocolopathies rares : **1989,** 58.
- métaboliques : **1975,** 11.
- virales : **1964/65,** 349 ; **1981,** 19.
Arthroplastie de la hanche : **1966,** 294 ; **1981,** 300.
- itérative : **1975,** 261.
Arthroplasties totales de hanches (complications neuromusculaires) : **1996,** 167.
Arthroscopie : **1970,** 299 ; **1975,** 239.
- de l'épaule : **1985,** 111.
- du genou (en l'absence de lésion radiologique) : **1986,** 111.
- de hanche : **1987,** 211.
- méniscose : **1984,** 67.
- possibilités thérapeutiques : **1982,** 275.
- (synovectomie) : **1988,** 322.
- traitement du conflit sous-acromial : **1992,** 325.
Arthrose :
- aspects ultrastructuraux : **1969,** 189.
- chondrocyte : **1969,** 189.
- des doigts : **1996,** 103.
- érosive des doigts : **1969,** 103.
- étiopathogénie : **1968,** 191.
- (génétique) : **1996,** 263.
- et inflammation : **1979,** 162.
- des membres (sport) : **1996,** 175.
- (post-méniscectomie) : **1996,** 93.
- vertébrale (durée des manifestations douloureuses) : **1969,** 241.
Articulation :
- acromioclaviculaire : **1997,** 85.
- glénohumérale (traitement chirugical) : **1995,** 352.
- radiocubitale inférieure : **1998,** 461.
- radioulnaire distale : **1998,** 461.
Articulations :
- costovertébrales et costotransversaires (pathologie) : **1991,** 84.
- péronéo-tibiale supérieure (pathologie) : **1989,** 75.
- sacro-iliaque (pathologies mécaniques) : **1989,** 109 ;
- – (pathologie) : intérêt du scanner et de l'IRM : **1993,** 193.
- sous-astragalienne (pathologie) : **1993,** 103.
Aspirine : **1974,** 177.
- anti-inflammatoires non stéroïdiens, interactions : **1976,** 137.
- toxicité : **1968,** 152.
Assauts cortisoniques : **1983,** 264.
Astragale, ostéonécrose : **1972,** 229.
Atloïdo-axoïdienne (rotation) : **1991,** 50.
Auranofin : **1985,** 266.

Auto-anticorps :
- anticœur dans le RAA : **1970,** 69.
- antilymphocytes : **1979,** 177.
- dans les connectivites : **1984,** 249.
Autogreffe de moelle (traitement de l'ostéonécrose par) : **1997,** 376.
Auto-immunité (virus) : **1986,** 250.
Avant-pied rhumatoïde (traitement) : **1998,** 478.

**B**

Balint (groupes) : **1969,** 263.
Bassin :
- arrachements musculaires : **1978,** 292.
- fracture de la branche ischio-pubienne : **1981,** 135.
BCG et rhumatismes : **1995,** 31.
Behçet (maladie de) : **1997,** 36.
- (syndrome de) : **1967,** 13 ; **1974,** 43 ; **1980,** 60.
Bence-Jones (protéine de) : **1966,** 273.
Benziodarone : **1968,** 125.
Berger (maladie de) : **1987,** 20.
Bêta-2-microglobuline : **1982,** 197.
Biomatériaux, biocompatibilité : **1984,** 309.
Biopsie :
- artère temporale : **1985,** 46.
- labiale (Gougerot-Sjögren) : **1984,** 11.
- ostéo-médullaire : **1978,** 234.
- synoviale : **1979,** 140.
- - en 1989 : **1989,** 193.
Bisphosphonates : **1984,** 183 ; **1994,** 340 ; **1996,** 207.
- intérêt dans les ostéopathies malignes : **1994,** 340.
- par voie intraveineuse : **1989,** 185.
Bloc auriculo-ventriculaire congénital : **1991,** 262.
Blocs vertébraux : **1994,** 99.
Blocs vertébraux pagétiques : **1987,** 156.
Bolus de cyclophosphamide (et rhumatologie) : **1989,** 285.
Bouchard (nodosités de) : **1974,** 107.
Bourrelet cotyloïdien (pathologie du) : **1989,** 95.
Bourrelet glénoïdien (lésions mal connues) : **1995,** 110.
Bromocriptine (en rhumatologie) : **1997,** 318.
Bursites : **1991,** 62.
- achilléenne : **1970,** 38.
- hanche : **1984,** 121.
- talon postérieur : **1980,** 117.
Bursopathies : **1991,** 62.

**C**

C réactive protéine en rhumatologie : **1998,** 267.
Calcémie :
- effets des diurétiques : **1977,** 131.
- régulation hormonale : **1969,** 255.
Calcifications :
- de l'épaule : **1965/66,** 123.
- tendineuses atypiques : **1992,** 100.
- - de l'épaule : **1976,** 209.
- - multiples : **1969,** 119 ; **1978,** 148.
- - traitement arthroscopique : **1992,** 100.
Calcinose discale : **1985,** 102.
- de l'enfant : **1971,** 87.
Calcinose tumorale : **1990,** 183.
Calciphylaxie : **1965/66,** 173.
Calcitonine : **1972,** 261.
- et ostéoporose : **1985,** 170.
- traitement de la maladie de Paget : **1977,** 161.
- tumeurs à : **1971,** 248.
Calcium :
- absorption calcique et corticoïdes : **1979,** 121.
- cinétique : **1966,** 167.
- (efficacité dans l'ostéoporose postménopausique) : **1996,** 237.
- extracellulaire (récepteurs) : **1998,** 297.
- radio-actif : **1964/65,** 213.
Calciurie, effets des diurétiques : **1977,** 131.
Camptodactylie (syndromes) : **1998,** 94.
Camurati et Engelmann (maladie de) : **1977,** 43.
Canal carpien : **1980,** 294 ; **1983,** 122.
- (syndrome du) : **1995,** 343.
Canal rachidien :
- étroit congénital : **1967,** 244.
- large : **1974,** 95.
Canaux lombaires :
- étroits et rétrécis (sciatiques) : **1985,** 86.
- rétrécis (indications thérapeutiques, résultats) : **1998,** 48.
Cancer : **1994,** 55.
- connectivites : **1978,** 15.
- dermatologie : **1994,** 55.
- hypophysectomie à l'yttrium : **1970,** 276.
- immunodépresseurs : **1974,** 144.
- ostéolyse : **1975,** 207.
- ovaire (fasciite) : **1986,** 21.
- polyarthrites : **1992,** 48.
- prostate, métastases osseuses : **1978,** 204.
- secondaire des os : **1972,** 303.
- sein, impotence du membre supérieur : **1978,** 107.
- sein, métastases osseuses : **1974,** 167 ; **1980,** 273 ; **1984,** 265.

– sein, récepteurs hormonaux : **1976,** 150.
– thyroïdien : **1971,** 248 ; **1979,** 215.
– traitement biologique : **1989,** 262.
– – hormonal : **1985,** 229.
Cancérologie (nouveaux marqueurs) : **1987,** 231.
Candida albicans (arthrites à) : **1977,** 51.
Capillaroscopie et connectivites : **1987,** 195.
Capsulite rétractile de l'épaule (traitement) : **1995,** 88.
Carrefour postérieur de la cheville et danse classique : **1997,** 113.
Cartilage articulaire (et protéoglycanes) : **1989,** 205.
– normal et pathologique (effets de la pression) : **1993,** 229.
Cécité, maladie de Horton : **1982,** 38.
Cellules :
– endothéliales (anticorps) : **1990**, 256.
– – et inflammation synoviale : **1991,** 303.
– dendritiques : **1991,** 313.
– géantes : **1973,** 255.
– immunité (reconnaissance de l'antigène) : **1986,** 231.
– « NK » : **1992,** 237.
– osseuses, mesures histologiques : **1971,** 271.
– physiologie : **1971,** 271.
Cervicarthrose et artères vertébrales : **1977,** 61.
Cervicarthrose (myélopathies) : **1994,** 161.
Chaussure : **1982,** 116.
Cheville (prothèse totale) : **1988,** 385.
– : pathologie du carrefour postérieur et danse classique : **1997,** 113.
Chiari (ostéotomie de) : **1977,** 233 ; **1979,** 279.
– (ostéotomie transversale de) : **1996,** 382.
Chimiothérapie :
– anticancéreuse : **1964/65,** 269.
– antituberculeuse : **1973,** 230.
– cellulaire : **1993,** 262.
Chloroquine, rétinopathie : **1973,** 191.
Cholestérol (vascularite par cristaux de) : **1990**, 44.
Chondroblastomes épiphysaires des os : **1971,** 229.
Chondrocalcinose :
– articulaire diffuse : **1964/65,** 336 ; **1972,** 11.
– épidémiologie : **1977,** 16 ; **1978,** 71.
– formes destructives ; **1974,** 11.
– manifestations rachidiennes : **1978,** 71.
– physiopathologie : **1986,** 242.
Chondrocyte articulaire : **1995,** 269.
Chondrodysplasies (le point sur les) : **1998,** 59.
Chondrodystrophies génotypiques : **1966,** 172 ; **1967,** 95.
Chondrolyse et métalloprotéases : **1993,** 272.
Chondromalacie de la rotule : **1965/66,** 117.
Chondromatose synoviale : **1968,** 94.
– – de la hanche : **1986,** 118.
Chondrome bénin de l'os iliaque : **1983,** 327.
Chondroprotecteurs : **1993,** 347.
Chondrosarcomes : **1982,** 169.
– exérèse large : **1974,** 250.
Chordomes rachidien et sacré : **1979,** 56.
Ciclosporine : **1986,** 306 ; **1992,** 350.
Cimétidine : **1981,** 259.
Cirrhose :
– alcoolique : **1979,** 105.
– biliaire, manifestations ostéo-articulaires : **1975,** 121.
– métabolisme phosphocalcique : **1979,** 105.
Claquage (sportif) : **1994,** 107.
Clavicule : ostéolyse post-traumatique : **1984,** 73.
Clométacine : **1979,** 228.
Coccygodynie :
– et kystes intrasacrés : **1991,** 94.
Cœur :
– lupus érythémateux disséminé : **1982,** 44.
– polyarthrite rhumatoïde : **1982,** 44.
Coiffe des rotateurs :
– – détruite (prothèses d'épaule) : **1998,** 488.
– exploration, radiologie : **1991,** 228.
– lésions : physiopathologie et rééducation : **1998,** 422.
Colchicine (en dehors de la goutte) : **1986,** 288.
Col fémoral (fracture de fatigue) : **1991,** 404.
– (prédire la facture) : **1995,** 167.
– et maladie périodique : **1976,** 157.
– (toxicité) : **1990**, 340.
Colite collagène : **1989,** 61.
Communication artérioveineuse (cône terminal) : **1991,** 123.
Complément : **1974,** 221.
– connectivite : **1975,** 43 ; **1988,** 269.
– hémolytique : **1967,** 153.
Complexes immuns circulants : **1978,** 240.
Complications neuromusculaires (arthroplasties totales de hanches) : **1996,** 167.
Complications des prothèses, radiologie : **1973,** 293.
Compression radiculaire (données récentes) : **1996,** 271.
Compression radiculaire (physiopathologie de la douleur) : **1996,** 271.
Compressions artérielles (des sportifs) : **1990**, 97.

Condensation vertébrale : **1975,** 63.
Condyle fémoral (nécrose) : **1987,** 35.
Conflit sous-acromial :
- et traitement arthroscopique : **1992,** 325.
Cône terminal (communication artérioveineuse) : **1991,** 123.
Connectivites : **1974,** 43.
- (et anticorps anticytosquelette) : **1986,** 47.
- (- - antikératine) : **1986,** 47.
- auto-anticorps à double spécificité : **1984,** 249.
- cancer : **1978,** 15.
- et capillaroscopie : **1987,** 195.
- et complément (données récentes) : **1988,** 269.
- déficits congénitaux en complément : **1975,** 43.
- fibroses pulmonaires : **1974,** 115.
- et grossesse, **1988,** 37.
- inclusions d'aspect viral : **1973,** 24.
- induites non médicamenteuses : **1985,** 54.
- mixtes (mise au point) : **1980,** 27.
- paranéoplasiques : **1992,** 48.
- et silice : **1994,** 26.
Contenu minéral osseux, mesure : **1984,** 196.
Contraceptifs, rhumatismes : **1982,** 32.
Contraste (moyens de) en radiorhumatologie : **1970,** 306.
Corporectomie vertébrale : **1986,** 345.
Corps vertébral, ponction-biopsie : **1973,** 304.
Corticoïdes :
- et lipomatose épidurale : **1991,** 357.
Corticothérapie :
- à jour alterné : **1971,** 165.
- orale (polyarthrite rhumatoïde) : **1998,** 395.
Cortisone : **1977,** 152.
- peau : **1974,** 159.
- et tendon : **1983,** 293.
- ulcère gastroduodénal : **1977,** 152.
Cortisoniques : **1965/66,** 285 ; **1978,** 177.
- absorption calcique : **1979,** 121.
- cataracte : **1967,** 143.
- détériorations articulaires : **1970,** 284.
- interactions médicamenteuses : **1984,** 302.
- glaucome : **1967,** 143.
- myopathies : **1964/65,** 264.
- où et comment agissent (les) : **1985,** 211.
- ostéonécrose : **1980,** 209.
- sevrage : **1992,** 338.
Cortisonothérapies :
- intraveineuses à fortes doses : **1983,** 264.
- locales : **1970,** 284.
Côtes cervicales : **1970,** 154.
Cotyle géodique : **1965/66,** 109.
Coude rhumatoïde : **1993,** 373.
Course à pied :
- méfaits tendineux et articulaires : **1983,** 78.
Coussinets fibreux des phalanges : **1982,** 96.
COX-1 : **1997,** 295.
COX-2 : **1997,** 295.
Coxarthrose :
- (aggravation par anti-inflammatoires) : **1990,** 311.
- arthroplastie par prothèse : **1966,** 294.
- butée : **1979,** 279.
- destructrice rapide : **1969,** 149.
- avec douleur inhabituelle et blocages : **1981,** 85.
- sur dysplasie : **1979,** 279.
- horizontale : **1973,** 50.
- indications chirurgicales avant soixante ans : **1985,** 307.
- indices fonctionnels : **1991,** 195.
- ostéotomie de McMurray : **1967,** 223.
- - de varisation : **1965/66,** 305 ; **1979,** 279.
- postérieure : **1980,** 93.
- (post-traumatique) : **1998,** 104.
- rééducation : **1981,** 268.
- résection de la tête et du col : **1965/66,** 305.
Coxite :
- de l'adulte : **1985,** 26.
- laminaire : **1966,** 120.
Crampe des écrivains : **1971,** 141.
Crampes : **1998,** 179.
Crâne, lacunes de la voûte : **1980,** 109.
- pagétique (ostéoporose circonscrite) : **1997,** 233.
Cristaux de cholestérol (vascularite) : **1990,** 44.
Crohn (maladie de) : **1965/66,** 41.
- manifestations rhumatologiques : **1993,** 29.
Cryoglobulinémie(s) : **1975,** 25 ; **1994,** 44.
Cubital (nerf) : **1980,** 294.
Cuivre et inflammation articulaire : **1969,** 84.
Cul-de-sac dural (malformations) : **1987,** 51.
Cupules jumelées : **1980,** 265.
Cyclines : **1998,** 445.
Cycliste (pathologie rhumatismale) : **1998,** 118.
Cyclooxygénase : **1997,** 295.
Cyclophosphamide (bolus en rhumatologie) : **1989,** 285.
Cyphose du sujet âgé (physiopathologie) : **1993,** 73.
Cytokines : **1987,** 317.
- (nouvelles) : **1997,** 304.

Cytolytiques :
- et leucose aiguë : **1975,** 174.
- et polyarthrite rhumatoïde : **1985,** 283.

## D

Danse classique : pathologie du carrefour postérieur de la cheville : **1997,** 113.
Déficiences génétiques en complément : **1988,** 272.
Défilés thoraciques supérieurs : **1978,** 116 ; **1995,** 61.
Densitométrie osseuse : indications en 1996 : **1996,** 191.
Dermatomyosite : **1994,** 55.
- et cancer : **1994,** 55.
Dermatopolymyosites : **1982,** 11.
Dermatose :
- aiguë fébrile à neutrophiles : **1983,** 23.
Descellements aseptiques des prothèses articulaires (mécanismes) : **1994,** 304.
Diabète : **1964/65,** 196.
- anti-inflammatoires, antalgiques : **1979,** 197.
- main pseudo-sclérodermique : **1983,** 152.
- (manifestations rhumatologiques) : **1997,** 137.
- neuropathies : **1972,** 111.
- rhumatisme : **1969,** 167.
Diabètes phosphatés de l'adulte : **1996,** 229.
Dihydroxycholécalciférol (1,25) : **1985,** 219.
Diphosphonates : **1974,** 132 ; **1979,** 115.
Discectomie percutanée : **1989,** 294.
Discographie lombaire : **1968,** 221 ; **1969,** 203 ; **1976,** 185.
Discopathie :
- calcifiante de l'enfant : **1971,** 87.
- dégénérative avec condensation vertébrale : **1975,** 63.
Disjonction scapholunaire : **1982,** 328.
Diurétiques : **1977,** 131.
- acide urique, effets des diurétiques : **1977,** 131.
- thiazidiques et masse osseuse : **1997,** 252.
Doigts :
- (arthrodèse) : **1995,** 337.
- (arthrose) : **1996,** 103.
- ostéo-arthrose érosive : **1969,** 103.
- tumeurs glomiques : **1978,** 125.
Dosimétrie (irradiation en rhumatologie) : **1990,** 212.
Douleur :
- (compression radiculaire) : **1996,** 271.
- insensibilité congénitale : **1968,** 39.
- neuromédiateurs : **1984,** 219 ; **1991,** 291.
- pariétales thoraciques antérieures : **1990,** 119.
- pelviennes d'origine gynécologique : **1972,** 122.
Douleurs de désafférentation (traitement) : **1997,** 429.
D-pénicillamine : **1975,** 181.
- accidents cutanés : **1981,** 238.
- - pulmonaires : **1984,** 295.
- complications musculaires : **1980,** 216.
- polyarthrite rhumatoïde : **1971,** 157 ; **1993,** 319.
Drogues cytotoxiques (multirésistance) : **1993,** 262.
- dures (manifestations rhumatismales) : **1997,** 11.
Dupuytren (maladie de) : **1967,** 125 ; **1982,** 96 ; **1996,** 311.
- étiologie : **1967,** 125.
- traitement médical : **1979,** 238.
Dysfonctions temporo-maxillaires : **1988,** 57.
Dysglobulinémie, aspects rhumatologiques : **1964/65,** 83.
Dysimmunitaires (réactions) : **1973,** 126.
Dysplasie :
- fibreuse des os : **1965/66,** 203 ; **1983,** 171.
- - - en 1997 : **1997,** 61.
- genou : **1964/65,** 126.
- hanche : **1979,** 279.
- polyépiphysaire : **1966,** 172.
Dysplasies de hanche de l'adulte : ostéotomies du bassin : **1996,** 382.
Dystrophies vertébrales de croissance : **1964/65,** 107.
- aspects radiologiques et tomodensitométriques particuliers : **1985,** 153.

## E

Echinococcose osseuse : **1981,** 123.
Echographie : **1982,** 132.
Echographie dans les tendinopathies de l'épaule : **1988,** 219.
Endocardites bactériennes subaiguës : **1977,** 85.
Engelmann (maladie d') : **1977,** 43.
Entérite régionale : **1965/66,** 41.
Enthèses (pathologie) : **1993,** 80.
Entorse cervicale : **1981,** 150.
Enzymes en rhumatologie : **1966,** 256.
Eosinophilie, polyarthrite rhumatoïde : **1979,** 33.
Épaule :
- arthropathie destructive : **1983,** 89.
- arthroscopie : **1985,** 11.
- calcifications : **1965/66,** 123.
- - tendineuses : **1976,** 209.
- - (traitement arthroscopique) : **1993,** 311.

– (chirurgie) : **1995,** 352.
– douloureuse du sujet jeune : **1981,** 51.
– – chronique, chirurgie : **1984,** 329.
– (exploration clinique) : **1996,** 249.
– instable : **1994,** 148.
– (insuffisant rénal dialysé) : **1995,** 133.
– luxation postérieure : **1978,** 282.
– – récidivante : **1979,** 273.
– prothèse totale : **1981,** 293.
– pseudo-périarthrite par lésion du spinal : **1972,** 137.
– rupture de la coiffe des rotateurs : **1964/65,** 300.
– sénile hémorragique : **1967,** 107.
– du sportif : **1987,** 98.
– tendinopathie : **1988,** 219.
Epicondylite : **1966,** 151.
– rebelle : **1975,** 253.
Epidurite : **1969,** 223.
– métastasique : **1978,** 89.
Epiphysite : **1968,** 104.
Epstein-Barr (virus d') : **1981,** 195.
Erdheim-Chester (maladie d') : **1995,** 148.
Erythème noueux : **1969,** 31.
Erythropoïétine : **1991,** 335.
Examens isotopiques (irradiation) : **1990**, 212.
– radiologiques (irradiation) : **1990**, 212.
Exotiques (affections ostéo-articulaires) : **1966,** 134.
Expérimentale (pathologie articulaire) : **1972,** 294.
– polyarthrites : **1966,** 81.
Exploration de l'épaule (manœuvres cliniques) : **1996,** 249.
Ewing (sarcome d') : **1970,** 201 ; **1985,** 75.

## F

Fabry (maladie de) : **1986,** 172.
Facteur(s) :
– antinucléaires : **1965/66,** 256 ; **1970,** 78 ; **1974,** 30.
– de la coagulation : **1969,** 95.
– de croissance : **1994,** 277.
– d'environnement du lupus érythémateux disséminé : **1976,** 32.
– rhumatoïde : **1980,** 183.
Fanconi (syndrome de) de l'adulte : **1974,** 87.
Fasciite (cancer) : **1986,** 21.
– palmaire avec arthrite : **1992,** 3.
Felty (syndrome de) : **1975,** 53.
Femme enceinte (traitements rhumatologiques autorisés) : **1998,** 381.
Fémoro-patellaire (radiologie) : **1976,** 200 ; **1984,** 105.
Fénamates : **1968,** 162.
Fer (os et synoviale) : **1986,** 260.
Ferritine en rhumatologie : **1995,** 232.
Fibrome non ossifiant : **1978,** 80.
Fibromes desmoïdes : **1985,** 116.
Fibromyalgie (traitements) : **1995,** 297.
Fibromyalgie primitive : **1987,** 78.
Fibronectine : **1985,** 181.
Fibrose rétropéritonéale et lombalgies : **1971,** 124.
Fibroses pulmonaires et connectivites : **1974,** 115.
Fibrosite : **1987,** 78.
« Fibrositis » : **1981,** 71.
Fiessinger-Leroy-Reiter (syndrome de) : **1965/66,** 77 ; **1986,** 11.
– pronostic : **1970,** 13.
Filariose : **1970,** 122.
Fléchisseurs, ténosynovite : **1979,** 26.
Fluor, (or not fluor) : **1997,** 266.
– ostéose fluorée : **1968,** 265.
– (toxicité et effets indésirables) : **1990**, 299.
– (traitement de l'ostéoporose commune) : **1987,** 184.
Fluorure de sodium : **1979,** 261.
Foie, rhumatisme et réactions dysimmunitaires : **1973,** 126.
Fractures :
– acétabulaires : **1995,** 99.
– – par insuffisance osseuse : **1995,** 99.
– du bassin : **1987,** 141.
– branche ischio-pubienne : **1981,** 135.
– du col fémoral (peut-on prédire ?) : **1995,** 167.
– de contrainte du pied et de la jambe : **1994,** 65.
– de fatigue : **1965/66,** 193.
– – du col fémoral : **1991,** 404.
– fémorocapitales : **1995,** 99.
– – par insuffisance osseuse : **1995,** 99.
– rachis (pelvispondylite rhumatismale) : **1975,** 111.
– scaphoïde carpien : **1976,** 99.
– (traitement de l'ostéoporose avant les) : **1997,** 244.
– vertébrale ostéoporatique récente (traitement) : **1998,** 406.

## G

Gadolinium :
– dans l'IRM : **1992,** 213.
Gaines tendineuses palmaires : **1979,** 26.
Gamma-carboxy-glutamate protéine osseuse : **1983,** 180.
Gammaglobulines : **1987,** 317.

– infusions intraveineuses : **1991,** 346.
Gammapathies monoclonales bénignes : **1970,** 86.
Gardénal (pseudo-rhumatisme du) : **1967,** 78.
Gaucher (maladie de –, manifestations osseuses) : **1990**, 106.
Génétique :
– de l'arthrose : **1996,** 263.
– des rhumatismes inflammatoires : **1973,** 185.
– ostéoporose : **1990,** 251.
Genou :
– arthroscopie : **1975,** 239.
– arthrose : **1964/65,** 117 ; **1979,** 124.
– chondromatose synoviale : **1968,** 94.
– (complications mécaniques des prothèses totales du) : **1997,** 464.
– (descellements aseptiques des prothèses totales) : **1998,** 498.
– dysplasie : **1964/65,** 126.
– fractures occultes : **1992,** 67.
– gonarthroses (voir ce mot).
– instabilité rotulienne : **1979,** 124.
– IRM (du –) : **1991,** 183.
– kystes méniscaux : **1972,** 57.
– : kystes synoviaux : **1998,** 78.
– lésions traumatiques des ligaments croisés, **1992,** 390.
– maladie de Hoffa : **1986,** 66.
– méniscose : **1964/65,** 117 ; **1971,** 57 ; **1984,** 67.
– ostéochondrite disséquante : **1985,** 317.
– ostéonécrose du plateau tibial interne : **1977,** 56.
– prothèse : voir ce mot.
– radiologie : **1974,** 215 ; **1976,** 200 ; **1979,** 124.
– replis synoviaux : **1981,** 163.
– rotule : **1972,** 62.
– synovectomie : **1973,** 330.
– tendinopathie d'origine mécanique : **1984,** 92.
– traumatique : **1973,** 163.
Genu valgum : **1971,** 63.
– varum : **1971,** 63.
Glafénine : **1979,** 228.
Glissement épiphysaire fémoral : **1966,** 120.
Glucocorticoïdes :
– et lipomatose épidurale : **1991,** 357.
– toxicité réelle des faibles doses : **1993,** 361.
Golf (pathologie rhumatologique) : **1991,** 137.
Gonadiques (risques) : **1973,** 185.
Gonarthrose :
– et acide hyaluronique : **1994,** 324.
– fémorotibiale interne (et ostéotomie de valgisation) : **1988,** 378.
– hémarthrose : **1969,** 162.
– – spontanée : **1977,** 91.
– indices fonctionnels : **1991,** 195.
– traitement chirurgical : **1967,** 207.
Gonococciques (arthrites) : **1976,** 94.
Gougerot-Sjögren (syndrome de) : **1965/66,** 89 ; **1975,** 132.
– biopsie labiale : **1984,** 11.
– greffe de moelle : **1983,** 17.
– et hépatite : **1993,** 11.
– manifestations systémiques : **1980,** 11.
Goutte :
– aiguë : **1964/65,** 177.
– allopurinol : **1980,** 248.
– benziodarone : **1968,** 125.
– (crise de –. Pourquoi s'interrompt-elle ?) : **1995,** 260.
– féminine : **1965/66,** 217.
– induite par les médicaments : **1988,** 347.
– par perturbation enzymatique : **1976,** 238.
– primitive : **1970,** 49.
– saturnine : **1970,** 56.
– secondaire : **1967,** 262.
– en 1997 : **1997,** 91.
Gouttière épitrochléo-olécrânienne (syndrome de la) : **1976,** 87.
Granulomatoses :
– hypercalcémie : **1985,** 165.
Granulome éosinophile de l'os : **1981,** 174.
Greffe de moelle : **1981,** 254.
– Gougerot-Sjögren : **1983,** 17.
– sclérodermie : **1983,** 17.
– vertébrale : **1964/65,** 309.
Griffes d'orteils : **1990,** 129.
Grisel (torticolis de) : **1971,** 97.
Grossesse :
– : algodystrophie de la hanche : **1998,** 225.
– connectivite : **1988,** 37.
– lupus : **1978,** 60.
– : ostéoporose : **1998,** 215.
– ostéoporose post-gravidique : **1980,** 157.
– polyarthrite rhumatoïde : **1978,** 60.
– traitements autorisés : **1998,** 381.
Groupes Balint : **1969,** 263.
Gynécologie, douleurs pelviennes : **1972,** 122.

### H

Hallux rigidus : **1971,** 75.
– valgus : **1972,** 76 ; **1976,** 192.
– – de l'adulte (traitement) : **1997,** 472.
Hanche :
– (algodystrophie, grossesse) : **1998,** 225.
– arthroplastie : **1966,** 294 ; **1981,** 300.
– arthroscopie : **1987,** 211.
– bursite : **1984,** 121.
– coxarthrose : voir ce mot.
– kystes synoviaux : **1984,** 121.

- mobilisation articulaire sous anesthésie : **1968,** 139.
- monoarthrites : **1985,** 26.
- nécrose primitive de la tête fémorale : **1964/65,** 285.
- ossifications périprothétiques : **1987,** 133.
- ostéochondromatose : **1964/65,** 107.
- ostéotomie : **1965/66,** 305.
- prothèse : **1982,** 323.
- – hybride : **1995,** 361.
- – totale : **1969,** 212 ; **1981,** 322 ; **1992,** 382.
- radiothérapique : **1964/65,** 361 ; **1976,** 49.
- à ressaut : **1980,** 81.
- rétraction capsulaire : **1978,** 131.
- et scanner : **1987,** 203.
- du sportif : **1972,** 52.
- synovite transitoire : **1965/66,** 97.
- – villo-nodulaire : **1979,** 83.

« Heat shock proteins » : **1990,** 267.
Heberden (nodosités d') : **1974,** 107.
Hémangiomes vertébraux isolés : **1988,** 163.
– – (traitement) : **1993,** 332.
Hémarthrose : **1969,** 162.
- gonarthrose spontanée : **1977,** 91.

Hématome épidural : **1992,** 145.
Hématorachis spontanés : **1995,** 53.
Hémochromatose : **1964/65,** 196.
Hémodialyse, complications ostéo-articulaires : **1980,** 145.
- nouvelles manifestations articulaires : **1986,** 314.

Hémoglobinopathies : **1966,** 158.
Héparinothérapie, ostéoporose : **1982,** 105.
Hépatites :
- des antalgiques banals : **1985,** 251.
- des anti-inflammatoires non stéroïdiens : **1985,** 251.
- virale : **1993,** 11.

Hernies discales
- du sujet jeune : **1992,** 151.
- (traitements percutanés) : **1997,** 362.

Hernies discales dorsales : **1966,** 185.
– – opérées (imagerie moderne) : **1988,** 230.
Herpès (manifestations rhumatologiques) : **1987,** 123.
Histidine : **1979,** 223.
Histiocytose : **1995,** 141.
Histiocytose X : **1967,** 269.
Historique, un siècle de rhumatologie : **1969,** 11.
HLA et rhumatismes : **1978,** 43 ; **1979,** 171 ; **1982,** 246.
HLA B27 et rhumatismes : **1987,** 241.
HLA B27 et spondylarthrite ankylosante : **1989,** 237.
Hoffa (maladie de) : **1986,** 66.
Homme raide (syndrome de l') : **1969,** 139.
Hormone parathyroïdienne : **1967,** 292.
– – (protéine apparentée) : **1995,** 242.
- dosage radio-immunologique : **1968,** 289.
- sexuelles et polyarthrite rhumatoïde : **1993,** 19.

Horton (maladie de), cécité : **1982,** 38.
– – manifestations mal connues : **1989,** 34.
HTLV-I : **1991,** 243.
« Human T lymphotropic virus » type I : **1991,** 243.
Hurler (maladie de) : **1967,** 95.
Hydroxyapatite (rhumatisme à) : **1978,** 148.
Hydroxyproline : **1966,** 249.
Hygroma du coude : **1988,** 174.
Hypercalcémie : **1965/66,** 156.
- hypocalciurique familiale : **1983,** 187.
- maligne, bisphosphonates : **1984,** 183 ; **1994,** 347.
- – (physiopathologie) : **1990,** 193.
- des granulomatoses : **1985,** 165.
- des lymphomes : **1985,** 165.
- mithramycine : **1974,** 127.
- traitement : **1970,** 237.

Hypercalciurie idiopathique : **1970,** 244 ; **1974,** 205 ; **1994,** 188.
- physiopathologie : **1974,** 205.

Hypercomplémentémies : **1977,** 194.
Hyperlaxité :
- articulaire : **1983,** 73.
- ligamentaire : **1971,** 41 ; **1997,** 193.

Hyperlipémies (manifestations articulaires) : **1998,** 28.
Hyperlipidémie :
- classification et aspects rhumatologiques : **1969,** 181.
- explorations biologiques : **1969,** 173.

Hyperlymphocytose T et polyarthrite rhumatoïde : **1989,** 44.
Hypermobilité articulaire (syndrome d') : **1997,** 193.
Hyperostose :
- et hypervitaminose A : **1984,** 278.
- sterno-costo-claviculaire : **1982,** 87.
- vertébrale ankylosante : **1979,** 70.

Hyperparathyroïdie :
- asymptomatique (conduite à tenir) : **1993,** 164.
- cinétique du calcium : **1966,** 167.
- lésions osseuses : **1968,** 283.
- primitive : **1982,** 185.
- – : nouveaux examens diagnostics : **1997,** 217.
- – nouveaux traitements : **1997,** 217.
- – et perte osseuse : **1991,** 169.

Hypertension artérielle :
- et anti-inflammatoires non stéroïdiens : **1992,** 293.

Hyperthermie maligne d'effort : **1986,** 77.
Hyperuricémie :
- athérosclérose : **1976,** 232.
- épidémiologie : **1976,** 227.
- substances hyperuricémiantes : **1966,** 203.
- traitement : **1976,** 248.
Hyperviscosité plasmatique : **1986,** 25.
Hypervitaminose :
- A : **1984,** 278.
- D : **1981,** 233.
Hypocalcémie : **1976,** 121.
Hypolipémiants (manifestations rhumatologiques) : **1990**, 58.
Hypomagnésémie : **1976,** 121.
Hypophosphatasie de l'adulte : **1988,** 193.
Hypophosphatémies d'origine rénale : **1996,** 231.
Hypophosphorémie familiale vitamino-résistante (vue à l'âge adulte) : **1986,** 203 ; **1995,** 159.
Hypophysectomie : **1970,** 276.
Hystérie (en rhumatologie) : **1986,** 154.
Hypothyroïde (manifestations rhumatologiques) : **1998,** 138.

**I**

Iatrogènes (accidents) : **1975,** 281.
Idiotypes et anti-idiotypes : **1990**, 289.
IgD : **1998,** 19.
IgG, anti-IgG, complément et inflammation rhumatoïde : **1974,** 221.
Ilizarov (méthode de) : **1988,** 362.
Ilots osseux condensants vertébraux : **1988,** 155.
Image gazeuse intravertébrale : **1982,** 163.
Imagerie multidimensionnelle : **1998,** 257.
Imagerie par résonance magnétique :
- du rachis : **1987,** 214.
- du genou : **1991,** 183.
- des parties molles : **1994,** 231.
Images radiologiques inquiétantes mais normales : **1991,** 216.
Immunité, bases cellulaires : **1967,** 175.
Immunodépresseurs : **1966,** 236 ; **1975,** 192.
- cancer : **1974,** 144.
Immunofluorescence :
- cutanée : **1982,** 201.
- synoviale : **1978,** 213.
Immunoglobulines : **1966,** 273.
- A et rhumatismes : **1983,** 195.
Immunostimulants, lévamisole : **1976,** 142.
Immunosuppresseurs :
- polyarthrite rhumatoïde : **1985,** 283.
Immunothérapie : **1987,** 317.
« Impingement syndrome » : **1987,** 100.
Impatience nocturne des membres inférieurs : **1987,** 43.
Impotence douloureuse du membre supérieur : **1978,** 107.
Inclusions d'aspect viral dans le LED et les connectivites : **1973,** 24.
Indices fonctionnels :
- pour la coxarthrose et la gonarthrose : **1991,** 195.
Indices de qualité de vie : **1992,** 183.
Indométacine : **1964/65**, 249.
Inégalité de longueur des membres inférieurs : **1972,** 205.
- - - - (et lombalgies) : **1989,** 101.
Infarctus osseux : **1992,** 81.
Infections osseuses et articulaires : **1984,** 284.
- à Parvovirus B19, manifestations rhumatologiques : **1992,** 37.
- articulaires : **1998,** 353.
- - ostéo-articulaires et musculaires et VIH : **1995,** 124.
Infiltration :
- paraméniscale : **1971,** 57.
Infiltrations périradiculaires lombaires : **1996,** 302.
Inflammation :
- arthrose : **1979,** 162.
- cuivre : **1969,** 84.
- facteurs de coagulation : **1970,** 95.
- leucotriènes : **1983,** 235.
- médiateurs chimiques : **1982,** 232.
- mesure : **1969,** 54.
- à microcristaux, mécanismes : **1983,** 206.
- physiopathologie : **1967,** 182 ; **1981,** 215.
- rhumatoïde : **1974,** 221.
- signes biologiques : **1980,** 171.
- superoxydes : **1981,** 215.
- synoviale et protéases : **1968,** 198.
- - et cellules endothéliales : **1991,** 303.
- - (protéines d'adhésion) : **1994,** 263.
- - (trafic lymphocytaire) : **1994,** 263.
Insensibilité congénitale à la douleur : **1968,** 39.
Instabilité rotulienne : **1979,** 124 ; **1986,** 351.
Instabilités intracarpiennes chroniques post-traumatiques : **1991,** 371.
Insuffisant rénal dialysé (épaule) : **1995,** 133.
Interactions médicamenteuses : **1984,** 302.
Interapophysaires postérieures lombaires (pathologie) : **1997,** 72.
Interférons : **1992,** 301.
- et rhumatologie : **1997,** 406.
Interligne de Lisfranc (pathologie) : **1991,** 105.
Interleukine 6 : **1991,** 280.
Interleukines : **1985,** 203 ; **1988,** 243.
Intermétatarsien : **1976,** 108.
Intolérance à l'allopurinol : **1996,** 328.
Invasion osseuse par les cellules malignes : **1987,** 247.

Iode radio-actif (pseudo-rhumatisme de l') : **1967,** 78.
IRM :
- et gadolinium : **1992,** 213.
Irradiation (examens radio – et isotopiques) : **1990**, 212.
- lymphoïde totale : **1988,** 329.
Isoniazide (pseudo-rhumatisme de l') : **1967,** 78.
Isotopes (irradiation) : **1990**, 212.

J

Jaccoud (main de) : **1997,** 443.
- (rhumatisme de) : **1969,** 47.
Jambes douloureuses : **1968,** 89.
- sans repos (syndrome) : **1987,** 43.
Jambier antérieur : **1996,** 121.
- – (ténosynovite) : **1996,** 121.
Jumeaux rhumatisants : **1969,** 39.

K

Kienböck (maladie de) : **1971,** 47 ; **1996,** 140.
Kikuchi (syndrome de) :
- et lupus : Parvovirus B19 : **1992,** 44.
Klebsiella : **1982,** 209.
Klippel-Feil (syndrome de) : **1994,** 101.
Klippel-Trenaunay (syndrome de) : **1989,** 118.
Kyste :
- anévrismal des os : **1972,** 225 ; **1987,** 147.
- articulaires vertébraux postérieurs : **1989,** 149.
- épidermoïde : **1974,** 107 ; **1984,** 115.
- intrasacré et coccygodynie : **1991,** 94.
- méniscal : **1972,** 57.
- mucoïde : **1974,** 107.
- – juxta-glénoïdien : **1995,** 119.
- osseux anévrysmal : **1987,** 147.
- poplité : **1982,** 63.
- solitaire des os : **1982,** 80.
- synovial intra-osseux : **1974,** 194.
- – – du genou : **1990**, 79.
- – de la hanche : **1984,** 121.
- – de la main : **1988,** 87.
- – du poignet : **1988,** 87.
Kystes synoviaux et pseudosynoviaux du genoux : **1998,** 78.

L

Lacunes :
- corticales métaphysaires : **1978,** 80.
- de la voûte crânienne : **1980,** 109.
Lambert-Eaton (syndrome de) : **1988,** 74.
Larges ruptures de la coiffe des rotateurs (traitement chirurgical) : **1994,** 398.
Ledderhose (maladie de) : **1979,** 26.
Lèpre et polyarthrite : **1978,** 50.
Leptospirose grippo-typhosique : **1971,** 11.
Lesch et Nyhan (maladie de) : **1970,** 49.
Lésions méniscales dégénératives fémorotibiales internes : **1997,** 123.
- musculaires traumatiques du sportif : **1994,** 107.
- osseuses de surface (diagnostic) : **1997,** 95.
- de la coiffe des rotateurs (physiopathologie et rééducation) : **1998,** 422.
Leucémies à lymphocytes T et HTLV-I : **1991,** 243.
- à tricholeucocytes : **1990**, 22.
Leucoses :
- aiguës et cytolytiques : **1975,** 174.
- arthrites : **1974,** 56.
Leucotriènes :
- et inflammation : **1983,** 235.
Levamisole : **1977,** 144.
- polyarthrite : **1976,** 142 ; **1979,** 187.
Ligament :
- acromio-coracoïdien, section : **1984,** 329.
- croisé antéro-externe, lésions isolées : **1980,** 282.
- croisé du genou lésions traumatiques : **1992,** 390.
- rotulien (pathologie) : **1986,** 61.
- vertébral postérieur : **1985,** 144.
Lipocalcino-granulomatose : **1990**, 183.
Lipocortines : **1985,** 216.
Lipomatose épidurale (glucocorticoïdes) : **1991,** 357.
Lipomes osseux : **1990**, 86.
Liposarcomes osseux : **1990**, 86.
Liquides synoviaux : **1965/66,** 231.
Lithium : **1980,** 100 ; **1984,** 302.
Lobstein (maladie de) : **1967,** 302 ; **1988,** 258.
Löfgren (syndrome de) : **1977,** 57.
Loge d'effort (syndrome de) : **1988,** 97.
Lombalgies chroniques de l'adulte (facteurs favorisants) : **1995,** 78.
- et fibrose rétropéritonéale : **1971,** 124.
- et inégalités de longueur des membres inférieurs : **1989,** 101.
- vertébrales communes (devenir) : **1992,** 198.
Lombosacro-pygalgies : **1972,** 43 ; **1984,** 176.
Lombosacro-radiculalgies par canaux larges : **1974,** 95.
Lombostat : **1975,** 159.
Lupoïdes (syndromes d'origine médicamenteuse) : **1966,** 31.

Lupus (manifestations gastro-entérologiques) : **1986,** 32.
- et salazopyrine : **1995,** 285.

Lupus érythémateux disséminé :
- anticoagulant : **1985,** 11.
- anticorps anti-phospholipides : **1985,** 11.
- cœur : **1982,** 44.
- contraceptifs : **1982,** 32.
- critères : **1983,** 42.
- – d'activité : **1994,** 11.
- étiologie : **1971,** 22.
- évolution, formes atypiques, traitement et pronostic : **1967,** 35.
- facteurs d'environnement : **1976,** 32.
- facteurs liés au sexe : **1982,** 23.
- grossesse : **1978,** 60.
- immunofluorescence cutanée : **1982,** 201.
- immunologie : **1964/65,** 26.
- inclusions d'aspect viral : **1973,** 24.
- induits : **1966,** 31 ; **1984,** 31.
- irradiation lymphoïde totale : **1988,** 329.
- nécrose osseuse : **1973,** 41.
- pronostic : **1976,** 38.
- réactivité cutanée immunitaire retardée : **1969,** 88.
- sous-populations lymphocytaires T : **1982,** 215.
- surveillance biologique : **1981,** 199.
- traitement : **1973,** 214.
- – par androgènes et anti-œstrogènes : **1985,** 257.

Lupus érythémateux systémique (ruptures tendineuses) : **1991,** 20.

L-tryptophane (syndrome éosinophilie myalgie) : **1991,** 11.

Luxation :
- postérieure de l'épaule : **1978,** 282.
- récidivante de l'épaule : **1979,** 273.

Lyme (arthrite de) : **1980,** 20 ; **1985,** 20.
- (maladie de) : **1990,** 11 ; **1997,** 47.

Lymphadénopathie angio-immunoblastique : **1985,** 37.

Lymphocytes :
- B et T : **1975,** 228 ; **1978,** 230.
- T : **1982,** 215.
- T (récepteurs) : **1992,** 269 ; (récepteurs gamma-delta) : **1993,** 252.
- Th1 et Th2 (mécanismes d'action) : **1996,** 280.
- classification actuelle : **1989,** 217.

Lymphomes :
- hypercalcémie : **1985,** 165.
- non hodgkiniens : **1994,** 134.

Lyse isthmique :
- et spondylolisthésis : **1985,** 128.

## M

Mac Ardle (maladie de) : **1969, 139 ; 1986,** 75.

Macrophage (syndrome d'activation) : **1995,** 216.

Madelung (maladie de) : **1998,** 464.

Main :
- chirurgie : **1973,** 339.
- diabétique pseudo-sclérodermique : **1983,** 152.
- fractures et nécroses du scaphoïde carpien : **1976,** 99.
- de Jaccoud : **1997,** 443.
- maladie de Dupuytren : voir ce mot.
- noueuse : **1974,** 107.
- pouce : voir ce mot.
- traumatologie : **1974,** 245.

Maladie :
- d'Albers-Schönberg : **1992,** 261.
- auto-immunes et super-antigènes : **1993,** 239.
- Behçet : **1974,** 43.
- Berger : **1987,** 20.
- Camurati et Engelmann : **1977,** 43.
- cœliaque : **1989,** 58.
- – ostéomalacie : **1984,** 190.
- Crohn : **1965/66,** 41.
- Dupuytren : **1967,** 125 ; **1979,** 238 ; **1982,** 96.
- – (traitement médical) : **1996,** 311.
- d'Erdheim-Chester : **1995,** 148.
- exostosante : **1992,** 74.
- Fabry : **1986,** 172.
- Gaucher (manifestations osseuses) : **1990,** 106.
- Horton : **1982,** 38.
- – (manifestations mal connues) : **1989,** 34.
- Hurler : **1967,** 95 ; **1996,** 140.
- Kienböck : **1971,** 47.
- Ledderhose : **1979,** 26.
- Lesch et Nyhan : **1970,** 49.
- Lobstein : **1967,** 302 ; **1988,** 258.
- lupique : **1973,** 214.
- Lyme : **1980,** 20 ; **1985,** 20 ; **1990,** 11.
- Mac Ardle : **1969,** 139 ; **1986,** 75.
- de Madelung : **1998,** 464.
- Morquio : **1967,** 95.
- Morton : **1970,** 168.
- de Münchmeyer : **1998,** 203.
- Paget : **1977,** 161 ; **1990,** 332 ; **1996,** 213.
- – (origine virale) : **1995,** 205.
- – ostéoporose circonscrite : **1997,** 233.
- – (traitement par les bisphophonates en iv) : **1989,** 188.
- Parkinson : **1981,** 139.

- périodique : **1968,** 28 ; **1973,** 31 ; **1976,** 157.
- – physiopathologie des crises : **1985,** 188.
- – pseudomaladie périodique à hyper IgD : **1998,** 19.
- Renander : **1975,** 205.
- Scheuermann : **1985,** 153.
- souris MRL/l : **1983,** 243.
- Still : **1965/66,** 47 ; **1972,** 16 ; **1975,** 34 ; **1985,** 65.
- Takayasu : **1966,** 40.
- Waldenström : **1969,** 71.
- Weber-Christian : **1965/66,** 138.
- Wegener : **1989,** 22 ; **1992,** 247.
- Whipple : **1964/65,** 74 ; **1984,** 19.
- Wilson : **1975,** 11.

Maladies auto-immunes (prothèses mammaires en silicone) : **1996,** 11.
Maladies professionnelles : **1981,** 105.
Maladies systémiques (atteinte du système nerveux autonome) : **1995,** 11.
Malformations rotuliennes : **1972,** 62.
Malpositions rotuliennes : **1972,** 62.
Manifestations rhumatologiques des quinolones, hypolipémiants et quinidine : **1990**, 58.
Manipulations articulaires : **1968,** 132.
- vertébrales (accidents) : **1966,** 217.

Manœuvres cliniques (exploration de l'épaule) : **1996,** 249.
Marfan (syndrome de) : **1989,** 124.
Masse osseuse (effet des diurétiques thiazidiques) : **1997,** 252.
- – et sport : **1993,** 175.

Mastocytose :
- lésions osseuses : **1968,** 273 ; **1991,** 130.
- ostéoporose : **1982,** 105.

Matériaux inertes : **1968,** 241.
McDuffie (syndrome de) : **1982,** 53.
Médiateurs chimiques de l'inflammation : **1982,** 232.
Médicaments antalgiques (maniement) : **1998,** 364.
Médicaments antirhumatismaux (grossesse et lactation) : **1986,** 282 ; **1998**, 381.
- interactions : **1984,** 302.
- rhumatologiques (pneumopathies des –) : **1991,** 321.
- utilisés en rhumatologie (complications cardio-vasculaires) : **1988,** 310.

Médications anti-inflammatoires (perspectives) : **1986,** 298.
Médio-tarsienne, pathologie : **1974,** 67.
Mélitococcie rachidienne : **1968,** 74.
Mélorhéostose : **1987,** 69
Melphalan : **1970,** 255.
Membres inférieurs, inégalités de longueur : **1972,** 205.
Méningites médicamenteuses : **1998,** 436.
Méningocoques et arthrites : **1979,** 11.
Méningo-radiculites par piqûre de tique : **1977,** 113.
- : voir aussi Lyme (maladie de).

Méniscectomie : **1996,** 93.
- pronostic lointain : **1976,** 217.
- indications : **1983,** 319.

Méniscocalcinose (traumatique) : **1985,** 149.
Méniscose : **1964/65,** 126 ; **1984,** 67.
- (ex-) : **1997,** 123.
- traitement : **1971,** 57.

Méralgie paresthésique : **1981,** 113.
Mesures histologiques semi-quantitatives de la résorption et du volume osseux : **1965/66,** 165.
Métabolisme phosphocalcique :
- alcoolisme : **1979,** 105.
- hyperparathyroïdie primitive : **1982,** 185.
- et perturbations au cours du vieillissement : **1989,** 177.

Métalloprotéases et chondrolyse : **1993,** 272.
Métastases osseuses :
- biopsie ostéomédullaire : **1978,** 234.
- cancers prostatiques : **1985,** 229.
- cancer thyroïdien : **1979,** 215.
- distales : **1981,** 79.
- synoviales : **1983,** 58.
- traitement : **1970,** 276 ; **1974,** 167 ; **1978,** 204 ; **1980,** 223 ; **1984,** 265.

Métastases vertébrales (traitements locaux) : **1998,** 327.
Métatarsalgie :
- de Morton : **1970,** 168 ; **1983,** 99.

Métatarso-phalangien (syndrome douloureux) : **1978,** 140.
Méthotrexate : **1987,** 336.
- (et acide folique) : **1996,** 317.
- (en dehors de la polyarthrite rhumatoïde) : **1996,** 228.
- (mode d'action) : **1994,** 293.
- tolérance : **1993,** 291.

Microcristaux d'apatite, pathologie articulaire : **1984,** 232.
- lipidiques (arthrites à) : **1990**, 35.

Microcristaux articulaires : **1994,** 250.
Microglobulines : **1982,** 197.
Migraine, traitement : **1982,** 282.
Mimétisme moléculaire et spondylarthrite ankylosante : **1989,** 237.
Minéralisation du squelette, mesure : **1968,** 211.
Minerves, colliers : **1980,** 229.
Mithramycine : **1974,** 127.
Mobilisation articulaire sous anesthésie : **1968,** 139.
Moelle, greffe : **1981,** 254 ; **1983,** 27.
Monoarthrites inflammatoires de la hanche : **1985,** 26.

- biopsie synoviale : **1979,** 140.
- rhumatismales : **1966,** 67.

Morquio (maladie de) : **1967,** 95.
Mort cellulaire programmée (apoptose) : **1995,** 247.
Morton (maladie de) : **1970,** 168.
- (métatarsalgie de) : **1983,** 99.

Moyens de contraste en radiorhumatologie : **1970,** 306.
Muckle et Wells (syndrome de) : **1976,** 11.
Mucopolysaccharidoses : **1967,** 95.
Multiadénomatose endocrinienne : **1976,** 115.
Münchmeyer (maladie de) : **1998,** 203.
Muscle :
- D-pénicillamine : **1980,** 216.
- en pathologie sportive : **1986,** 131.
- sclérodermie : **1970,** 192.

Musculaire (pathologie rare) : **1986,** 71.
Musiciens (problèmes rhumatologiques des) : **1989,** 132.
Myalgie épidémique : **1964/65,** 145.
Mycobactéries atypiques : **1972,** 97.
- et rhumatismes inflammatoires : **1990,** 267.

Myélofibrose (aspects rhumatologiques) : **1989,** 82.
Myélome : **1971,** 216 ; **1977,** 73.
- asymptomatique : **1990,** 164.
- manifestations rénales : **1970,** 130 ; **1984,** 160.
- multiple, progrès dans le traitement : **1983,** 251.
- multiple (traitement) : **1998,** 339.
- pronostic : **1978,** 195.
- traitement : **1965/66,** 295 ; **1970,** 255.
- (traitement : du nouveau dans le) : **1989,** 247.
- : voir aussi Plasmocytome.

Myélopathies (cervicarthrose) : **1994,** 161.
Myopathies :
- des cortisoniques : **1964/65,** 264.
- iatrogènes : **1985,** 294.
- mitochondriales : **1993,** 37.

Myosites focales : **1996,** 55.
- fungiques : **1988,** 136.
- à inclusions : **1988,** 11.
- ossifiantes circonscrites : **1984,** 153.
- – – (imagerie) : **1995,** 177.
- ossifiante progressive : **1998,** 203.
- parasitaires : **1988,** 136.


## N


Nævomatose baso-cellulaire : **1971,** 205.
« Nail-patella » syndrome : **1970,** 137;
Nécrose du condyle fémoral (devenir) : **1987,** 35.
Nécrose fémorocapitale post-traumatique : **1998,** 203.
Nécrose dite idiopathique des os du carpe : **1996,** 139.
Nécrose osseuse aseptique :
- LED : **1973,** 41.
- scaphoïde carpien : **1976,** 99.
- du semi-lunaire : **1996,** 140.
- tête fémorale : **1964/65,** 285 ; **1973,** 96 ; **1975,** 268.
- tête humérale : **1972,** 243.
- : voir aussi Ostéonécrose.

Néoplasies osseuses, intérêt des radioisotopes : **1965/66,** 179.
Néphropathie aurique : **1972,** 159.
Nerf cubital, compression au coude : **1980,** 294 ; **1988,** 355.
- – – au poignet : **1988,** 355.
- sus-scapulaire : neuropathie : **1997,** 179.

Nerfs périphériques (tumeurs primitives) : **1989,** 305.
Neurofibromatose :
- ostéomalacies : **1983,** 171.
- de Recklinghausen : **1970,** 212.

Neuromyopathie
- des antimalariques : **1970,** 291.
- de la colchicine : **1990,** 343.

Neuropathies :
- diabétiques : **1972,** 111.
- par hématome sous traitement anticoagulant : **1976,** 127.
- nerf sus-scapulaire : **1997,** 179.
- ramuleuses : **1988,** 107.
- tronculaires : **1988,** 107.
- végétatives : **1995,** 15.

Neuropeptides :
- et substance P : **1991,** 291.

Névralgies :
- cervico-brachiales paralysantes : **1976,** 78.
- du nerf d'Arnold : **1973,** 242.
- obturatrice : **1988,** 112.

Nodosités :
- de Bouchard : **1974,** 107.
- d'Heberden : **1974,** 107.

Nodule rhumatoïde : **1995,** 19.
Nodulite rhumatoïde : **1984,** 24 ; **1995,** 26.
Nouveaux bisphosphonates : **1996,** 211.
Nucléolyse cervicale : **1994,** 317.
Nucléolyse discale : **1979,** 207.
- le point (sur) : **1985,** 274.

Nucléoprotéines Ro et La : **1991,** 254.


## O


Obésité et rhumatisme : **1984,** 169.
Observance en rhumatologie : **1982,** 301.
Ochronose : **1975,** 11.

Œdème des polyarthrites rhumatoïdes : **1972,** 23.
Œil et antimalariques : **1997,** 355.
Œil et polyarthrite rhumatoïde : **1978,** 29.
Œstrogènes : **1979,** 253.
- ostéoporose : **1978,** 204 ; **1991,** 147.
Oligoarthrite :
- avec anticorps antinucléaires de l'adulte : **1992,** 11.
- biopsie synoviale : **1979,** 138.
Oncogènes : **1988,** 279.
Onycho-arthrose : **1970,** 137.
Orteils (griffes) : **1990**, 129.
Orteil (5e) :
- disgrâce douloureuse : **1984,** 100.
Os : **1986,** 260.
- du carpe (nécrose) : **1996,** 139.
- radiothérapique : **1964/65,** 361.
- et tamoxifène : **1993,** 146.
- : techniques non invasives de l'étude : **1998,** 280
- et thyroïde : **1993,** 119.
Os et ultrasons : **1994,** 215.
Os et vitamine K : **1994,** 183.
Ossification du ligament vertébral postérieur : **1985,** 144.
Ossifications périprothétiques de hanche : **1987,** 133.
Ostéite :
- à Candida albicans : **1977,** 51.
- pubienne : **1965/66,** 185.
- à salmonelles : **1975,** 90.
- syphilis secondaire : **1979,** 65.
Ostéoarthropathie stéatonécrotique : **1992,** 52.
Ostéo-arthrose érosive des doigts : **1969,** 103.
Ostéoblastome bénin : **1974,** 187.
Ostéocalcine : **1986,** 212.
Ostéochondrite disséquante :
- genou : **1979,** 298.
- - devenir : **1985,** 317.
- rotule : **1980,** 88.
Ostéochondromatose :
- hanche : **1964/65,** 117.
- traitement : **1980,** 287.
Ostéochondrome solitaire : **1977,** 105.
Ostéoclaste (biologie de) : **1992,** 261.
Ostéodystrophie :
- de croissance : **1968,** 104.
- rénale : **1967,** 279 ; **1973,** 283.
Ostéogenèse imparfaite (démembrement) : **1988,** 258.
Ostéolathyrisme : **1967,** 165.
Ostéolyse des cancers : **1975,** 217.
- massive idiopathique : **1991,** 31.
- post-traumatique de la clavicule : **1984,** 73.
- - du pubis : **1987,** 107.
Ostéomalacie :
- affections intestinales : **1969,** 249.
- anti-acides : **1973,** 278.
- anticonvulsivants : **1973,** 278.
- dite d'apport (physiopathologie) : **1998,** 237.
- de la dysplasie fibreuse : **1983,** 171.
- de la maladie cœliaque : **1984,** 190.
- de la maladie de Recklinghausen : **1983,** 171.
- tumeurs mésenchymateuses : **1973,** 278.
- vitamino-résistante : **1965/66,** 147 ; **1995,** 159.
Ostéomes ostéoïdes du pied : **1977,** 98.
- - (rachis) : **1986,** 81.
Ostéomes ostéoïdes (traitement non chirurgical) : **1994,** 352.
Ostéonécrose :
- astragale : **1972,** 229.
- condyle fémoral interne du sujet âgé : **1970,** 147.
- cortisonique : **1980,** 209.
- (devenir de la nécrose du condyle fémoral) : **1987,** 35.
- disséquante du coude : **1975,** 210.
- lupus érythémateux : **1973,** 41.
- pathogénie : **1967,** 71.
- pied : **1968,** 47.
- plateau tibial interne : **1976,** 56.
- (progrès de l'imagerie) : **1990**, 203.
- semi-lunaire : **1971,** 47.
- sésamoïdes du premier orteil : **1975,** 205.
- tête fémorale : **1973,** 96 ; **1984,** 316.
- - humérale : **1972,** 243.
- (traitement par autogreffe de moelle de l') : **1997,** 376.
Ostéopathies malignes (intérêt des bisphosphonates) : **1994,** 340.
Ostéopétrose : **1981,** 254 ; **1992,** 261.
Ostéoporose : **1979,** 253, 259.
- (après 70 ans) : **1996,** 221.
- et architecture osseuse : **1992,** 175.
- et calcitonine : **1985,** 170.
- circonscrite : **1997,** 233.
- commune : **1974,** 259.
- compressions nerveuses : **1992,** 112.
- cortisonique : **1988,** 199.
- fluorure de sodium : **1979,** 261 ; **1987,** 184.
- greffe de moelle : **1981,** 254.
- de la grossesse et du post-partum : **1998,** 215.
- héparinothérapie : **1982,** 105.
- de l'homme jeune : **1993,** 156.
- d'immobilisation : **1987,** 180
- juvénile idiopathique : **1987,** 173.
- mastocytose : **1982,** 105.
- œstrogènes : **1979,** 253 ; **1991,** 147.

– physiopathologie : **1964/65,** 228.
– postménopausique : **1996,** 211.
– – efficacité du calcium : **1996,** 237.
– post-ménopausique (traitement curatif) : **1991,** 158 ; (traitement préventif) : **1993,** 182.
– post-gravidique : **1980,** 157.
– de la polyarthrite rhumatoïde : **1991,** 275.
– primitive : **1973,** 269 ; **1984,** 207.
– – (facteurs génétiques) : **1990**, 251.
– sénile : **1996,** 221.
– traitement : **1964/65,** 228.
– (traitement avant les fractures) : **1997,** 244.
Ostéoporose en 1996 (définition) : **1996,** 191.
Ostéosarcomes : **1965/66,** 203.
– ostéogéniques : **1972,** 166.
– des pagétiques : **1971,** 220.
– radio-induits : **1998,** 155.
– traitement : **1977,** 138 ; **1988,** 301.
Ostéose fluorée : **1966,** 265.
– thyroïdienne : **1988,** 209.
Ostéosynthèse : **1980,** 278 ; **1984,** 309.
Ostéotomie du bassin (Chiari) : **1977,** 223 ; **1979,** 279 ; **1996,** 382.
– de McMurray : **1967,** 223.
– de Pauwels : **1979,** 279.
– tibiale de valgisation (traitement de gonarthrose fémoro-tibiale interne) : **1988,** 378.
– de varisation : **1965/66,** 305.
Ostéotomie transversale de Chiari : **1996,** 382.
Ostéotomies du bassin dans les dysplasies de hanche de l'adulte : **1996,** 382.
Ostéotomies vertébrales (et spondylarthrite ankylosante) : **1989,** 313.
Oxalose osseuse et articulaire : **1991,** 76.

**P**

P (substance) : **1991,** 291.
Pachydermopériostose : **1987,** 114.
Paget (maladie de) : **1971,** 220 ; **1972,** 251 ; **1995,** 205 ; **1996,** 213.
– blocs vertébraux : **1987,** 156.
– traitement : **1990**, 332.
– – par bisphophonates par voie i.v. : **1989,** 188.
– – par calcitonine : **1977,** 161.
– (ostéoporose circonscrite du crâne) : **1997,** 233.
– virus : **1982,** 252.
Palindromique (Rhumatisme) : **1970,** 18.
Pancoast et Tobias (Syndrome de) : **1972,** 126.
Pancréas, manifestations ostéo-articulaires des maladies pancréatiques : **1980,** 67.
Pannus synovial : **1981,** 219.
Paquet adipeux du genou (pathologie) : **1986,** 66.
Paracétamol : **1979,** 226.
Paralysies :
– de position : **1971,** 146.
– trapèze : **1972,** 137.
Paraméniscalgie : **1971,** 57.
Paraostéoarthropathies neurogènes : **1986,** 193.
Parasites (rhumatismes) : **1995,** 42.
Parathormone, dosage : **1976,** 177.
Parathyroïde et vitamine D : **1964/65,** 237.
– repérage pré-opératoire : **1986,** 220.
Parker et Jackson (sarcome de) : **1970,** 201.
Parkinson (maladie de) : manifestations rhumatismales : **1981,** 139.
Paroi thoracique (syndromes douloureux de la) : **1973,** 139.
Parsonage et Turner (syndrome de) : **1967,** 90.
Parties molles (IRM) : **1994,** 231.
Parties molles des membres (Radiologie des) : **1975,** 223.
Pathologie articulaire expérimentale : **1972,** 294.
– sportive (muscle) : **1986,** 131.
Pathologie épidurale : **1992,** 137.
Pathologies auto-induites : **1998,** 39.
– Factices : **1998,** 39.
Parvovirus B 19 (manifestations rhumatologiques) : **1992,** 37.
Peau et cortisone : **1974,** 159.
Pelviennes (douleurs) : **1972,** 122.
Pelvispondylite rhumatismale : **1973,** 31.
– diagnostic et étiologie : **1967,** 45.
– fractures du rachis : **1975,** 111.
– lésions discales : **1965/66,** 61.
– maladie périodique : **1973,** 31.
– manifestations cardiaques : **1966,** 100.
– spondylodiscite : **1981,** 35.
– : voir aussi Spondylarthrite ankylosante.
Pénicillamine et polyarthrite rhumatoïde : **1971,** 157 ; **1981,** 238.
Périartérite noueuse : **1977,** 11.
Périarthrite de l'épaule :
– pseudo-périarthrite : **1972,** 137.
Péricardite rhumatoïde : **1978,** 11.
Péroniers latéraux (pathologie) : **1989,** 163.
Perte osseuse :
– et hyperparathyroïdie primitive : **1991,** 169.
Phalanges (coussinet fibreux des) : **1982,** 102.
Phosphatases alcalines : **1971,** 239.
Physiothérapie : **1989,** 270.
Pic de masse osseuse : **1998,** 229.
Pied :
– arrière-pied : **1964/65,** 165.
– (arthrodèses) : **1995,** 325.

– chaussure : **1982,** 116.
– creux : **1975,** 100.
– deuxième rayon métatarso-phalangien : **1978,** 140.
– disgrâces douloureuses du 5e orteil : **1984,** 100.
– ostéome ostéoïde : **1977,** 98.
– pathologie médio-tarsienne : **1974,** 67.
– – sous-astragalienne : **1981,** 93.
– plats : **1973,** 71.
– syndrome douloureux du 2e espace métatarsien : **1976,** 108 ; **1978,** 140.
– vasculaire : **1985,** 135.
Piqûre de tique (méningo-radiculite) : **1977,** 113.
Placebo : **1980,** 254.
Plante du pied (grosseurs) : **1987,** 162.
Plasmaphérèses : **1980,** 197.
Plasmocytome osseux solitaire : **1980,** 75.
Plateau tibial, ostéonécrose : **1976,** 56.
Plombage acrylique des vertèbres tassées : **1992,** 314.
Plongée, accidents osseux : **1980,** 127.
Pneumopathies :
– liées aux médicaments : **1991,** 321.
POEMS : **1988,** 144.
Poignet (prothèse totale) : **1988,** 385.
– douloureux chronique : **1991,** 371.
Polyartérite noueuse :
– traitement : **1983,** 272.
– : voir aussi Périartérite noueuse.
Polyarthrite :
– aiguë œdémateuse du sujet âgé d'évolution bénigne : **1989,** 29.
– de l'enfant : **1965/66,** 47 ; **1973,** 11.
– expérimentales : **1966,** 81.
– de la lèpre : **1978,** 50.
– et leptospirose : **1971,** 11.
– paranéoplasique : **1992,** 48.
– à Yersinia enterocolitica : **1971,** 11.
Polyarthrite rhumatoïde :
– avant pied : **1998,** 478.
– (et anticorps anticytosquelette) : **1986,** 47.
– (– – antikératine) : **1986,** 47.
– amylose : **1966,** 59.
– anémie : **1986,** 51.
– antigènes Dw4 : **1978,** 230.
– antigènes HLA Dw ou DR : **1985,** 196.
– arthrites infectieuses : **1971,** 32.
– atteinte laryngée : **1964/65,** 69.
– atteinte oculaire : **1978,** 29.
– causes de la mort : **1980,** 38.
– charnière cervico-occipitale : **1964/65,** 58.
– chirurgie de la main : **1967,** 217 ; **1973,** 336.
– cœur : **1982,** 44.
– contraception : **1982,** 35.
– critères : **1989,** 51.
– cyclines (traitement) : **1998,** 445.
– à début tardif : **1987,** 11.
– D-pénicillamine : **1993,** 319.
– effet des médicaments à action retardée : **1992,** 18.
– éosinophilie : **1979,** 33.
– épidémiologie : **1965/66,** 13.
– érythropoïétine : **1991,** 341.
– étiologie : **1971,** 22.
– facteurs pronostiques : **1993,** 45.
– gaines tendineuses palmaires : **1979,** 26.
– génétique : **1989,** 231.
– grossesse : **1978,** 60.
– hormones sexuelles : **1993,** 19.
– immunologie : **1964/65,** 26.
– irradiation lymphoïde totale : **1988,** 329.
– lésions pulmonaires : **1964/65,** 45.
– lupus : **1971,** 22.
– lymphocytes, **1978,** 230 ; **1982,** 215.
– malignes : **1964/65,** 13.
– manifestations cardiaques : **1966,** 100.
– – (gastro-entérologiques) : **1986,** 32.
– névrites : **1976,** 21.
– (nouveaux marqueurs biologiques) : **1995,** 193.
– œdèmes : **1972,** 23.
– ostéoporose (de la –) : **1991,** 275.
– pannus synovial : **1981,** 219.
– Parvovirus B 19 : **1992,** 44.
– pénicillamine : **1971,** 157.
– péricardite : **1978,** 11.
– (place de la corticothérapie orale) : **1998,** 395.
– pouce : **1978,** 34.
– (poumon) : **1996,** 65.
– (pronostic initial) : **1996,** 45.
– psychisme : **1968,** 13.
– rachis : **1969,** 233 ; **1986,** 325.
– réactivité cutanée immunitaire retardée : **1969,** 88.
– régime alimentaire : **1987,** 25.
– rein : **1970,** 28.
– et résorption osseuse : **1991,** 268.
– (rémissions) : **1994,** 35.
– ruptures synoviales et tendineuses : **1965/66,** 23.
– séronégatives : **1968,** 18 ; **1988,** 17.
– sous-populations lymphocytaires T : **1982,** 215.
– synovectomie : **1966,** 285 ; **1973,** 330.
– ténosynovite des fléchisseurs : **1979,** 26.
– tiopronine : **1993,** 319.
– thrombocytose : **1979,** 33.
– traitements anti-cytokines : **1996,** 338.
– (traitements combinés) : **1997,** 331.
– traitement par histidine, sulfate de zinc, pyrithioxine : **1979,** 223.

– : traitement par cyclines : **1998,** 445.
– traitements immunosuppresseurs et cytolytiques : **1985,** 283.
– traitement par le lévamisole : **1976,** 142 ; **1977,** 144 ; **1979,** 187.
– traitement par salazopyrine : **1988,** 285.
– tryptophane : **1965/66,** 33.
– tyrosine : **1965/66,** 33.
– Yersinia enterocolitica : **1971,** 11.
Polychondrite atrophiante : **1964/65,** 89.
Polyentésopathie : **1981,** 71, **1987,** 78.
Polymyosite(s) : **1994,** 55.
– et cancer : **1994,** 55.
– et virus : **1988,** 11.
Polyradiculonévrites : **1970,** 179.
Ponction-biopsie :
– corps vertébral : **1973,** 304.
– synoviale : **1965/66,** 246.
Post-partum : ostéoporose : **1998,** 215.
Potentiels évoqués : **1994,** 203.
Pouce :
– rhizarthrose, traitement : **1982,** 315.
– rhumatoïde : **1978,** 34.
PPLO : **1966,** 48.
Prednisone et rifampicine, interactions : **1984,** 302.
Professionnelles (maladies) : **1981,** 105.
Propoxyphène : **1979,** 228.
Prostaglandines : **1972,** 149.
Protéine(s) :
– d'adhésion et inflammation synoviale : **1994,** 263.
– apparentée (hormone parathyroïdienne) : **1995,** 242.
– de Bence-Jones : **1966,** 273.
– réactive C : **1977,** 176.
Protéoglycanes (et cartilage articulaire) : **1989,** 205.
Prothèse(s) :
– articulaires (mécanismes des descellements aseptiques) : **1994,** 304.
– biomatériaux et biocompatibilité : **1984,** 309.
– de cheville : **1988,** 385.
– coude et genou : **1983,** 301.
– endoprothèse articulaire : **1975,** 272.
– épaule : **1981,** 293.
– – (coiffe détruite) : **1998,** 488.
– – progrès : **1992,** 359.
– genou : **1971,** 195 ; **1973,** 317 ; **1981,** 310 ; **1984,** 336 ; **1991,** 394.
– – totale : **1985,** 322.
– – – (complications mécaniques) : **1997,** 464.
– – – à glissement (articulation fémoropatellaire) : **1993,** 397.
– hanches, hybrides : **1995,** 361.
– hanche, totale : **1969,** 212 ; **1972,** 193 ; **1973,** 293 ; **1981,** 322 ; **1982,** 323 ; **1987,** 349.
– – – (complications mécaniques aseptiques) : **1993,** 405.
– – – (différents modèles) : **1992,** 382.
– – – (nouveaux matériaux, nouvelles formes) : **1986,** 361.
– – – (sans ciment) : **1990,** 382.
– mammaires en silicone (maladies autoimmunes) : **1996,** 11.
– membre supérieur : **1975,** 272.
– de poignet : **1988,** 385.
– totales de genou : (descellements aseptiques) : **1998,** 498.
– unicompartimentale du genou : **1994,** 361.
Pseudohypoparathyroïdie : **1977,** 80.
Pseudopolyarthrite rhizomélique : **1964/65,** 95 ; **1980,** 33 ; **1985,** 46.
– traitement : **1976,** 16.
Pseudorhumatisme :
– du gardénal : **1967,** 78.
– de l'iode radio-actif : **1967,** 78.
– de l'isoniazide : **1967,** 78.
Pseudo-syndrome de Felty : **1989,** 44.
Psoriasique (rhumatisme) : **1966,** 88 ; **1974,** 20.
– traitement : **1988,** 45.
Psychalgies : **1969,** 113, 263 ; **1972,** 173.
Psychisme et polyarthrite rhumatoïde : **1968,** 13.
Psychologie en rhumatologie : **1969,** 263.
Psychotropes (médicaments) : **1966,** 226 ; **1972,** 173.
Pubalgie du sportif : **1983,** 335.
Pubis, branche ischio-pubienne :
– fracture : **1981,** 135.
– (ostéolyses post-traumatiques) : **1987,** 107.
Purpura rhumatoïde : **1972,** 29.
Pustulose palmo-plantaire : **1982,** 87.
Pygalgie : **1972,** 43.
Pyomyosites : **1988,** 136 ; **1995,** 129.
Pyrithioxine : **1979,** 223 ; **1982,** 294.
Pyrophosphates (métabolisme) : **1986,** 242.

## Q

Qualité de vie, indices : **1992,** 183.
Quervain (De), ténosynovite de : **1994,** 370.
Queue de cheval (Spondylarthrite ankylosante et syndrome de la) : **1977,** 36 ; **1987,** 87.
Quinidine (manifestations rhumatologiques) : **1990,** 58.
Quinolones
– effets indésirables : **1993,** 302.
– manifestations rhumatologiques : **1990,** 58.

## R


Rachis :
- cervical, traumatologie : **1977,** 203.
- chondrocalcinose : **1978,** 71.
- imagerie par résonance magnétique : **1987,** 214.
- (ostéome ostéoïde) : **1986,** 81.
- pelvispondylite rhumatismale (fracture) : **1975,** 111.
- polyarthrite rhumatoïde : **1969,** 233.
- rhumatoïde (chirurgie) : **1986,** 325.
- tumeurs primitives, radiologie : **1982,** 152.

Rachitismes vitaminorésistants : **1995,** 159.
Racines lombosacrées (malformations) : **1987,** 51.
Radiculalgies cervico-brachiales : **1965/66,** 317.
Radiculopathies des épidurites métastasiques : **1978,** 89.
Radios (irradiation) : **1990**, 212.
Radio-isotopes : **1965/66,** 179 ; **1971,** 261 ; **1974,** 235.
Radiologie :
- genou : **1974,** 215 ; **1976,** 200 ; **1979,** 124 ; **1984,** 105.
- image gazeuse intravertébrale : **1982,** 163.
- moyens de contraste : **1970,** 306.
- parties molles des membres : **1975,** 223.
- : expérience 2 et 3D : **1998,** 249.
- tumeurs des os longs : **1984,** 138.
- – du rachis : **1982,** 152.

Radiopodométrie : **1967,** 194.
Radiothérapie :
- anticancéreuse : **1970,** 262.
- séquelles : **1964/65,** 361 ; **1976,** 49.

Ragocyte : **1966,** 264.
Raynaud :
- phénomène de : **1980,** 46.
- syndrome de : **1968,** 67 ; **1974,** 30 ; **1995,** 306.
- – traitements : **1995,** 306.

Réaxation rotulienne : **1978,** 269.
Récepteur gamma-delta du lymphocyte T : **1993,** 252.
- hormonaux, cancer du sein : **1976,** 150.
- des lymphocytes T : **1992,** 269.
- – – (mécanisme de la présentation de l'antigène) : **1995,** 224.

Récepteur de la vitamine D (génétique) : **1996,** 199.
Récepteur sensible au calcium extracellulaire : **1998,** 297.
Recklinghausen (neurofibromatose de) : **1970,** 212.
Recto-colite hémorragique : **1966,** 20.
Rééducation :
- coxarthrose : **1981,** 268.
- lombaire : **1968,** 143.
- du vaste interne : **1983,** 281.

Références médicales opposables en rhumatologie : **1997,** 279.
Région trochantérienne (douleurs) : **1994,** 86.
Remodelage osseux :
- marqueurs biochimiques : **1992,** 163.
- (nouveaux marqueurs) : **1997,** 209.

Renander (maladie de) : **1975,** 205.
Replis synoviaux : **1981,** 163.
Représentations 2 et 3D (radiologie) : **1998,** 249.
Résection de la tête et du col fémoraux : **1965/66,** 305.
Résorption osseuse :
- dans la polyarthrite rhumatoïde : **1991,** 268.
- (nouveaux inhibiteurs) : **1996,** 207.

Résorption ostéoclastique (physiopathologie) : **1986,** 265.
« Restless legs » syndrome : **1987,** 43.
Réticulohistiocytose multicentrique : **1992,** 53 ; **1993,** 63.
Réticulosarcomes osseux : **1970,** 201.
Rétinopathie chloroquinique : **1973,** 191.
Rétraction capsulaire de la hanche : **1978,** 131.
Rétractions musculotendineuses : **1992**, 375.
Rhabdomyolyses posturales postopératoires : **1996,** 157.
Rhizarthrose : **1990**, 364.
- du pouce, traitement : **1982,** 315.

Rhizolyse : **1990**, 320.
Rhumatisme :
- articulaire aigu : **1967,** 27 ; **1970,** 69.
- – – (épidémiologie et pathogénie) : **1988,** 25.
- dysentérique de Carélie (épidémie) : **1986,** 11.
- fibroblastique : **1992,** 60.
- de Jaccoud : **1969,** 47.
- et obésité : **1984,** 169.
- palindromique : **1970,** 18.
- psoriasique : **1966,** 88 ; **1974,** 20.
- – (traitement) : **1988,** 45.
- streptococcique de l'adulte : **1983,** 11.
- de la syphilis : **1971,** 11.

Rhumatismes :
- et BCG : **1995,** 31.
- infectieux, arthrites réactionnelles : **1981,** 11.
- inflammatoires chroniques post-traumatiques (aspects cliniques et médicolégaux) : **1996,** 83.
- inflammatoires, traitement de fond : **1982,** 293.

- parasitaires : **1983,** 31 ; **1995,** 42.
- et vaccinations : **1996,** 28.

Rosettes rhumatoïdes : **1972,** 279.
Rotation fixée atloïdo-axoïdienne : **1991,** 50.
Rotule :
- instabilité : **1979,** 124.
- malformations et malpositions : **1972,** 62.
- ostéochondrite : **1980,** 88.
- réaxation : **1978,** 269.

Rubéole (polyarthrite de la) : **1967,** 13.
Rupture achilléenne : **1970,** 38 ; **1993,** 302.
- de la coiffe des rotateurs de l'épaule, chirurgie : **1964/65,** 300 ; **1971,** 181.

Ruptures synoviales, PR : **1965/66,** 23.
Ruptures tendineuses :
- dans le lupus érythémateux systémique : **1991,** 20.
- polyarthrite rhumatoïde : **1965/ 66,** 23.
- tendon d'Achille : **1977,** 211.
- – du quadriceps : **1983,** 53.
- – du sous-épineux : **1982,** 74.


## S


Sac dural (anomalies) : **1987,** 51.
Sacco-radiculographie : **1965/66,** 263, 272 ; **1977,** 169.
Salazopyrine : **1988,** 285.
- (lupus induit) : **1995,** 285.

Salmonelles (arthrites et ostéites à) : **1975,** 90.
SAPHO : **1989,** 138.
Sarcoïdose :
- lésions osseuses : **1979,** 43.
- manifestations articulaires et musculaires : **1966,** 20.

Sarcome d'Ewing : **1970,** 201 ; **1985,** 75.
- juxtacortical : **1979,** 50.

Scanner : **1978,** 248 ; **1979,** 135 ; **1982,** 144.
Scanographie de la hanche : **1987,** 203.
Scanographie hélicoïdale : **1998,** 249.
Scaphoïde carpien, fracture et nécrose : **1976,** 99.
Scapho-lunaire, disjonction post-traumatique : **1982,** 328.
Scheuermann (maladie de) : **1985,** 153.
Schönlein-Henoch (syndrome de) : **1972,** 29.
Sciatique :
- des canaux lombaires : **1985,** 86.
- chirurgie : **1971,** 287 ; **1978,** 274.
- discale rebelle : **1982,** 144.
- (scanner ou radiculographie dans la) : **1986,** 181.
- et spondylolisthésis : **1986,** 90.

Scintigraphie osseuse et articulaire : **1965/ 66,** 179 ; **1971,** 261 ; **1974,** 235.
Sclérodermie :
- greffe de moelle : **1983,** 17.
- induites non médicamenteuses : **1985,** 54.
- manifestations articulaires : **1966,** 13.
- muscle : **1970,** 192.

Sclérose latérale amyotrophique : **1998,** 167.
Sclérose en plaques (aspects rhumatologiques) : **1990,** 141.
Scolioses :
- adulte : **1979,** 286.
- induites : **1985,** 54.
- lombaires de l'adulte : **1996,** 355.
- structurales : **1972,** 216.
- traitement : **1979,** 286.

Sels d'or : **1969,** 60.
- accidents pulmonaires : **1982,** 268.
- complications neurologiques et psychiques : **1987,** 297.
- néphropathie : **1972,** 159.
- rhumatismes inflammatoires : **1969,** 60.
- : voir aussi Auranofin.

Semelles orthopédiques : **1979,** 244.
Semi-lunaire : **1971,** 47 ; **1990**, 357.
Sésamoïde du premier orteil, ostéonécrose : **1975,** 205.
Sevrage cortisonique : **1992,** 338.
Sharp (syndrome de) : **1980,** 27.
Shulman (syndrome de) : **1981,** 44.
SIDA : **1989,** 11.
Silice et connectivites : **1994,** 26.
Somatomédine (en rhumatologie) : **1997,** 318.
Souris :
- MRL/1 : **1983,** 243.
- NZB : **1969,** 77.
- transgéniques : **1998,** 310.

Sous-astragalienne : **1981,** 93.
SPID : **1987,** 78 ; **1995,** 297.
Splénomégalie myéloïde : **1989,** 82.
Spondylarthrite ankylosante : **1977,** 21, 36 ; **1981,** 28, 35.
- antigène HLA 27 : **1974,** 39.
- – HLA B27 : **1976,** 27.
- déformations du cul-de-sac dural : **1987,** 63.
- épidémiologie : **1965/66,** 13 ; **1981,** 28.
- Klebsiella : **1982,** 209.
- lésions discales : **1965/66,** 61.
- – rénales : **1987,** 19.
- mimétisme moléculaire : **1989,** 237.
- et ostéotomies vertébrales : **1989,** 313.
- parenchyme pulmonaire : **1977,** 21.
- prothèse de hanche : **1982,** 323.
- queue de cheval : **1977,** 36.
- spondylodiscites : **1981,** 35.
- traitement par salazopyrine : **1988,** 285.
- : voir aussi Pelvispondylite rhumatismale.

Spondylarthropathies (à début tardif) : **1998,** 11.

Spondylites à Candida albicans : **1977,** 51.
Spondylodiscite de la pelvispondylite rhumatismale : **1981,** 35.
Spondylolisthésis, chirurgie : **1968,** 233.
- lombosacré : **1977,** 215.
- et lyse isthmique : **1985,** 128.
- et sciatiques : **1986,** 90.
Spondylolisthésis par arthrose postérieure : **1986,** 103.
Spondylolisthésis dégénératif lombosacré (chirurgie) : **1996,** 371.
Sport (arthrose des membres) : **1996,** 175.
Sport et masse osseuse : **1993,** 175.
Sportif (aponévrosite plantaire) : **1990,** 172.
- (épaule du) : **1987,** 98.
- (lésions musculaires du) : **1994,** 107.
- (problèmes artériels) : **1990,** 97.
Stabilisation vertébrale par matériel métallique : **1994,** 375.
Stickler (syndrome de) : **1996,** 264.
Still (maladie de) : **1965/66,** 47 ; **1972,** 16 ; **1975,** 34.
- de l'adulte : **1985,** 65.
Stimulation électrique et consolidation osseuse : **1983,** 289.
Substance P et neuropeptides : **1991,** 291.
Sujet âgé (médicaments chez le) : **1987,** 305.
Sulfate de zinc : **1979,** 223.
Sulfones : **1987,** 283.
Super-antigènes et maladies auto-immunes : **1993,** 239.
Superoxydes et inflammation : **1981,** 215.
Surmenage professionnel (pathologie) : **1994,** 78.
Syndrome :
- d'activation macrophagique : **1992,** 40 ; **1995,** 216.
- algique vraisemblablement psychogène : **1969,** 113.
- Behçet : **1967,** 13 ; **1980,** 60.
- canalaire : **1980,** 294.
- - rare du membre inférieur : **1988,** 122.
- - rare du membre supérieur : **1986,** 141.
- canal carpien : **1983,** 122 ; **1995,** 343.
- carcinoïde malin : **1964/65,** 74 ; **1992,** 54.
- de la colonne vertébrale rigide : **1986,** 73.
- compartimental : **1988,** 97.
- costotransversaire : **1991,** 85.
- costovertébral : **1991,** 85.
- du défilé thoracobrachial : **1995,** 61.
- douloureux de la paroi thoracique : **1973,** 139.
- éosinophilie-myalgies et L-tryptophane : **1991,** 11.
- Fanconi : **1974,** 87.
- de fatigue chronique : **1992,** 28.
- Felty : **1975,** 53.
- Fiessinger-Leroy-Reiter : **1965/66,** 77 ; **1970,** 13 ; **1986,** 11.
- Gougerot-Sjögren : **1965/66,** 89 ; **1975,** 132 ; **1980,** 11 ; **1993,** 11.
- hémophagocytique : **1992,** 40 ; **1995,** 216.
- homme raide : **1969,** 139.
- humoral inflammatoire (données nouvelles) : **1990,** 278.
- hypercalcémie hypocalciurique familiale : **1983,** 187.
- hypercalcémique : **1965/66,** 156.
- hyper IgD : **1998,** 19.
- d'hypermobilité articulaire : **1997,** 193.
- « Impingement » : **1987,** 100.
- des jambes sans repos : **1987,** 43.
- Kikuchi : **1992,** 44.
- - et lupus : Parvovirus B 19 : **1992,** 44.
- Klippel-Feil : **1994,** 101.
- Klippel-Trenaunay : **1989,** 118.
- Kummel-Verneuil : **1991,** 115.
- Lambert-Eaton : **1988,** 74.
- Löfgren : **1977,** 57.
- de loge d'effort : **1988,** 97.
- lupoïde : **1966,** 31.
- Marfan : **1989,** 124.
- McDuffie : **1982,** 53.
- Muckle et Wells : **1976,** 11.
- Pancoast et Tobias : **1972,** 126.
- paranéoplasique : **1964/65,** 319.
- paroi thoracique : **1973,** 139.
- Parsonage et Turner : **1967,** 90.
- POEMS : **1988,** 144.
- polyalgique idiopathique diffus : **1987,** 78.
- - - - (traitements) : **1995,** 297.
- pseudo-hyperparathyroïdien : **1968,** 259.
- Raynaud : **1968,** 67 ; **1974,** 30 ; **1980,** 46 ; **1995,** 306.
- RS3PE : **1989,** 29.
- SAPHO : **1989,** 138.
- Schönlein-Henoch : **1972,** 29.
- Shulman : **1981,** 44.
- SPID : **1987,** 78.
- de Stickler : **1996,** 264.
- synovite, acné, pustulose, hyperostose ostéite : **1989,** 138.
- Sweet : **1983,** 23.
- Thibierge-Weissenbach : **1972,** 90.
- tibial antérieur : **1981,** 63.
- Tietze : **1965/66,** 131 ; **1990,** 120.
- Wegener : **1973,** 174.
- Wissler-Fanconi : **1972,** 16.
Syndromes camptodactylie-arthropathies : **1998,** 94.
Synostoses du tarse : **1986,** 161.
Synovectomie arthroscopique : **1988,** 322.
- clinique : **1968,** 167.

- du genou : **1973,** 330.
- polyarthrite rhumatoïde : **1966,** 285.

Synoviale :
- biopsie : **1979,** 140.
- étude des liquides synoviaux : **1965/66,** 231.
- fer : **1986,** 260.
- histologie : **1967,** 157.
- immunofluorescence : **1978,** 213.
- pannus : **1981,** 219.
- ponction-biopsie : **1965/66,** 246.
- tumeurs malignes : **1970,** 115 ; **1996,** 128.

Synovialosarcome : **1983,** 110 ; **1996,** 128.
Synoviocytes (morphologie et fonction) : **1987,** 273.
Synoviorthèses : **1973,** 196 ; **1975,** 150 ; **1978,** 183.
- le point (sur) : **1985,** 238.

Synovite :
- pigmentée villonodulaire : **1964/65,** 354 ; **1979,** 83.
- hémopigmentée villonodulaire : **1991,** 39.
- à piquants : **1979,** 18.
- transitoire de la hanche : **1965/66,** 97.
- villonodulaire de hanche : **1979,** 83.
- – des tendons : **1993,** 390.

Syphilis :
- ostéites : **1979,** 65.
- rhumatisme : **1971,** 11.

Syringomyélie : **1977,** 118.
Système nerveux autonome (atteinte dans les maladies systémiques) : **1995,** 11.
Sweet (syndrome de) : **1983,** 23.


## T


Takayasu (maladie de) : **1966,** 40.
Talon postérieur (bursite du) : **1980,** 117.
Tamoxifène : **1980,** 223.
- et os : **1993,** 146.

Tamponade : **1982,** 44.
Tassement vertébral :
- imagerie : **1990,** 219.
- – post-traumatique : **1981,** 316.
- – ostéoporotique (compressions nerveuses) : **1992,** 112.

Techniques non invasives de l'étude de l'os : **1998,** 280.
Temporo-maxillaire (articulation) : **1966,** 107.
Tendinopathies de l'épaule (échographie) : **1988,** 219.
Tendon :
- d'Achille : bursite, tendinite et rupture : **1970,** 38 ; **1977,** 211.
- du jambier postérieur (pathologie) : **1988,** 180.
- du quadriceps, rupture : **1983,** 53.
- synovite villonodulaire : **1993,** 390.
- du sous-épineux, rupture : **1982,** 74.
- tendinopathie du genou : **1984,** 92.
- tumeurs : **1967,** 116.

Ténosynovite : **1996,** 121.
Ténosynovite des fléchisseurs : **1979,** 26.
Ténosynovite de De Quervain : **1994,** 370.
Tête fémorale :
- géodes isolées : **1984,** 80.
- nécrose : **1964/65,** 285 ; **1975,** 268 ; **1984,** 316.

Thalassémie (manifestations ostéo-articulaires) : **1990**, 154.
Thérapeutiques rhumatologiques (tolérance digestive) : **1997,** 384.
Thibierge-Weissenbach (syndrome de) : **1972,** 90.
Tiopronine et polyarthrite rhumatoïde : **1993,** 319.
Thoracique (syndrome douloureux de la paroi) : **1973,** 139.
Thrombocytose (polyarthrite rhumatoïde) : **1979,** 33.
Thyrocalcitonine : **1967,** 297.
Thyroïde :
- cancer médullaire : **1971,** 248.
- maladies : **1971,** 111.
- et os : **1993**, 119.

Thyroïdites auto-immunes : **1998,** 139.
Tibial antérieur (syndrome) : **1981,** 63.
Tibiotarsienne :
- instable, **1992,** 123.

Tietze (syndrome de) : **1965/66,** 131 ; **1990,** 120.
Tiques :
- arthrite : **1980,** 20.
- Lyme : **1985,** 20.
- méningo-radiculite : **1977,** 113.

Tissu élastique :
- pathologie : **1970,** 103.
- structure et physiologie : **1970,** 94.

Tissu fibreux de la main : **1982,** 96.
Tomodensitométrie corps entier : **1978,** 248 ; **1979,** 135 ; **1982,** 144.
Torsions fémorale et tibiale : **1997,** 455.
Torticolis :
- de Grisel : **1971,** 97.
- spasmodique : **1971,** 133.

Toxicomanes, pathologie ostéo-articulaire : **1982,** 126 ; **1997,** 11.
Trafic lymphocytaire et inflammation synoviale : **1994,** 263.
Traitement biologique (et cancer) : **1989,** 262.
Traitement par cyclines : **1998,** 445.
Traitements anti-cancéreux (complications rhumatologiques) : **1997,** 343.

– anti-cytokines : polyarthrite rhumatoïde : **1996,** 338.
Transplantés :
– complications ostéoarticulaires : **1993,** 93.
– de moelle, sclérodermie et syndrome de Gougerot-Sjögren : **1983,** 17.
– tuberculose osseuse : **1970,** 225.
Traumatismes (nécroses et coxarthroses) : **1998,** 104.
Traumatologie :
– main : **1974,** 245.
– rachis cervical : **1977,** 203.
Tricholeucocytes (leucémies à) : **1990,** 22.
Trochanterienne (douleur de la région) : **1994,** 86.
Trochantérites infectieuses : **1973,** 62.
Tuberculose ostéo-articulaire :
– des membres : **1984,** 45.
– Noirs africains transplantés : **1970,** 225.
– traitement médical : **1966,** 142.
Tumeurs :
– à cellules fusiformes : **1980,** 137.
– chondrosarcomes : **1982,** 169.
– épiphysaires des os longs : **1984,** 138.
– glomiques des doigts : **1978,** 125.
– intrarachidiennes : **1973,** 148.
– malignes du rachis (chirurgie) : **1990,** 375.
– – (synoviale) : **1970,** 115 ; **1996,** 128.
– (marqueurs immunocytologiques) : **1990,** 244.
– mésenchymateuses : **1973,** 278 ; **1983,** 171.
– osseuses, biopsie chirurgicale : **1983,** 308.
– – – à cellules géantes : **1973,** 255.
– – – sémiologie radiologique : **1983,** 132.
– rachis : **1982,** 152.
– synoviales : **1996,** 128.
– tendons : **1967,** 116.
« Tumor necrosis factor » : **1988,** 243.

U

Ultragermes : **1966,** 48.
Ultrasons et os : **1994,** 215.
Ultrastructure en pathologie articulaire : **1974,** 229.
Uraturie, effets des diurétiques : **1977,** 131.
Uricémie :
– effets des diurétiques : **1977,** 131.
– valeur séméiologique : **1964/65,** 184.
Urticaire :
– angio-œdème et arthrites : **1989,** 65.
– pigmentaire : **1991,** 130.
– retardée à la pression : **1977,** 26.

V

Vaccinations et rhumatismes : **1996,** 28.
Vascularite par embolies de cristaux de cholestérol : **1990,** 44.
Vertèbres, radiologie :
– image gazeuse intravertébrale : **1982,** 163.
– noires : **1968,** 251.
Vertèbres tassées :
– et plombage acrylique : **1992,** 314.
Vertébroplastie percutanée : **1998,** 327.
Vieillissement articulaire : **1968,** 181.
– et perturbations du métabolisme phosphocalcique : **1989,** 177.
Virus :
– arthrites virales : **1981,** 19.
– auto-immunité : **1986,** 250.
– basophile : **1966,** 48.
– C de l'hépatite : **1993,** 11.
– Epstein-Barr : **1981,** 195.
– HTLV-I : **1991,** 243.
– de l'immunodéficience humaine (manifestations rhumatologiques) : **1989,** 11.
– de l'immunodépression humaine (infections ostéo-articulaires et musculaires) : **1995,** 124.
– inclusions d'aspect viral : **1973,** 24.
Vitamine D : **1964/65,** 237 ; **1967,** 286 ; **1981,** 233 ; **1996,** 199.
– 1,25 dihydroxycholécalciférol : **1981,** 186 ; **1985,** 219.
– (génétique du récepteur) : **1996,** 199.
– 25-hydroxyvitamine D à l'état physiologique : **1980,** 164.
– métabolites : **1972,** 270 ; **1976,** 164 ; **1993,** 130.
Vitamine K et os : **1994,** 183.
Vitesse de sédimentation globulaire en rhumatologie : **1998,** 267.
Voûte crânienne, lacunes : **1980,** 109 ; **1997,** 233.

W

Waldenström (maladie de) : **1969,** 71.
Weber-Christian (maladie de) : **1965/66,** 138.
Wegener (maladie de) : **1973,** 174 ; **1989,** 22 ; **1992,** 247.
Whipple (maladie de) : **1964/65,** 74 ; **1984,** 19.
Wilson (maladie de) : **1975,** 11.
Wissler-Fanconi (syndrome de) : **1972,** 16.

**X**

Xanthomatose hypercholestérolémique familiale : **1967,** 116.
Xanthomes tendineux : **1998,** 32.

**Y**

Yersinia enterocolitica : **1971,** 11.
Yttrium radio-actif : **1968,** 167 ; **1970,** 276.
« Yuppie's syndrome » : **1992,** 28.


Achevé d'imprimer en septembre 1998
sur les presses de Maury-Eurolivres S.A.
45330 Manchecourt
N° d'imprimeur : D98/21742 A

Dépôt légal : septembre 1998